FUSSDEFORMITÄTEN

DER HOHLFUSS

L. Döderlein, W. Wenz, U. Sch

**Die Reihe »Fußdeformitäten«
besteht aus folgenden Bänden:**

Der Klumpfuß
Der Hohlfuß
Der Knickplattfuß
Der Spitzfuß/Der Hackenfuß

Springer-Verlag Berlin Heidelberg GmbH

L. DÖDERLEIN

W. WENZ

U. SCHNEIDER

Unter Mitarbeit von S. Giannini
und M. A. Rauschmann

Mit 552 farbigen Abbildungen
und 8 Therapiealgorithmen

DER
HOHLFUSS

Erscheinungsformen

und Behandlungsprinzipien

jeden Alters

Differentialdiagnose

und Differentialtherapie

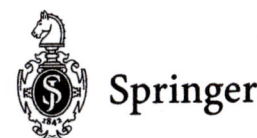 Springer

LEONHARD DÖDERLEIN, Dr. med.
WOLFRAM WENZ, Dr. med.

Orthopädische Universitätsklinik
Orthopädie II
Schlierbacher Landstraße 200 a
D-69118 Heidelberg

URS SCHNEIDER, Dr. med.
Universitätsklinikum Tübingen
Abteilung für Allgemeinchirurgie
Hoppe-Seyler-Straße 3
D-72076 Tübingen

Springer-Verlag Berlin Heidelberg New York

Die Deutsche Bibliothek – CIP-Einheitsaufnahme
Döderlein, Leonhard: Der Hohlfuß: Erscheinungsformen und Behandlungsprin-
zipien jeden Alters; Differentialdiagnose und Differentialtherapie/L. Döderlein;
W. Wenz; U. Schneider. Unter Mitarbeit von S. Giannini und M. A. Rauschmann. –
Berlin; Heidelberg; New York; Barcelona; Hongkong; London; Mailand; Paris;
Singapur; Tokio: Springer
(Fußdeformitäten) Bd. 2. – (2000)
   ISBN 978-3-642-63099-6   ISBN 978-3-642-56452-9 (eBook)
   DOI 10.1007/978-3-642-56452-9

Umschlaggestaltung: E. Kirchner, Heidelberg
Herstellung und Gestaltung: B. Wieland, Heidelberg
Satzarbeiten und Umbruch: B. Wieland, Heidelberg
Reproduktionen: AM-production, Wiesloch

SPIN 10743430   24/3130 – 5 4 3 2 1 0
Gedruckt auf säurefreiem Papier

Stiftung
Orthopädische
Universitätsklinik
Heidelberg

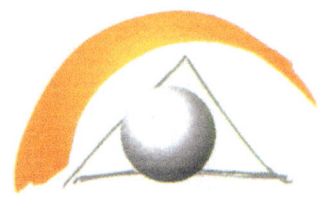

Schlierbacher Landstr. 200a
69118 Heidelberg

Tel. 06221/965

Orthopädie I
Direktor: Prof. Dr. med. V. Ewerbeck

Orthopädie II
Direktor: Prof. Dr. med. H. J. Gerner

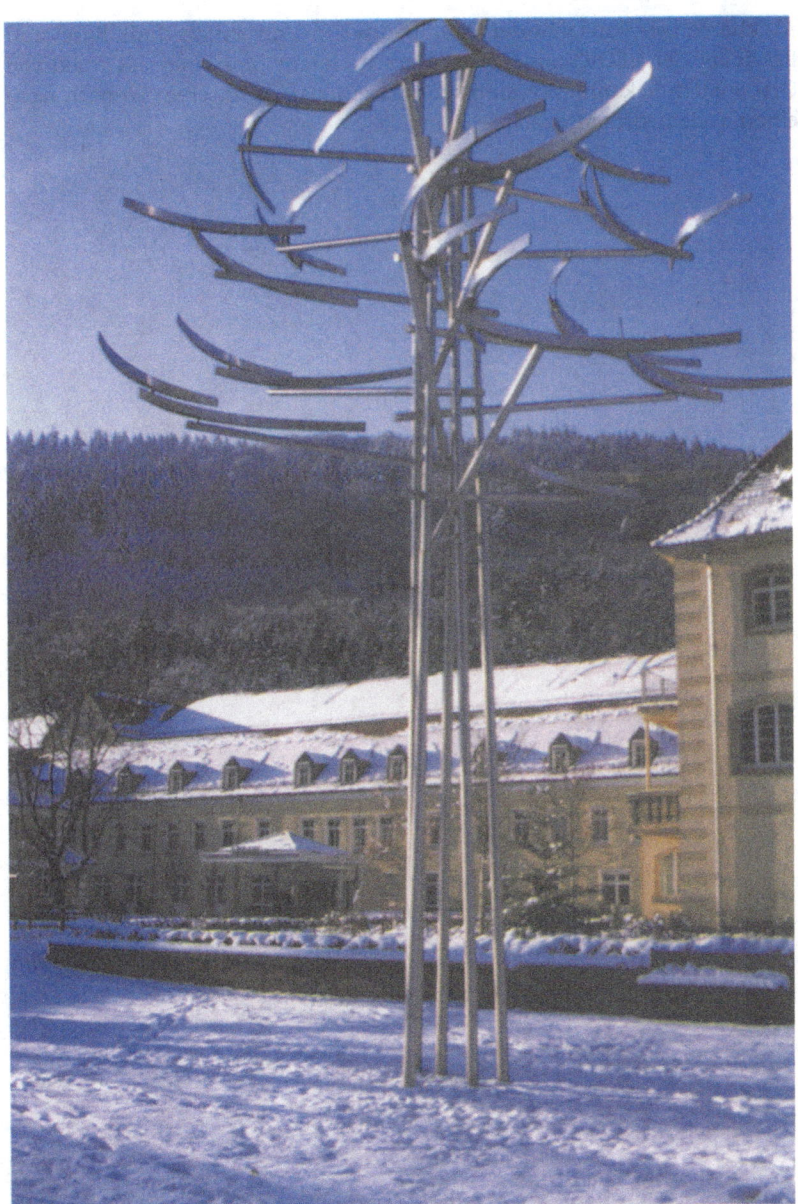

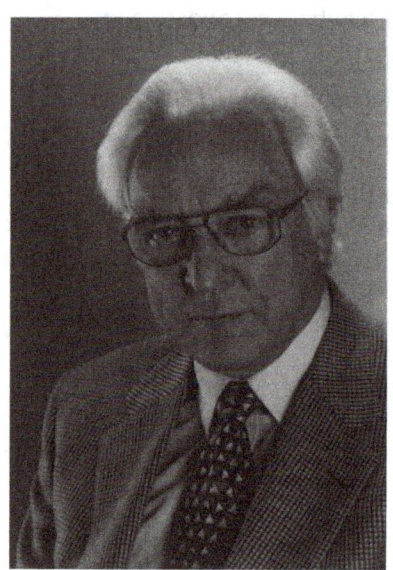

Als ehemaliger Vorsteher der Orthopädischen Universitätsklinik Basel und Präsident der EFORT 1996/97 ist Herr Professor Morscher jedem aktiven Orthopäden bekannt. Wir sind sehr erfreut, daß er unserem Wunsch nach einem Geleitwort entsprach.

Von allen chirurgischen Fachbereichen hat die orthopädische Chirurgie den größten Beitrag zur Verbesserung der Lebensqualität im Verlaufe der letzten drei Dekaden geleistet. Dabei spielte die Medizin und Chirurgie des Fußes, obwohl eigentliches Kerngebiet der klassischen Orthopädie, jedoch lange Zeit eine „Aschenbrödelrolle" im Schatten von Arthroplastik der Hüft- und Kniegelenke, von arthroskopischer oder Wirbelsäulen-Chirurgie. In gleichem Maße gilt dies für die konservative Therapie, im Speziellen die technische Orthopädie, der in der Behandlung von Deformitäten des Fußes eigentlich seit jeher eine besonders wichtige Rolle zukommt. In jüngerer Zeit ist jedoch ein erfreulicher Aufschwung und ein zunehmendes Interesse an der Pathologie des Fußes zu verzeichnen. Hierzu haben unter anderem neuere biomechanische Erkenntnisse, Forschungsergebnisse aus der Sportmedizin oder Erfahrungen auf dem Gebiet der Rheumachirurgie beigetragen.

Fußdeformitäten gehören aber immer noch zu den komplexesten und damit – besonders, was die Differentialindikation betrifft – auch am schwierigsten zu behandelnden orthopädischen Leiden. Damit ist auch der Prozentsatz der nach einem Eingriff am Fuß zufriedenen oder sogar glücklichen Patienten gegenüber anderen Patientenkollektiven angesichts der heutigen Erwartungshaltung weniger beeindruckend hoch. Im Besonderen gilt dies für den Hohlfuß, der weder ätiologisch, pathogenetisch noch anatomisch-morphologisch eine Entität darstellt. Die zusammenfassende Darstellung des „Hohlfußes" bezüglich Ursachen, Entstehungsmechanismus, Erscheinungsbild und damit auch der komplexen Problematik der Behandlung dieser Fußdeformität ist den drei Autoren in vorzüglicher Weise gelungen. Sie stellen nicht mit irgendeiner neuen Methode oder Technologie ein neues Behandlungskonzept vor. Vorzugsweise aufgrund von Bekanntem und Bewährtem werden all die Teilkomponenten, die für die Entwicklung eines Hohlfußes – im Besonderen die Muskelgleichgewichtsstörungen und die sich daraus entwickelnden ossären Deformitäten – sauber analysiert, gegliedert und im Rahmen der Gesamtdeformität für die zu wählende – meist operative – Therapie gewertet. Dem Leser wird bald klar, dass eine einfache, allgemeingültige Klassifizierung nur bedingt vorgenommen werden kann und Standardoperationen sowie globale Behandlungskonzepte kaum zu einem optimalen Behandlungsresultat führen können. Voraussetzungen für ein optimales Behandlungsresultat sind die konsequent und logisch in Einzelschritten vollzogene Analyse von Ätiologie, Pathogenese, Pathomorphologie und Pathophysiologie unter Berücksichtigung des Alters des Patienten, der Korrigierbarkeit der Einzeldeformitäten, der Stärke der deformierenden Muskelkräfte, der Stabilität des Fußskelettes, eventueller Sensibilitätsstörungen, der voraussichtlichen Progredienz und der zukünftigen funktionellen Beanspruchung des Fußes im Einzelfall. Dabei wird noch immer der klugen subjektiven, nicht zuletzt auf Erfahrung beruhenden Abwägung verschiedener Kombinationen von Weichteil- und Knocheneingriffen Spielraum gelassen. Es handelt sich um eine „Chirurgie à la carte". Trotz der damit geforderten obligaten Operationsplanung fehlen „harte Daten", die das Endresultat mit noch größerer Sicherheit voraussehbar und berechenbarer machen könnten, hierzu aber noch weitgehend. Jedoch sind neuere Untersuchungsmethoden wie die Messung dynamischer Druckverteilungsmuster oder ganganalytische Untersuchungen diesbezüglich hilfreich und werden in Zukunft zweifellos in zunehmendem Maße in der Operationsplanung für Eingriffe am Fuß eingesetzt werden.

Praxis ist der einzig wirklich beweisende Test von Theorie. Der strengen Kontrolle der heute geforderten „Evidence Based Medicine" muss sich auch die Orthopädie stellen. Die Erfüllung dieser Forderung ist schwierig bei der Behandlung eines Leidens, dessen Endergebnis wie beim Hohlfuß erst nach Jahren und Jahrzehnten endgültig abgeschätzt werden kann und bei dem objektive Vergleichsdaten kaum erhältlich sind. Orthopädie ist immer noch Erfahrenswissenschaft. Die Autoren haben denn auch die Mühe nicht gescheut, das seit Nicolas Andry 1741 in seiner Schrift „*L'Orthopédie ou l'art de corriger dans les enfants les difformités du corps*" erarbeitete Wissen kritisch zusammenzustellen. Das dementsprechend große Literaturverzeichnis von 612(!) Zitaten aus dem deutschen, englischen, französischen und italienischen Schrifttum verleiht dem Buch denn auch einen besonderen – keineswegs nur historischen – Wert. Sagte doch der spanische Philosoph Santayana:

„Those who don't remember the past are condemned to repeat it."

In einer Zeit noch immer zunehmender Zahl von Fachzeitschriften mit unübersehbarer Zahl von Originalarbeiten füllen Monographien wie die vorliegende eine echte Lücke. Der in Weiterbildung zum Facharzt stehende Assistenzarzt, der praktizierende Allgemein-Orthopäde, der „Fußchirurg", der Podologe und der Orthopädie-Techniker, sie alle können aus der Lektüre dieser Schrift reichen Nutzen ziehen.

Basel, im August 2000   PROF. EM. ERWIN MORSCHER

» ... Dank Ihrer vertrauenswürdigen Bereitschaft mir zu helfen kann ich in diesem Jahr durch die weihnachtliche Stadt bummeln, ohne hinterher völlig erschöpft auf das Sofa zu sinken. Es ist für mich ein großes Geschenk, in ein paar Schuhe „aus dem Karton" zu schlüpfen und kontrollierter und stabiler auftreten zu können ... «

» ... ich möchte mich nicht „aus dem Staub machen", ohne Ihnen gesagt zu haben, wie froh ich bin, dass meine Füße in Ihre Hände gefallen sind. Es ist mir ein Bedürfnis, dass Sie wissen, wie wertvoll und bedeutend Ihre Fuß-OPs für mich sind. Durch Sie erfahre ich eine viel höhere Lebensqualität, d. h. Dinge wie barfuß laufen, spazieren gehen oder Rad fahren kann ich erst jetzt richtig genießen, da nicht mehr die permanente Angst vor Druckstellen an meinem Nervenkostüm kratzt und somit die Freude an diesen Dingen stetig zunimmt. Es mag vielleicht ein wenig pathetisch klingen, aber Sie haben mir wirklich eine neue Welt eröffnet ... «

**Patienten
kommen zu Wort**

Warum ein ganzes Buch über den Hohlfuß?

► **The literature on pes cavus is extremely confusing.** (R. Mann 1992)

Wenn man mit dieser Fußdeformität konfrontiert wird und sich einen Überblick über aktuelle Therapiestrategien verschaffen will, wird man rasch enttäuscht.

Einerseits existieren, insbesondere in der deutschsprachigen Literatur der letzten zwei Jahrzehnte, nahezu keine Arbeiten über dieses Thema, andererseits findet man aber auch in der englisch- und französischsprachigen Literatur nur spezielle Darstellungen einzelner Krankheitsbilder mit Hohlfußdeformitäten und Arbeiten über verschiedene Operationstechniken.

Eine übersichtliche Darstellung, die die Problematik von verschiedenen Seiten beleuchtet und erschöpfend behandelt und vor allem praktische Hinweise für Diagnose und Therapie liefert, fehlt bisher, ist aber gerade für den Hohlfuß wünschenswert, da Rezidive nach operativer Behandlung durchaus nicht selten sind.

Ähnlich wie beim Klumpfuß gibt es auch bei dieser Fußdeformität vielfältige Erkrankungen, die einen Hohlfuß verursachen können. Da es sich dabei sowohl um stationäre wie auch (häufiger) um progrediente Erkrankungen handeln kann, müssen die therapeutischen Konsequenzen je nach Ursache unterschiedlich sein. Es existieren keine einheitlichen Konzepte bezüglich der Pathomechanik der Hohlfußentstehung. Dieser Punkt erscheint besonders interessant, da nur durch die genaue Kenntnis der jeweiligen Pathomechanik eine Therapie erfolgreich sein kann. Das Buch will und kann hier keine endgültige Klärung schaffen, jedoch soll die umfassende Darstellung der verschiedenen Möglichkeiten einer Hohlfußentstehung den Behandler zur genaueren Therapieplanung anregen. Gerade die frühzeitige Behandlung dieser Deformität beim wachsenden Patienten verlangt großes Fachwissen und Geschick. Wir sind stolz, dass wir für dieses Thema Sandro Giannini aus Bologna zur Mitarbeit gewinnen konnten.

Die Differenzierung von Ballenhohlfuß- und Hackenhohlfußdeformität erschien uns sinnvoll, da sich hier Pathomechanismen und funktionelle Konsequenzen grundlegend unterscheiden. Wenn auch der Hackenhohlfuß in Folge des weitgehenden Verschwindens der Poliomyelitis selten geworden ist, stellt er doch eine massive funktionelle Behinderung dar, die mit geeigneten Maßnahmen durchaus verbesserungsfähig ist. Zu diesem Thema gibt es nahezu keine aktuelle Literatur, so dass wir uns hier ebenfalls um eine weitestgehend umfassende Darstellung bemühten. M. A. Rauschmann hat uns in unserer Absicht unterstützt, den Informationswert zu erhöhen, aber gleichzeitig eher ein Lesebuch als ein trockenes Handbuch zu schreiben, indem er zahlreiche historische Quellen beitrug.

Um die rasche Orientierung im klinischen Alltag sicherzustellen, wurden wieder alle relevanten konservativen und operativen Therapiemethoden in ihrer praktischen Durchführung separat aufgeführt.

Diese Einteilung trägt sowohl der Lesbarkeit als auch der schnellen Orientierung Rechnung und hilft, unnötige Redundanz zu vermeiden. Dem Nichtexperten soll gleichermaßen ein Lese- und Nachschlagewerk an die Hand gegeben werden, das es ihm ermöglicht sich schnell und doch präzise über den derzeitigen Stand der Wissenschaft zu informieren.

Dem Spezialisten steht außerdem mit einem umfangreichen Literaturanhang die Möglichkeit zur vertiefenden Information in Detailfragen zur Verfügung. Weitere (Rück-) Fußdeformitäten (Knickplatt-, Spitz-, Hacken- und Sichelfuß) sind bzw. werden in ähnlicher Weise in weiteren Bänden dieser Reihe dargestellt.

Wenn mit dieser Arbeit die Zahl der mehrfach zu operierenden Patienten vermindert werden kann und sich gleichzeitig neue Freunde für die Fußchirurgie gewinnen lassen, haben sich unsere Bemühungen gelohnt.

Heidelberg, August 2000

LEONHARD DÖDERLEIN
WOLFRAM WENZ
URS SCHNEIDER

Inhaltsverzeichnis

1

Der Hohlfuß

▶ „The cavovarus foot is one of the most perplexing and challenging of all foot deformities." (Coleman 1983)

▶ „The cavus foot may prove to be one of the most difficult conditions to treat." (Banks 1992)

▶ „Befaßt man sich mit Klinik und Pathologie des Hohlfußes, so stößt man bald auf eine Vielzahl von Problemen, auch solche, die keineswegs gelöst sind, obwohl sich Klinik und Forschung seit Jahrhunderten mit dem Fuß beschäftigen. Dies trifft vor allem auch für den Hohlfuß zu." (Spranger u. Rütt 1985)

1.1.1 Definition

Der Hohlfuß

Die Bezeichnung „Hohlfuß" oder Pes cavus beschreibt eine Fußdeformität mit pathologischer Betonung des Längsgewölbes auf Grund einer fixierten Plantarflexionsstellung des Vorfußes im Verhältnis zum Rückfuß (Verkürzung der Distanz zwischen Kalkaneus und den Ossa metatarsalia), die sich unter Belastung nicht ausgleichen lässt und zu sekundären (belastungsbedingten) Veränderungen in Vor- und Rückfuß führt. Sie wird im Allgemeinen von einer Krallen- bzw. Klauenstellung (wegen der Ähnlichkeit zu den Klauen der Tiere) der Zehen begleitet (Abb. 1.1 a, b).

Der Scheitel des Längsgewölbes kann in Höhe der Cuneiforme-Metatarsale-Gelenke (= Lisfranc-Gelenklinie) oder proximal davon liegen. Entweder sind alle Ossa metatarsalia oder nur das Os metatarsale I plantar flektiert. Die Stellung des Rückfußes ist variabel und kann in der Sagittalebene in Kalkaneus- (Hackenfuß), Neutral- oder Equinus- (Spitzfuß) Position sein, in der Frontalebene sind Varus-, Neutral- oder leichte Valgusstellung möglich.

Der Hohlfuß ist eine erworbene Deformität (Filipe 1993). Im Gegensatz dazu sind die meisten anderen schwereren Fußdeformitäten des Kindesalters angeborener Natur.

Synonyme: Ballenfuß, Klauenhohlfuß, Pes cavus, hollow foot, clawfoot, bolt foot, pes arcuatus, anterior equinus, pied creux.

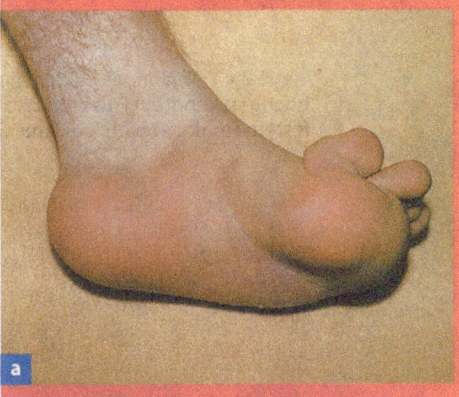
a

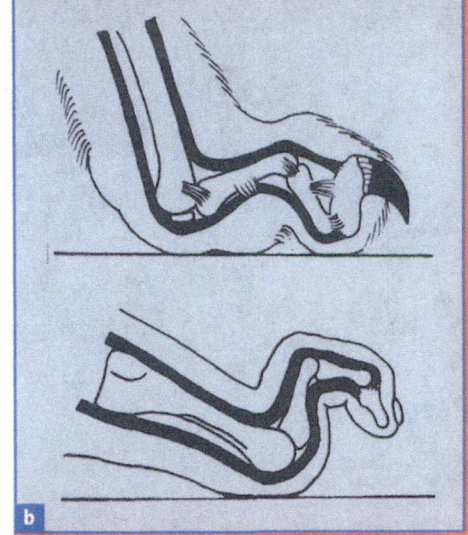
b

Abb. 1.1 a, b. Die Ähnlichkeit der Klauenzehe beim Hohlfuß mit einer Katzenkralle (13-jähriger Patient mit Spina bifida)

Die erste Beschreibung einer Hohlfußdeformität in der Literatur finden wir bei Nicolas Andry bereits 1744:

„Obgleich diese Ungestalt gleich von der Geburt mitgebracht wird, so ist sie doch nicht ganz und gar unheilbar: man kann derselben wo nicht gänzlich, doch zum Theil abhelfen, wenn man die Zähen des Kindes öfters aber ganz sanfte ziehet … Es ist ausser diesem an beyde Füsse ein kleines Bandwerk zu legen, davon man hier grosse Hülfe ziehen kann, wenn man nemlich jeden Fuß absonderlich mit einer Binde umwickelt, welche die Seiten des Fusses ein wenig drücket und den Fuß unvermerkt nöthiget, so wie er wächst, sich gegen die Spitze zu verlängern."

Das Hauptproblem bei der Definition des Hohlfußes ist, dass es keine Definition des Normalfußes gibt. Ein weiteres Problem mag auch die Abgrenzung zum inspektorisch auffälligen aber klinisch symptomlosen hochgesprengten Fuß sein.

Der hochgesprengte Fuß

Der Übergang vom hochgesprengten Fuß, einer Normvariante, zum Hohlfuß ist fließend. Er kann somit als die mildeste Form des Hohlfußes interpretiert werden. Nach Dennemann (1961) liegt zwar ein insbesondere medial hohes Längsgewölbe des Fußes vor, die Ferse steht jedoch physiologisch valgisch und es sind weder Vorfußpronation noch Krallenzehen zu finden. Auch besteht keine eingeschränkte Dorsalflexion im oberen Sprunggelenk und keine Rückverlagerung des Außenknöchels. Er ist nach Jahss relativ häufig und kommt öfter beim weiblichen Geschlecht vor. Der hochgesprengte Fuß ist meist beschwerdefrei, so dass sich eine Therapie erübrigt (Abb. 1.2 a, b).

▶ Man spricht erst dann von einem Hohlfuß im eigentlichen Sinn, wenn ein Fußabdruck keine Belastung des Mittelfußes (bei ausschließlicher Belastung der Ferse und des Vorfußes) erkennen lässt.

Abb. 1.2 a, b. 9-jähriges Mädchen mit hochgesprengtem Fuß links und manifestem Hohlfuß rechts unklarer Genese

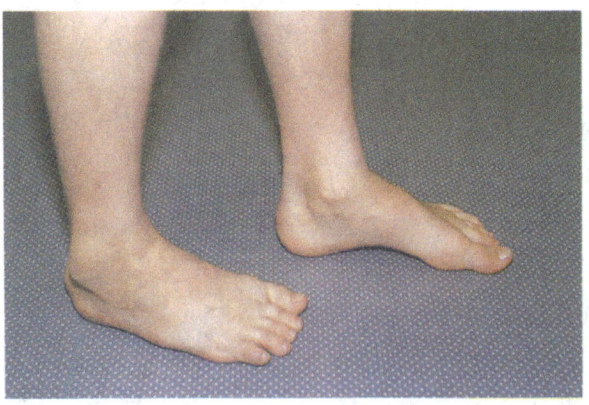
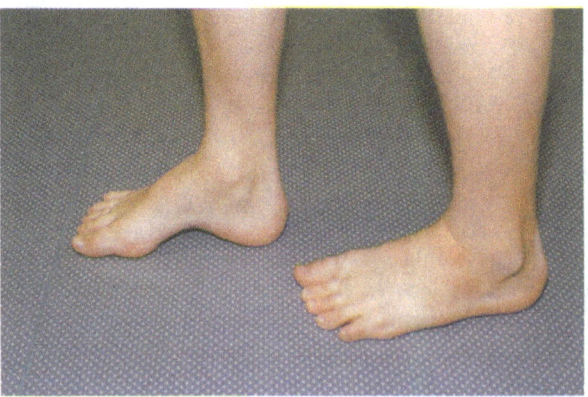

1.1.2 Abgrenzung des Hohlfußes gegen den Klumpfuß und Formenvielfalt

Es können verschiedene Typen unterschieden werden (Abb. 1.3), denen ganz unterschiedliche Pathomechanismen und Erkrankungen zugrunde liegen:

Der Ballenhohlfuß

- Der häufigere *mediale Ballenhohlfuß* (pes cavovarus), der durch eine Steilstellung des medialen Fußrandes (bzw. des ersten Strahls) gekennzeichnet

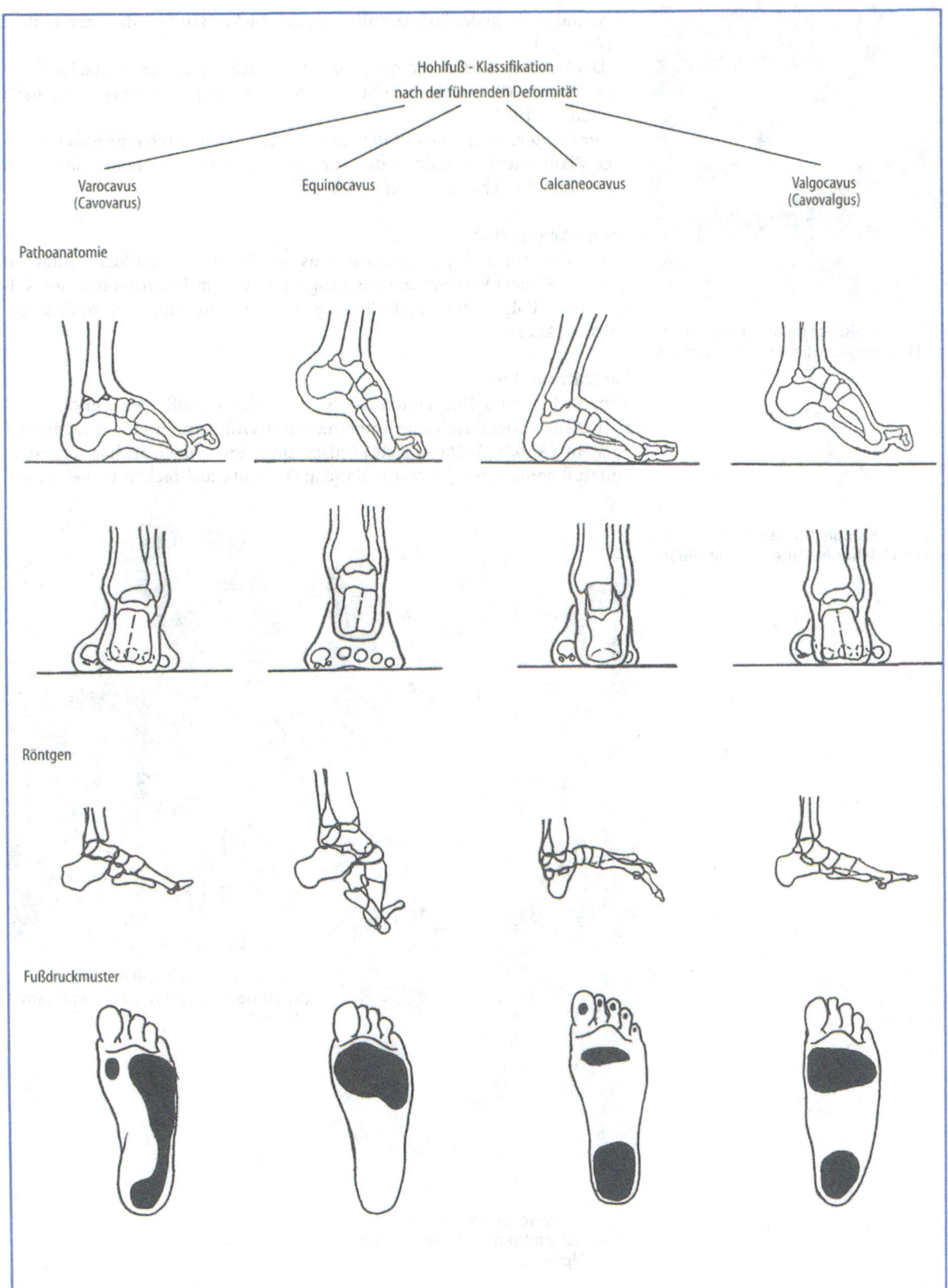

Abb. 1.3. Hohlfußklassifikation nach der führenden Deformität

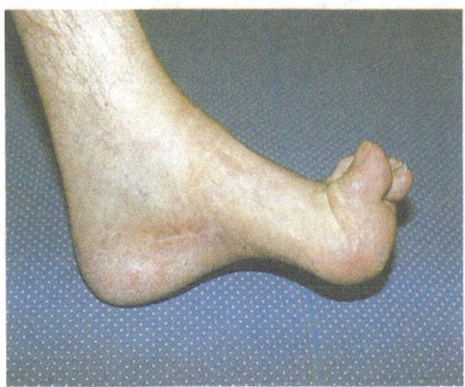

Abb. 1.4. Typischer medialer Ballenhohl-fuß (44-jähriger Patient nach Poliomyeli-tis)

ist und bei dem der äußere Fußrand zum Rückfuß unbelastet normal steht (Abb. 1.4).

▶ „Der Hohlfuß ist dadurch gekennzeichnet, daß der Großzehenballen tiefer gegenüber dem kleinen Zehenballen herabhängt." (Hohmann, zit. nach M. Lange 1951)

● Der *komplette Ballenhohlfuß* (pes cavus), der sich durch eine gleichmäßi-ge Plantarflexionsstellung des Vorfußes (aller Ossa metatarsalia) gegen den Rückfuß charakterisiert (Abb. 1.5).

Der Hackenhohlfuß

Der Hackenhohlfuß (pes calcaneocavus) beschreibt eine Fußdeformität mit (gleichmäßiger) Verstärkung des Längsgewölbes und Steilstellung des Kal-kaneus als Folge einer Abschwächung oder eines Ausfalles der Wadenmus-kulatur (Abb. 1.6).

Der Spitzhohlfuß

Vom Ballen- und Hackenhohlfuß ist der Spitzhohlfuß (pes equinocavus) abzugrenzen, der durch eine Kombination aus Rückfuß- und Vorfußspitzfuß entsteht (Abb. 1.7). Da es sich klinisch und funktionell primär um einen Spitzfuß handelt, wird dieser in Band 4: Der Spitzfuß/Hackenfuß behandelt.

Abb. 1.5. Kompletter Ballenhohlfuß bei einem 11-jährigen Patienten mit HMSN

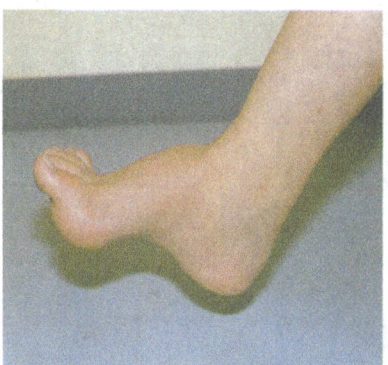

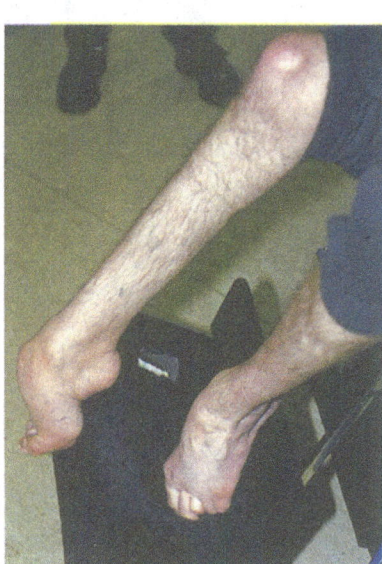

Abb. 1.7. Schwerste Spitzhohlfüße (31-jähriger Patient nach Schädel-Hirn-trauma)

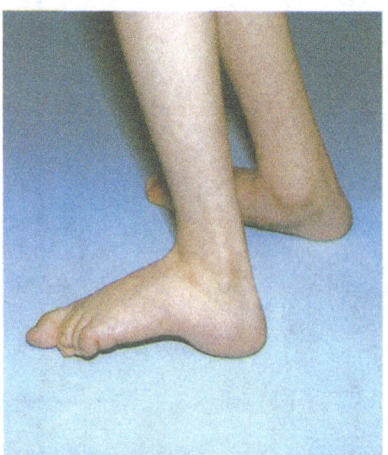

Abb. 1.6. Typischer Hackenhohlfuß bei einem 10-jährigen Mädchen mit spasti-scher Diparese

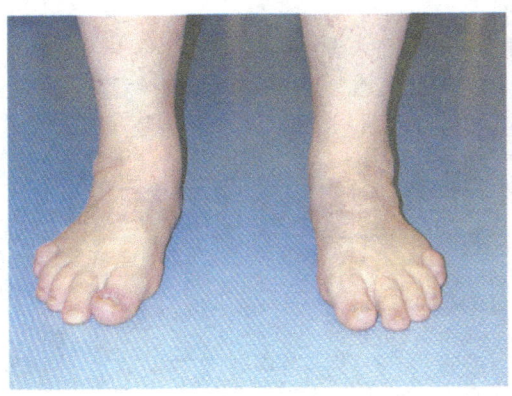
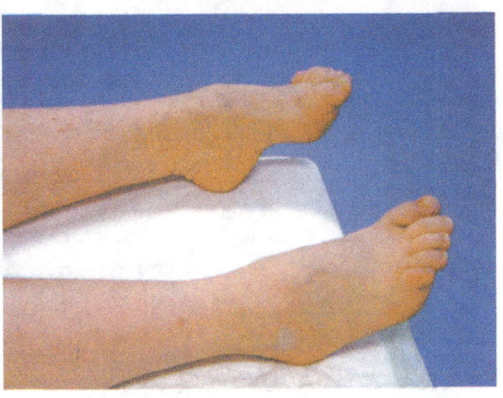

Der Knickhohlfuß

Duchenne beschreibt einen pes cavovalgus (Knickhohlfuß) als Folge einer Kontraktur des M. peroneus longus, bei dem der Vorfuß durch die Wirkung des M. peroneus longus proniert und das laterale Fußgewölbe verstärkt war.

Auch ein Knickhohlfuß ist möglich, der bei hängendem Fuß (offene Gelenkkette) als Hohlfuß und im Stehen (geschlossene Gelenkkette) als Knickfuß imponiert (s. Bd. 3: Der Knickfuß) (Abb. 1.8 a, b).

▶ „In fact, there has never been any clear differentiation between the terms „cavus" and „equinovarus." (M. H. Jahss 1983)

Nach diesem Zitat erscheint es dringend notwendig auch die Unterschiede zum Klumpfuß darzustellen:

Abb. 1.8 a, b. Knickhohlfuß im belasteten und unbelasteten Zustand (22-jähriger Patient, Ätiologie unbekannt)

Ballenhohlfuß (Abb. 1.9 a)
- Beweglichkeit des oberen Sprunggelenks: normal oder für Dorsalflexion eingeschränkt,
- Rückfuß in der Frontalebene: neutral oder sekundär varisch,
- Rückfuß in der Sagittalebene: equinus, neutral oder calcaneus,
- Rückfuß in der Transversalebene: neutral oder invertiert,
- Vorfuß in der Frontalebene: neutral oder proniert,
- Vorfuß in der Sagittalebene: equinus bzw. cavus, Steilstellung des Os metatarsale I,
- Vorfuß in der Transversalebene: neutral oder adduziert,
- Zehen: flexible oder fixierte Krallenzehen.

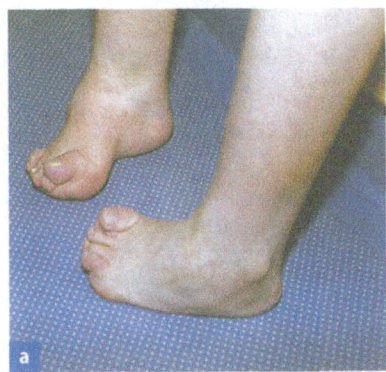

Klumpfuß (Abb. 1.9 b)
- Beweglichkeit des oberen Sprunggelenks: für die Dorsalflexion eingeschränkt,
- Rückfuß in der Frontalebene: primär varisch,
- Rückfuß in der Sagittalebene: equinus,
- Rückfuß in der Transversalebene: invertiert,
- Vorfuß in der Frontalebene: supiniert (selten proniert),
- Vorfuß in der Sagittalebene: equinus oder cavus,
- Vorfuß in der Transversalebene: adduziert,
- Zehen: normale Stellung.

Man erkennt aus der Gegenüberstellung der typischen Merkmale beider Fußdeformitäten (s. oben), dass beim Hohlfuß eine größere Spielbreite der Merkmale als beim Klumpfuß besteht, die durch die meist vorliegende Progredienz der Grundkrankheit erklärbar ist. Man sollte beim Ballenhohlfuß

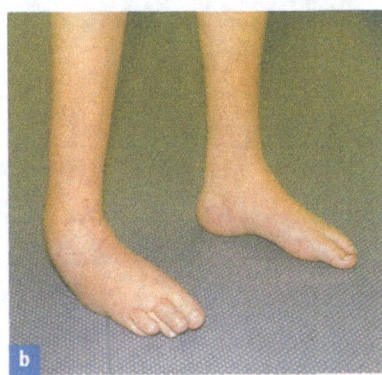

Abb. 1.9. a Schwere Ballenhohlfüße (13-jähriger Patient mit Friedreich-Ataxie), **b** Typischer habitueller Klumpfuß (14-jährige Patientin)

Tabelle 1.1 Gegenüberstellung: medialer Ballenhohlfuß, kompletter Ballenhohlfuß und Hackenhohlfuß

	Medialer Ballenhohlfuß	Kompletter Ballenhohlfuß	Hackenhohlfuß
Muskulatur			
Wadenmuskulatur (Trizeps)	normal	normal	abgeschwächt/fehlend
Peronealmuskulatur (PL, PB)	PB abgeschwächt/ PL evtl. gut	PL und PB gut	PL und PB kräftig
M. tibialis posterior (TP)	normal	normal	normal
M. tibialis anterior (TA)	abgeschwächt	normal/abgeschwächt	normal
Fußsenker (FDL, FHL)	normal	normal	normal
Intrinsische Fußmuskeln	schwach/fehlend	schwach/fehlend	normal/abgeschwächt
Zehenheber (EHL, EDL)	normal/abgeschwächt	normal/abgeschwächt	normal
Muskelungleichgewicht	TA/PL-TP/PB Intrinsics/Extrinsics	Intrinsics/Extrinsics	Trizeps/Fußheber, (Triceps/PL)
Gelenkstellung			
Oberes Sprunggelenk	Equinus/ dorsal eingeschränkt	dorsal leicht eingeschränkt	plantar eingeschränkt
Talus	horizontal	horizontal	horizontal
Knöchelgabel	außenrotiert	neutral	neutral
Kalkaneus	varus (steil gestellt)	neutral/valgus, steil gestellt	neutral/valgus, steil gestellt
Unteres Sprunggelenk	rigide (Inversion)	flexibel (neutral)	flexibel (neutral)/valgus
Chopart-Gelenk	adduziert	neutral	neutral (abduziert)
Fußwurzelgelenke			
Krümmungsscheitel	(Chopart-, NC, Lisfranc-Gelenk)	(Chopart-, NC, Lisfranc-Gelenk)	(Chopart-, NC, Lisfranc-Gelenk)
Längsgewölbe	medial verstärkt	medial und lateral verstärkt	lateral stärker als medial
Metatarsalia	MT I steil	MT I–V steil	MT I–V steil
Zehengrundgelenke	Extension	Extension	Flexion (kompensatorisch)
Zehenmittel- und Endgelenke	Flexion	Flexion	Flexion
Sohlenbelastung	MT I, MTV gesamt, Ferse lateral	MT I–V, Ferse	Ferse, Vorfuß/Zehen
Beginn der Deformation	Vorfuß (besonders medial)	Vorfuß (gesamt)	Rückfuß

eher von einem Klumphohlfuß (Pes varocavus) als vom Hohlklumpfuß (Pes cavovarus) sprechen, da die Klumpstellung im Gegensatz zum Klumpfuß sekundär und nicht primär ist. Die hervorstechendsten Merkmale des Ballenhohlfußes sind die Krallenzehendeformitäten sowie die Steilstellung des Os metatarsale I mit Mehrbeschwielung und beim flexiblen Hohlfuß die spontane Korrektur unter Belastung.

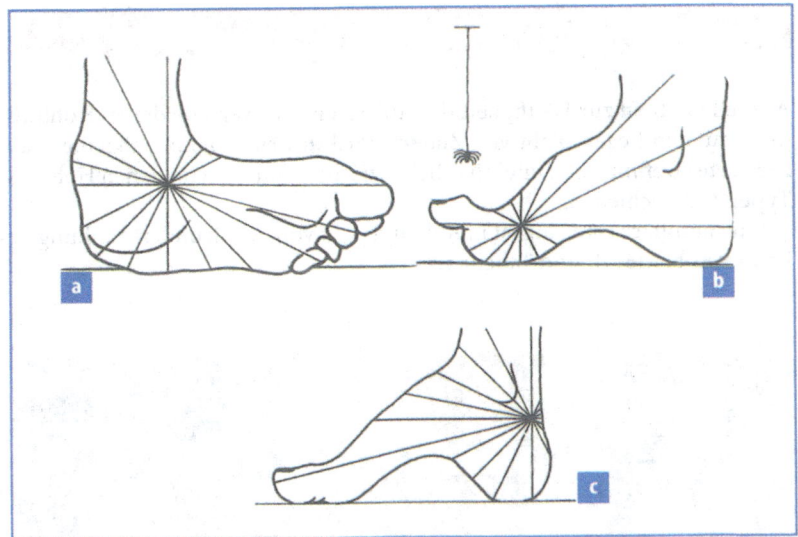

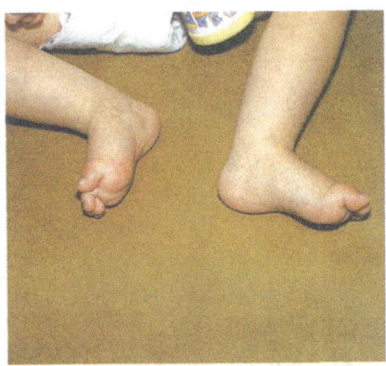

Abb. 1.10. Die unterschiedliche Lokalisation der Hauptdeformität beim a Klumpfuß, b Ballenhohlfuß und c Hackenhohlfuß

Abb. 1.11. Ballenhohlfüße bei einem 3-jährigen Jungen mit Stoffwechsel-defektsyndrom

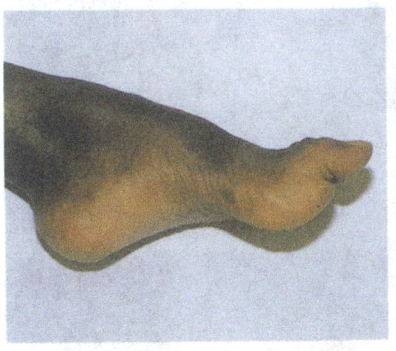

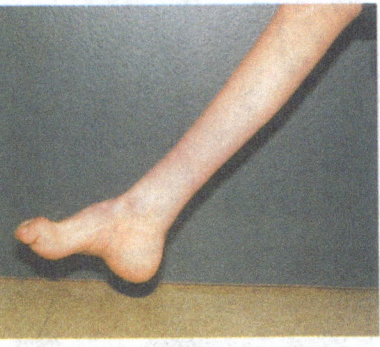

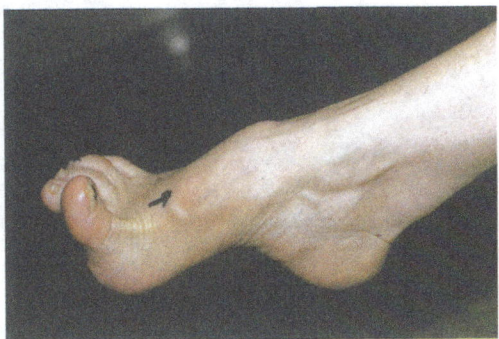

Abb. 1.12. Posttraumatischer Ballenhohlfuß nach Schußverletzung des Nervus ischiadicus (30-jähriger Patient)

Abb. 1.13. Hackenhohlfuß (11-jähriger Patient mit Tethered-Cord-Syndrom)

Abb. 1.14. Spastischer Ballenhohlfuß (58-jährige Patientin mit Hemiparese)

Aus Tabelle 1.1 erkennt man, dass sich die Hauptmerkmale der drei Hohlfußtypen auf das untere Sprunggelenk einschließlich des Chopart-Gelenks lokalisieren lassen.

Der vom funktionellen Standpunkt her entscheidende Unterschied zwischen dem (medialen) Ballenhohlfuß und dem kompletten (direkten) Ballenhohlfuß ist die Einschränkung der Dorsalflexion im oberen Sprunggelenk durch Verdrehung der Knöchelgabel nach außen und ein mediales Impingement am oberen Sprunggelenk beim medialen Ballenhohlfuß. Der komplette Hohlfuß zeigt zwar in Folge der vermehrten Horizontalstellung des Talus ebenfalls eine gewisse Verminderung der Dorsalflexion im oberen Sprunggelenk, die jedoch immer noch über die Neutralstellung hinaus möglich bleibt. Ein vorderes Anschlagsphänomen betrifft hier die gesamte ventrale obere Sprunggelenksregion.

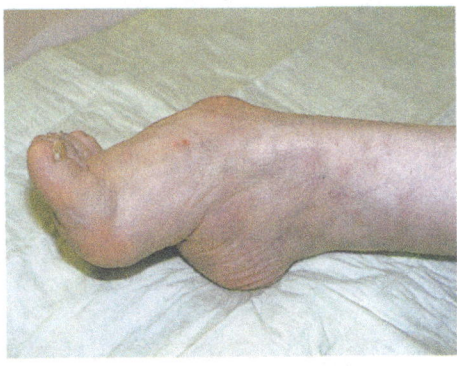

Abb. 1.15. Schwerster Ballenhohlfuß (63-jährige Patientin nach Poliomyelitis)

▶ La cause du pied creux est neurologique neuf foix sur dix. (Neun von zehn Hohlfüßen haben eine neurologische Ursache; Filipe 1993)

Die Vielfalt der möglichen Ursachen und Ausprägungsgrade eröffnet ein weites klinisches Spektrum (Abb. 1.11–15).

1.2 Epidemiologie

Aktuelle Zahlen zur Häufigkeit des Auftretens der verschiedenen Hohlfußdeformitäten liegen nicht vor. Zudem wird in Ermangelung allgemein ak-
zeptierter Definitionen uneinheitlich zwischen den verschiedenen Hohlfuß-
Typen unterschieden.

Eine familiäre Häufung ist in Abhängigkeit von der Grunderkrankung bekannt (Abb. 1.16 a, b und Tabelle 1.2).

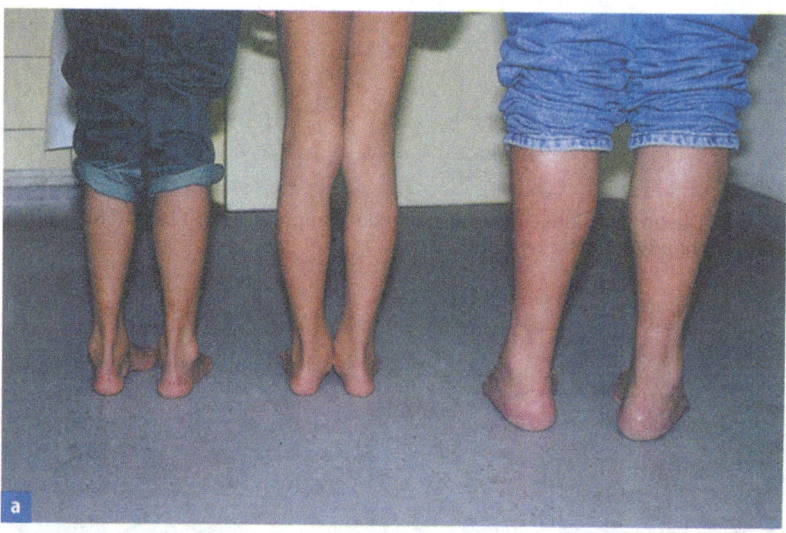

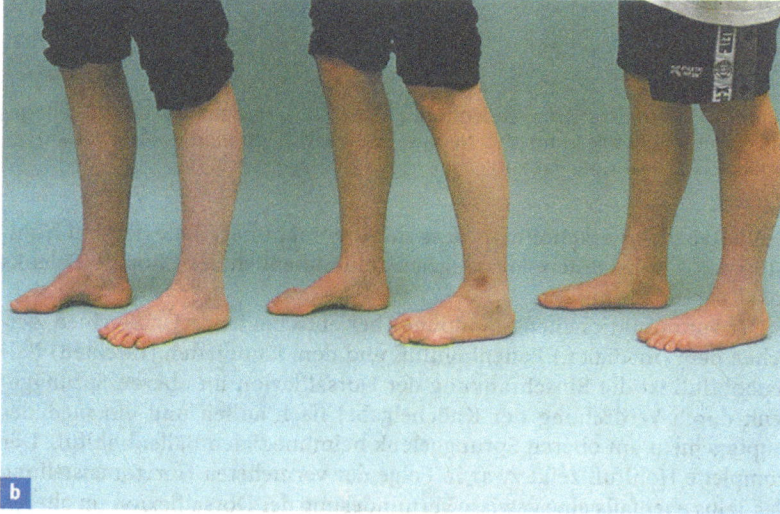

Abb. 1.16. a Familiäre Hohlfüße: Die Tochter links und der Vater rechts verfügen bereits über deutliche Deformitäten, während der Sohn in der Mitte noch Knickfüße
aufweist, **b** Zunahme der Hohlfußdeformität bei drei Geschwistern im Alter von 13,
17 und 23 Jahren mit HMSN-Erkrankung (von rechts nach links)

Tabelle 1.2 Häufigkeit eines Hohlfußes in Bezug auf die Gesamtzahl von Fußerkrankungen in der Orthopädischen Klinik Köln. (Nach Hackenbroch 1926)

Jahr	Gesamtzahl der Poliklinik	Davon
1920	1495	128 Plattfüße, 8 Hohlfüße
1921	1184	147 Plattfüße, 9 Hohlfüße
1922	1985	250 Plattfüße, 19 Hohlfüße
1923	1947	280 Plattfüße, 30 Hohlfüße

1.3 Ätiologie und Pathogenese

▶ „There is little doubt that the condition is caused by a muscle imbalance, involving both the intrinsic and the extrinsic muscles of the foot." (Mann 1993)

Die Deformität des Hohlfußes entsteht zum Einen aus dem Muskelungleichgewicht und zum Anderen durch Anpassungsvorgänge an die Bodenreaktionskräfte sowie Schub- und Scherkräfte beim Gehen. Darüber hinaus sind Wachstumsfaktoren von Bedeutung (ungleiches Muskellängen- oder asymmetrisches Knochenwachstum). Im Prinzip kann jede Kraft, die zu einer Spitzfußstellung des Vorfußes führt, einen Hohlfuß erzeugen. In der Literatur wird eine Vielzahl unterschiedlicher Mechanismen angegeben, die jeder für sich wahrscheinlich ihre Berechtigung haben. Es darf dabei aber nicht übersehen werden, dass einerseits verschiedene Mechanismen dieselbe Deformität verursachen können, andererseits mehrere Mechanismen additiv für eine Deformität verantwortlich sein können. Beispiele hierfür s. folgende Übersicht.

Ätiologisch diskutierte Faktoren für die Hohlfußentstehung im historischen Überblick

- Schwäche der intrinsischen Fußmuskeln des Hallux und der Zehen (Duchenne 1867),
- Schwäche der Peronealmuskulatur mit Überwiegen der Mm. tibialis anterior und posterior (Golding-Bird 1883),
- Schwäche des langen Zehenhebers insbesondere in Verbindung mit einer Schwäche des M. tibialis anterior (Fisher 1889),
- verstärkte Aktivität des M. peroneus longus (Tubby 1896),
- primäre Laxizität der dorsalen Fußwurzelligamente (Kirmisson 1906),
- Schwäche des M. flexor hallucis brevis mit Überaktivität des M. extensor hallucis longus (Ducroquet 1910),
- Arthritis der Tarsalgelenke (Tubby 1912),
- Parese von M. extensor digitorum longus, M. tibialis anterior, M. triceps surae oder der Peronealmuskulatur (Steindler 1917),
- nach traumatischer Durchtrennung der M.-tibialis-anterior-Sehne (Brandes 1921; Imhäuser 1972),
- temporäre Schwäche der kleinen Fußmuskeln, die vom N. plantaris lateralis versorgt werden (Mills 1924),
- Anomalien des unteren Rückenmarksabschnittes, Besserung durch Laminektomie (Hackenbroch 1926),
- Störung des Muskelgleichgewichtes zwischen Dorsal- und Plantarflektoren mit der Folge einer Überaktivität des M. extensor digitorum longus (Ollerenshaw 1927),

- Kavusentstehung bei längerer Bettlägerigkeit durch den Druck der Bettdecke (Pugh 1927),
- Wadenmuskelschwäche (Royle 1927),
- primäre Kontraktur der Plantaraponeurose (Rugh 1927),
- angeborene Abnormität (Gilroy 1929),
- Überaktivität der Wadenmuskulatur (Altakoff 1931),
- falsches Schuhwerk (Bentzon 1933),
- Verlust der selektiven Muskelkontrolle durch Wirkung der Poliomyelitis auf das erste Motoneuron (Saunders 1935),
- Insuffizienz der Mm. interossei mit Schwäche des M. extensor digitorum longus (Little 1938),
- Überaktivität der intrinsischen Fußmuskeln mit Verkürzung der Wadenmuskulatur (Dickson u. Diveley 1939),
- Schwäche des M. tibialis anterior mit normalem M. extensor digitorum longus (Cole 1940),
- primäre Abnormität des Fußskeletts (Brewster u. Larson 1949),
- extreme Steilstellung des Cuneiforme-Metatarsale-I-Gelenks mit Plantarflexionswirkung des M. tibialis anterior und posterior (Hoffmann-Kuhnt 1950),
- Störung der Koordination der Fußmuskulatur (Turner 1952),
- Ansatzanomalie des M. tibialis anterior oder des M. peroneus longus (Hepp 1954; Hoffmann-Kuhnt 1950),
- Überaktivität der intrinsischen Muskulatur (Garceau u. Brahms 1956),
- Coalitio calcaneonavicularis (Bernbeck u. Ernsting 1960),
- Übergewicht der langen Zehenbeuger, Missverhältnis des M. fibularis longus und M. tibialis anterior (Kaiser 1960),
- idiopathisch (Brewerton et al. 1963),
- nach Sudeck-Dystrophie (Spranger u. Rütt 1985)
- Extensorensubstitution des M. extensor hallucis longus,
- Dorsalverlagerung des Zuges der intrinsischen Muskulatur (M. abductor hallucis) am Metatarsophalangeal-I-Gelenk,

Einzelne oder mehrere der genannten Mechanismen können sich in ihrer Wirkung auch addieren.

„Bis heute hat keiner der verschiedenen Vorschläge zur Ursache des Hohlfußes allgemeine Anerkennung gefunden. Wenn ich die Liste möglicher Ursachen lese, frage ich mich, ob es überhaupt jemanden ohne Hohlfuß gibt." (Mills 1924, s. Abb. 1.17)

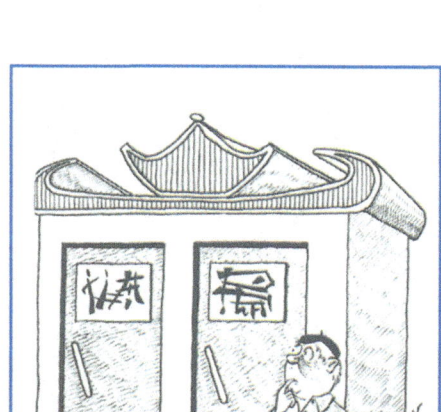

Naslund, Se, Schweden

Abb. 1.17

Will man die Vielzahl der möglichen Ätiologien klassifizieren, so bieten sich verschiedene Einteilungsmöglichkeiten:

Man unterscheidet den neurogenen Hohlfuß von der Hohlfußdeformität in Folge anderer Ursachen. Nach der Störungsebene können zentrale und periphere neurologische Erkrankungen bzw. Störungen unterschieden werden.

Die zentralen Störungen betreffen das zentrale Nervensystem (Gehirn und Rückenmark) einschließlich der absteigenden Bahnen, die peripheren Störungen erstrecken sich vom zweiten motorischen Neuron (Alpha-Vorderhornzelle) bis zur Muskulatur.

Neben der Unterteilung nach der Läsionshöhe kommt auch die ätiologische Unterteilung in progrediente und nicht progrediente Erkrankungen in Betracht.

Neuromuskuläre Ursachen

Progrediente Erkrankungen
- Zentral (Abb. 1.18):
  - Erkrankungen mit erhöhtem Muskeltonus (z. B. Multiple Sklerose),
  - Erkrankungen mit vermindertem Muskeltonus (Tethered-Cord-Syndrom),
  - Erkrankungen mit normalem Muskeltonus (intraspinale Tumoren),
  - Störungen der absteigenden Bahnen (z. B. spinozerebellare Heredoataxie),
  - Stoffwechselerkrankungen des ZNS (z. B. Homozystinurie),
  - Diastematomyelie,
  - Syringomyelie.
- Peripher (Abb. 1.19):
  - Neuritis, Polyneuropathie,
  - spinale Muskelatrophie,
  - periphere HMSN,
  - Muskeldystrophien (v. a. Typ Duchenne oder Becker-Kiener).

Nicht progrediente Erkrankungen
- Zentral (Abb. 1.20):
  - Erkrankungen mit erhöhtem Muskeltonus (z. B. infantile Zerebralparese, nach Apoplex, nach Schädel-Hirntrauma),
  - Erkrankungen mit vermindertem Muskeltonus (z. B. Spina bifida),
  - Erkrankungen mit normalem Muskeltonus (Intraspinale Lipome oder Angiome),
  - nach Entzündungen des ZNS,
  - bei Hirnmißbildungen.
- Peripher (Abb. 1.21):
  - Poliomyelitis,
  - periphere Schädigung des N. ischiadicus,
  - Arthrogrypose.

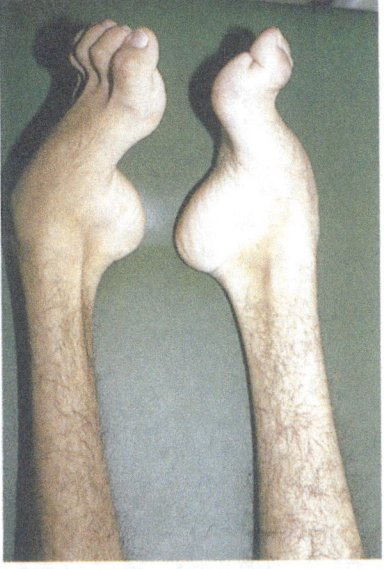

Abb. 1.18. Schwere Ballenhohlfüße bei Friedreich-Ataxie (24-jähriger Patient)

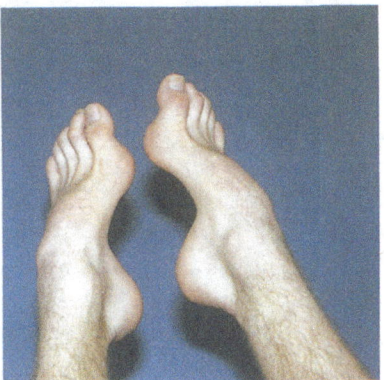

Abb. 1.19. Ballenhohlfüße bei Charcot-Marie-Tooth-Erkrankung (20-jähriger Patient)

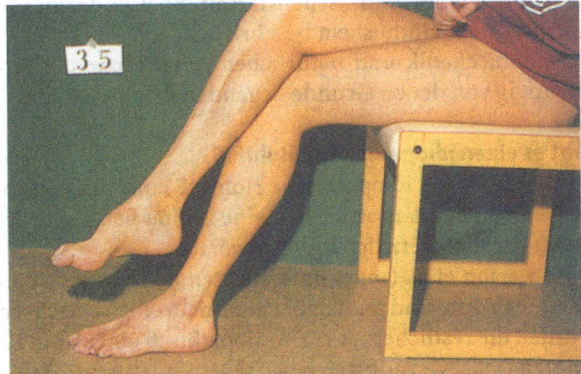

Abb. 1.20. Medialer Hohlfuß bei einem 28-jährigen Patienten mit spastischer Diparese

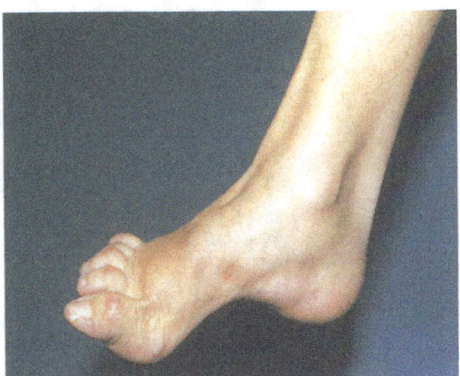

Abb. 1.21. medialer Hohlfuß nach M. tibialis anterior-Transfer (34-jährige Patientin nach Poliomyelitis)

Andere neurogene Ursachen
- Verletzungen der peripheren Nerven (N. peroneus, N. tibialis),
- Schädigung von Vorderhornzellen/Spinalwurzeln (Tumorkompression, lokale Entzündung, Trauma).

Nach Alexander u. Johnson (1989) leiden 2/3 aller Patienten mit Hohlfüßen an einer neurologischen Grunderkrankung. Die Hälfte davon leidet an der Charcot-Marie-Tooth-Krankheit. Bei etwa der Hälfte der Patienten mit Ballenhohlfußdeformität besteht eine progrediente Störung der peripheren Nerven.

Nichtneuromuskuläre Ursachen

Posttraumatische Hohlfußdeformitäten
- Nach Kompartmentsyndrom,
- nach Sehnen- oder Muskelverletzungen (Peronealsehnen, M. tibialis anterior),
- Verbrennungskontrakturen der Haut.

Weitere Ursachen

- Diabetische Neuro- bzw. Osteoarthropathie,
- Knochenstoffwechselstörungen,
- iatrogene Ursachen (nach Operationen),
- psychogene Ursachen (hysterischer Hohlfuß),
- idiopathisch,
- im Rahmen von Syndromen,
- kongenitales Lymphödem des Unterschenkels,
- angeborene Klumpfüße mit Hohlfußkomponente, entweder primär oder in Folge vorausgegangener Operation (insbesondere nach Transfer des M. tibialis anterior),
- kongenitale Hohlfußdeformität bekannter (Koalitionen) oder unklarer Ursache,
- Morbus Ledderhose,
- rheumatische Erkrankungen.

Von Bardot et al. wurde 1998 auch die Entstehung eines Ballenhohlfußes auf dem Boden eines chronischen Tarsaltunnelsyndroms mit Denervierung der intrinsischen Fußmuskeln beschrieben.

Pathomechanik und natürlicher Verlauf bzw. die Progredienz variieren abhängig von der zu Grunde liegenden Ätiologie stark.

Gibt es einen idiopathischen Hohlfuß?

Die Frage, ob der idiopathische Hohlfuß eine nicht diagnostizierte neurogene Deformität oder tatsächlich eine Entität beim ansonsten gesunden Menschen ist, bleibt letztlich unbeantwortet.

Brewerton et al. (1963) untersuchten insgesamt 77 Patienten mit Hohlfüßen prospektiv und fanden bei 66 % neurologische Ursachen. Entsprechend wurden die restlichen 34 % als idiopathisch eingestuft. 27 % dieser Patienten zeigten Denervierungszeichen der Muskulatur und 42 % gaben eine familiäre Belastung an. Im Gegensatz dazu wurden in einer früheren retrospektiven Arbeit der gleichen Autoren an 577 Patienten noch 81 % als idiopathisch klassifiziert.

Dwyer berichtet 1975 von 118 Patienten mit Hohlfüßen, von denen er 57 als idiopathisch, 21 als Folge einer Spina bifida, 27 als Poliofolge und 13 als Folge sonstiger neurologischer Ursachen einstufte.

Demgegenüber sind nach Warot (1965) fast immer neurologische Symptome vorhanden, d. h. wenn eine idiopathische Form überhaupt existiert, dann sehr selten und laut seiner Untersuchungen meist heredodegenerativ oder postenzephalitisch.

Aus den genannten Gründen sollte man nach Giannini den sogenannten idiopathischen Hohlfuß einer neurologischen Grunderkrankung zuordnen, die wir aber nicht diagnostizieren können. Der gleichen Meinung ist Lelievre. Trotzdem wird man den Hohlfuß bei unklarer Ätiologie weiterhin als idiopathisch bezeichnen. Er tritt meist zwischen dem 7. und 10. Lebensjahr auf, zeigt keine Geschlechtsbevorzugung und findet sich häufig beidseits, allerdings oft asymmetrisch ausgeprägt. Ein hoher Prozentsatz ist völlig asymptomatisch (Lelievre 1965).

▶ **Fazit:** Durch eine exakte neurologische Untersuchung kann der Prozentsatz an „idiopathischen" Hohlfüßen weiter gesenkt werden.

1.4 Pathoanatomie und -mechanik

1.4.1 Pathoanatomie des Ballenhohlfußes

„Klassischer" (medialer) Ballenhohlfuß
- Unbelastet (offene Gelenkkette) (Abb. 1.22 a):
  - Ferse normal eingestellt,
  - Vorfuß proniert,
  - Längsgewölbe medial verstärkt,
  - Krallenzehen (flexibel oder fixiert).
- Belastet (im Stehen, geschlossene Gelenkkette) (Abb. 1.22 b):
  - Dorsalflexion in oberen Sprunggelenk eingeschränkt,
  - Rückfußvarus (flexibel oder fixiert),
  - Außenrotation des Talus in der Knöchelgabel,
  - Os naviculare und os cuboideum im Chopart-Gelenk medialisiert,
  - Rückverlagerung Außenknöchel,
  - Kavus (nur medial) (flexibel oder fixiert),
  - Vorfuß-Pronatus und Adductus (flexibel oder fixiert),
  - Os metatarsale I plantar flektiert (steil stehend), Os metatarsale V-Achse normal (flexibel oder fixiert),
  - Krallenzehen (flexibel oder fixiert).

Kompletter Ballenhohlfuß
- Unbelastet (Abb. 1.23 a):
  - Ferse physiologisch,
  - Vorfußequinus gleichmäßig,
  - Krallenzehen (flexibel oder fixiert).
- Belastet (Abb. 1.23 b):
  - Ferse physiologisch oder valgisch,
  - Talus horizontal, Kalkaneus steil,
  - Chopart-Gelenk kongruent,
  - gesamtes Längsgewölbe verstärkt (medial und lateral),
  - quere Abstützung unter Os-metatarsale-Köpfchen I bis V,
  - Krallenzehen (flexibel oder fixiert).

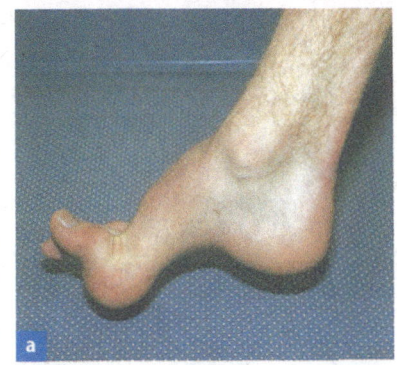

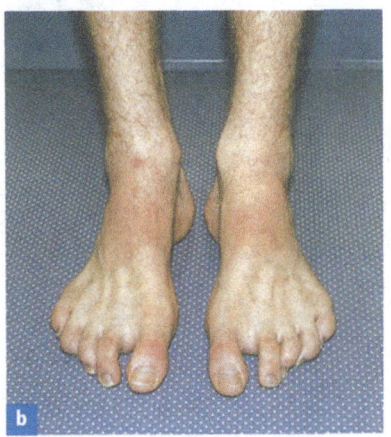

Abb. 1.22 a, b. Flexibler medialer Ballenhohlfuß, der sich unter Belastung vollständig ausgleicht (21-jähriger Patient mit Charcot-Marie-Tooth Erkrankung)

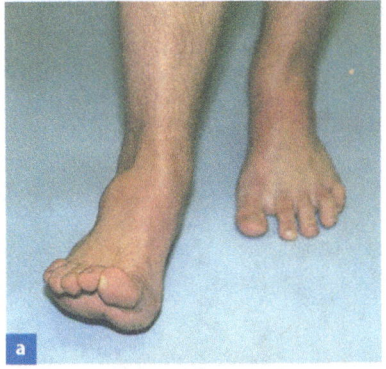

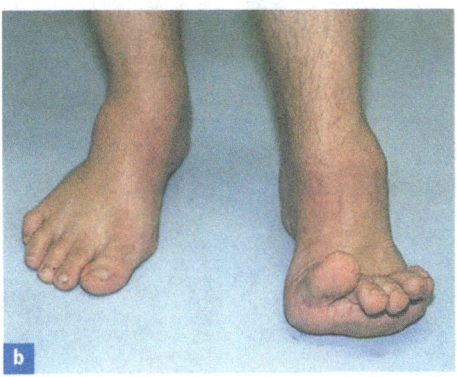

Abb. 1.23 a, b. Flexible komplette Ballenhohlfüße (15-jähriger Patient mit Charcot-Marie-Tooth Erkrankung)

Die Rückfußstellung beim Ballenhohlfuß

> „Man täuscht sich sehr leicht im Bezug auf die Stellung von Kalkaneus und Astragalus (= Talus) zum Fußgelenk. Man glaubt, es mit einer Spitzfußstellung des ganzen Fußes zu tun zu haben, während nur die Fußspitze gesenkt, der hintere Teil des Fußes geradezu dorsalflektiert ist." (Schulthess 1912)

Die Stellung des Talus und der Knöchelgabel ist abhängig von der Einstellung der subtalaren Fußplatte und des Acetabulum pedis. Ist diese flexibel, so bleibt auch die Einstellung im oberen Sprunggelenk relativ neutral, ist sie dagegen fixiert, so entwickeln sich Talus und oberes Sprunggelenk entweder in Außenrotation (cavovarus, bei Verkleinerung des Acetabulum pedis medial) oder in Dorsalflexion (cavus, calcaneocavus, bei Verkleinerung des Acetabulum pedis plantar), sehr selten auch bei instabilem Os metatarsale I in valgus (nach innen).

Sagittalebene. Die Ferse kann beim Hohlfuß in der Sagittalebene in Normal-/ Spitz-/oder Hackenfußstellung stehen. Der Talus folgt dabei der übrigen Fußstellung. Seine sagittale Position ist maßgeblich von der Dehnbarkeit des M. triceps surae abhängig.

In Folge der supinatorischen Verriegelung des unteren Sprunggelenks rückt der Kalkaneus unter den Talus und horizontalisiert sich. Der Schluss-Stein der pathologischen Wölbung des Längsgewölbes beim Ballenhohlfuß ist häufig das Os cuneiforme mediale und seltener das Os naviculare, welches neben einer verstärkten Keilform dorsal subluxiert erscheinen kann (Abb. 1.24). In Ausnahmefällen liegt die maximale Wölbung im Bereich der Basis der Ossa metatarsalia (Lisfranc-Gelenk).

Abb. 1.24. Dorsale Subluxation im Talonavikulargelenk bei ausgeprägtem Ballenhohlfuß

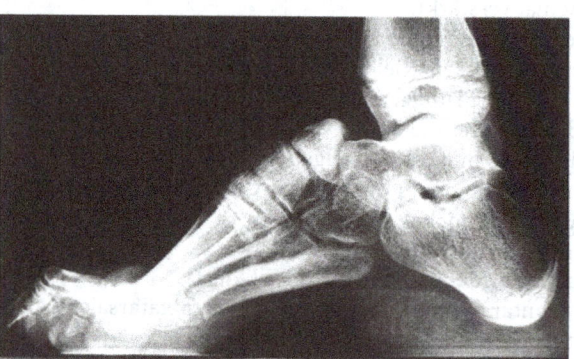

Frontalebene. Die Fersenstellung beim Hohlfuß kann auch in der Frontalebene variabel sein. Am häufigsten kommt die Varus-Stellung beim medialen Ballenhohlfuß vor, gefolgt von einer neutralen oder leicht valgischen Einstellung beim kompletten Hohlfuß und beim Hackenhohlfuß. Eine stärkere Valgusstellung, wie von Lelievre der Pes cavovalgus beschrieben wird, ist recht selten. Der Hohlfuß imponiert mehr in entlastetem als in belastetem Zustand.

Transversalebene. In der Transversalebene kann man zwischen Ferseninversion (Medialisierung) beim medialen Hohlfuß (Pes cavovarus), Neutralstellung (Pes cavus, Pes calcaneocavus) und der seltenen Ferseneversion (Pes cavovalgus) unterscheiden.

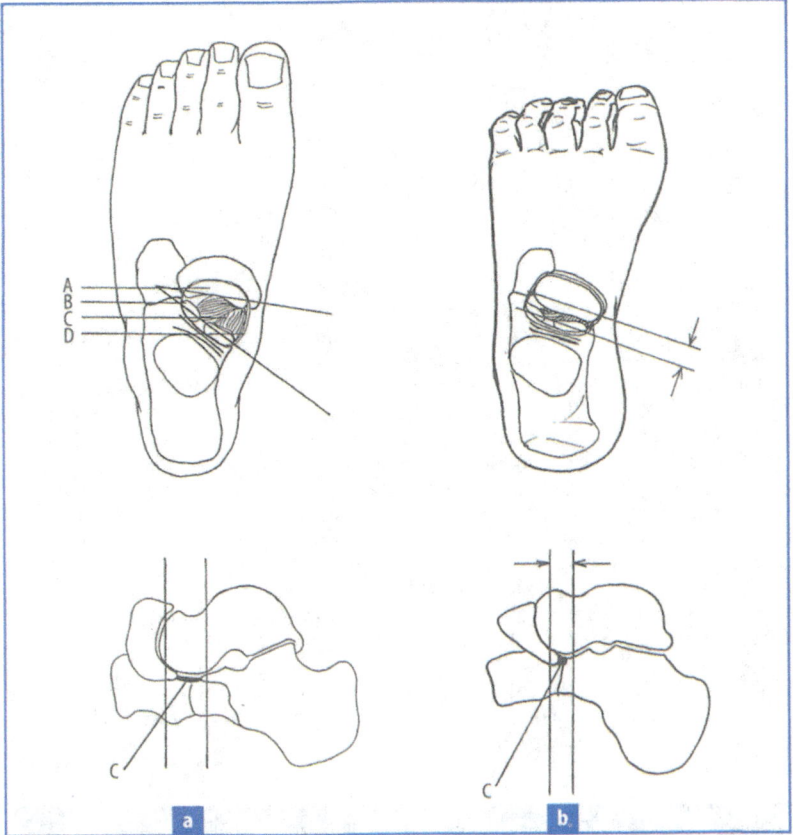

Abb. 1.25. Darstellung des Acetabulum pedis **a** beim normalen Fuß und **b** beim medialen Ballenhohlfuß. *A* Os naviculare, *B* vordere Kalkaneusgelenkfläche, *C* Lig. calcaneonaviculare plantare, *D* Lig. calcaneonaviculare superomediale

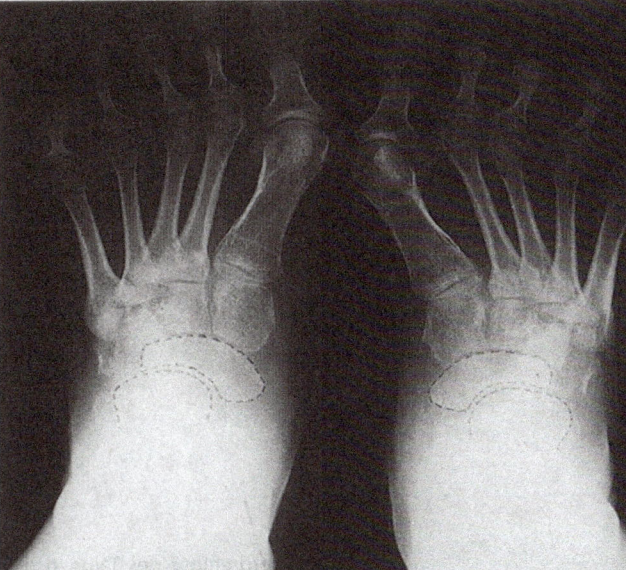

Abb. 1.26. Subluxationsstellung im Talonavikular- und Kalkaneokuboidgelenk auf der AP-Röntgenaufnahme (21-jährige Patientin mit Charcot-Marie-Tooth-Erkrankung)

Die subtalare Inversionsstellung ist von einer Auswärtsrotation des Talus und der Knöchelgabel begleitet. Das Acetabulum pedis wird dadurch nach medioplantar hin kleiner. Der Innenknöchel nähert sich dem Os naviculare an (Abb. 1.25 a, b).

Die Vorfuß- und Zehenstellung beim Ballenhohlfuß

Der Vorfuß steht im Chopart-Gelenk beim kompletten Ballenhohlfuß in neutraler Stellung, beim medialen Ballenhohlfuß kommt es dagegen zur Vorfußadduktion mit Subluxation im Talonavikular- und Kalkaneokuboid-Gelenk (Abb. 1.26).

Die Stellung der Zehen beim Hohlfuß kann zunächst normal und nur am unbelasteten Fuß sichtbar sein. Meist retrahieren sie sich jedoch zunehmend, so dass es zur Ausbildung von Krallenzehen kommt (Abb. 1.27). Die Grundphalanx steht dabei in Dorsalflexion, während die mittlere Phalanx (der Zehen D II–D IV) und die Endphalanx gebeugt sind.

Es besteht schließlich kein Bodenkontakt mehr, was sich gravierend insbesondere auf die terminale Standphase beim Gehen auswirkt (Abrollvorgang, Fußlänge, Vorfußhebel kürzer).

Die Krallenstellung kann so stark betont sein, dass es zur Luxation in den Metatarsophalangealgelenken kommt. Fixiert wird die Deformität insbesondere durch den Zug der seitlichen Gelenkbänder und die dorsale Verlagerung der intrinsischen Muskulatur.

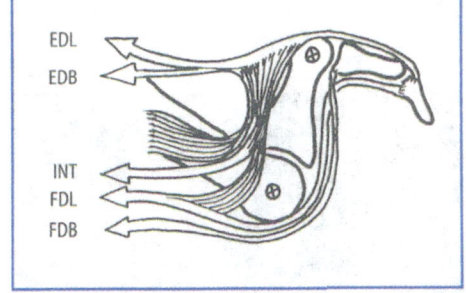

Abb. 1.27. Pathomechanismus der Entstehung von Krallenzehen:
EDL = M. extensor digitorum longus,
EDB = M. extensor digitorum brevis,
FDL = M. flexor digitorum longus,
FDB = M. flexor digitorum brevis,
INT = Mm. Interossei

Nach Jeanne (zit. nach Hackenbroch 1924) kommt es beim Ballenhohlfuß zur primären Deformierung der Ossa naviculare und cuboideum. Beide sind nach plantar hin keilförmig umgestaltet. Die distal davon angeordneten Gelenkflächen der Ossa cuneiformia (I–III) bzw. der Ossa metatarsalia (IV und V) sind nach plantar hin verschoben. Das Chopart-Gelenk zeigt eine quere Verbreiterung seiner Gelenkflächen. Das Os naviculare ist an die Innenseite des Taluskopfes geglitten und artikuliert fast nur noch mit dessen medialer Seite.

Auch der Talus erleidet erhebliche Veränderungen. Die Gelenkfläche für das Os naviculare ist fast nur mehr an seiner Innenseite erhalten. Die Berührungsfläche mit dem Innenknöchel ist klein. Die Gelenkfläche der Tibia ist durch eine quer verlaufende Leiste in zwei Teile geteilt. Mit der hinteren Fläche artikuliert der Talus. Die Kapsel des oberen Sprunggelenks ist auf der Vorderseite dick. Das vordere Außenband ist auch bei extremer Plantarflexion nicht angespannt, weil der Außenknöchel nach hinten verlagert ist.

Der Kalkaneus ist steiler gestellt als normal. Seine obere Gelenkfläche ist breit. Die obere Gelenkfläche für den Talus hat ovale Form, sie steht nach außen vorne gerichtet. Der äußere Teil der Gelenkfläche ist nach hinten verlängert durch eine kleine Gelenkfläche für den hinteren Rand des Malleolus externus.

Der Talus erleidet noch dadurch eine Stellungsänderung, dass das Gelenk zwischen Tibia und Fibula übertrieben schräg nach hinten außen gedreht ist. In Folge davon ist das Tuberkulum des Os naviculare dem Malleolus internus genähert und der Talus um eine vertikale Achse mit dem Kopf nach hinten außen gedreht (Abb. 1.28). Die Ossa metatarsalia sind auffällig zart.

Die Plantarmuskulatur ist gut entwickelt, der lange Strecker ist etwas nach außen verlagert. Als Ganzes ist der Fuß in seiner Länge verkürzt, dafür die plantare Höhlung und dorsale Wölbung vermehrt. Der Vorfuß springt in steilem Abhang nach unten vor. An der Stelle der Abknickung besteht eine vertikale Hautfalte wie beim Klumpfuß ersten Grades. Der Vorfuß ruht auf Metatarsus I und V auf.

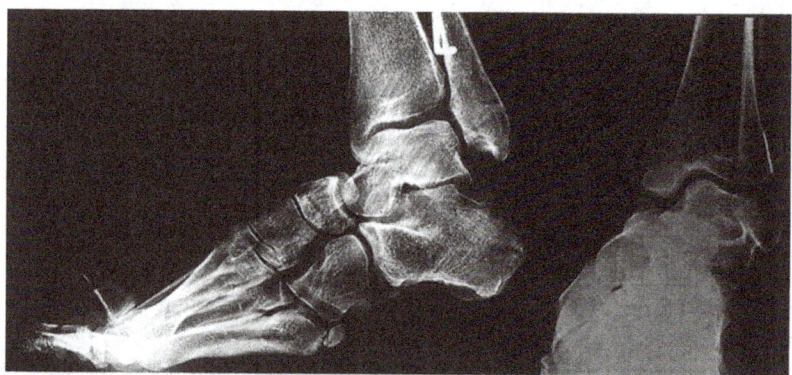

Abb. 1.28. Verdrehung des Talus in der Knöchelgabel bei schwerem medialen Ballenhohlfuß

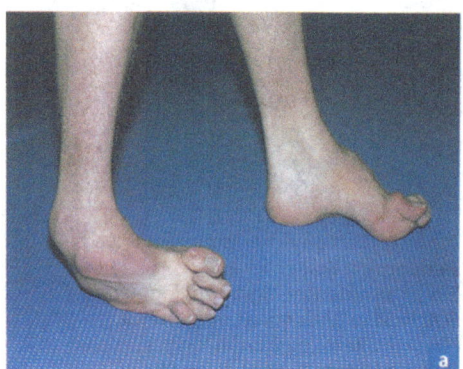

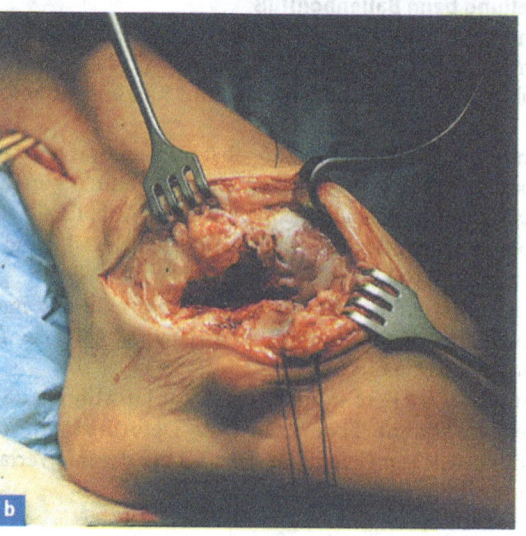

Abb. 1.29 a, b. Massive Atrophie des Gelenkknorpels am Taluskopf bei langjährig bestehendem medialem Ballenhohlfuß (16-jähriger Patient mit Charcot-Marie-Tooth Erkrankung)

Intraoperativ konnten die Autoren beim fortgeschrittenen Ballenhohlfuß typische Knorpelatrophien in den Gelenkabschnitten finden, die längere Zeit nicht mit einer gegenüberliegenden Knorpelfläche artikulierten. So waren die vorderen Anteile der Talusrolle, die lateralen Abschnitte des Taluskopfes und des Kalkaneus im Bereich des Kalkaneokuboid-Gelenks degeneriert (Abb. 1.29 a, b).

1.4.2 Pathoanatomie des Hackenhohlfußes

Der Hackenhohlfuß

- Ferse physiologisch oder valgisch,
- Ferse steilstehend mit vermehrtem Fersenpolster (Talus horizontal, Kalkaneus steil),
- gesamtes Längsgewölbe verstärkt,
- Vorfuß teilbelastet (Os metatarsale I–V),
- Zehen in Grund-, Mittel- und Endgelenken flektiert (Abb. 1.30 a, b).

Die Rückfußstellung beim Hackenhohlfuß

Beim Hackenhohlfuß resultiert die Steilstellung des Kalkaneus aus der Schwäche der Wadenmuskulatur. Sie kann so ausgeprägt sein, dass das Fersenbein in der Verlängerung der Tibia steht. Der Patient läuft dann in der Standphase im vorderen Anschlag des oberen Sprunggelenks vergleichbar einer Stelze oder nach Pirogoff-Amputation (Abb. 1.31 a). Der stabilisierende Vorfußhebel fehlt vollständig, die Zehenbeuger (extrinsische und intrinsische) versuchen zwar den Boden zu erreichen, verstärken dabei aber die Fußwölbung (Abb. 1.31 b), die sich gleichmäßig auf den Fuß verteilt.

Frontalebene. Die Fersenstellung beim Hackenhohlfuß ist neutral oder leicht valgisch.

Transversalebene. In der Transversalebene findet sich ebenfalls meist eine Neutralstellung.

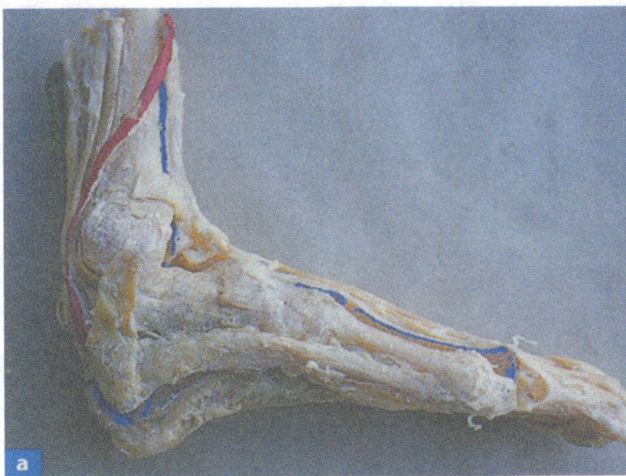

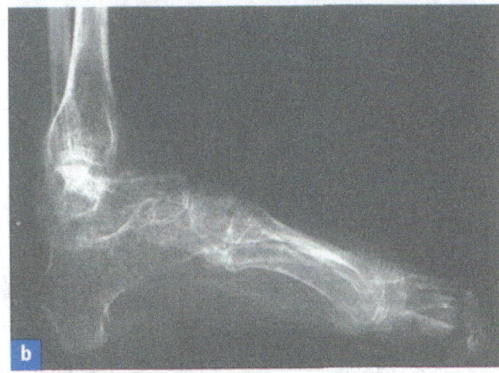

Abb. 1.30. **a** Anatomisches Präparat und **b** Röntgenbild eines ausgeprägten Hackenhohlfußes, man beachte die Krallenstellung der Zehen

Abb. 1.31. **a** Typischer Befund bei Pirogoff-Amputation, **b** Bei schwerem Hacken-Hohlfuß entspricht das funktionelle Bild dem eines rückfußamputierten Patienten (33-jähriger Patient nach Poliomyelitis)

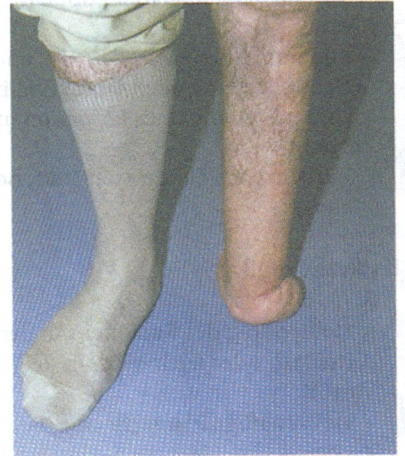

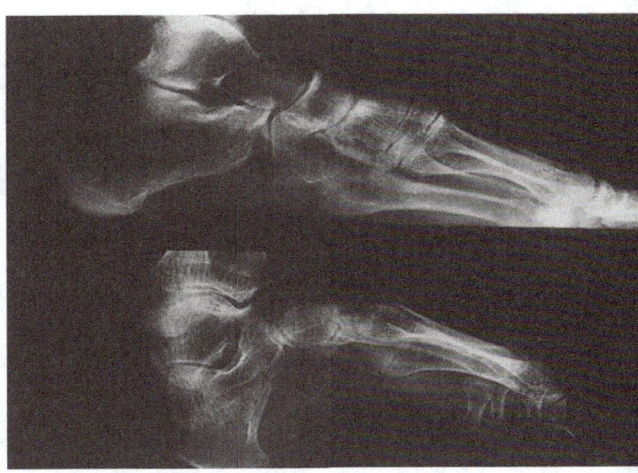

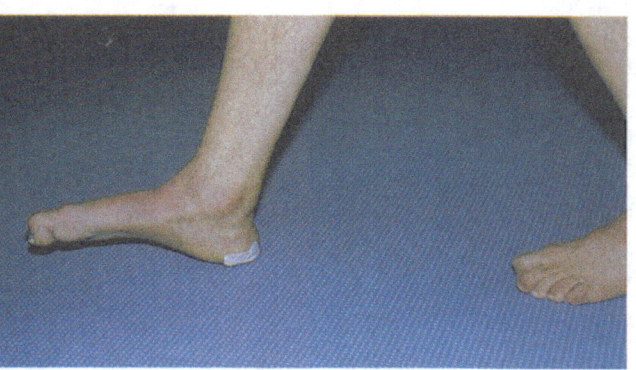

Abb. 1.32. Druckstellen unter der Ferse bei Hackenhohlfuß eines 34-jährigen Patienten mit sakraler Spina bifida

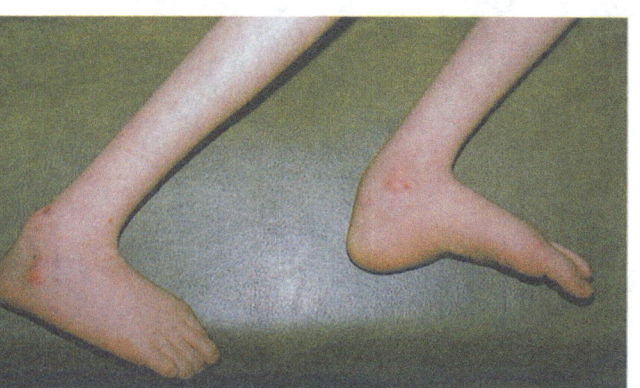

Abb. 1.33. Schwerer Hacken-Hohlfuß bei spastischer Tetraparese ohne vorausgegangene Operationen (17-jähriger Patient)

Die Vorfuß- und Zehenstellung beim Hackenhohlfuß

Der Vorfuß steht beim Hackenhohlfuß in Equinus-, die Zehen in Beugestellung.

Interessanterweise kommt es beim Hackenhohlfuß weniger zu Krallen- als zu Hammerzehen, bei denen die Zehenkuppen den Boden berühren. Druckstellen können über den proximalen Interphalangealgelenken und unter der Ferse entstehen (Abb. 1.32, 1.33).

Mayer gab 1918 in seiner Arbeit die exakte Beschreibung eines Hackenhohlfußes nach Tenotomie der Achillessehne eines spastischen Spitzfußes bei Hemiparese. Seine Muskeluntersuchungen ergaben eine vollständige Degeneration des M. triceps surae und eine Atrophie der Peronealmuskeln und des M. flexor hallucis longus. Die kurzen intrinsischen Fußmuskeln waren besonders gut entwickelt. Die wesentlichen Hindernisse einer Korrektur der Deformität bildeten neben der Plantaraponeurose die kurzen Fußmuskeln und besonders auch die tiefen plantaren Bänder (Lig. plantare longum).

Die knöchernen Veränderungen zeigten einen steilstehenden Kalkaneus in Folge der pathologischen Bewegung zwischen Talus und Kalkaneus in der Sagittalebene und in Folge einer knöchernen Umformung des Fersenbeins selbst. Die Hohlfußbildung war im Gegensatz zum Ballenhohlfuß auf der Innenseite des Fußes weniger ausgeprägt als auf der Außenseite. Entsprechend war auch die Spannung des Lig. calcaneonaviculare plantare weniger stark als die des Lig. plantare longum.

Mayer stellte außerdem fest, dass die Gelenkfläche der Talusrolle in den hinteren, nicht mit der Knöchelgabel artikulierenden Anteilen knorpelfrei war und dass die Knöchelgabel durch das maximale Eintreten der Talusrolle erweitert war. An der hinteren Kalkaneusgelenkfläche war eine Knorpelatrophie sichtbar, ebenso wie an den dorsalen Anteilen der kalkanearen Gelenkfläche des Kalkaneokuboid-Gelenks.

Zusammenfassung der Pathoanatomie

Ballenhohlfuß

- Rückfuß (Betrachtung der drei Ebenen):
  - Dreidimensionale Veränderung (kardanische Koppelung, s. Bd. 1: Der Klumpfuß),
  - oberes Sprunggelenk und Talus folgen der Stellung des Acetabulum pedis und der subtalaren Fußplatte.
- Vorfuß:
  - Equinus in der Sagittalebene (unterschiedlicher Krümmungsscheitel),
  - Neutralstellung oder Adduktion in der Transversalebene,
  - Neutralstellung oder Pronation in der Frontalebene.
- Zehen:
  - Krallenzehen (unbelastet stets, belastet ausgleichbar, teilfixiert oder fixiert).

Hackenhohlfuß

- Rückfuß:
  - Steilstellung des Kalkaneus in der Sagittalebene,
  - Neutral- oder leichte Valgusstellung in der Frontalebene.
- Vorfuß:
  - gleichmäßige Plantarflexion, Fußaußenrand stärker gewölbt.
- Zehen:
  - gleichmäßige Beugestellung (ausgleichbar oder fixiert).

1.4.3 Pathomechanik des Ballenhohlfußes

▶ „… a story of repeated failure to comprehend the basic pathogenesis and mechanics of a deformity which remains a mystery to this day, comparable only to problems such as scoliosis." (Dwyer 1975)

Die Entwicklung einer Hohlfußdeformität wird im Allgemeinen durch das Auftreten eines Muskelungleichgewichtes bestimmt, bei dem verschiedene Faktoren unterschieden werden können.

▶ „There is little question that the cavovarus deformity is caused by a muscle imbalance." (McCluskey et al. 1989)

„Es ist besser, wenn man alle Muskeln, die den Fuß gegen den Unterschenkel bewegen, verloren hat, als wenn man davon eine gewisse Zahl behält." (Duchenne 1885)

Möglichkeiten eines Muskelungleichgewichtes

Agonist	Antagonist
normal	abgeschwächt/fehlend
abgeschwächt	fehlend
überaktiv (Spastik)	normal
überaktiv	abgeschwächt/fehlend

Alle Möglichkeiten haben ein Muskelungleichgewicht zur Folge, das deformierend wirkt. Je stärker die agonistische (deformitätsauslösende) Kraft ist, umso früher und ausgeprägter wird sich die Fehlstellung entwickeln (Abb. 1.34).

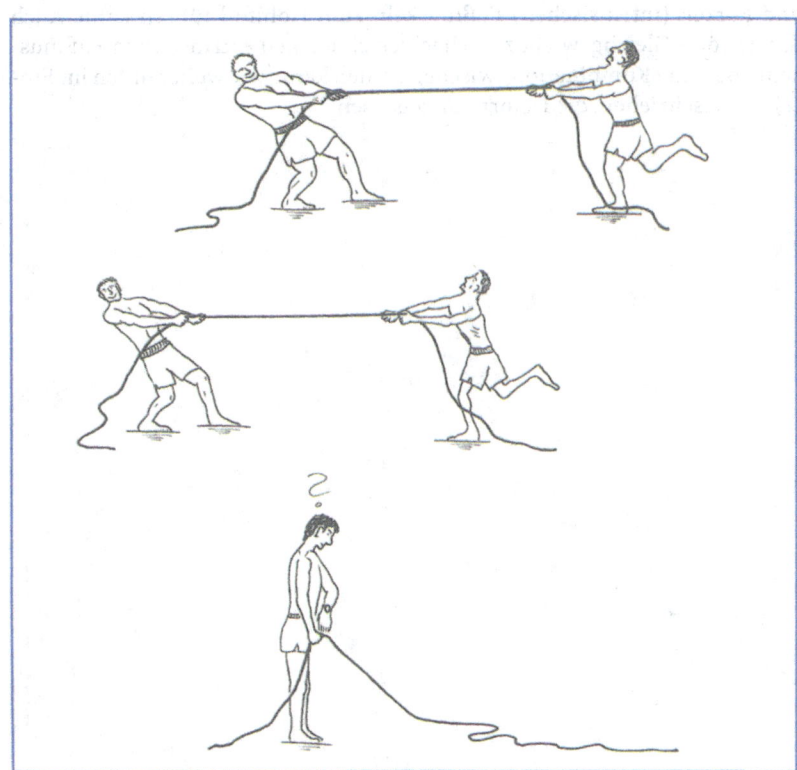

Abb. 1.34. Die unterschiedlichen Möglichkeiten eines Muskelungleichgewichtes

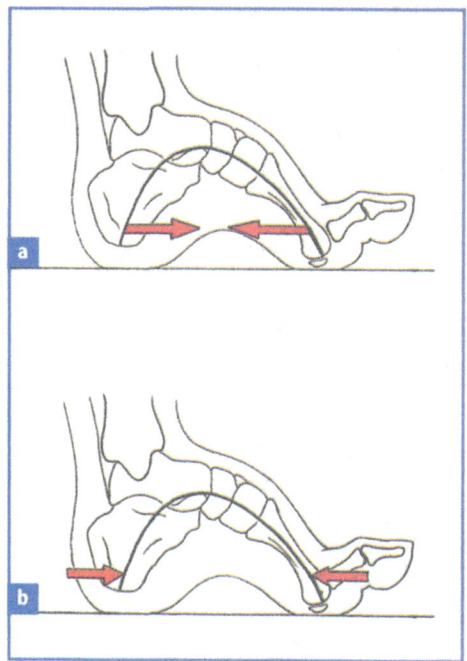

Abb. 1.35. Deformierung des Fußlängsgewölbes durch **a** Zug von innen oder **b** Druck von außen

Abb. 1.36. Muskulatur und Bewegungsausmaß des 1. Strahls **a** beim normalen und **b** beim Ballenhohlfuß

Variable Komponenten eines Muskelungleichgewichtes

- Art des Muskelungleichgewichtes (verschiedene Muskeldefizite können dieselbe Deformität verursachen),
- Stärke des Muskelungleichgewichtes (s. Übersicht oben),
- Einwirkungsdauer des Muskelungleichgewichtes,
- die Veränderung des Muskelungleichgewichtes mit veränderter Gelenkstellung (z. B. M. tibialis anterior bei extremer Steilstellung des Os metatarsale I, M. peroneus longus bei extremer Steilstellung des Os metatarsale I, Mm. peroneus brevis und tibialis posterior bei Varusstellung usw.),
- Veränderung des Muskelungleichgewichtes bei Progredienz,
- Wachstumskomponenten (unterschiedliches Muskellängenwachstum).

Ein weiterer Faktor, der die Entwicklung der Deformität unterstützt, ist das Einwirken der Bodenreaktionskräfte in der Standphase, wobei sich besonders die Gelenkstellungen unter Einwirkung der Schub- und Scherkräfte beträchtlich verändern können.

▶ Das gemeinsame Prinzip bleibt stets:
Durch eine Schädigung im Bereich der neuromuskulären Kette zwischen Bewegungsplanung und Bewegungsausführung am Endorgan Muskel kommt es zu einer Störung mit der Folge eines Muskelungleichgewichtes, das durch die geänderte Gelenkstellung noch verstärkt werden kann.

„Es ist ohne weiteres klar, dass der Hohlfuß entstehen kann, entweder durch Verlängerung der dorsalen Fußkontur oder durch Verkürzung der plantaren oder durch die Kombination dieser beiden Faktoren." (Schulthess 1912) Siehe auch Abb. 1.35.

Allgemein gilt für die Pathomechanik, dass eine Imbalance zwischen langen und kurzen (intrinsischen) Fußmuskeln zum Hohlfuß führen kann. Auch das gestörte Gleichgewicht zwischen verschiedenen extrinsischen Fußmuskeln oder eine Kombination zwischen beiden kann, wie weiter unten im Einzelnen beschrieben, die Deformität auslösen.

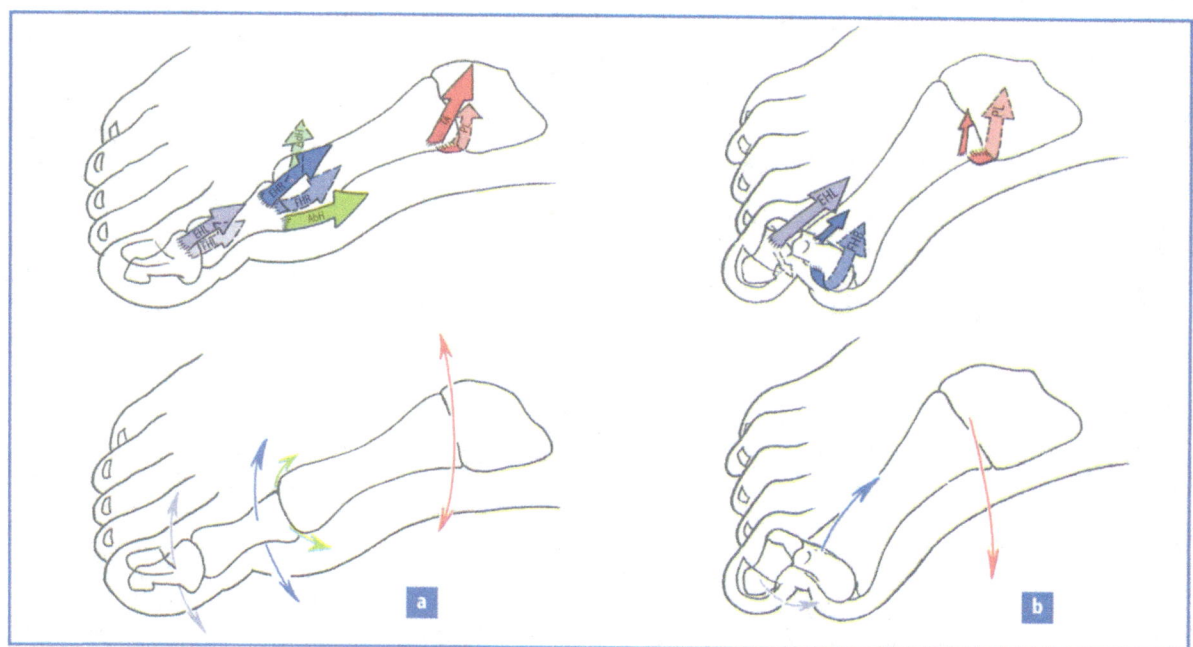

Der Mechanismus der Senkung des Vorfußes

- Steilstellung der Ossa metatarsalia (durch Schwäche der Fußheber mit Kontraktur der Plantarfaszie),
- Hyperextension der Metatarsophalangealgelenke durch Überaktivität der langen Zehenstrecker (Abb. 1.36 a, b),
- weitere Verkürzung der Plantarfaszie.

Der mediale Ballenhohlfuß entsteht durch ein Muskelungleichgewicht von Muskeln, die distal des Chopart-Gelenks inserieren.

Duchenne hat 1885 in seiner Arbeit als Grundmechanismus der Hohlfuß-entstehung ein Muskelungleichgewicht zwischen intrinsischen = kurzen (abgeschwächt) und extrinsischen = langen Fußmuskeln (normal) beschrieben und anhand von selektiv faradischer Stimulation belegt. Es kommt zu einem Missverhältnis zugunsten der extrinsischen Muskeln, da die langen Zehenstrecker vorwiegend auf die Zehengrundgelenke, die langen Zehenbeuger auf die Mittel- und Endgelenke wirken. Unter normalen Bedingungen wirken die intrinsischen Muskeln entgegengesetzt, d.h. sie beugen in den Zehengrundgelenken und strecken in den Zehenmittel- und Endgelenken. Jeglicher Ausfall der intrinsischen Fußmuskeln (Mm. interossei, M. abductor hallucis, M. quadratus plantae, M. flexor digitorum brevis oder M. abductor digiti minimi) führt zu einer Krallenzehenfehlstellung (Abb. 1.37 a, b).

> „Im Normalzustande nimmt der Extensor hallucis longus nur schwachen Anteil an der Beugung des Fußes gegen den Unterschenkel, ist aber der Tibialis anticus gelähmt, so kommt der Extensor hallucis longus dieser Bewegung energisch zu Hülfe."

> „Wenn die Interossei pedis ihre Wirkung verloren haben, so ist die Stellung, die die Zehen in der Muskelruhe einnehmen, das Gegenteil von derjenigen, die nach der Lähmung des Extensor digitorum communis erfolgt. Die ersten Phalangen schlagen sich gegen die Mittelfußknochen zurück, und die beiden letzten beugen sich gegen die erste." (Duchenne 1885) Siehe auch Abb. 1.38 a, b.

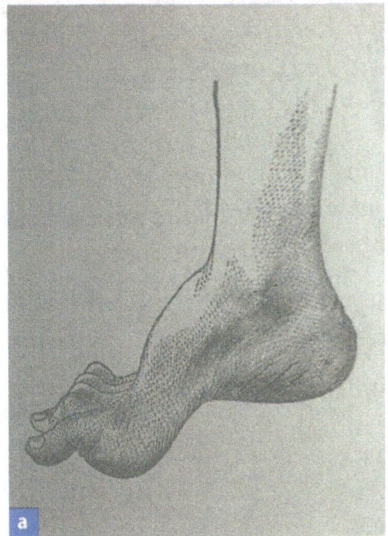

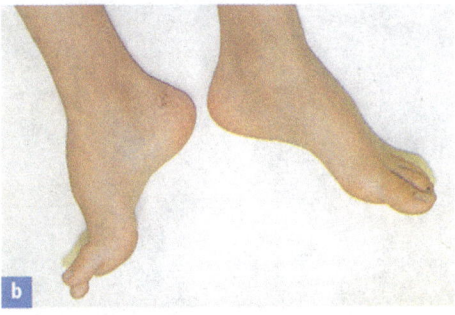

Abb. 1.37. a Typischer kompletter Ballenhohlfuß beim Ausfall der intrinsischen Muskulatur (nach Duchenne 1885), **b** Einseitiger Ballenhohlfuß rechts durch Ausfall der intrinsischen Muskulatur bei einem 13-jährigen Jungen mit HSMN

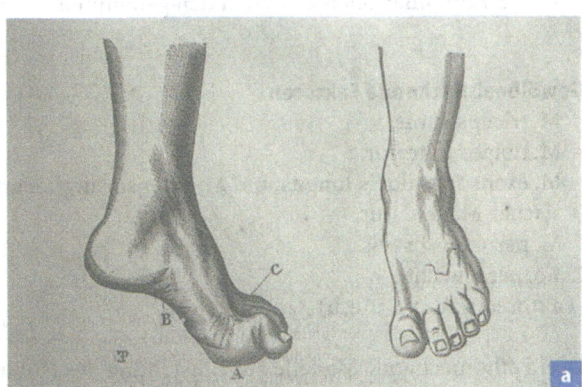

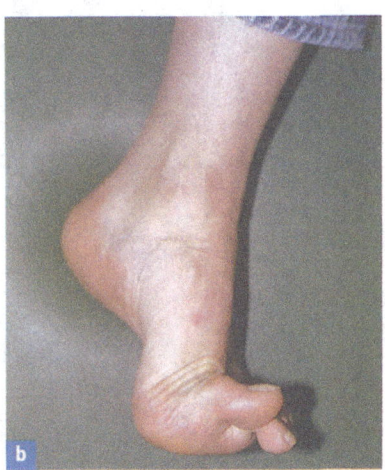

Abb. 1.38. a Typischer medialer Ballenhohlfuß bei Lähmung des M. tibialis anterior in der Ansicht von medial und ventral (nach Duchenne 1885), **b** Identischer Befund mit Lähmung des M. tibialis anterior durch Polio bei einer 35-jährigen Patientin

Interessant ist Le Cœurs (1965) Feststellung, dass der Hohlfuß keine physiologische Fußstellung darstellt und am gesunden Fuß nicht imitierbar ist. Dies ist bei anderen Deformitäten, die ebenfalls den gesamten Fuß betreffen, begrenzt möglich: Der Klumpfuß lässt sich als pathologische Inversionstellung und der Knick- bzw. Plattfuß als pathologische Eversionsstellung erzeugen.

Versucht man, das Os metatarsale I zu senken, valgisiert automatisch die Ferse. Varisiert man hingegen aktiv die Ferse, so hebt sich das Os-metatarsale-I-Köpfchen.

Zum Verständnis der komplexen Mechanik kann vielleicht die Überlegung hilfreich sein, wie man einen Hohlfuß herbeiführen kann.

Gewölbeerhaltende Faktoren
- Anatomischer Bau des Längsgewölbes,
- plantare Gelenkbänder,
- Spannung der Plantaraponeurose (gesteigert durch Dorsalflexion der Zehen),
- Kraft der intrinsischen Fußmuskeln,
- Kraft der extrinsischen Fußmuskeln.

Gewölbeverstärkende Faktoren
- Direkt:
  - Annäherung der Os-metatarsale-Köpfchen an den Kalkaneus,
  - Kompression von außen (Beispiel Chinesinnenfuß durch Bandagieren),
  - Zug von innen (Kontraktur der Plantarfaszie).
- Indirekt:
  - Plantarflexion der Ossa metatarsalia,
  - Abschwächung der Os metatarsale hebenden Muskeln und Zug des M. peroneus longus,
  - Verminderung des Zugs am Kalkaneus (Wadenmuskelschwäche),
  - Intrinsische Muskulatur mit Plantaraponeurose,
  - M. tibialis posterior,
  - M. extensor hallucis longus und M. extensor digitorum longus bei ausgefallener/abgeschwächter intrinsischer Muskulatur,
  - M. flexor digitorum longus,
  - M. flexor hallucis longus,
  - Entlastung,
  - und Kombinationen zwischen den genannten.

Gewölbeabflachende Faktoren
- M. triceps surae,
- M. tibialis anterior,
- M. exensor hallucis longus und M. extensor digitorum longus mit intrinsischer Muskulatur,
- M. peroneus brevis,
- Körpergewicht.

(Faktoren s. Abb. 1.39 a, b)

Drei Pathomechanik-Modelle zur Entstehung des Hohlfußes seien nachfolgend im Detail vorgestellt (nach Meary et al. 1965, ergänzt durch die Autoren):
- Modell der lokalen Muskelschwäche:
  - M. tibialis anterior,
  - M. triceps surae,
  - intrinsische Fußmuskulatur,
  - M. peroneus brevis.

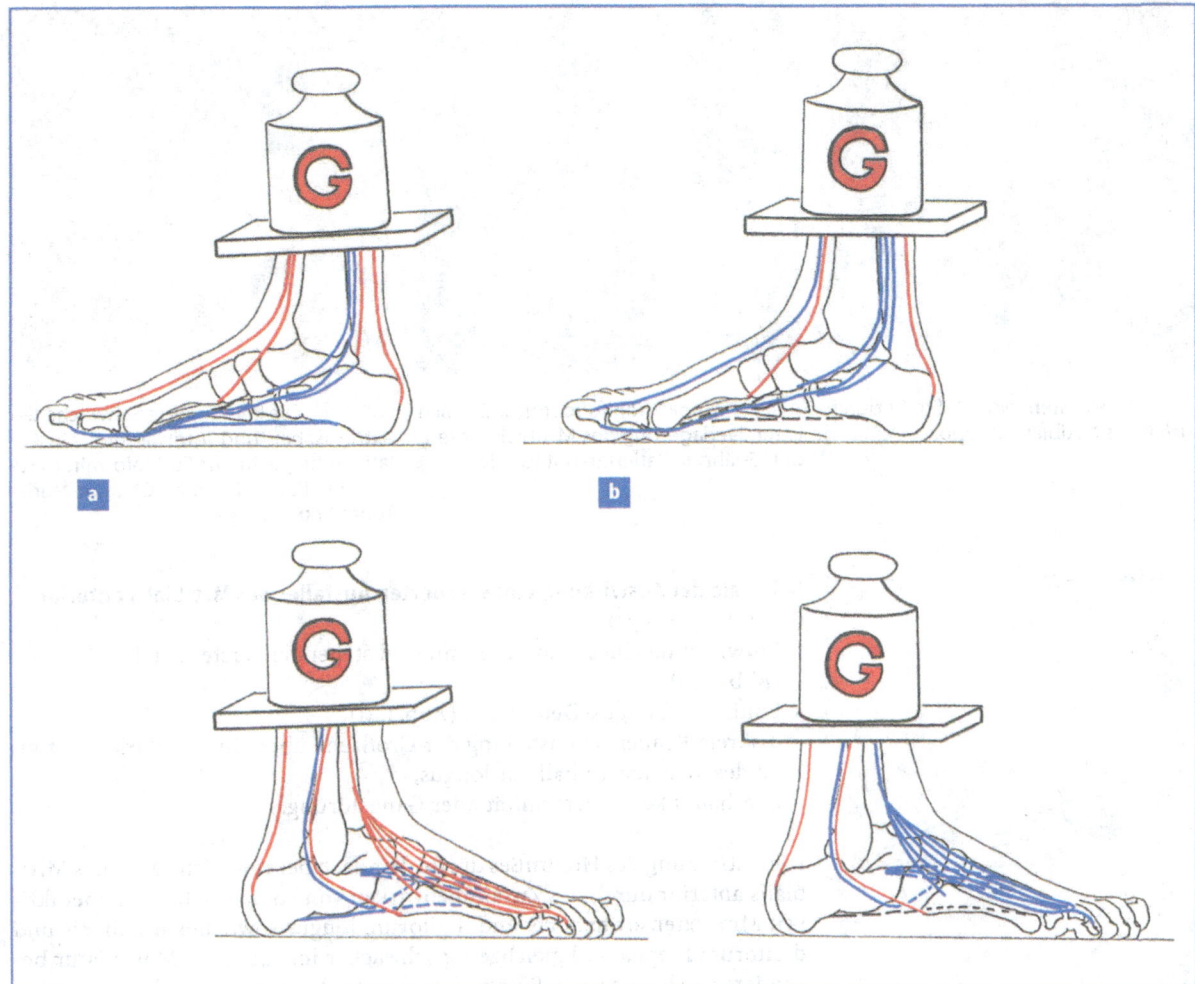

- Modell der lokalen Muskelüberaktivität:
  - intrinsische Fußmuskulatur,
  - M. peroneus longus.
- Modell der angeborenen Deformität.

Abb. 1.39. Gewölbeabflachende (rot) und gewölbeverstärkende (blau) Faktoren bei **a** vorhandener und **b** fehlender intrinsischer Muskulatur

Das Modell der lokalen Muskelschwäche

Schwäche des M. tibialis anterior

Dies ist die klassische Hypothese zur Erklärung des Pes cavus bei Poliomyelitis. Die Lähmung des M. tibialis anterior führt zur Plantarstellung des Os metatarsale I, wie schon bei Duchenne zu finden. Die langen Zehenstrecker versuchen nun kompensatorisch, den Fußheber zu ersetzen, ziehen den Fuß aber lediglich in Valgusstellung.

Ihre Kraft überwiegt die der intrinsischen Muskulatur und zwingt die Zehen im Bereich der Grundgelenke in Dorsalflexion. Gleichzeitig ziehen die langen Zehenbeuger die Endphalangen in Plantarflexion. Diese Hyperextension der Grundphalangen vermehrt die Equinustendenz des Vorfußes. Dwyer erwähnt allerdings, dass ein isolierter Ausfall des M. tibialis anterior ganz verschiedene Deformitäten auslösen kann.

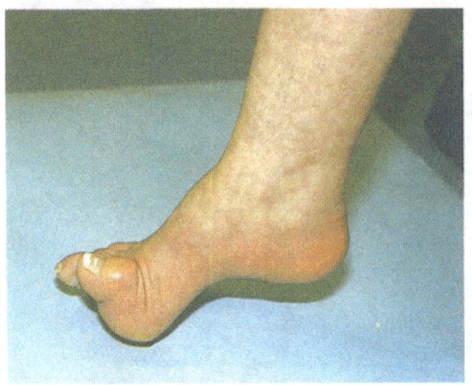

Abb. 1.40. Steilstehender 1. Strahl durch Ausfall des M. tibialis anterior

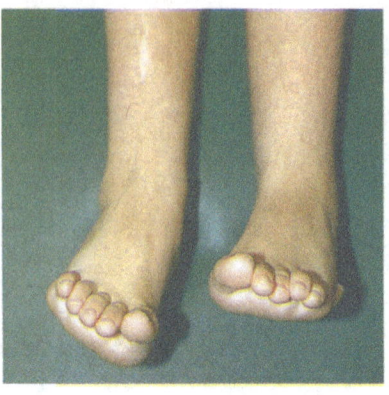

Abb. 1.41. Knickhohlfußdeformität nach Lateralverlagerung des M. tibialis anterior (15-jährige Patientin mit HMSN)

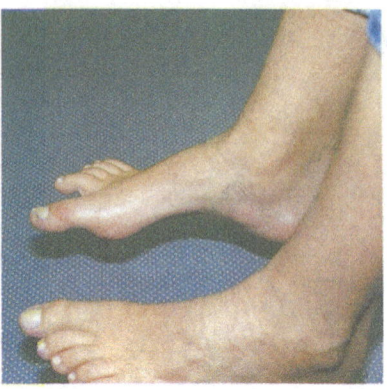

Abb. 1.42. Die kombinierte Schwäche der extrinsischen und intrinsischen Muskulatur führt nicht zur Fußdeformität (30-jährige Patientin mit Charcot-Marie-Tooth Erkrankung)

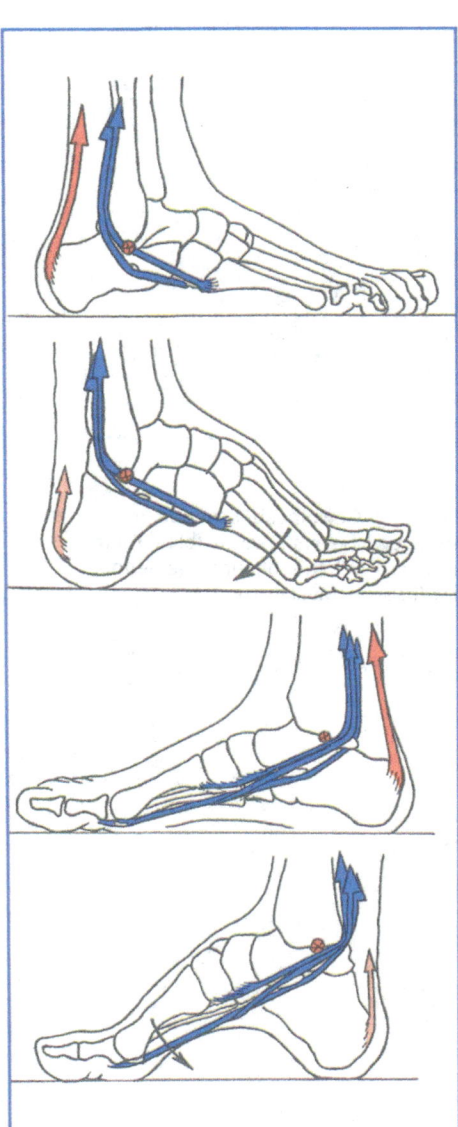

Beispiele der Auswirkung eines isolierten Ausfalles des M. tibialis anterior
(Nach Dwyer 1975)
- Entwicklung eines Hohlfußes mit steil stehendem erstem Stahl (Abb. 1.40),
- Equinocavovalgus-Deformität (Abb. 1.41),
- diskrete Krallenzehenstellung der Großzehe über eine verstärkte Aktivität des M. extensor hallucis longus,
- überhaupt keine Deformität oder Gangstörung.

Die Entstehung des Hohlfußes dürfte demnach bei einer Schwäche des M. tibialis anterior durch das Zusammenwirken von kompensatorisch überaktiven Mm. extensor hallucis und digitorum longus sowie flexor hallucis und digitorum longus und gleichzeitig schwacher intrinsischer Muskulatur besonders rasch einsetzen. Eine gleichzeitig bestehende Schwäche der extrinsischen Muskulatur erzeugt dagegen keinen Hohlfuß (Abb. 1.42).

Schwäche des M. triceps surae
Die Schwäche des M. triceps surae führt primär zum Hackenfuß.
Nach Root (1960) führt die Unfähigkeit zur aktiven Plantarflexion in der späten Standphase zum Kompensationsversuch durch die langen Beuger (M. flexor digitorum longus, M. flexor hallucis longus, M. tibialis posterior) und Peroneen mit vermehrter Plantarflexionsstellung des Vorfußes. Auch die intrinsische Muskulatur stabilisiert den Vorfuß (Metatarsophalangealgelenke) wodurch es zu einer Verstärkung des Fußlängsgewölbes kommt (Abb. 1.43).

Schwäche der intrinsischen Fußmuskulatur
Die Schwäche der intrinsischen Fußmuskulatur kann zum Plattfuß führen, oder aber an der Entwicklung eines Hohlfußes beteiligt sein. Insgesamt besteht eine stärkere Wirkung dieser Muskelgruppe auf das Längsgewölbe des Fußes als auf die Zehen.
Eine Schwäche der intrinsischen Muskeln führt zum sog. „Extensorensubstitutionsphänomen": einer Dorsalflexion der Zehen verbunden mit einer Vorfuß-Equinusstellung durch den Wegfall des sog. Rigid-Beam-Effektes (McGlamry 1992).

Abb. 1.43. Das Verhältnis von M. triceps zu den übrigen Plantarflektoren in ihrer Wirkung auf das obere Sprunggelenk beim normalen und beim Hackenhohlfuß

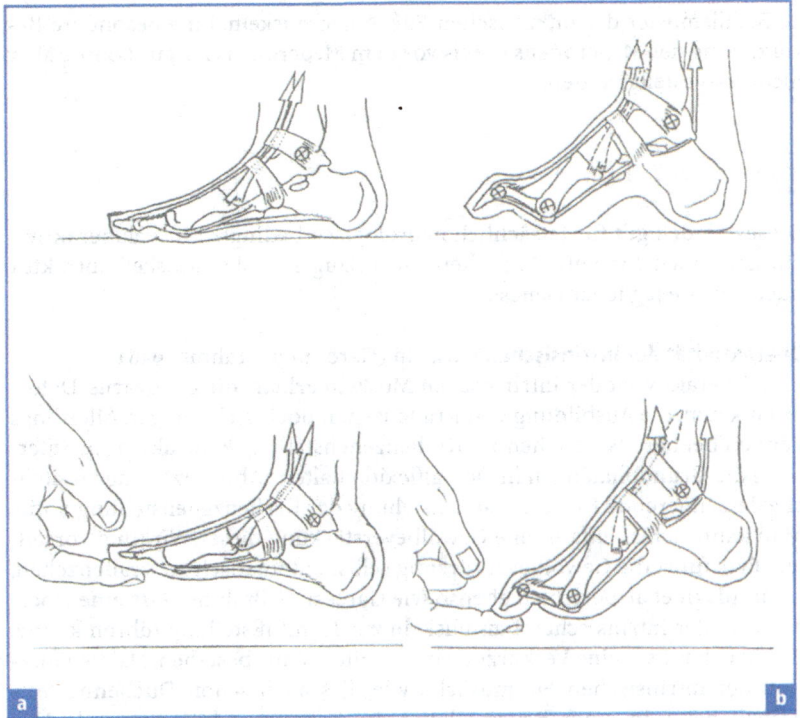

Abb. 1.44. Der Rigid-Beam-Effekt **a** beim Normalfuß links und **b** beim Ballenhohlfuß rechts

Rigid-Beam-Effekt nach McGlamry (1992)

▶ Aktive Stabilisation der Zehen durch die intrinsische Muskulatur (besonders Mm. lumbricales), so dass die extrinsischen Fußheber (M. tibialis anterior, Mm. extensor digitorum und hallucis longus) auf das obere Sprunggelenk wirken können (Abb. 1.44 a, b).

Schwäche des M. peroneus brevis

Liegt eine Parese des M. peroneus brevis vor, so zeigt der Fuß durch das Überwiegen des M. tibialis posterior insgesamt eine Varus-Tendenz (Abb. 1.45). Die Extensoren bewirken eine Extensionsstellung der Grundphalangen, und der M. peroneus longus hält über seine Zugwirkung den Mittelfuß im Gleichgewicht, im Vorfuß wirkt er jedoch plantarflektierend auf das Os metatarsale I.

Der M. peroneus longus hat nur geringen Einfluss auf die Rückfußstellung, so dass er, obwohl er ein Evertor des Fußes ist, die Varisierung der Ferse nicht verhindern kann.

Mann u. Missirian (1988) untersuchten 8 Erwachsene mit Ballenhohlfußdeformitäten bei Charcot-Marie-Tooth-Erkrankung. Bei allen fanden sie eine Schwäche der M.-tibialis-anterior-, peroneus-brevis- und intrinsischen Fußmuskulatur, wohingegen der M. peroneus longus und die Muskeln der posterioren Kompartimente weitgehend erhalten geblieben waren. Die Autoren folgern, dass sich die Deformität durch die beiden Muskelungleichgewichte M. tibialis posterior/M. peroneus brevis und M. tibialis anterior/M. peroneus longus entwickelt.

Price et al. untersuchten 1993 die Verteilung der Atrophie der Unterschenkelmuskulatur bei Patienten mit Charcot-Marie-Tooth-Erkrankung mittels Computertomographie (Abb. 1.46). Besonders auffallend war dabei das frü-

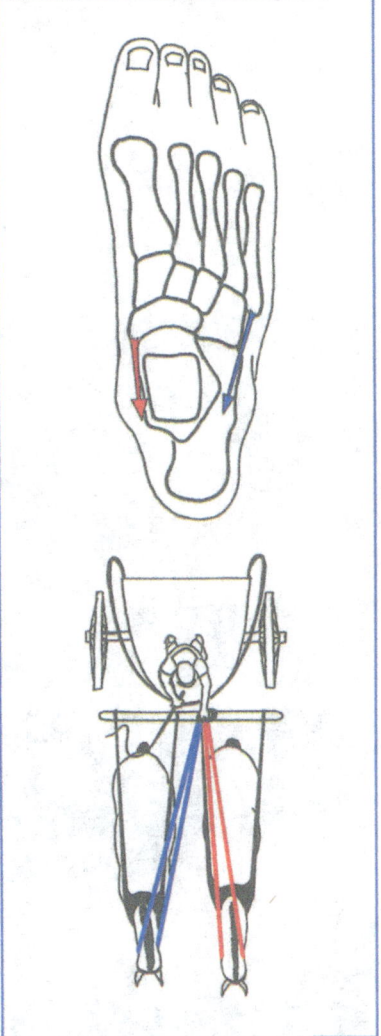

Abb. 1.45. Physiologische Tibialis-posterior-/Peroneus-brevis-Balance symbolisiert durch einen römischen Kampfwagen

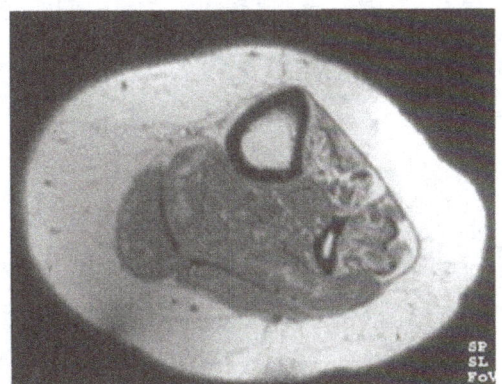

Abb. 1.46. Typische Atrophie der ventralen und lateralen Unterschenkelmuskulatur bei einer 25-jährigen Patientin mit Charcot-Marie-Tooth-Erkrankung

he Befallsmuster der intrinsischen Fußsohlenmuskeln. Eine besondere Bevorzugung des M. peroneus brevis vor dem M. peroneus longus konnte aber nicht festgestellt werden.

Modell der lokalen Muskelüberaktivität

Dieses Modell gilt für tatsächlich neurologisch bedingte Muskelüberaktivität, aber auch für pathologischen Muskelzug in Folge Muskelkontraktur oder -fibrose jeglicher Genese.

Überaktivität der intrinsischen Muskeln (Garceau u. Brahms 1956)
Eine Überaktivität der intrinsischen Muskeln erklärt die Cavovarus-Deformität kaum, die Ausbildung von Krallenzehen noch viel weniger. Allerdings können bei bereits bestehender Krallenzehenstellung kontrakte Mm. interossei die Grundphalangen in Dorsalflexion halten (Abb. 1.27). Eine zusätzliche deformierende Kraft ist zur Entstehung der Krallenzehenstellung nötig. Man kann sich allenfalls eine Gewölbeverstärkung dieser Wirkung vorstellen. Evtl. führt die Gewölbeverkürzung selbst automatisch zu Krallenzehen.

Mestdagh et al. berichten ebenso wie Garceau u. Brahms, dass eine Überaktivität der intrinsischen Fußmuskeln zur Hohlfußstellung führen könne. Zusätzlich müsse eine Verkürzung der Achillessehne bestehen. Da die Funktion der intrinsischen Fußmuskeln, wie dies auch schon Duchenne festgestellt hatte, in einer Beugestellung der Zehengrundgelenke und einer Streckung der Mittel- und Endgelenke besteht, kann eine Hohlfußbildung im eigentlichen Sinne (zu der Krallenzehen gehören) nicht zustande kommen, da die Beugestellung der Grundgelenke zu einer Hebung der Metatarsale-Köpfchen führt (Abb. 1.47 a).

Überaktivität des M. peroneus longus
Die Überaktivität des M. peroneus longus senkt das Os metatarsale I, verursacht jedoch keinen Fersenvarus (Abb. 1.47 b, c).

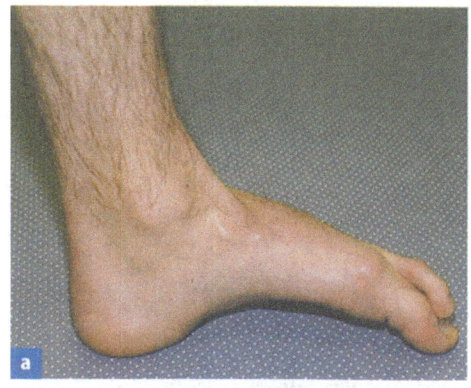
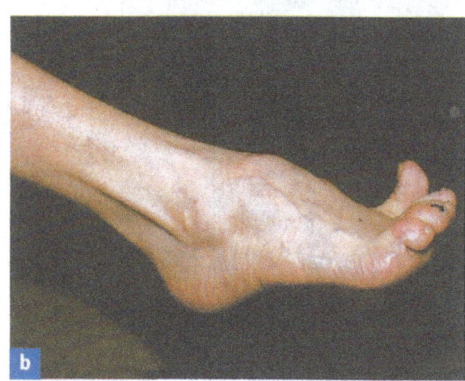

Abb. 1.47. a Überaktivität der intrinsischen Fußmuskulatur mit entsprechender Fußfehlstellung, **b** Überaktivität des M. peroneus longus mit Steilstellung des Os metatarsale I im klinischen Befund und   schematisch

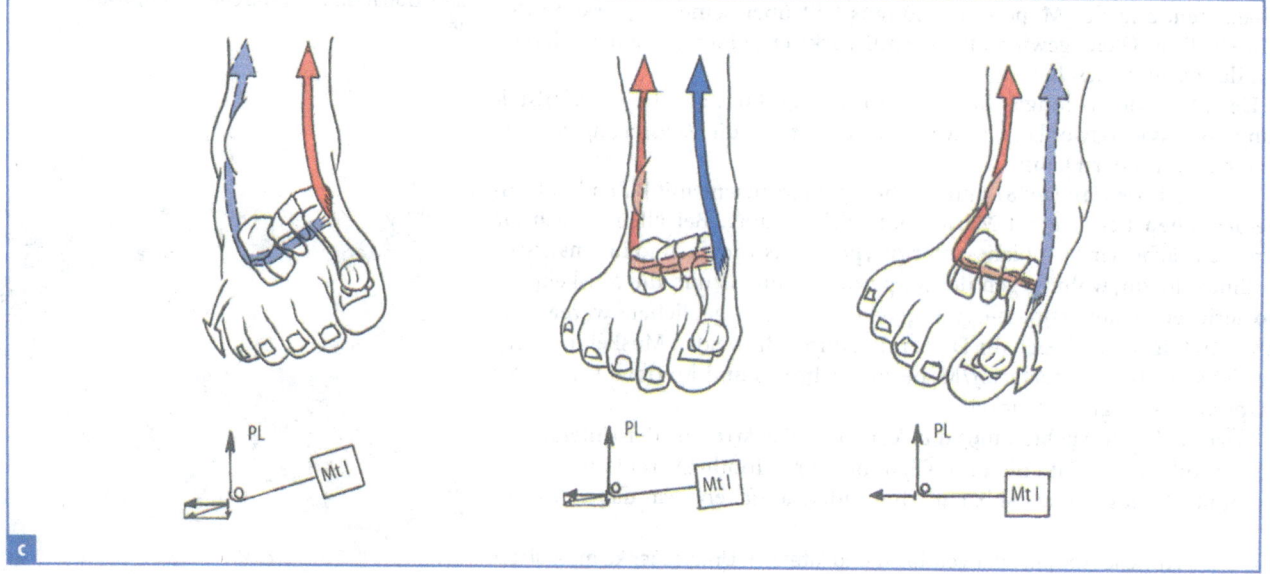

Die Überaktivität des M. peroneus longus als ursächlich bedeutsam wurde von Tubby (1896), Hackenbroch (1926), Bentzon (1933), Halgrimsson (1939), O'Connor (1959), sowie von James u. Lassman (1962) hervorgehoben. Jahss konnte 1983 in einer detaillierten Arbeit zeigen, dass, gerade bei progredienten Erkrankungen der M. peroneus longus länger funktionstüchtig bleibt als der früh degenerierende M. peroneus brevis.

Gegen eine alleinige Wirkung des M. peroneus longus als deformierungsauslösend spricht nach Dwyer (1975) die Tatsache, dass ein Ballenhohlfuß mit einer Vorfußadduktion kombiniert ist, während der M. peroneus longus eine Vorfuß-abduzierende Wirkung entfaltet. Außerdem könne man in den Frühstadien der Deformität keine Hinweise einer Muskelverkürzung oder eines Widerstandes gegen passive Supination entdecken. Der sogenannte „peroneal spastic flatfoot", bei dem es reaktiv zu einer Verkürzung der Peroneen kommt, zeigt niemals die Charakteristika einer Steilstellung des Os metatarsale I. Die Überaktivität des M. peroneus longus vermag alleine keinen Hohlfuß zu erzeugen sondern wirkt lediglich additiv bei vorhandener M.-peroneus-brevis/Intrinsic-Unterfunktion. Eine Verkürzung der Plantaraponeurose, die über die Steilstellung des Os metatarsale I unterstützt wird, führt über eine Varusstellung des Rückfußes zu einer verstäkten Supinationswirkung des M. triceps surae auf die Ferse.

Eine Hohlfußentstehung nach Ruptur der Sehne des M. peroneus longus wurde von De Luca u. Banta beschrieben, widerspricht aber der oben genannten Pathomechanik (s. Kap. 2 Der posttraumatische Ballenhohlfuß).

Modell der angeborenen Deformität

Meary et al. diskutierten ursächlich eine Verkürzung der Plantaraponeurose mit oberflächlichem Ansatz der intrinsischen Muskeln an den Zehengrundgelenken und mit einer Kontraktion des Längsgewölbes im Sinne einer lokalen Fibromatose, wie beim M. Ledderhose.

Dwyer (1975) hält die Deformität nicht für angeboren, da sie kaum vor dem dritten Lebensjahr beginnt. Bei Kindern sieht man in der Regel normale oder leichte Knickfüße, die sich mit dem Wachstum allmählich zu Hohlfüßen umwandeln (Abb. 1.48 a, b).

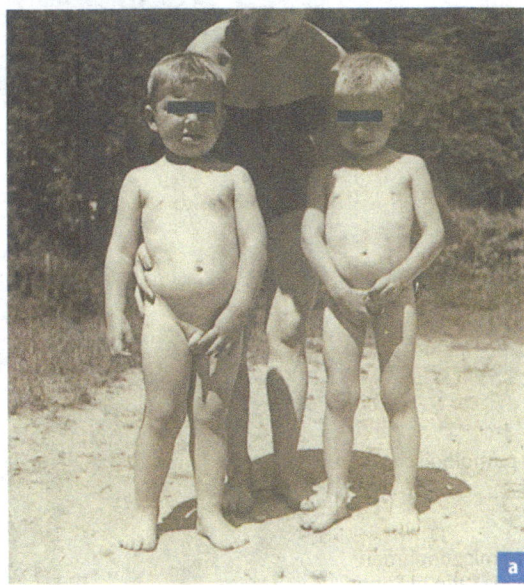

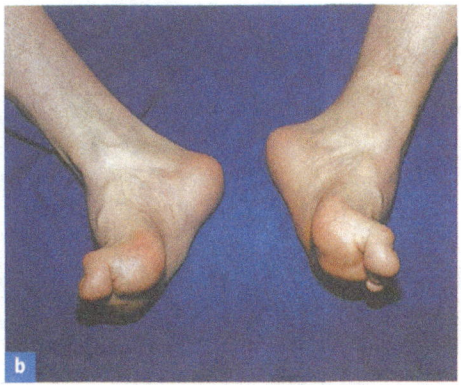

Abb. 1.48. a Normaler Fußbefund eines 4-jährigen Patienten (links) mit Charcot-Marie-Tooth Erkrankung, **b** 41 Jahre später haben sich durch das Fortschreiten der Erkrankung schwerste Ballenhohlfüße ausgebildet

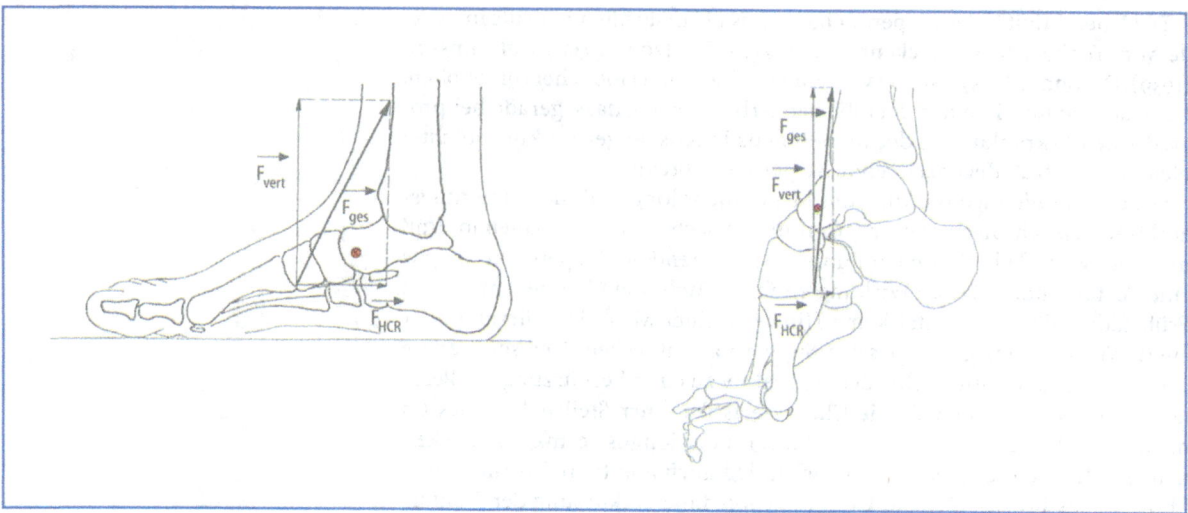

Abb. 1.49. Veränderte Hebelverhältnisse des M. tibialis anterior durch die Fußdeformität

Weitere Überlegungen zur Pathomechanik. Allgemein gilt, wie bei anderen Deformitäten, dass sich unter zunehmender Deformierung ungünstige pathologische Hebelverhältnisse ausbilden, die beim Hohlfuß die Flexionsstellung des Os metatarsale I verstärken (verstärkte Wirkung der intrinsischen Muskeln und abgeschwächte Wirkung des M. tibialis anterior) (Abb. 1.49). Die Wölbung der Fußsohle macht die posterioren Muskeln ineffektiv, da die steile Ferse den Hebelarm der Antischwerkraft-Muskulatur verkleinert.

Mann u. Missirian (1988) halten das Muskelungleichgewicht der Mm. tibialis anterior und peroneus longus sowie der M.-tibialis-posterior- und -peroneus-brevis-Gruppe für verursachend. Dabei ist zusätzlich zu bedenken, dass mit vermehrter Adduktion des Vorfußes und Plantarflexion des ersten Strahls das Drehmoment der pathologisch wirkenden Muskeln weiter zunimmt (Abb. 1.50), d. h. es wird eine Kaskade der Hohlfußentstehung in Gang gesetzt (Abb. 1.51). Außerdem trägt die Kompensation der Fußheberschwäche durch die langen Zehenstrecker bei Atrophie der intrinsischen

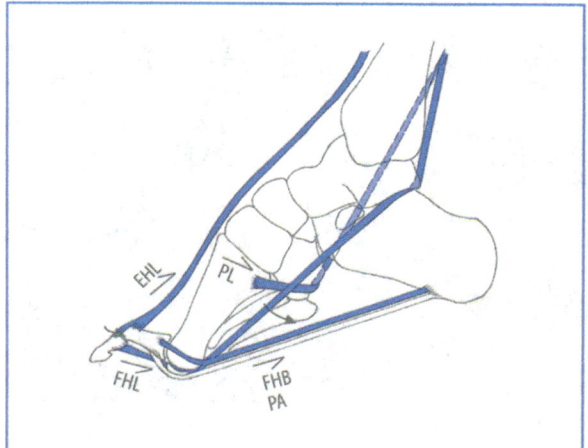
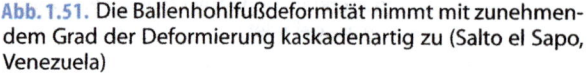

Abb. 1.50. Die Verteilung der auf den 1. Strahl pathologisch wirkenden Muskulatur, schematisch dargestellt

Abb. 1.51. Die Ballenhohlfußdeformität nimmt mit zunehmendem Grad der Deformierung kaskadenartig zu (Salto el Sapo, Venezuela)

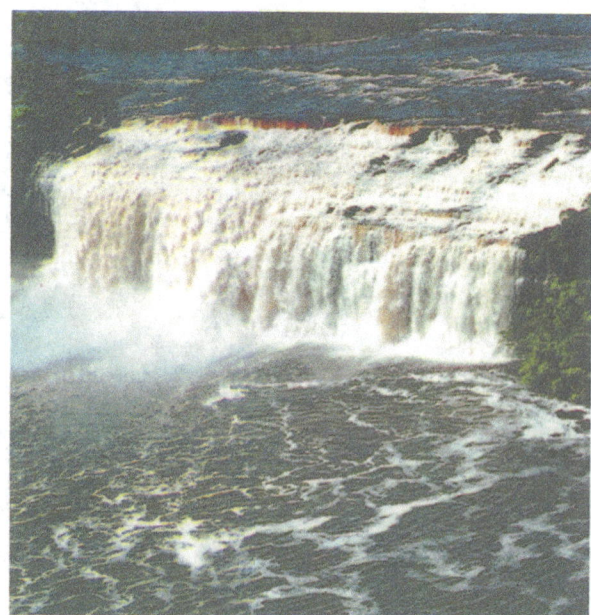

Muskeln über die Krallenzehenstellung ebenfalls zur Deformität bei. Die subtalare Inversionsstellung bewirkt ebenso wie die Steilstellung des Os metatarsale I eine Verkürzung der medioplantaren Weichteile, die sich bogensehnenartig anspannen. Jede Korrektur der subtalaren Inversion muss deshalb zuerst die Verkürzung der plantaren Weichteile beseitigen.

Interessant ist die klinische Beobachtung, dass eine Krallenzehenfehlstellung nur dann ensteht, wenn die langen Zehenstrecker und -beuger kräftig sind. Im anderen Falle kommt es nicht zur Krallenzehenstellung sondern zum hängenden Zeh („hanging toe sign") (Abb. 1.52). Dies steht im Gegensatz zu der Meinung von Mann u. Missirian, dass zur Entwicklung von Krallenzehen der Ausfall der intrinsischen Fußmuskeln *und* der langen Zehenstrecker bei normalen langen Beugern führt. Die pathologische Veränderung des Fußwurzelskeletts in Folge des Muskelungleichgewichtes und der Fehlbelastung folgt dem Wolff-Transformationsgesetz. Dieses besagt, dass sich die knöcherne Architektur auch bei pathologischen Veränderungen den Gesetzen der Statik entsprechend ausbildet.

Die Hohlfußdeformität sowie alle weiteren Deformitäten entwickeln sich bei einem Muskelungleichgewicht wie folgt:

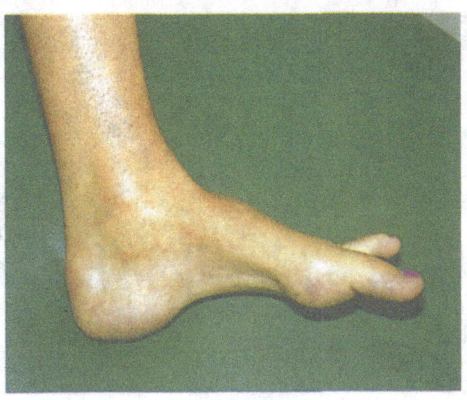

Abb. 1.52. Typische hängende Großzehe bei Ausfall des M. extensor hallucis longus und brevis (29-jährige Patientin mit HMSN)

Allgemeine Reihenfolge der Deformierungsmechanismen bei neuromuskulären Störungen
- Muskelungleichgewicht (Deformität passiv korrigierbar),
- Muskelverkürzung/Kontraktur (Deformität strukturell),
- Gelenkinkongruenz (Subluxation/Luxation),
- Gelenkkapsel- und Bänderschrumpfung,
- Knorpelatrophie,
- degenerative Veränderungen.

Die Entwicklungsschritte des medialen Hohlfußes
- Flexible Plantarflexionsstellung des Os metatarsale I, Hohlfuß nur beim unbelasteten Fuß, flexible Krallenzehen 1–5,
- teilfixierte Plantarflexionsstellung des Os metatarsale I, Rückfuß flexibel, Coleman-Block-Test positiv (s. unten), flexible Krallenzehen,
- fixierte Plantarflexionsstellung des Os metatarsale I, Rückfußvarus fixiert, Coleman-Block-Test negativ (s. unten), fixierte Krallenzehen.

Die Entwicklung des medialen Hohlfußes (Ballenhohlfußes) ist notwendigerweise mit der Pathomechanik des ersten Strahls verknüpft und betrifft folgende Gelenke (Abb. 1.53):
- Talokalkaneargelenk,
- Talonavikulargelenk,
- Kalkaneokuboidgelenk (Chopart-Gelenklinie),
- Navikulokuneiformegelenk,
- Cuneiforme-Metatarsale-I-Gelenk (Lisfranc-Gelenklinie),
- Großzehengrundgelenk,
- Großzehenendgelenk,
- Zehengrund-, -mittel-, und -endgelenke,
- sekundär: oberes Sprunggelenk (mediales Impingement).

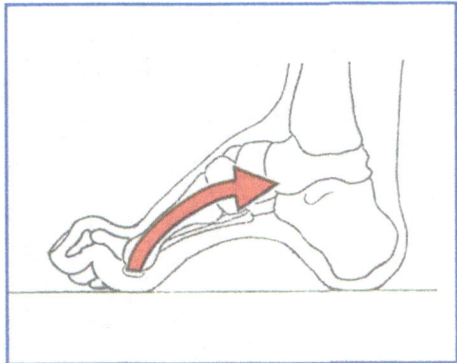

Abb. 1.53. Die deformierende Kraft wandert bei medialem Hohlfuß von distal nach proximal

An der Pathomechanik des Ballenhohlfußes (medialen Hohlfußes) sind folgende Muskeln beteiligt:
- Chopart-Gelenk: M. tibialis posterior und M. peroneus brevis,
- Lisfranc-Gelenk: M. tibialis anterior und Mm. peroneus longus und brevis,
- Zehengrund- und Endgelenk: M. extensor hallucis longus und brevis sowie M. flexor hallucis longus und brevis, M. abductor und adductor hallucis,
- M. triceps surae.

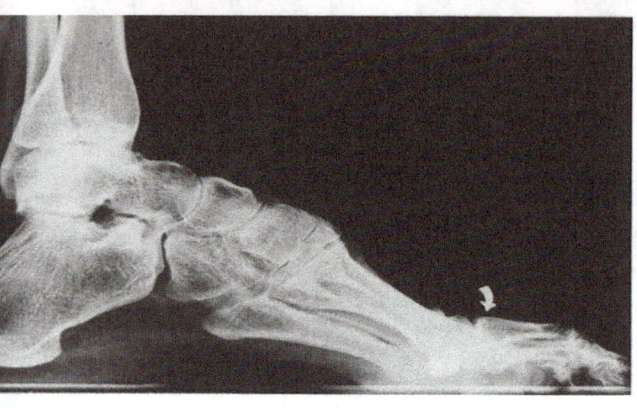

Abb. 1.54. Beim kompletten Hohlfuß betrifft die deformierende Kraft zu gleichen Teilen den medialen und die lateralen Strahlen

Die Entwicklungsschritte des kompletten Hohlfußes (Abb. 1.54)

- flexible Vorfußspitzfußstellung, Hohlfuß nur beim unbelasteten Fuß, flexible Krallenzehen,
- teilfixierte Vorfußspitzfußstellung, Gewölbe bleibt hoch, Zehen kommen bei Belastung zum Boden, der Rückfuß kommt bei Belastung in Kalkaneusstellung,
- fixierte Vorfußspitzfußstellung, Zehen bleiben auch unter Belastung kontrakt, der Rückfuß kommt bei Belastung in Kalkaneusstellung mit vorderem Impingement am und Einschränkung der Dorsalflexion im oberen Sprunggelenk,

Der Rückfuß bleibt beim kompletten Hohlfuß stets in Neutral- oder leichter Valgusstellung.

Die Pathomechanik des kompletten Hohlfußes kann folgende Gelenke betreffen:
- Chopart-Gelenklinie (Talonavikular- und Kalkaneokuboidgelenk),
- Navikulokuneiformegelenk,
- Lisfranc-Gelenklinie,
- Zehengrundgelenke,
- Zehenmittel- und Endgelenke,
- sekundär über den Vorfußhohlfuß bei Belastung auch das obere Sprunggelenk.

An der Pathomechanik des kompletten Hohlfußes sind folgende Muskeln beteiligt:
- Lange Fußhebemuskeln (M. tibialis anterior, M. extensor hallucis longus, M. extensor digitorum longus),
- lange Zehenbeuger (M. flexor hallucis longus, M. flexor digitorum longus),
- Mm. peroneus longus und brevis,
- intrinsische Fußsohlenmuskulatur,
- M. triceps surae.

Kernpunkte der Ballenhohlfußpathologie nach topographischen Gesichtspunkten

Die Pathomechanik der Entstehung des Ballenhohlfußes lässt sich der Übersichtlichkeit halber in folgende Teilaspekte untergliedern:
- Physiologie und Pathomechanik des ersten Strahls und der Großzehe,
- Physiologie und Pathomechanik der lateralen Strahlen (DII–V),
- Physiologie und Pathomechanik der intrinsischen Fußsohlenmuskulatur und der Plantaraponeurose,
- Physiologie und Pathomechanik der Fußwurzel einschließlich der Tarsalgelenke und des unteren Sprunggelenks inklusive Chopart-Gelenk,
- Physiologie und Pathomechanik des oberen Sprunggelenks sowie proximale Auswirkungen der Hohlfußdeformität.

Physiologie und Pathomechanik des ersten Strahls und der Großzehe

Der erste Strahl hat die wichtige Aufgabe, während der Vorwärtsverlagerung des Körperschwerpunktes in der zweiten Hälfte der Standphase den medialen Fußrand zu stabilisieren und den Abrollvorgang über das Großzehengrundgelenk zu kontrollieren. Das Cuneiforme-Metatarsale-I- und das Metatarsophalangealgelenk wirken dabei zusammen. Neben der Stabilisierungsaufgabe kommt dem ersten Strahl auch noch die Adaptation des

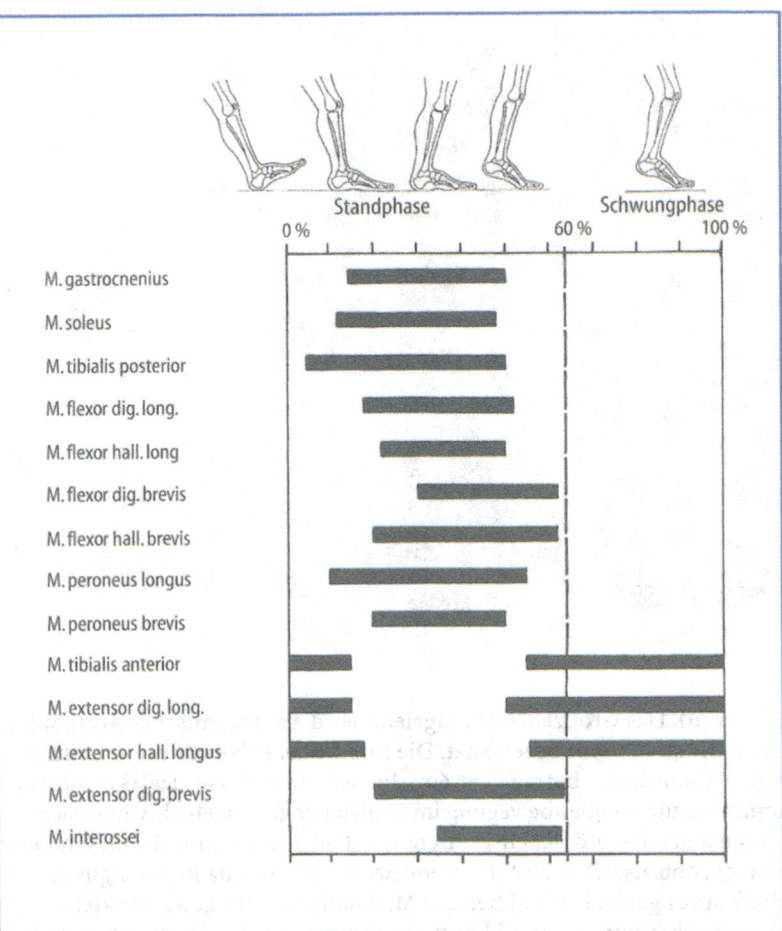

Abb. 1.55. Verteilung der Muskelaktivität am Unterschenkel und Fuß beim physiologischen Gangablauf (nach J. Perry)

Vorfußes an unterschiedliche Stellungen des Rückfußes zu. Durch die muskuläre Kontrolle am Cuneiforme-Metatarsale-I-Gelenk kann das Großzehengrundgelenk verriegelt (Fußhebung, Vorfußhebel) oder entriegelt (Abrollvorgang) werden. Der Bewegungsablauf des ersten Strahls während des Gangzyklus beginnt mit einer maximalen Dorsalflexion zu Beginn der Standphase durch den Zug des M. tibialis anterior. Während in der Standphasenmitte keine Aktivität des M. tibialis anterior und M. peroneus longus stattfindet, kommt es in der zweiten Hälfte der Standphase in Folge einer supinatorischen Verriegelung des unteren Sprunggelenks zur Tendenz des Anhebens des ersten Strahls, die durch die Aktivität des M. peroneus longus (Plantarflexion des Os metatarsale I) verhindert wird (Abb. 1.55). Ohne die Plantarflexion des Os metatarsale I kann der Abrollvorgang im Großzehengrundgelenk nicht stattfinden. Die Plantarflexion wird dabei durch den M. abductor hallucis unterstützt. Durch den beginnenden Abrollvorgang wird die Plantarflexion des Os metatarsale I über den Umwickelungseffekt der Plantaraponeurose („windlass effect", Hicks 1954) weiter unterstützt

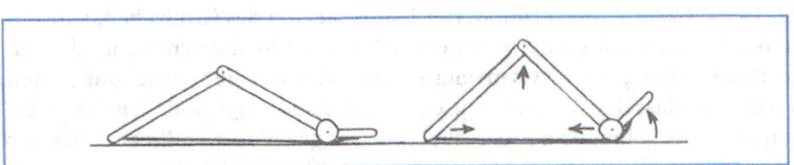

Abb. 1.56. Typischer Windenmechanismus der Plantaraponeurose nach Hicks

Abb. 1.57. Dynamisches Acetabulum des Großzehengrundgelenks. (Nach Gebrüder Weber 1894)

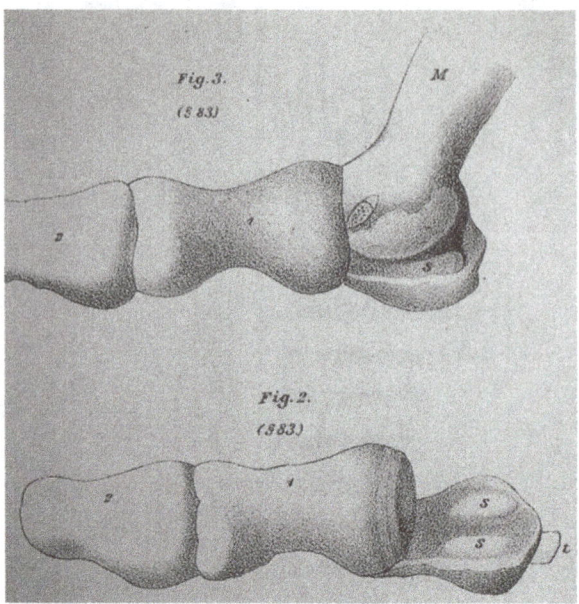

Abb. 1.57. Dynamisches Acetabulum des Großzehengrundgelenks. (Nach Gebrüder Weber 1894)

(Abb. 1.56). Das Großzehengrundgelenk wird als dynamisches Acetabulum (Hetherington, 1990) bezeichnet. Die funktionelle Dorsalflexion beim normalen Gangablauf beträgt ca. 60°. In der Standphase des Gangablaufes kommt es zur Rollgleitbewegung im Großzehengrundgelenk, wobei sich das Os-metatarsale-I-Köpfchen im dynamischen Acetabulum der Sesambeine bewegt (Abb. 1.57). Die Hebefunktion des M. extensor hallucis longus auf das obere Sprunggelenk wird über den M. tibialis anterior gewährleistet. Dieser Muskel führt durch seine Elevationswirkung auf das Os metatarsale I zu einer Verriegelung des Metatarsophangealgelenks, so dass der M. extensor hallucis longus alleine als Fußheber wirken kann (Rigid-Beam-Effekt).

Eine normale Funktion des Großzehengrundgelenks erfordert nach Valmassy drei Grundvoraussetzungen:

- die Stabilität und Plantarflexion des ersten Strahls,
- die normale Funktion der Sesambeine,
- die normale Funktion der intrinsischen Muskeln des 1. Metatarsophangealgelenks.

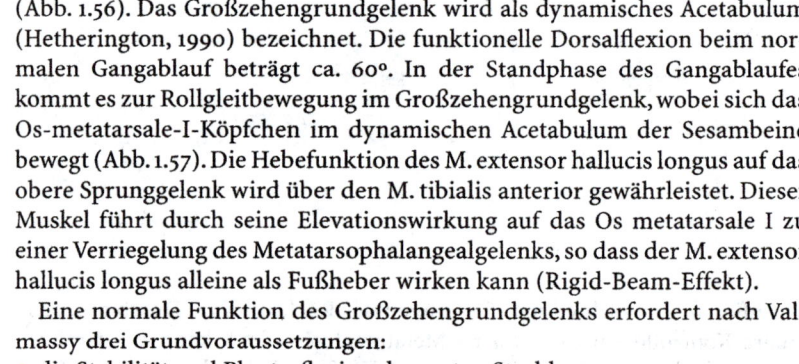

„Wie man nämlich gesehen hat, wirkt, sobald der Tibialis anticus atrophisch oder abgeschwächt ist, bald der Extensor Hallucis longus, sein schwacher Hülfsmuskel, bei der Bemühung, ihn zu ersetzen, in krankhaft gesteigerter Weise auf die erste Phalanx, die dann bald nach oben und hinten auf den Kopf des ersten Mittelfussknochens subluxiert wird." (Duchenne 1885) Siehe auch Abb. 1.58.

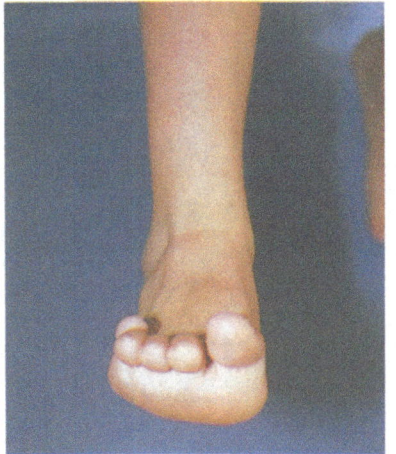

Abb. 1.58. Überaktivität des M. extensor hallucis longus sowie der langen Zehenstrecker bei ausgefallenem M. tibialis anterior (12-jähriger Junge nach Impf-Poliomyelitis)

Aus der Kenntnis der Physiologie des ersten Strahls lassen sich die pathologischen Veränderungen beim Ballenhohlfuß ableiten:

Die verstärkte Plantarflexion des Os metatarsale I resultiert in gesteigerter Dorsalflexion und verminderter Plantarflexion des Großzehengrundgelenks. Der M. tibialis anterior ist entweder ohnehin abgeschwächt oder seine Hebewirkung auf das Os metatarsale I wird durch die Steilstellung so weit verringert, dass der Verriegelungseffekt (Michaud 1993), über den der M. extensor hallucis longus auf das obere Sprunggelenk als Fußheber wirksam wird, nicht mehr greift (Abb. 1.49, 1.59). Der Effekt ist dabei immer eine Ak-

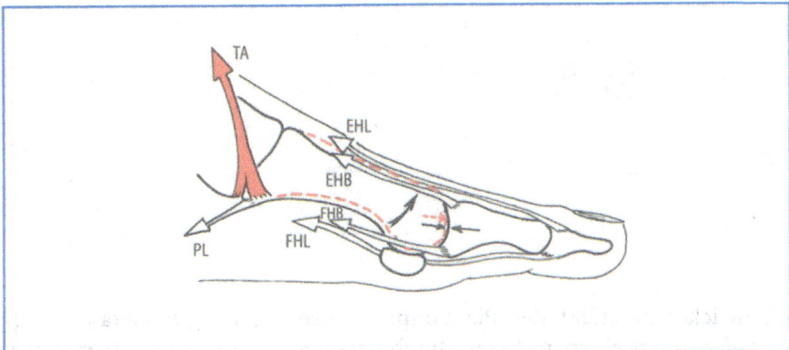

Abb. 1.59. Verriegelungseffekt des M. tibialis anterior auf das Großzehengrundgelenk über die Hebung des Os metatarsale I. Durch diesen Effekt kann der M. extensor hallucis longus auf den Rückfuß als Fußheber wirken

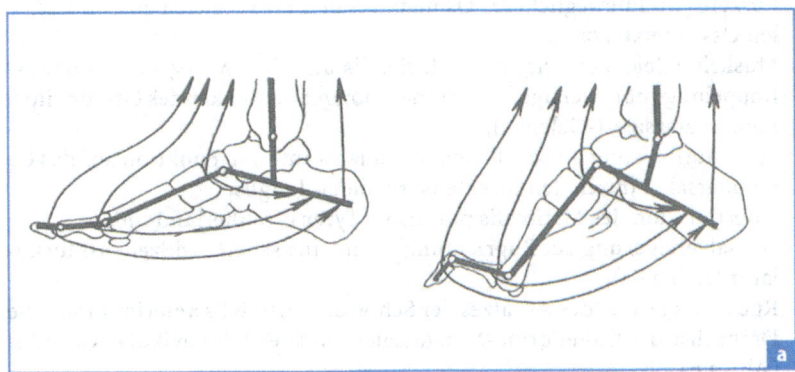

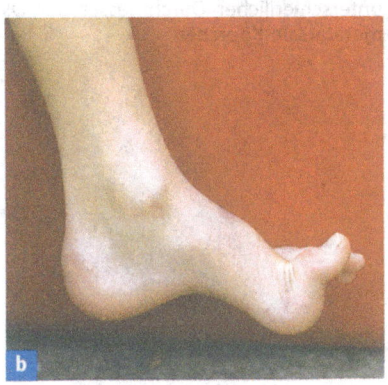

Abb. 1.60. a Typisches Modell der Muskelimbalance beim Ballenhohlfuß im Vergleich zum Normalfuß links. (Nach Ombredanne), **b** Entsprechender klinischer Befund (11-jähriger Junge mit Charcot-Marie-Tooth-Erkrankung)

zentuierung der Dorsalflexion im Großzehengrundgelenk bei Fußhebung. Ist der M. peroneus longus gleichzeitig kräftig, so kommt es zur unveränderten Plantarflexionswirkung auf das Cuneiforme-Metatarsale-I-Gelenk in der Standphase, wodurch die Steilstellung weiter unterstützt wird. Das Großzehenendgelenk steht in Folge des verstärkten Umwickelungseffektes der Sehne des M. flexor hallucis longus in Beugestellung. Unterstützt wird dies durch eine evtl. zusätzlich bestehende Abschwächung der intrinsischen Fußmuskeln. Interessanterweise führt eine Abschwächung der intrinsischen und der extrinsischen Fußmuskeln (lange Zehenbeuger und -strecker) zu keiner Deformität (Abb. 1.42). Der steil stehende erste Strahl stellt also das Resultat eines Muskelungleichgewichtes dar. Er verstärkt sich durch dorsal und plantar wirkende Muskeln selbst (Abb. 1.60 a, b). Durch die Fehlstellung kommt es zu einer Distalisierung des plantaren Os-metatarsale-I-Polsters.

Natürlich können sich mehrere Faktoren addieren, was die Diagnostik und Therapieplanung noch komplizierter gestaltet.

„Wenn andererseits ein pes equinus zur Ausbildung kommt, so erzeugt die continuierliche Dehnung des Extensor hallucis longus die Klauenstellung der grossen Zehe mit Subluxation der ersten Phalanx und Verstärkung der Plantarwölbung. Vielleicht wäre es besser gewesen, wenn dieser Muskel der Beugung des Fusses fremd geblieben wäre." (Duchenne 1885)

Ursachen der Steilstellung des ersten Strahls

- Muskelungleichgewicht der intrinsischen vs. extrinsischen Muskeln der Großzehe (Ausfall der intrinsischen Fußsohlenmuskulatur, die auf das Großzehengrundgelenk beugend und auf das Großzehenendgelenk streckend wirkt),

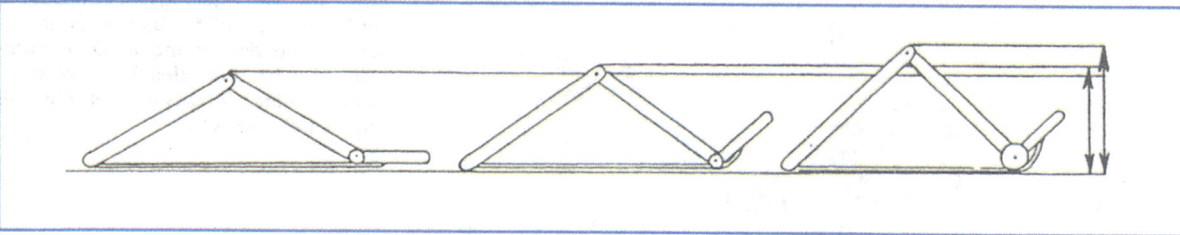

Abb. 1.61. Die unterschiedliche starke Hebung des Längsgewölbes beim Windenmechanismus nach Hicks auf Grund unterschiedlicher Durchmesser der Os metatarsale-Köpfchen

- Umwickelungseffekt der Plantaraponeurose um das Os-metatarsale-I-Köpfchen, das einen größeren Durchmesser als die übrigen Ossa metatarsalia hat (Abb. 1.61),
- kürzeres und beweglicheres Os metatarsale I im Vergleich zu den lateralen Ossa metatarsalia,
- Muskelungleichgewicht der M.-tibialis-anterior-/M.-peroneus-longus-Koppelung (überwertiger M. peroneus longus als Senker des Os-cuneiforme-metatarsale-I-Gelenks),
- Substitution einer ausgefallenen M.-tibialis-anterior-Funktion auf das Os metatarsale I durch den M. extensor hallucis longus,
- Überfunktion des M. tibialis posterior (Tyrer u. Sutherland 1961),
- Dorsalverlagerung der Zugrichtung der intrinsischen Großzehen-Muskulatur (Abb. 1.62),
- Rückverlagerung des Ansatzes der Sehne des M. tibialis anterior hinter die Drehachse des Cuneiforme-Metatarsale-I und des Talonavikular-Gelenks. (Abb. 1.63 a, b).

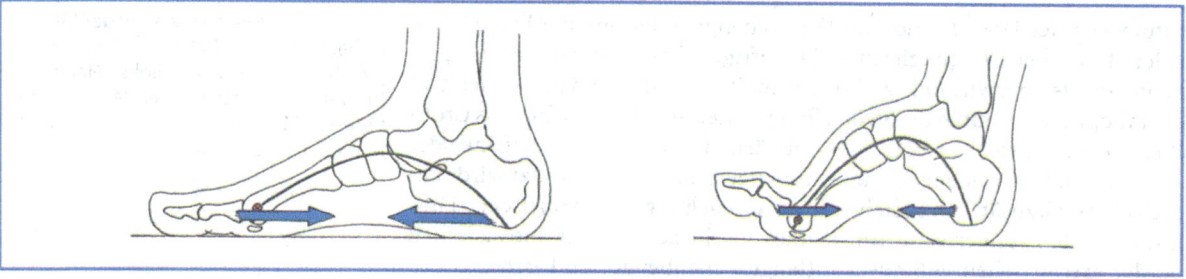

Abb. 1.62. Durch die Dorsalverlagerung ihrer Sehnen unterstützt die intrinsische Muskulatur die Deformität

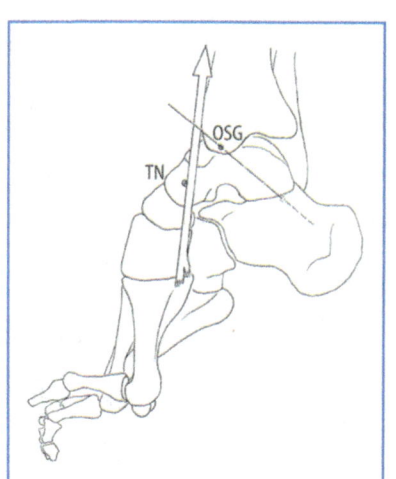
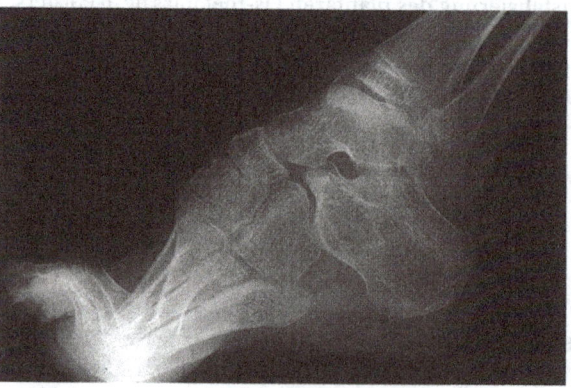

Abb. 1.63 a, b. Die Rückverlagerung des Ansatzes des M. tibialis anterior bei schwerer medialer Ballenhohlfußdeformität hinter das Drehzentrum des Talonavikulargelenks

Fehlstellung der Großzehe

Man kann klinisch zwei Typen der Fehlstellung unterscheiden:
- **Typ I:** die klassische Krallenzehe mit Intrinsic-Minusstellung der Groß-zehe in Streckstellung des Grund- *und* Beugestellung des Endgelenks (Abb. 1.64),
- **Typ II:** die Streckstellung des Grundgelenks *ohne* Beugestellung des End-gelenks (Abb. 1.65).

Pathomechanisch lässt sich der Typ I durch den Ausfall der intrinsischen Fußmuskulatur und eine Abschwächung der Fußhebung durch den M. tibialis anterior erklären. Es kommt zur klassischen Extensorensubstitution über den M. extensor hallucis longus. Diese Form begegnet uns in erster Linie bei der peronealen Muskelatrophie (Charcot-Marie-Tooth), der Friedreich-Ataxie und bei der sakralen Spina bifida. Voraussetzung hierfür sind kräftige Mm. extensor und flexor hallucis longus. Auch eine Verkürzung des M. flexor hallucis longus kann dieses Bild verursachen.

Der Typ II kann ebenfalls durch die Extensorensubstitution erklärt werden, die intrinsische Fußmuskulatur ist aber intakt. Wir finden sie bei einem Ausfall des M. tibialis anterior (iatrogen oder posttraumatisch) bei spastischen oder schlaffen Lähmungen. Der M. flexor hallucis longus muss gleichzeitig über eine ausreichende Exkursion verfügen.

Die Folgen der Steilstellung des ersten Strahls sind abhängig vom Grad der strukturellen Fixierung. Während eine flexible Steilstellung keine Auswirkungen auf den Rückfuß hat, kommt es bei struktureller zur Varusstellung.

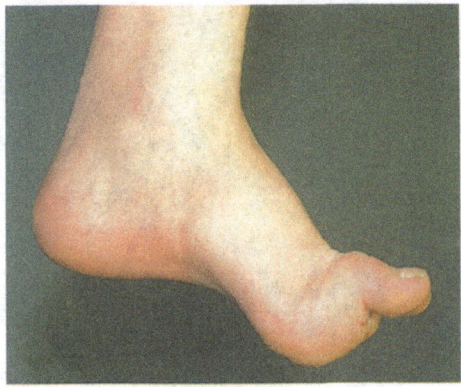

Abb. 1.64. Klassische Krallenzehe mit Intrinsic-Minusstellung (12-jähriger Junge mit idiopathischem Hohlfuß)

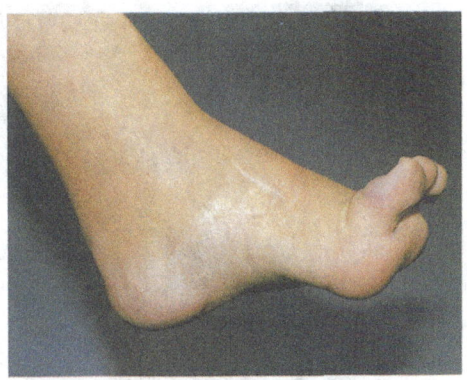

Abb. 1.65. Streckstellung der Großzehe ohne Beugestellung des Zehenendgelenks bei 19-jährigem Mädchen mit iatrogenem Hohlfuß nach Klumpfußkorrektur

Physiologie und Pathomechanik der lateralen Strahlen (DII–V)

„Wenn man eine so vollkommene Aehnlichkeit in den Stellungsveränderungen und den Bewegungsstörungen der Zehen und Finger in Folge von Lähmung ihrer Extensores communes oder interossei beobachtet hat, so scheint es, dass man mit Recht sagt: pes altera manus." (Abb. 1.66 a, b)

„Wenn die Mm. interossei gelähmt, atrophisch oder geschwächt sind, so wird die tonische Kraft der Muskeln, die die ersten Phalange strecken, und jene der Muskeln, die die letzten Phalangen beugen, nicht mehr beschränkt, und die Klauenstellung der Zehen nimmt gradweise zu. Das hintere Ende der ersten Phalangen drückt den Kopf der Mittelfußknochen mit umso grösserer Kraft abwärts, je mehr diese ersten Phalangen schon gegen die Köpfe der Mittelfussknochen subluxiert sind; dabei nimmt der Bogen, der durch die Plantarwölbung gebildet wird, beträchtlich zu und die Aponeurosis plantaris retrahiert sich nach und nach."

„Alles in allem wird durch das Vorangegangene bewiesen, dass die oben beschriebene Gattung des Hohlfusses durch eine krankhaft gesteigerte, continuierliche Wirkung der Extensoren der ersten Zehenphalangen (M. extensor hallucis und digitorum longus) bewirkt wird und zwar in Folge von Schwäche oder Lähmung der Antagonisten (Mm. interossei, abductor, adductor und flexor hallucis brevis)."

„Wenn man ein Individuum, das mit einem Klauenhohlfusse in Equinusstellung behaftet ist, veranlasst, den Fuss gegen den Unterschenkel zu beugen (= Dorsalflexion, Anm. der Autoren), so wird man, sobald es sich bemüht dies zu thun, sehen, wie seine ersten Phalangen sich noch stärker auf den Mittelfuss aufrichten, und die Plantarwölbung sich durch Senkung seines ersten Mittelfussknochens um noch weitere 1–2 cm noch stärker aushöhlt." (Abb. 1.67 a, b) (Duchenne 1885)

„Zeitweise zeigt sich eine Tendenz zum Hallux valgus und Digitus quintus varus. Da die Zehenkuppen beim Stand und Gang den Boden nicht berühren, fällt die wichtige Funktion der langen Zehenbeuger aus." (Daubenspeck 1943)

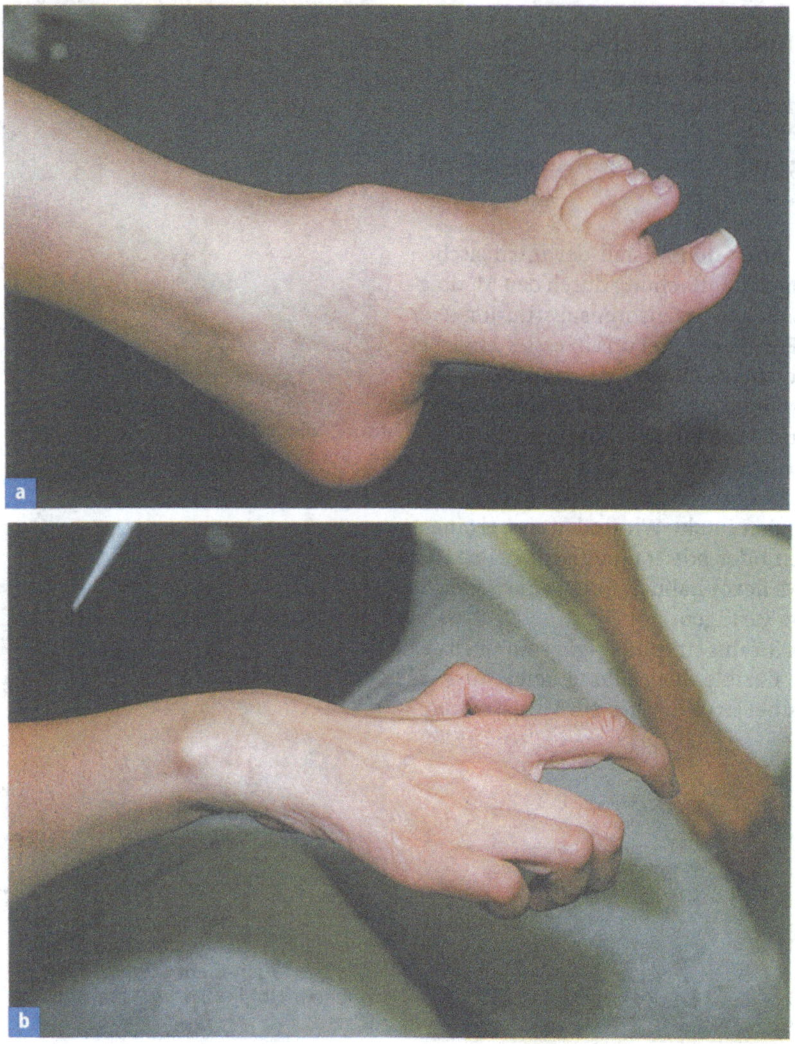

Abb. 1.66 a, b. Ballenhohlfuß und Intrinsic-Minusstellung der Hand bei einem 15-jäh-rigen Jungen mit Charcot-Marie-Tooth-Erkrankung

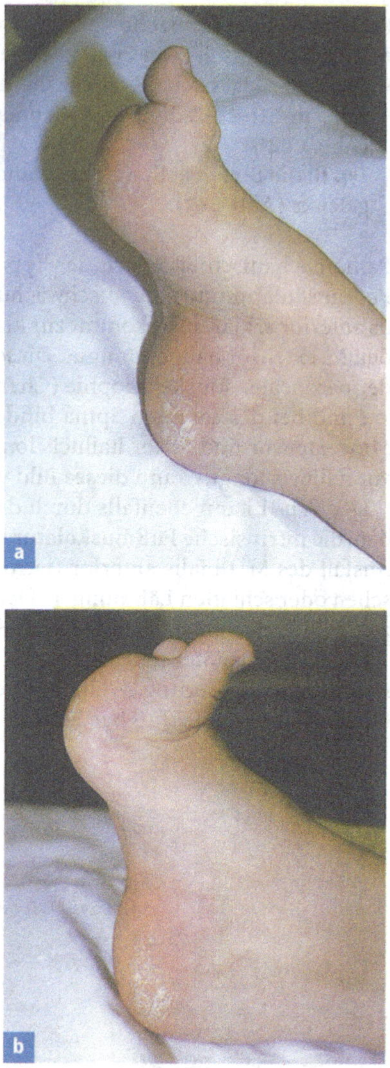

Abb. 1.67 a, b. Verstärkung der Ballen-hohlfußdeformität durch aktive Dorsal-flexion im Großzehengrundgelenk (18-jähriges Mädchen mit Friedreich-Ataxie)

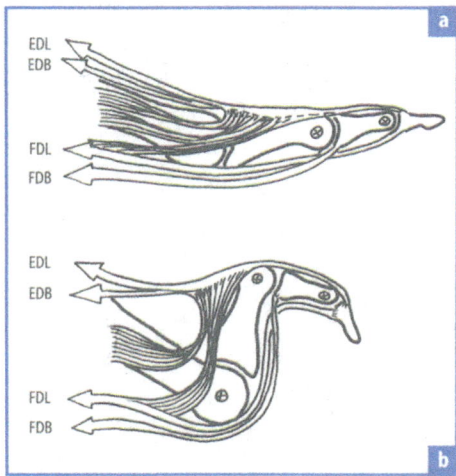

Abb. 1.68. Die Funktion der extrinsischen und intrinsischen Muskulatur auf die Zehen a bei normaler und b bei Krallenzehenstellung

Um die Pathologie der Zehen bei der Hohlfußdeformität zu verstehen, ist es wichtig, zunächst auf die normale Funktion einzugehen. Dabei sollte man auch hier zwischen extrinsischer und intrinsischer Muskelfunktion unter-scheiden und berücksichtigen, dass die langen extrinsischen Muskeln mehr-gelenkig sind und alle Gelenke, die sie übergreifen, mit beeinflussen.

Die Hauptmuskeln, die die Zehenfunktion steuern, sind der M. extensor digitorum longus, der M. extensor digitorum brevis, der M. flexor digitorum longus und der M. flexor digitorum brevis, die Mm. interossei, die Mm. lum-bricales sowie der M. quadratus plantae (Abb. 1.68). Die Stabilisierung der Zehen gegen die Unterlage wird durch die Mm. flexor digitorum longus und brevis gewährleistet, wobei die Mm. interossei und die Mm. lumbricales un-terstützen. Die Dorsalflexion der Zehen in der Schwungphase erfolgt durch ein fein abgestimmtes Zusammenspiel des M. extensor digitorum longus

(Grundgelenk) mit den Mm. interossei und lumbricales, die in die Streck-aponeurose einstrahlen (Mittel- und Endgelenk). Der M. extensor digitorum longus wirkt dabei primär als Fußheber auf das obere und als Evertor auf das untere Sprunggelenk und weniger auf die Zehen, was von der funktionellen Erfordernis auch gut verständlich ist. Ebenso wirkt der M. flexor digitorum longus primär auch als Plantarflexor des oberen und Invertor des unteren Sprunggelenks. Die Mm. lumbricales und interossei stabilisieren die Zehengrundgelenke, strecken die Mittel- und Endgelenke und sichern so die Wirksamkeit der extrinsischen Muskeln (Mm. extensor und flexor digitorum longus) auf den Rückfuß (Rigid-beam-Effekt). Sie verhindern auf diese Weise das Entstehen von Krallenzehen. (Abb. 1.69)

Unter pathologischen Bedingungen kommt es bei Ausfall oder Abschwächung der intrinsischen Fußmuskeln zur ausschließlichen Extension im Zehengrundgelenk über die Wirkung des M. extensor digitorum longus und zur Flexion im Zehenmittel- und Endgelenk über den M. flexor digitorum longus (Abb. 1.70 a, b).

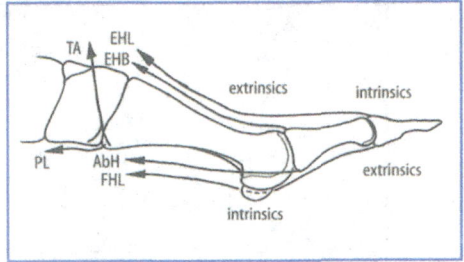

Abb. 1.69. Wirkungsort extrinsischer und intrinsischer Muskulatur am Beispiel der Großzehe

> „Zu dem Zwecke, diese Incurvation der letzten Phalangen beim Gehen und Stehen zu vermeiden, strecken die Interossei und die zu den Sesamknochen gelangenden Muskeln die letzten Zehenphalangen, während sie die ersten senken." (Duchenne 1885)

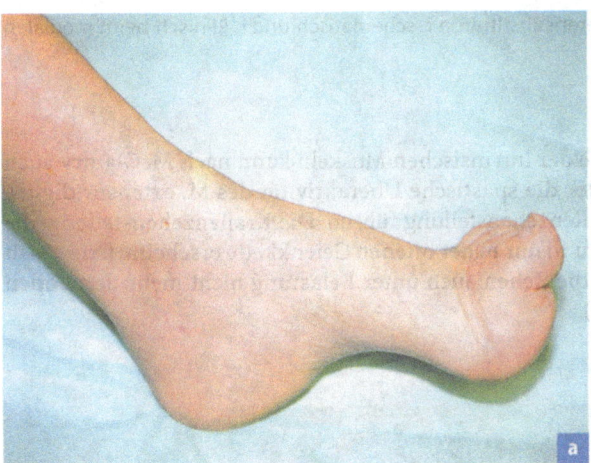
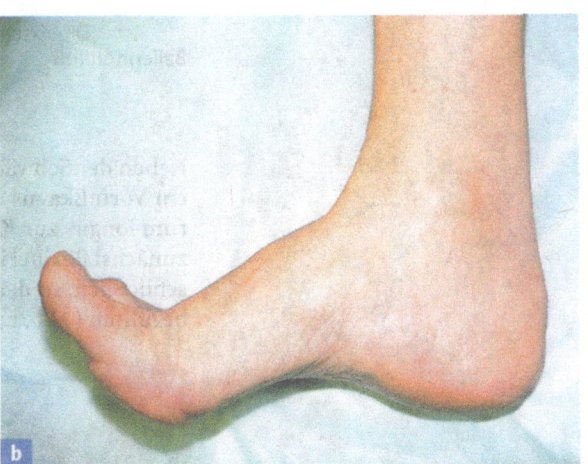

Extensorensubstitution (Abb. 1.71 a, b)

▶ Die sogenannte Extensorensubstitution stellt einen Mechanismus dar, bei dem die Mm. flexor und extensor digitorum longus über die intrinsische Muskelfunktion dominieren. Der M. extensor digitorum longus wirkt im Zusammenspiel mit dem M. flexor digitorum longus und der Plantaraponeurose, was zur Krallenzehenstellung in Stand- und Schwungphase und zur Verstärkung des Längsgewölbes führt. In der zweiten Hälfte der Standphase resultiert der Ausfall der intrinsischen Muskulatur in einer Flexionsstellung der proximalen und distalen Interphalangealgelenke, die den Abstoßungseffekt reduziert. In der Schwungphase kommt es zur Überstreckung der Zehengrundgelenke wegen des Ausfalles ihrer Stabilisation über die intrinsische Muskulatur (Rigid-Beam-Effekt). Erst wenn der Streckeffekt des M. extensor digitorum longus auf die Zehengrundgelenke erschöpft ist, kann der Muskel auf das obere Sprunggelenk als Fußheber wirken. Dies bewirkt auch die relative Fußheber-Insuffizienz bei der Extensorensubstitution.

Abb. 1.70 a, b. Typischer kompletter Ballenhohlfuß bei Ausfall der intrinsischen Fußmuskulatur im Vergleich zum Normalfuß auf der Gegenseite (63-jährige Patientin nach Poliomyelitis)

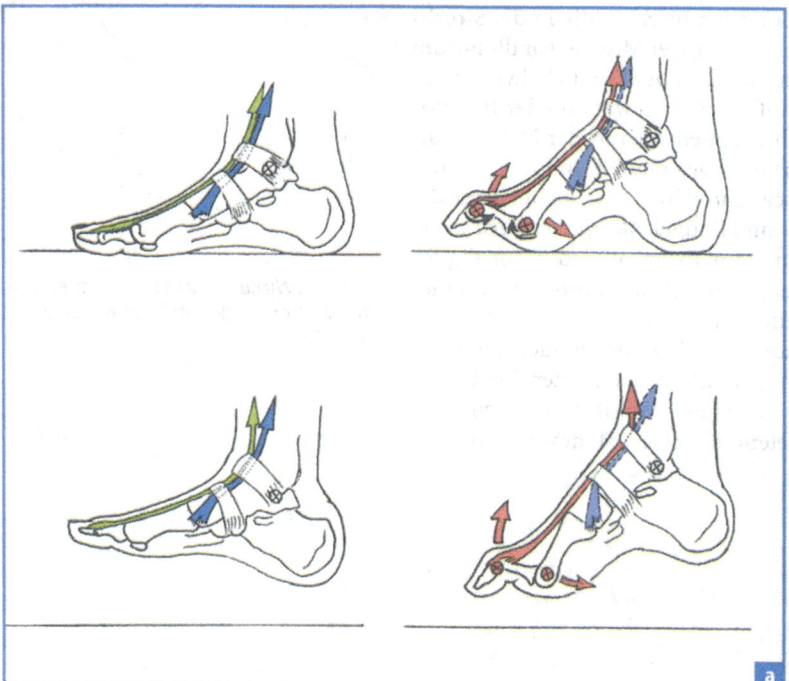
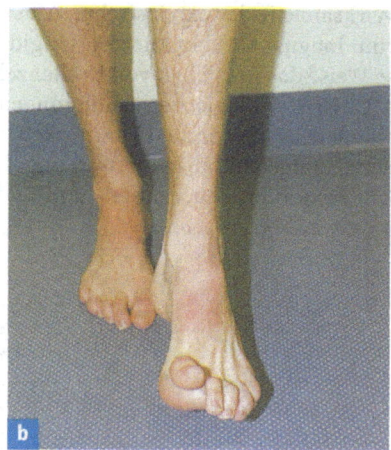

Abb. 1.71. Die Extensorensubstitution a schematisch und b klinisch beim medialen Ballenhohlfuß

Neben der Schwäche der intrinsischen Muskeln kann nach McGlamry auch ein Vorfußkavus oder die spastische Überaktivität des M. extensor digitorum longus zur Krallenzehenstellung führen. Die Krallenzehenstellung, die zunächst flexibel ist und nur in der offenen Gelenkkette erscheint, fixiert sich schließlich, so dass die Zehen auch unter Belastung nicht mehr den Boden berühren (Abb. 1.72).

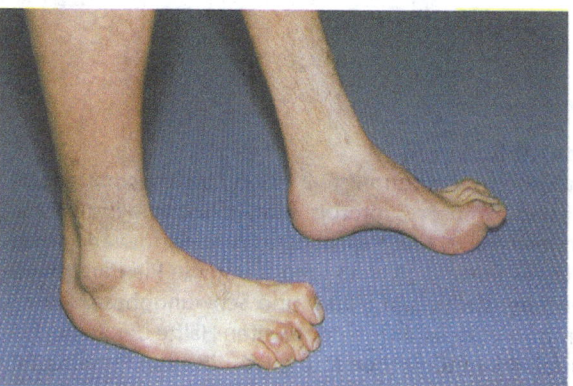

Abb. 1.72. Schwere kontrakte Krallenzehen bei medialem Ballenhohlfuß (32-jähriger Patient mit Roussy-Levy-Syndrom)

Ursachen der Steilstellung der lateralen Strahlen

- Kompensation einer abgeschwächten Fußhebefunktion (Ausfall des M. tibialis anterior) durch den M. extensor digitorum longus,
- Ausfall der intrinsischen mit entsprechendem Überwiegen der extrinsischen Fußmuskulatur,
- Umwickelungseffekt der Plantaraponeurose um die Os-metatarsale-II–V-Köpfchen durch die Extensorensubstitution,
- Kontraktur der plantaren Weichteile durch fragliche Überaktivität der intrinsischen Fußmuskeln (Garceau u. Brahms 1956).

Ein zusätzlicher Rückfuß-Equinus beim Ballenhohlfuß ist funktionell ungünstig, da er die Bodenreaktionskräfte beim Gehen auf den Vorfußbereich konzentriert, der bei schweren Krallenzehen sowieso schon überwiegend auf die Os-metatarsale-Köpfchen zur Auftrittsfläche reduziert ist (Abb. 1.73).

Krallenzehen

Dwyer (1975) meint, dass die Krallenzehendeformität im Zusammenhang mit der Hohlfußdeformität überbewertet werde, da sie in erster Linie ästhetisch störe. Sie wird von ihm eher als zufälliges denn als notwendiges Merkmal der Deformität bezeichnet, da es auch ausgeprägte Hohlfüße ohne Krallenzehen gebe. Nach Meinung der Autoren sind Krallenzehen jedoch ein typisches Merkmal der meisten Hohlfüße.

Der Ausbildungsgrad der Krallenzehen korreliert nicht direkt mit dem Schweregrad des Hohlfußes, Krallenzehen können aber den Hohlfuß verstärken, indem die dorsal extendierte Grundphalanx durch Gegendruck der Schuhkappe das Os metatarsale weiter in Plantarflexion schiebt (Abb. 1.74). Nach Ingram (1987) ist die Ausprägung der Krallenzehen vom Ausmaß einer eventuell vorliegenden Wadenmuskelverkürzung abhängig.

Da das plantare Sohlenpolster über den Os-metatarsale-Köpfchen durch die Krallenzehenstellung nach distal verlagert wird, sind Druckstellen über den mehrbelasteten Ossa metatarsalia unvermeidlich (Abb. 1.75). Die Spreizfußstellung des Vorfußes beim Hohlfuß wird durch die Abschwächung bzw. den Ausfall der intrinsischen Muskulatur erklärt.

▶ Flexible Krallenzehen verschwinden im Allgemeinen nach manuellem Ausgleich der Kavusdeformität, fixierte müssen zusätzlich korrigiert werden (Abb. 1.76 a, b).

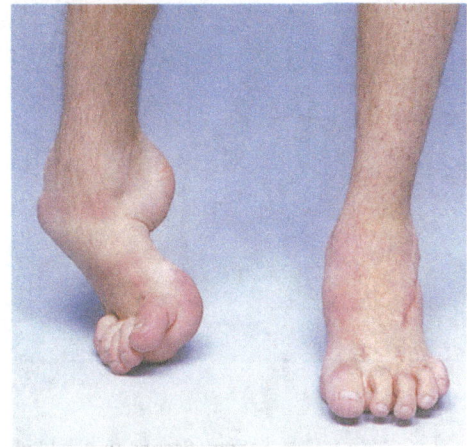

Abb. 1.73. Kombination eines schweren medialen Ballenhohlfußes mit Rückfußequinus

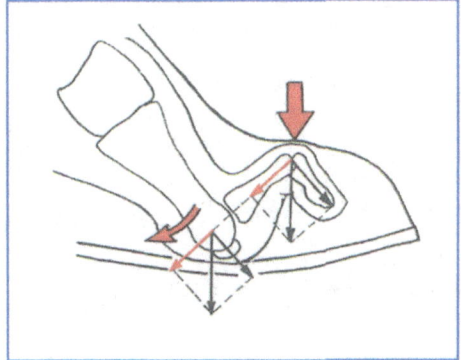

Abb. 1.74. Verstärkung der Plantarflexion des 1. Strahls durch Gegendruck der Schuhkappe bei Krallenzehen

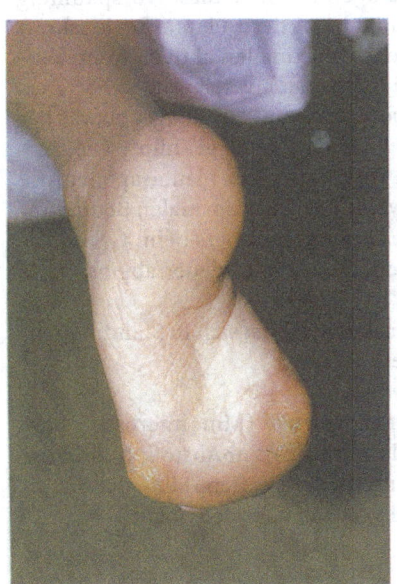

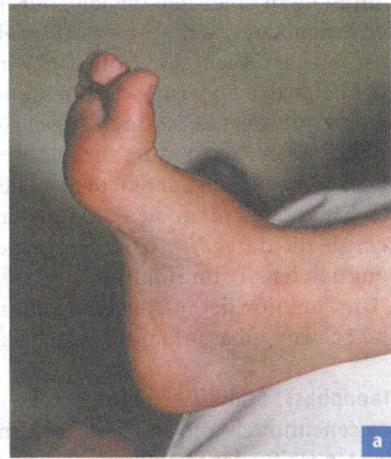

Abb. 1.75. Plantare Druckstellen über den mehrbelasteten Ossa metatarsalia (40-jährige Patientin mit Spätzustand nach kongenitalem Klumpfuß)

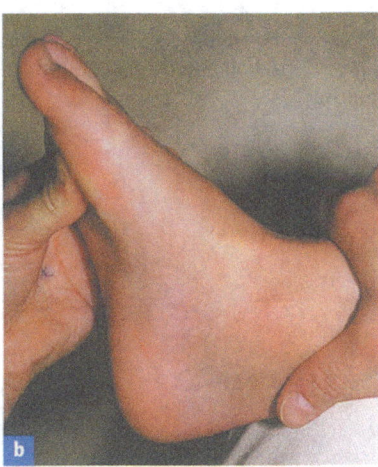

Abb. 1.76 a, b. Passive Korrektur flexibler Krallenzehen durch Druck von plantar

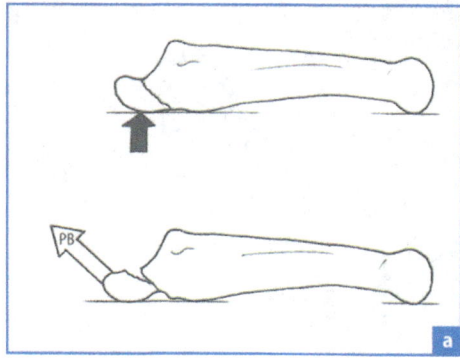
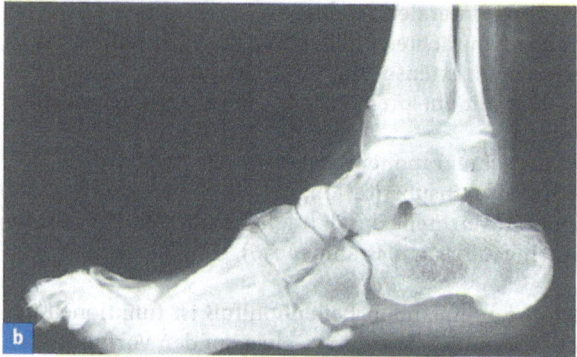

Abb. 1.77. a Schematisches und **b** klinisches Bild einer Ermüdungsfraktur an der Basis des Os metatarsale V bei medialem Ballenhohlfuß

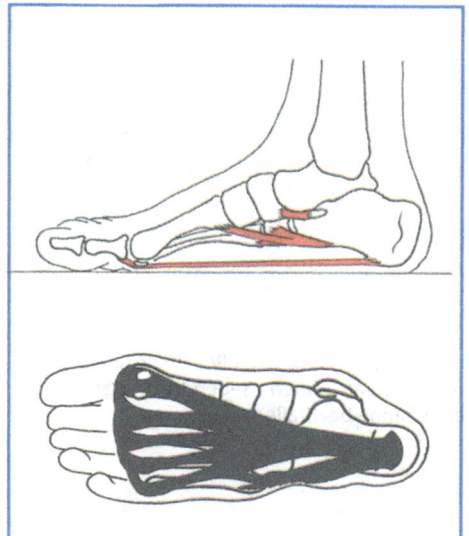

Abb. 1.78. Darstellung der Plantaraponeurose

Die Rückfußvarusstellung in Folge der fixierten Vorfußpronation erzeugt eine Mehrbelastung des Fußaußenrandes (insbesondere des Os metatarsale V), die bis zur Ermüdungsfraktur führen kann (Abb. 1.77 a, b).

Die Physiologie und Pathomechanik der intrinsischen Fußmuskulatur einschließlich der Plantaraponeurose

Das Fußgewölbe stellt eine Besonderheit der aufrechten Fortbewegung des homo sapiens dar. Seine Funktion wird in einer stoßdämpfenden Feder sowie der Bildung eines stabilen Hebels zur Abstoßung beim Gehen gesehen. Die Geometrie des Längsgewölbes wird primär durch die Form und Anordnung der an der Fußwurzel beteiligten Knochen, die durch straffe Ligamente miteinander verbunden sind, gewährleistet. Die Anordnung der Bänder ist dabei etagenartig, so dass drei Hauptbandkomplexe unterschieden werden können:

- Pfannenband (Lig. calcaneonaviculare plantare) als Teil des Acetabulum pedis sowie das Lig. calcaneocuboideum als tiefster Bandkomplex,
- Lig. plantare longum,
- Plantaraponeurose (Abb. 1.78).

Die Plantaraponeurose hat nach J. Perry (1992) die Aufgabe einer passiven Stabilisierung des Mittelfußes und der Zehengrundgelenke. Sie wird mit dem Fersenhub in der zweiten Hälfte der Standphase gespannt und wie eine Seilwinde über die Ossa metatarsalia aufgerollt. Über diese Vorspannung kommt es zu einer maximalen Steigerung der aktiven Plantarflexionskraft der Zehenbeuger auf etwa das Doppelte der maximalen aktiven Kontraktionskraft. Der Rück- und Mittelfuß wird in Inversion verriegelt.

In Folge der Fixierung der Plantaraponeurose an den Beugeapparat der Zehengrundgelenke ist ihre Länge an die Zehenstellung geknüpft. Die Dorsalflexion der Zehen führt zur relativen Verkürzung der Plantaraponeurose und zur Verstärkung der medialen Fußwölbung. Unter normalen Bedingungen hat sie außerdem die Funktion eines Energiespeichers beim Gehen, indem sie die durch Vorspannung gespeicherte Energie wieder abgibt. Diese Funktion fehlt beim Hohlfuß.

Die Funktion der intrinsischen Fußmuskulatur lässt sich in Standphasen- und Schwungphasenfunktion unterteilen:

Standphase: Stabilisierung der Zehengrundgelenke (Mm. interossei) bzw. der Zehenmittel- und endgelenke (Mm. lumbricales) zur Abstoßphase in der zweiten Hälfte der Standphase. Sie sind nur in der zweiten Hälfte der Standphase aktiv und kontrollieren den Abrollvorgang über den Vorfuß.

Schwungphase: In der Schwungphase kommt es nach Basmajian nicht zur intrinsischen Muskelaktivität. So dürfte die passive Anspannung der Plantarmuskulatur bei aktiver Fußhebung dafür sorgen, dass die Mm. extensor digitorum und hallucis longus primär auf das obere Sprunggelenk wirken.

Bereits Basmajian konnte 1963 zeigen, dass die intrinsischen Fußmuskeln beim ruhigen Stand elektrisch inaktiv sind, es beim Gehen jedoch zur Aktivierung besonders bei Plantarflexion kommt. Gleichzeitig kommt es durch die stärkere Anspannung der medialen Anteile zu einer supinatorischen Verriegelung des Rückfußes. Interessant ist außerdem bei der Betrachtung der verschiedenen Theorien (s. oben), dass völlig gegensätzlich eine Unter- (Tyrer u. Sutherland 1961; Price et al. 1993) oder Überaktivität (Garceau u. Brahms 1956) der intrinsischen oder extrinsischen Fußmuskulatur vermutet wird. Garceau u. Brahms glaubten an eine vermehrte Aktivität der intrinsischen Fußsohlenmuskulatur, die zu einer Verstärkung des Fußlängsgewölbes führt. Sie empfahlen eine Denervierung der kleinen Fußmuskeln zur Therapie des Hohlfußes.

Aus der historischen Literatur ist sicher Duchennes Beobachtung einer Dorsalflexionsstellung der Zehengrundgelenke durch den Ausfall der intrinsischen Fußmuskulatur mit nachfolgender Plantarisierung der Metatarsaleköpfchen und Beugestellung der Mittel- und Endgelenke durch die langen Zehenbeuger interessant. Er spricht von einer Verkürzung der Plantaraponeurose. Auch Shaffer berichtet von der Verkürzung der Plantaraponeurose als wichtigem Faktor (Shaffer 1885).

Wenn man sich die Pathomechanik der Hohlfußentstehung durch den Umwickelungseffekt der Plantaraponeurose um die Ossa metatarsalia betrachtet, so kann laut Larivière et al. (1985) keine Verkürzung der Plantaraponeurose im eigentlichen Sinne vorliegen. Sie entspringt am Kalkaneus und inseriert an der Basis der jeweiligen Grundphalangen. Eine Verkürzung im eigentlichen Sinne müßte demnach zu einer Beugestellung der Zehengrundgelenke und nicht zur bekannten Hyperextensionsstellung führen. Die Verkürzung des Abstands zwischen Ossa metatarsalia und Kalkaneus kann nur durch das Zusammenwirken von Plantaraponeurose und langen Zehenbeugern und -streckern entstehen. Die Ablösung der Plantaraponeurose hat damit primär die Funktion, ihren Umwicklungseffekt („windlass effect", Hicks 1954) zu vermindern bzw. auszuschalten und die pathologische Koppelung zu lösen.

Thordarson et al. (1997) haben in einer In-vitro-Studie an Leichenfüßen den Effekt einer Durchtrennung der Plantaraponeurose untersucht. Die Durchtrennung führte zu einem zunehmenden Verlust der längsgewölbestützenden Funktion und des Seilwinden-Mechanismus (nach Hicks).

Die Abschwächung der intrinsischen Fußmuskulatur ist sowohl bei den hereditären sensomotorischen Neuropathien und der sakralen Myelomeningozele als auch bei der diabetischen Polyneuropathie bekannt. Durch ihren Ausfall kommt es zur Fehlsteuerung der Zehen mit entsprechenden Deformitäten wie Krallen- und Hammerzehen.

Cave: Bei der Durchtrennung der Plantaraponeurose sollte das Lig. plantare longum als wichtige Schlüsselstruktur unbedingt erhalten bleiben, da ansonsten die Stabilität des Gesamtgewölbes nicht mehr gewährleistet ist.

Leo Mayer (1918) hat dem Lig. plantare longum die entscheidene Stützfunktion des Längsgewölbes zugeschrieben. Giriat u. Taussig (1979) erzeugten bei 5 von 35 Füßen durch plantare Weichteillösung einschließlich des Lig. plantare longum Überkorrekturen in den Knickfuß.

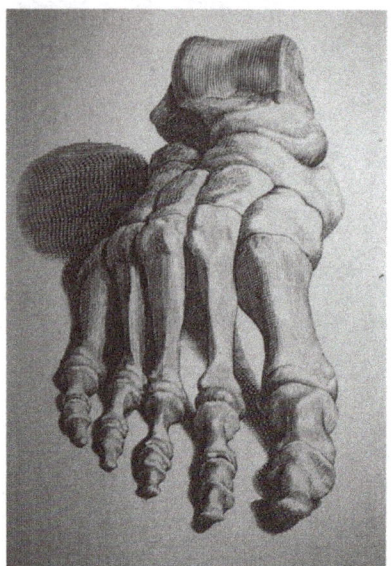

Abb. 1.79. Fußwurzel von ventral.
(Nach Albinus 1747)

Die Physiologie und Pathomechanik der Tarsalgelenke, des Chopart- und des unteren Sprunggelenks

„Die erste Wirkung des Extensor digitorum communis longus, nachdem er eine Streckung hervorgebracht hat, besteht darin, diese Vorsprünge auf dem Rücken des Fusses (=Calcaneus und Taluskopf) zum Verschwinden zu bringen, indem er den vorderen Fussabschnitt noch in der Articulatio mediotarsea (=Chopart-Gelenk) von unten und innen nach oben und aussen in Bewegung setzt." (Duchenne 1885)

Die Fußwurzel besteht aus dem Talokalkaneargelenk, den Gelenken der Chopart-Reihe (Talonavikular- und Kalkaneokuboidgelenk) sowie den Navikulokuneiforme- und Tarsometatarsalegelenken (Abb. 1.79). Das größte Bewegungsausmaß hat das Chopart-Gelenk, bei dem Os naviculare und Os cuboideum bei Rückfußsupination nach medioplantar, bei Pronation dagegen nach dorsolateral wandern. Als Hauptfunktion der Fußwurzel, die Teil des kardanischen Rückfußgelenks ist, gilt es, die Adaptation des Fußes an unterschiedliche Beschaffenheiten des Bodens sicherzustellen. Außerdem kann die Fußwurzel, wenn auch in begrenztem Maße, Bewegungseinschränkungen des oberen Sprunggelenks kompensieren.

Für die Funktion entscheidend ist die Stellung des unteren Sprunggelenks. Steht es proniert, so kommt es zu einer verstärkten Beweglichkeit, die Supination wirkt dagegen verriegelnd. Einen wichtigen Beitrag zur aktiven Stabilisierung der Fußwurzel liefern die Mm. tibialis posterior und peroneus longus, da sie einen Verriegelungseffekt in der zweiten Hälfte der Standphase ausüben (Abb. 180). Die Plantaraponeurose kommt beim Abrollvorgang des Vorfußes unter Spannung und unterstützt zusammen mit der intrinsischen Fußmuskulatur die Verriegelung des unteren Sprunggelenks, indem sie den Abstand zwischen Os metatarsale I und Ferse verkürzt.

Während das Chopart-Gelenk durch kräftige Bandverbindungen nach plantar gesichert ist (Lig. calcaneonaviculare plantare, Lig. plantare longum) fehlt dorsal ein kräftiger Bandapparat. Duchenne bezeichnet die Fußhebemuskeln als aktive Stabilisatoren dieses Gelenks. Eine Abschwächung bzw. ein Ausfall der Fußheber muss über eine entsprechende Instabilität der Fußwurzel dorsal zu einer Hohlfußstellung führen (Abb. 1.81).

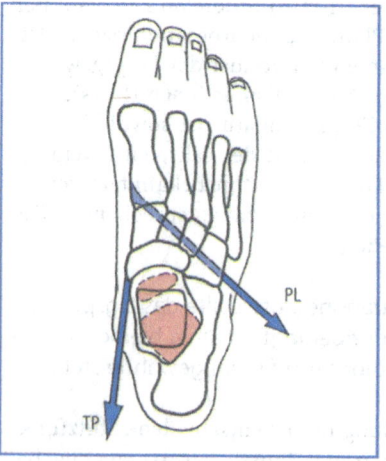

Abb. 1.80. Der Verriegelungseffekt von Mm. tibialis posterior und peroneus longus auf das untere Sprunggelenk

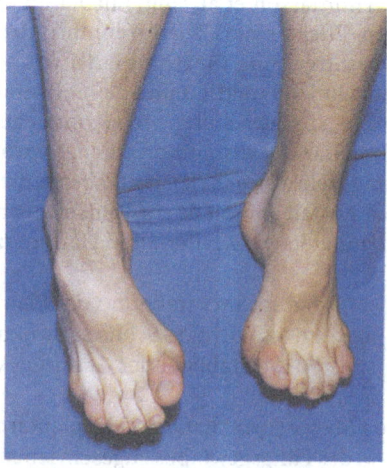

Abb. 1.81. Dorsale Prominenz der Fußwurzel beim Ausfall der Fußheber (16-jähriger Patient mit Charcot-Marie-Tooth Erkrankung)

Die Zusammenhänge zwischen Rückfuß und Vorfuß lassen sich folgendermaßen darstellen:

- Verriegelung: Rückfußsupination, Vorfußpronation,
- Entriegelung: Rückfußpronation, Vorfußsupination.

Das untere Sprunggelenk (Talokalkaneargelenk) wird durch Bandverbindungen an Extrembewegungen gehindert. Die Bewegungen sind stets kombiniert und umfassen in offener Gelenkkette (unbelastet) die Dorsalflexion-Abduktion und -Eversion bzw. die Plantarflexion-Adduktion und -Inversion. In geschlossener Gelenkkette (belastet) sind Talusadduktion und Dorsalflexion sowie Talusabduktion mit Plantarflexion gekoppelt. Die Achse für Pro- und Supination verläuft durch den Taluskopf, der im Kugelgelenk des Acetabulum pedis liegt (Talokalkaneonavikular-Gelenk) (Abb. 1.82).

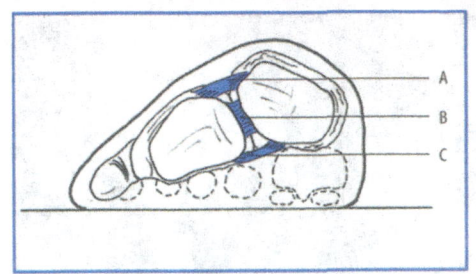

Abb. 1.82. Kräftige Bandverbindungen zwischen Os naviculare und Os cuboideum (Lig. cuboideonaviculare dorsale *A* interosseum *B* und plantare *C*

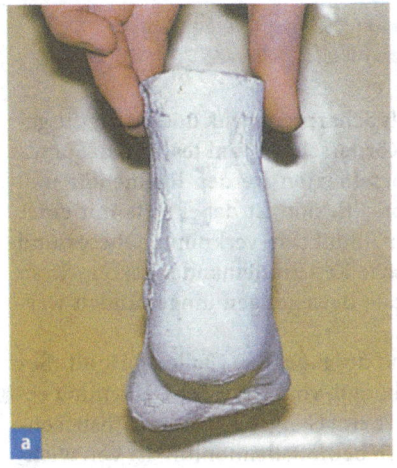

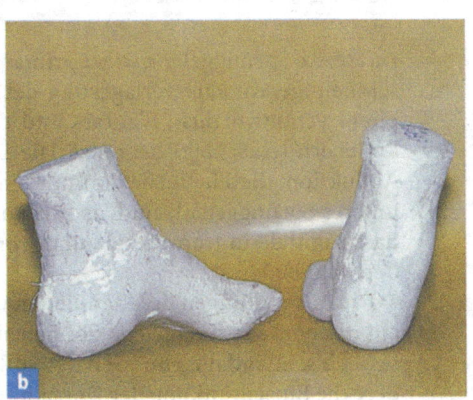

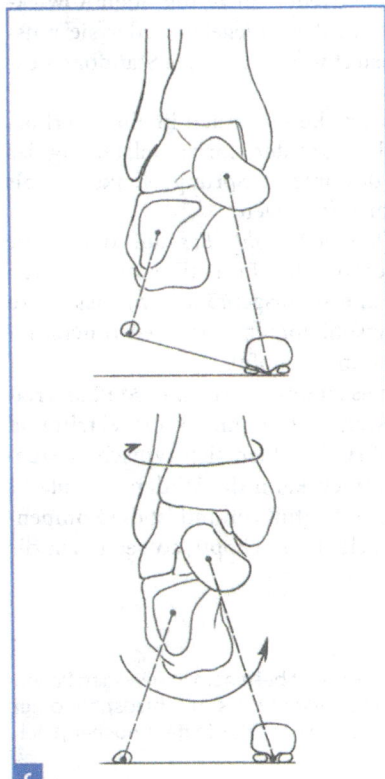

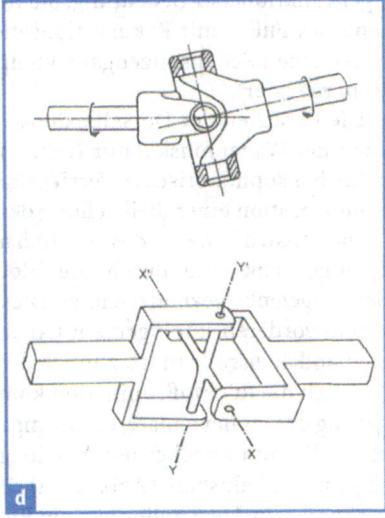

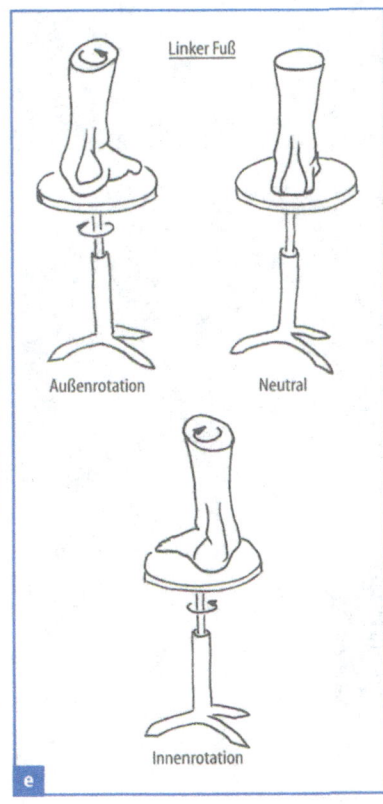

Abb. 1.83. a, b Die Vorfußpronation führt belastet zur Varusstellung des Rückfußes, **c–e** Unter Belastung kommt es bei fixiert steil stehendem 1. Strahl über die kardanische Koppelung des Sprunggelenkkomplexes zur Rückfußinversion mit konsekutiver Außenrotationsstellung der Knöchelgabel

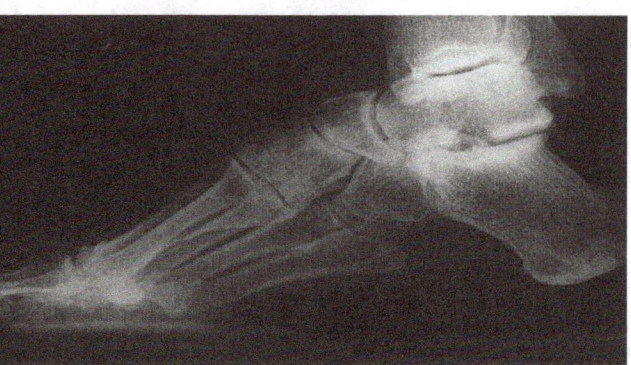

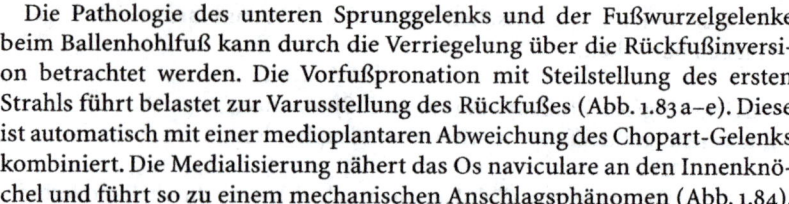

Die Pathologie des unteren Sprunggelenks und der Fußwurzelgelenke beim Ballenhohlfuß kann durch die Verriegelung über die Rückfußinversion betrachtet werden. Die Vorfußpronation mit Steilstellung des ersten Strahls führt belastet zur Varusstellung des Rückfußes (Abb. 1.83 a–e). Diese ist automatisch mit einer medioplantaren Abweichung des Chopart-Gelenks kombiniert. Die Medialisierung nähert das Os naviculare an den Innenknöchel und führt so zu einem mechanischen Anschlagsphänomen (Abb. 1.84).

Cave: Solange das untere Sprunggelenk noch passiv in Abduktion-Eversion korrigierbar ist und das Chopart-Gelenk passiv entsprechend reponiert werden kann, hat die Therapie primär die Vorfußstellung und das Muskelungleichgewicht zu berücksichtigen. Eine strukturelle Subluxation des Chopart-Gelenks in Supination muss zuerst beseitigt werden, wenn eine plantigrade Fußstellung wiederhergestellt werden soll.

Abb. 1.84. Röntgenologischer Befund der Medialisierung des Os naviculare an den Innenknöchel als Folge der Außenrotation der Knöchelgabel

Die Physiologie und Pathomechanik des oberen Sprunggelenks sowie die proximalen Auswirkungen der Hohlfußdeformität

Das obere Sprunggelenk wirkt primär als Scharniergelenk und ist für die geschmeidige Vorwärtsverlagerung des Körperschwerpunktes in der Standphase verantwortlich. Plantar- und Dorsalflexion werden ligamentär und knöchern (Anschlag) begrenzt. Die Dorsalflexion ist dabei stets mit einer Abduktion, die Plantarflexion mit einer Adduktion verknüpft. Oberes und unteres Sprunggelenk sind als kardanische Kette miteinander gekoppelt, so dass sagittale in transversale und frontale Bewegungen umgewandelt werden können.

Die Auswirkungen des kompletten und des medialen (Ballen-) Hohlfußes auf das obere Sprunggelenk können abhängig vom Grad der Deformität erheblich sein und die Funktion des Fußes beim Gangablauf stören. Insbesondere die Einschränkung der Dorsalflexion beim Ballenhohlfuß ist von wichtiger funktioneller Bedeutung. Sie führt entweder zur retrograden Abwicklung des Fußes mit Rekurvationseffekt auf das Kniegelenk oder sie muss durch einen Zehenspitzengang kompensiert werden, der die Standbasis extrem reduziert.

Die Ursachen der Dorsalflexionseinschränkung können in einer Verkürzung der Wadenmuskulatur (selten isoliert), in der Horizontalstellung des Talus bei supinatorischer Verriegelung des unteren Sprunggelenks und als Kompensation einer Steilstellung des Vorfußes liegen.

Die Auswirkungen des *medialen (Ballen-) Hohlfußes* auf das obere Sprunggelenk sind durch die Blockierung der Pronation des unteren Sprunggelenks gekennzeichnet. Diese kann so ausgeprägt sein, dass sie zu einem vorderen Impingement (Anschlagsphänomen) zwischen Innenknöchel und Talusrolle führt, ähnlich dem beim Klumpfuß.

Durch die Rückfußsupination kommt es außerdem zu einer Medialverlagerung des Os naviculare, das in engen Kontakt zum Innenknöchel tritt und ebenfalls zum knöchernen Anschlag führt. Es bilden sich typische Osteophyten am Talushals (Abb. 1.85 a). Zusätzlich kann die Wadenmuskulatur verkürzt sein. Liegt außerdem ein Rückfußspitzfuß vor und ist die Kompensationsmöglichkeit des unteren Sprunggelenks erschöpft, so setzt sich die

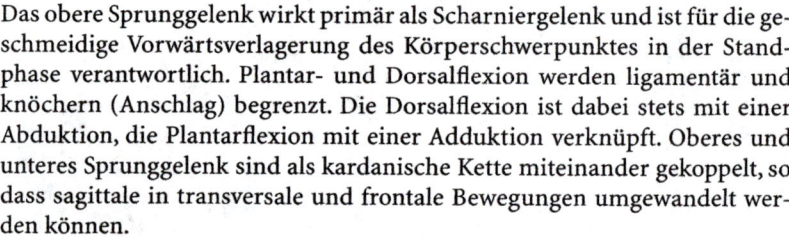

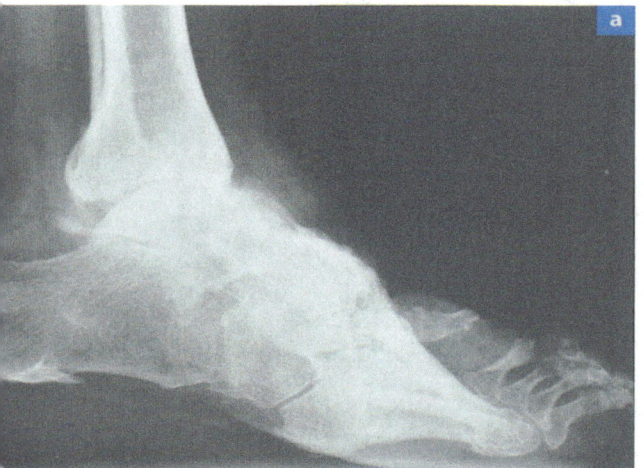

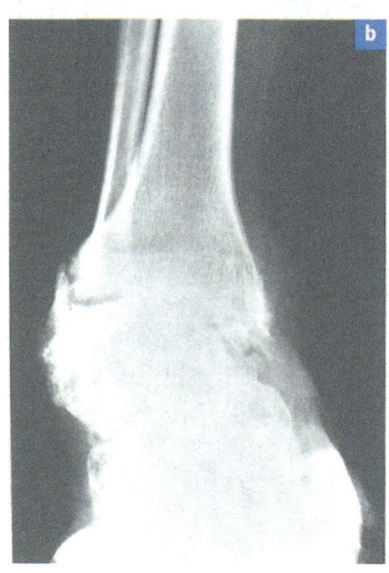

Abb. 1.85. a Schwere mediale Ballenhohlfußdeformität bei einem 55-jährigen Patienten mit Charcot-Marie-Tooth-Erkrankung. **b** Man erkennt das Anschlagsphänomen am oberen Sprunggelenk und die Varusverkippung des Talus in der Knöchelgabel

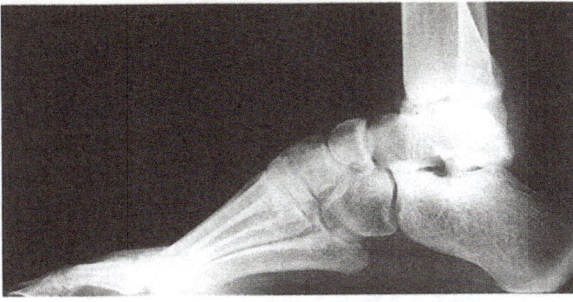

Abb. 1.86. Kompletter Hohlfuß mit Horizontalstellung der Taluslängsachse (21-jähriger Patient mit HSMN-Erkrankung)

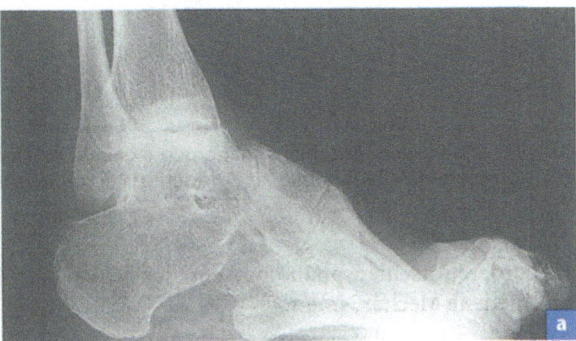

Abb. 1.87. a Struktureller Spitzfuß mit knöchernem Anschlag am oberen Sprunggelenk (mehrfach voroperierter 36-jähriger Patient mit medialem Ballenhohlfuß bei Charcot-Marie-Tooth-Erkrankung), **b** Fernwirkungen einer knöchernen Dorsalflexionseinschränkung am oberen Sprunggelenk auf das Kniegelenk, auf die Lendenwirbelsäule und auf die Brustwirbelsäule

Varus-Wirkung beim Gehen auf das obere Sprunggelenk fort, das dann lateral aufklappt (Abb. 1.85 b).

Beim kompletten Hohlfuß sind die Auswirkungen überwiegend durch den Grad der Kavusdeformität gekennzeichnet. Der Rückfuß wird kompensatorisch in eine Steilstellung des Kalkaneus und eine Horizontalisierung der Taluslängsachse gezwungen. Dies hat weitere Auswirkungen auf das obere Sprunggelenk (s. unten) (Abb. 1.86).

Ist die Kavuskomponente stärker, als es die Kompensationsmöglichkeiten des Rückfußes erlauben, um eine plantigrade Einstellung des Fußes zu ermöglichen, so resultiert ein struktureller Spitzfuß mit knöchernem Anschlag und funktionellen Auswirkungen auf die proximalen Gelenke (Abb. 1.87 a, b). Ist er dagegen mit einer Verkürzung der Wadenmuskulatur kombiniert, so fallen die Kompensationsmöglichkeiten im oberen Sprunggelenk (Steilstellung des Kalkaneus und Horizontalisierung des Talus) weg und ein muskulärer Spitzhohlfuß tritt zu Tage (Abb. 1.88).

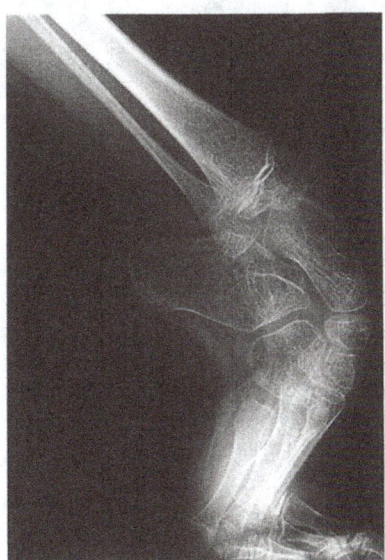

Abb. 1.88. Schwerster Kombinationsspitzhohlfuß durch Vorfußspitzfuß und extreme Verkürzung der Wadenmuskulatur (12-jähriger Patient mit kongenitaler Muskeldystrophie)

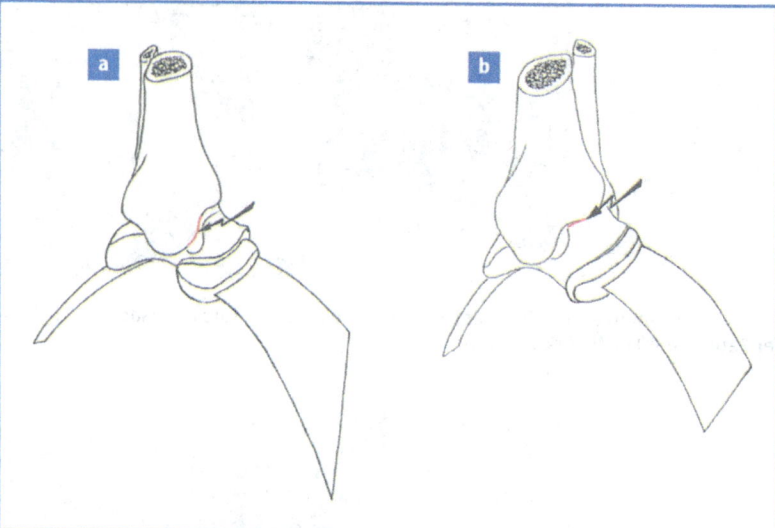

Abb. 1.89. Das vordere Anschlagsphänomen **a** beim medialen Ballenhohlfuß und **b** beim kompletten Ballenhohlfuß als Kompensation zur Steilstellung des Vorfußes

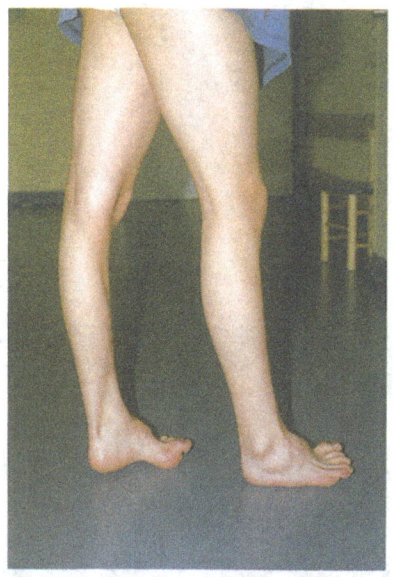

Abb. 1.90. Klinische Kompensation der Dorsalflexionseinschränkung im oberen Sprunggelenk durch Rekurvation des Kniegelenks (16-jähriger Patient mit idiopathischem medialem Ballenhohlfuß)

Das vordere Anschlagsphänomen entwickelt sich beim Hohlfuß durch zwei verschiedene Mechanismen:

- Beim medialen Hohlfuß kommt es in Folge der varischen Einstellung des unteren Sprunggelenks zur Außenrotation der Knöchelgabel mit Anschlag des Innenknöchels an der Talusrolle medial. Hier können sich entsprechende Osteophyten bilden, die die Dorsalflexionseinschränkung weiter unterstützen.
- Beim kompletten Hohlfuß kommt es über die Vorfußhohlfußstellung unter Belastung zur kompensatorischen Horizontaleinstellung des Talus im oberen Sprunggelenk mit vorderem Anschlagsphänomen (Abb. 1.89 a, b).

Eine Dorsalflexionseinschränkung des oberen Sprunggelenks führt kompensatorisch zur vermehrten Aktivierung der Fußhebemuskulatur, um die Tendenz nach hinten zu fallen zu bremsen. Auch dieser Mechanismus bildet einen Circulus vitiosus, da er die Krallenzehenstellung und damit die Hohlfußpathologie weiter verstärkt.

Die Vorfußspitzfußkomponente des Hohlfußes kann zu proximalen Kompensationsmechanismen an Knie- und Hüftgelenk sowie an der Lendenwirbelsäule führen. Das Kniegelenk wird hierbei überstreckt (Abb. 1.90), das Hüftgelenk kommt in Beugung und die Lendenwirbelsäule kompensiert mit vermehrter Lordose (Abb. 1.87 b).

Cave: Im Wachstumsalter kann eine Dorsalflexionseinschränkung des oberen Sprunggelenks, die bei vielen Hohlfüßen wegen der Adaptation des Rückfußes an die pathologische Vorfußstellung sekundär ist, nach der Korrektur der Vorfußdeformität bereits verschwinden. Die Korrektur muss dabei immer alle beteiligten Mechanismen berücksichtigen. Neben der Wiederherstellung einer subtalaren Neutralstellung muss der Vorfußequinus korrigiert werden. Erst wenn nach Wiederherstellung der Rück- und Vorfußanatomie eine Spitzfußstellung verbleibt, darf die Wadenmuskulatur verlängert werden.

1.4.4 Pathomechanik des Hackenhohlfußes

„Wenn demnach in Folge von Atrophie des Triceps surae der Peroneus longus das einzige Agens der Streckung des Fußes wird, so sucht die Senkung, in welche die tonische Kraft des Peroneus in der Muskelruhe den ersten Mittelfußknochen, das erste Keilbein und das Kahnbein gegen den Astragalus (= Talus) zieht, sich unaufhörlich zu steigern und die Fußwölbung zu verstärken … Andererseits sind der Calcaneus und Astragalus (= Talus) weit davon entfernt, der Streckung des vorderen Fußbezirkes zu folgen, sie führen vielmehr gradweise eine entgegengesetzte Bewegung aus, d.h. die Ferse senkt sich, was die Höhlung des Fußes noch vermehrt."

„Die kontinuierliche Inflexion des vorderen Fußbezirkes gegen den hinteren versetzt gewisse Muskeln der Fußsohle in einen Zustand der Verkürzung, was im Verlauf der Zeit ihre Retraktion bedingt, diese Retraktion ist also sekundär, ebenso wie die der Aponeurosis plantaris." (Duchenne 1885) Siehe auch Abb. 1.91.

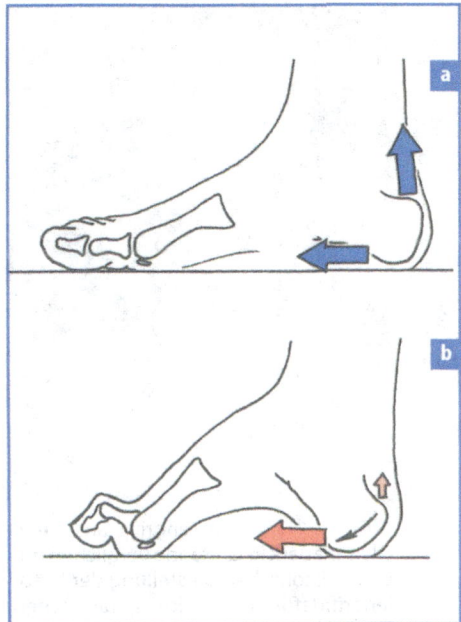

Abb. 1.91. Das gestörte Gleichgewicht der Triceps-surae-/Plantaraponeurosenschlinge **b** beim Hackenhohlfuß im Vergleich **a** zum Normalfuß

Nach Duchenne kommt es durch eine Insuffizienz des M. triceps surae bei erhaltenem M. peroneus longus zum typischen Hackenhohlfuß (Talipes cavus). Ist dagegen auch noch der M. peroneus longus ausgefallen, so entwickelt sich in Folge der Zugwirkung des M. tibialis anterior auf den Fußinnenrand ein Klump-Hackenhohlfuß (Talipes cavovarus).

Der Hackenhohlfuß ist das Ergebnis einer Schädigung des M. triceps surae bei unterschiedlicher Erhaltung der übrigen Fußheber und Fußsenker. Sie entwickelt sich als Folge einer peripheren Lähmung, z.B. nach Poliomyelitis oder Spina bifida und auch nach isolierter Schädigung des N. tibialis bzw. der Wadenmuskulatur oder der Achillessehne.

Die Fußdeformität ist nahezu immer mit einer erheblichen funktionellen Einschränkung verbunden und besonders im Wachstumsalter progredient. Royal Whitman hat 1901 den Hackenhohlfuß als „far more important as a disability than a deformity" bezeichnet. Er schrieb dem Wadenmuskel bereits die primär das Körpergewicht anhebende und vorwärtsbewegende Funktion zu. Hoke fand 1921, dass ein Patient mit einem Hackenhohlfuß schlechter als mit einer Prothese laufe. Diese Tatsache ist leicht verständlich, da beim

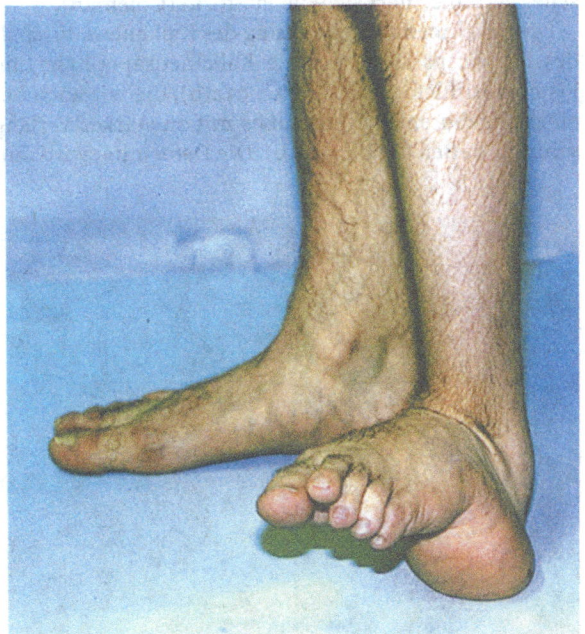

Abb. 1.92. Bei schwerstem Hackenhohlfuß kommt es zur ausschließlichen Belastung der Ferse, die in Verlängerung der Traglinie des Beins eingestellt ist (27-jähriger Patient nach Poliomyelitis und kompletter Wadenmuskelparese)

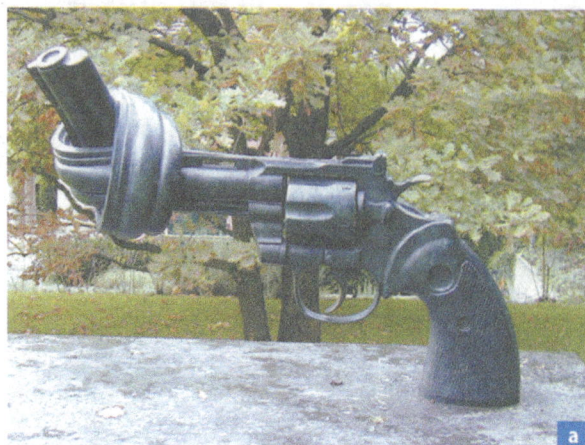

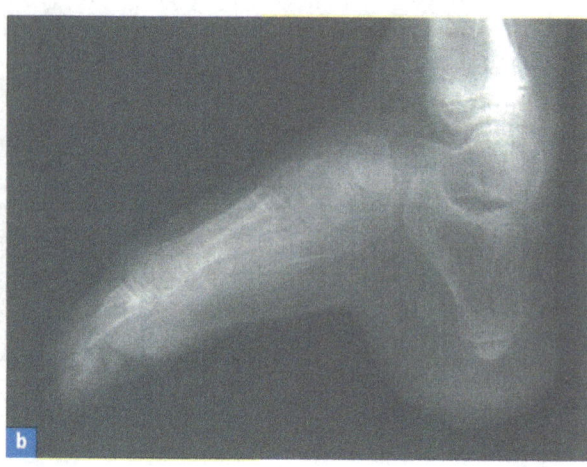

Abb. 1.93 a, b. Pistolengriff aus dem Olympiapark in Lausanne verglichen mit einer historischen Darstellung der Pistolengriffdeformität beim paralytischen Hackenhohlfuß. (Nach Kniekamp 1929)

Hackenhohlfuß in Folge des weitgehenden oder kompletten Ausfalles der Wadenmuskulatur der gesamte Vorfußhebel zur Abstoßung am Ende der Standphase wegfällt und der Patient mit einem funktionellen Rückfußstumpf nach Syme oder Pirogoff läuft (Abb. 1.31 a). Da diese Patienten im Allgemeinen mit einer Prothese versorgt werden, die den fehlenden Vorfußhebel ersetzen soll, ist ihr Gangbild nahezu unauffällig.

Pathomechanisch kommt es zu einer Steilstellung des Kalkaneus, die aber nicht wie bei der kompletten Hohlfußdeformität sekundär bei Belastung als Kompensation des Vorfußkavus entsteht, sondern primär im Rückfuß beginnt. Sie kann so stark werden, dass der Kalkaneus in Verlängerung der Tibia eingestellt ist und der Vorfuß kaum oder überhaupt nicht mehr belastet wird (Abb. 1.92). Je steiler der Kalkaneus eingestellt ist, umso kürzer wird aber auch der Hebelarm einer evtl. verbliebenen Wadenmuskulatur. Sekundär kommt es durch die oben genannten Mechanismen zu einer Erhöhung des Fußlängsgewölbes, was wiederum zu einer Verminderung der Fußlänge führt. Je stärker die verbliebenen plantaren Muskeln (M. peroneus longus, M. flexor hallucis longus, M. digitorum longus, Intrinsics) sind, um so rascher verschlechtert sich die Fußform (Coleman).

Die zunehmende Steilstellung des Kalkaneus durch die fehlende Wirkung des M. triceps surae auf die Kalkaneusapophyse führt zur sogenannten Pistolengriffdeformität (Abb. 1.93 a, b), die wir auch bei der Überkorrektur eines angeborenen Klumpfußes mit zu starker Verlängerung der Achillessehne antreffen (Abb. 1.94 a, b). Die Deformität wird durch die axiale Druck-

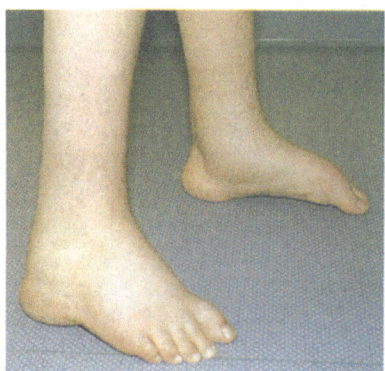

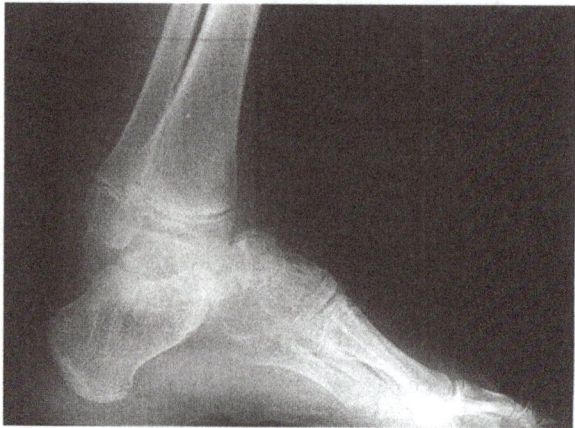

Abb. 1.94 a, b. Überkorrektur eines angeborenen Klumpfußes rechts in den Hackenhohlfuß (15-jähriger Patient mit kongenitalem Klumpfuß)

belastung des Kalkaneus beim Gehen noch gefördert. Unter normalen Bedingungen kommt es durch den Umwicklungsmechanismus der Achillessehnen-Plantaraponeurosenstruktur an der Kalkaneusapophyse ebenfalls zu einer wachstumsstimulierenden Druckeinwirkung. Dieser physiologische Umwicklungseffekt entfällt bei fehlender Wadenmuskulatur (Abb. 1.95).

Der Patient versucht die ausgefallene Wadenmuskulatur durch verstärkten Einsatz der übrigen plantarflektierenden Muskeln zu kompensieren. Es handelt sich dabei in der Regel um die langen Zehenbeuger (M. flexor hallucis longus und M. flexor digitorum longus), die Peronealmuskeln (M. peroneus longus und brevis) und den M. tibialis posterior. Da aber alle diese Muskeln ihren Umwickelungspunkt sehr nahe an der Achse des oberen Sprunggelenks haben (Abb. 1.96) und ihre Kraft und Exkursion (Abb. 1.97) bei weitem nicht an jene des M. triceps surae heranreichen, wirken sie eher auf den Vorfuß als auf das obere Sprunggelenk.

Dies führt zur typischen Vorfußkavusstellung (mit Krallenzehen) und Steilstellung des ersten Strahls (M. peroneus longus) mit weiterer Akzentuierung des Hohlfußes.

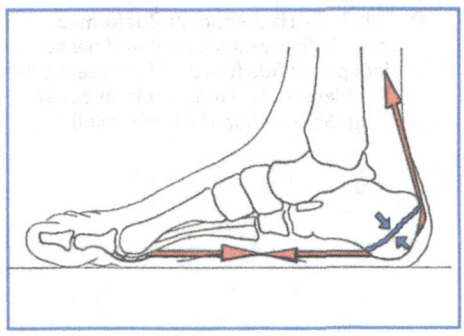

Abb. 1.95. Der Zuggurtungseffekt von Achillessehne und Plantaraponeurose auf die Kalkaneusapophyse

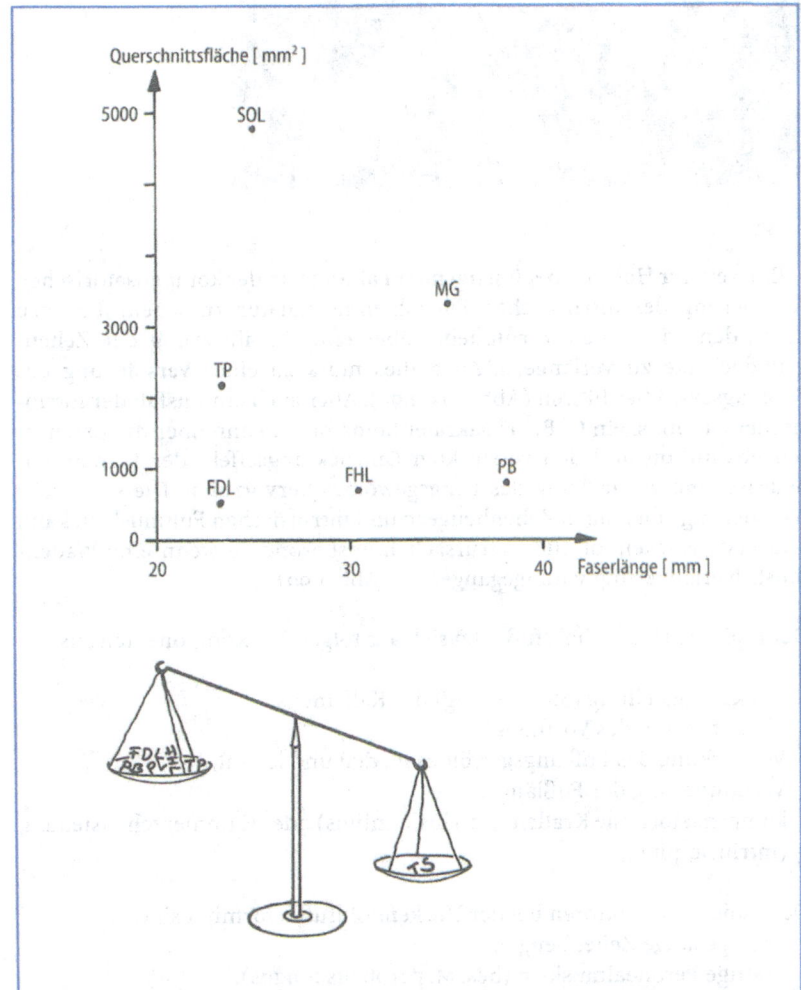

Abb. 1.97. Kraft und Exkursion der langen Beugemuskulatur verglichen mit dem M. triceps surae: Der M. triceps surae hat eine mehr als 3-fach stärkere Kraftentwicklung als sämtliche langen Beugemuskeln zusammen. (Nach Wickiewicz 1983)

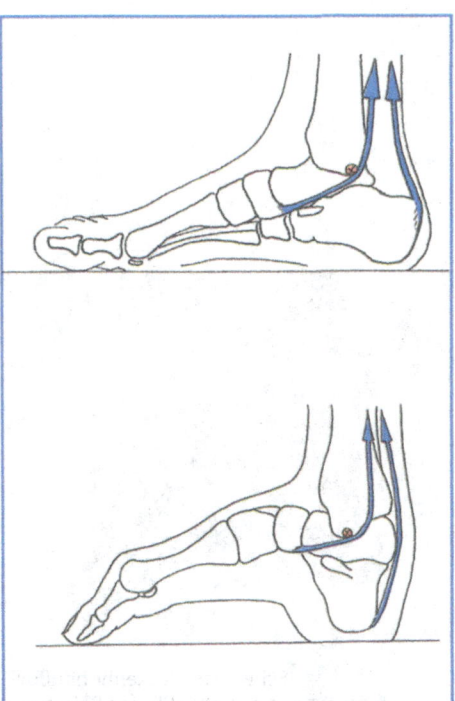

Abb. 1.96. Bei Ausfall der Wadenmuskulatur wirkt die kompensatorische Aktivierung der langen Beugemuskulatur eher auf den Vorfuß als auf das obere Sprunggelenk

Abb. 1.98. Hackenhohlfußdeformität nach Poliomyelitis (oben) und bei sakraler Spina bifida (unten). Man erkennt die Aktivierung der langen Zehenbeuger beim Spina bifida-Hackenhohlfuß

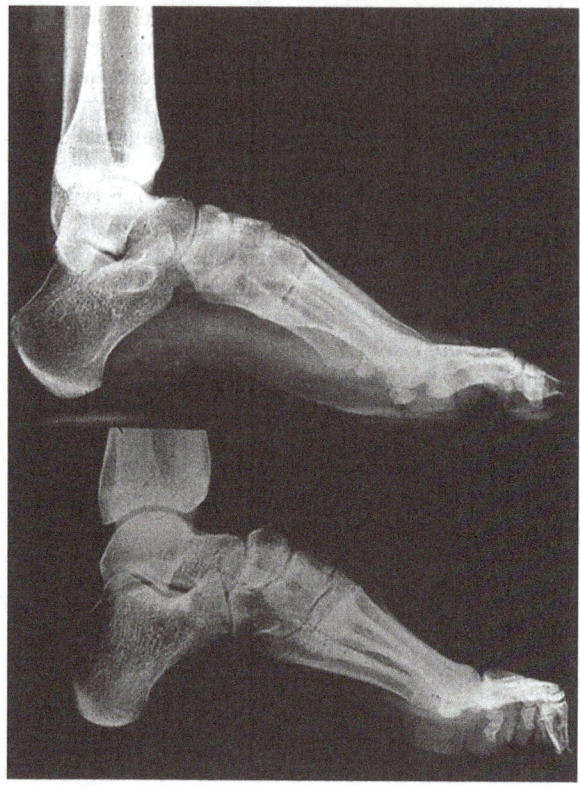

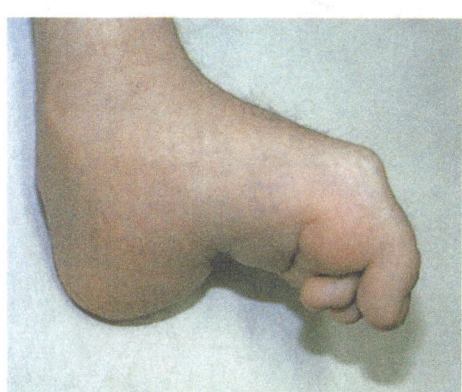

Abb. 1.99. Schwerste Hackenhohlfußdeformität mit ausschließlicher Belastung der Ferse bei einem 31-jährigen Patienten mit spastischer Tetraparese und Zustand nach Achillessehnenverlängerung

Ein weiterer Hohlfuß begünstigender Faktor ist in der kompensatorischen Aktivierung der intrinsischen Fußsohlenmuskulatur zu sehen, die dazu dient, den wirksamen Vorfußhebel über eine Stabilisierung der Zehengrundgelenke zu verlängern. Auch dies muss zu einer Verstärkung des Fußlängsgewölbes führen (Abb. 1.94, 1.98). Aber auch ein Ausfall der intrinsischen Fußmuskeln (z. B. bei sakraler Spina bifida kann über die Extensorensubstitution und den verstärkten Umwicklungseffekt der Plantaraponeurose eine Verstärkung des Längsgewölbes hervorrufen. Die spastische Aktivierung von langen Zehenbeugern und intrinsischen Fußmuskeln kann schwerste Hackenhohlfüße verursachen, insbesondere wenn eine Wadenmuskelverlängerung vorangegangen ist (Abb. 1.99).

Der typische Hackenhohlfuß setzt sich aus folgenden Komponenten zusammen:

- Hackenfußstellung (Steilstellung) des Kalkaneus,
- Plantarflexion des Vorfußes,
- Verstärkung des Fußlängsgewölbes medial und lateral,
- Verminderung der Fußlänge,
- kompensatorische Krallen- (intrinsic-minus) oder Hammerzehenstellung (intrinsic-plus),

Deformierende Faktoren bei der Hackenhohlfußdeformität sind:

- kräftige lange Zehenbeuger,
- kräftige Peronealmuskeln (bes. M. peroneus longus),
- kräftige oder ausgefallene intrinsische Fußmuskeln,
- normale Fußheber,
- fehlende oder abgeschwächte Fußsenker (M. triceps surae).

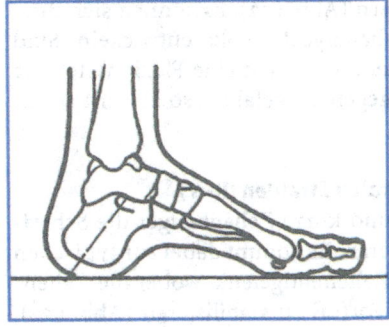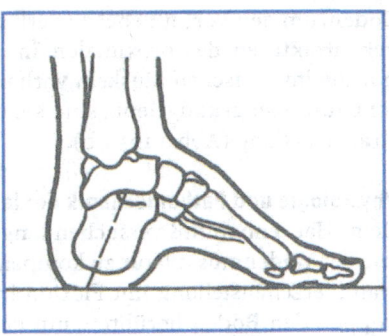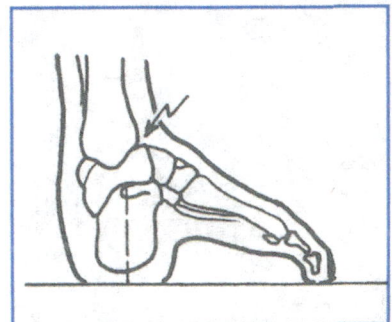

Entwicklungsschritte des Hackenhohlfußes

- Stufe 1 (Abb. 1.100):
  - Vermehrte Steilstellung des Kalkaneus,
  - Kalkaneus, Ossa metatarsalia und Zehen berühren den Boden gleichmäßig,
  - Plantarflexion passiv möglich.
- Stufe 2 (Abb. 1.101):
  - Steilstellung des Kalkaneus,
  - Mehrbeschwielung des Kalkaneus, Minderbeschwielung der Mittelfußköpfchen, die aber noch zum Boden kommen,
  - Plantarflexion passiv bis zur Neutralstellung des oberen Sprunggelenks möglich.
- Stufe 3 (Abb. 1.102):
  - Kalkaneus in Verlängerung der Tibia,
  - vorderer Anschlag des Talus im oberen Sprunggelenk,
  - Zehenkuppen kommen eben noch zum Boden, Ossa metatarsalia sind abgehoben,
  - Plantarflexion im oberen Sprunggelenk ist nicht mehr möglich.

Physiologie und Pathomechanik des ersten Strahls und der Großzehe

Beim Hackenhohlfuß kommt es durch kompensatorische Mehraktivität der langen Zehenbeuger und der intrinsischen Fußmuskeln zur Beugestellung der Großzehe im Grund- und Endgelenk. Die Zehenkuppe drückt gegen den

Abb. 1.100–102. Die Schweregrade der Hackenhohlfußdeformität

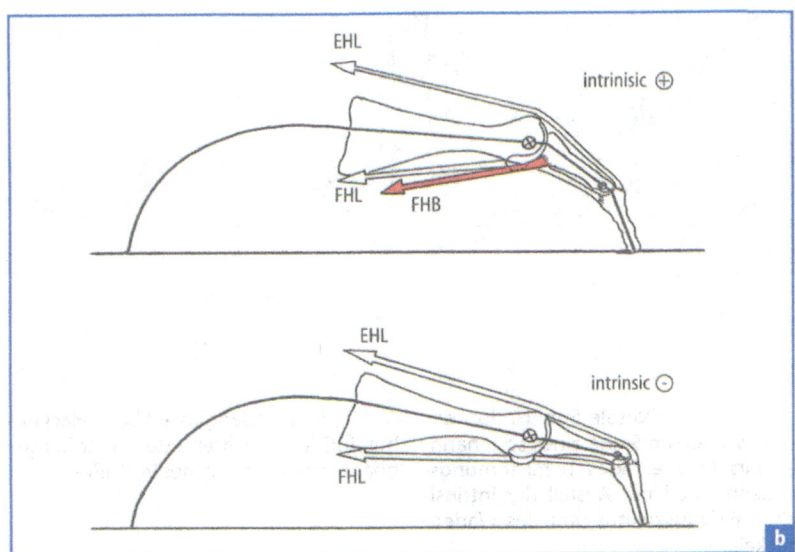

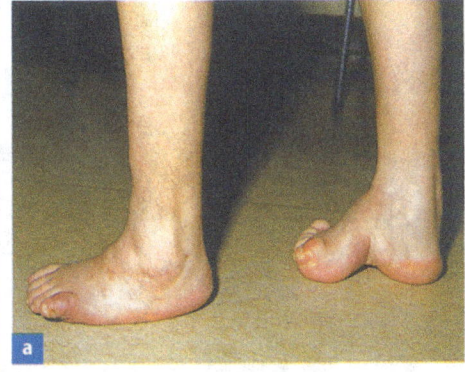

Abb. 1.103. a Schwere Hackenhohlfußdeformität mit Ausfall der intrinsischen Fußmuskulatur bei sakraler Spina bifida, **b** Durch den Ausfall der intrinsischen Muskulatur kann nur das Zehenendgelenk gebeugt werden

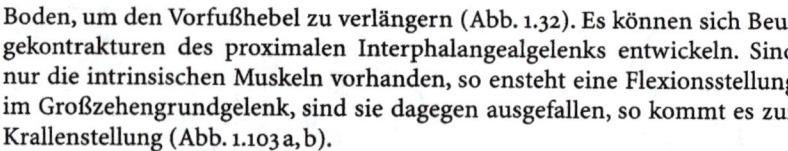

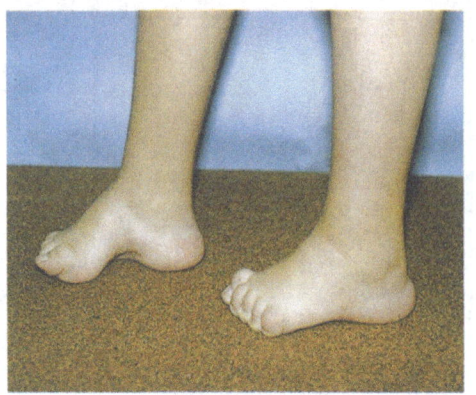

Abb. 1.104. Typische Krallenzehenstellung durch Aktivierung der langen Zehenbeuger zur Kompensation der abgeschwächten Wadenmuskulatur (11-jähriges Mädchen mit sakraler Spina bifida)

Boden, um den Vorfußhebel zu verlängern (Abb. 1.32). Es können sich Beugekontrakturen des proximalen Interphalangealgelenks entwickeln. Sind nur die intrinsischen Muskeln vorhanden, so ensteht eine Flexionsstellung im Großzehengrundgelenk, sind sie dagegen ausgefallen, so kommt es zur Krallenstellung (Abb. 1.103 a, b).

Physiologie und Pathomechanik der lateralen Strahlen (II–V)

Beim Hackenhohlfuß versuchen lange und kurze Zehenbeuger die Schwäche der Wadenmuskulatur zu kompensieren. Es kommt dabei zur typischen Hammerzehenstellung mit Flexion im Zehenendgelenk, wobei die Zehenkuppen den Boden berühren, um den Vorfuß zu stabilisieren (Abb. 1.32). Langfristig entwickeln sich Beugekontrakturen. Auch hier kommt es beim Ausfall der intrinsischen Muskulatur zu Krallenzehen (Abb. 1.104).

Physiologie und Pathomechanik der Tarsalgelenke, des Chopart- und des unteren Sprunggelenks

Beim Hackenhohlfuß kann sich eine Instabilität im Subtalargelenk entwickeln, das in Pronation nach lateral abknickt. Durch diesen Mechanismus wird der ohnehin instabile Fußhebel weiter geschwächt. Bei Extremformen kann es zur dorsalen Subluxation des Os naviculare im Sinne eines sog. „Kirschkerneffekts" kommen (Abb. 1.105 a, b).

Physiologie und Pathomechanik des oberen Sprunggelenks sowie die proximalen Auswirkungen der Hackenhohlfußdeformität

Beim Hackenhohlfuß kommt es im oberen Sprunggelenk in der zweiten Hälfte der Standphase zum ungebremsten ventralen Anschlag mit entsprechender Vorwärtsverlagerung der Tibia in der Sagittalebene. Der Patient muss seine Standsicherheit durch die Aktivierung des M. quadriceps femoris und der Hüftstrecker zurückgewinnen. Es kommt zum typischen Kauergang. Durch die Verschiebung der Bodenreaktionskräfte hinter die Ferse kann es zum Anheben des Vorfußes kommen, der nun seine Stabilisierungsfunktionen vollständig verliert (Abb. 1.106). Das Gangbild entspricht dem eines Pirogoff-Amputierten. Da die Wadenmuskulatur als vorwärtsbewegende Kraft entfällt, müssen Knie- und Hüftstrecker kompensatorisch einspringen, was die Effizienz der Fortbewegung deutlich reduziert und den Energieaufwand steigert.

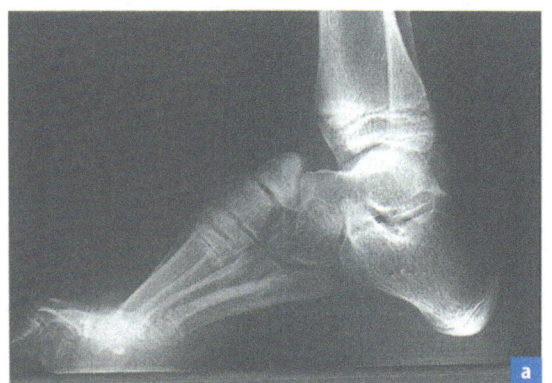

a

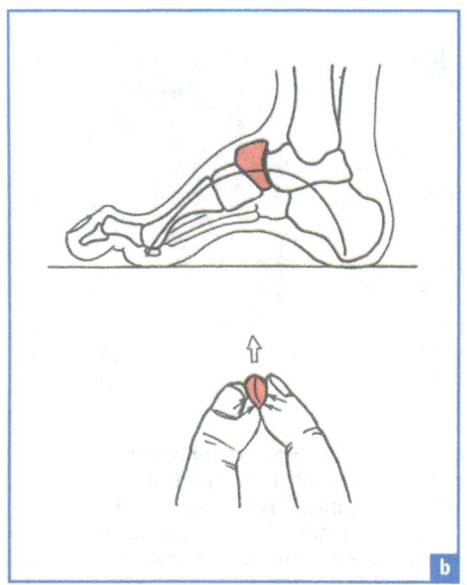

b

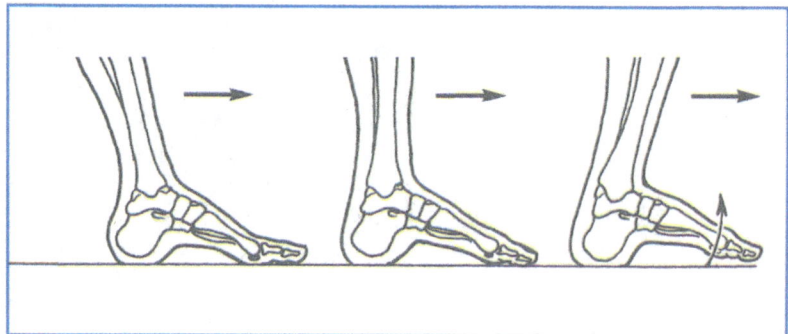

▲

Abb. 1.105 a,b. Dorsale Subluxation des Os naviculare im Sinne eines sogenannten Kirschkerneffektes bei Lähmungshackenhohlfuß mit Ausfall der intrinsischen Fußmuskulatur und des Wadenmuskels

Abb. 1.106. Der Gangablauf beim Hackenhohlfuß führt während der Abstoßungsphase zur Anhebung des Vorfußes

1.5 Diagnostik des Hohlfußes

Ein stufenweises Vorgehen von der Diagnostik zur Therapie ist bei dieser heterogenen Deformität besonders empfehlenswert (Coleman 1982). Die Diagnostik ist dabei entscheidend.

- Analyse der Deformität,
- Festlegen eines Behandlungszieles,
- Auswahl der Therapie (Berücksichtigung von Alternativen),
- Durchführung der Therapie,
- Überprüfung des Therapieerfolges.

1.5.1 Klinische Untersuchung

Anamnese

Der Ballenhohlfuß ist im Gegensatz zu den meisten schweren angeborenen Fußdeformitäten eine erworbene Deformität. Er tritt üblicherweise erst nach Beginn des Laufenlernens auf. Bei genauerer Anamneseerhebung erfährt man meist, dass die Patienten in der Kindheit normale Füße hatten. Zusätzlich zur allgemeinen ist unbedingt eine Familienanamnese bezüglich ähnlicher Fußdeformitäten zu erheben (Abb. 107).

Als erstes Symptom eines kindlichen Ballenhohlfußes können von den Eltern Gangauffälligkeiten (vermehrte Vorfußbelastung, Steppergang) oder der schnelle Schuhverschleiß bemerkt werden. Patienten mit Hohlfuß können relativ gut bergab, schlechter auf ebenem Boden und besonders schlecht bergauf gehen (Abb. 108). Wegen der eingeschränkten Dorsalflexion im oberen Sprunggelenk werden flache Schuhe weniger gut toleriert als hohe.

Estève (1967) zufolge kann eine vermehrte tastbare Spannung der Plantaraponeurose oft erstes klinisches Zeichen einer sich anbahnenden Hohlfußdeformität sein. Schmerzen im Bereich der Os-metatarsale-Köpfchen können bereits vor dem 14. Lebensjahr auftreten.

Meary (1967) glaubt, dass viele Hohlfüße erst dann schmerzhaft sind, wenn ein Rückfußspitzfuß vorliegt, also wenn das obere Sprunggelenk nicht mehr in Rechtwinkelstellung gebracht werden kann. Eventuell vorliegende Zehendeformitäten führen durch Scheuern an der Schuhkappe zu Schmerzen dorsal über dem proximalen Interphalangealgelenk.

Häufig werden Umknicktraumata in Folge der Varusstellung des Rückfußes berichtet. In der Anamnese sollte deshalb nach Außenbandrupturen so-

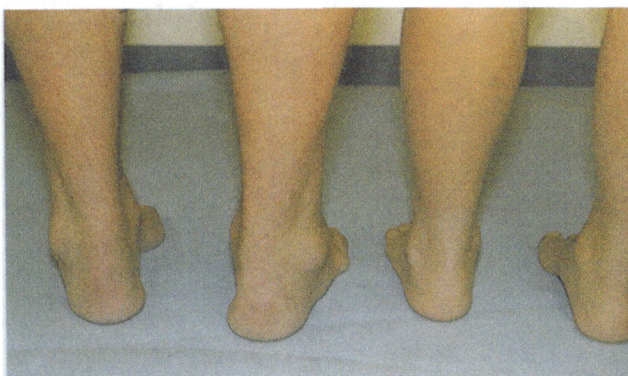

Abb. 1.107. 37-jähriger Vater mit HMSN-Erkrankung und Hohlfüßen mit seinem 9-jährigen Sohn. Bei diskreter Abschwächung der Pronatorenmuskulatur muss auch beim Sohn mit der Entwicklung von Ballenhohlfüßen gerechnet werden

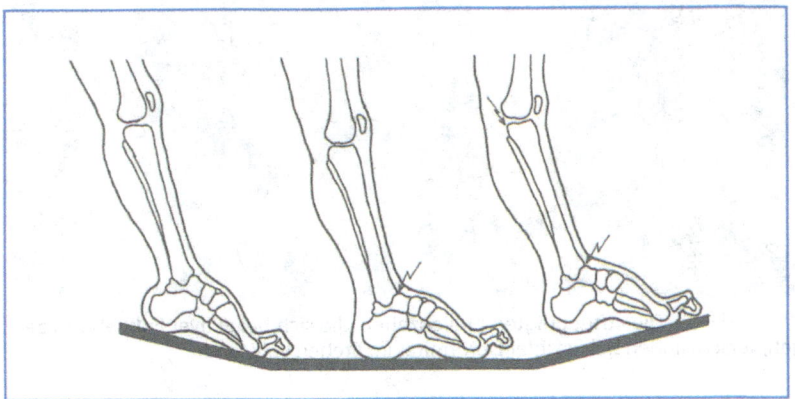

Abb. 1.108. Beim schweren Hohlfuß wird vor allem das Aufwärtsgehen zur funktionellen Belastung

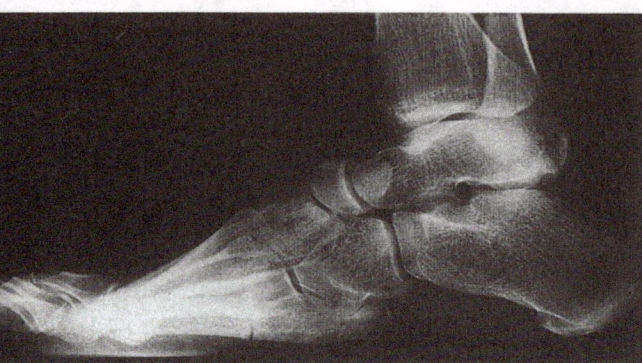

Abb. 1.109. Ermüdungsfraktur des Os metatarsale V nach chronischen Umknicktraumata einer 32-jährigen Patientin mit spastischem medialen Ballenhohlfuß

wie Frakturen an Os metatarsale V oder Außenknöchel gefahndet werden (Abb. 109). Ein weiterer Hinweis besteht in häufigen (rezidivierenden) Achillodynien.

Die häufigsten geklagten Beschwerden bei Ballenhohlfüßen

- Gangprobleme mit Druckstellen am Fußaußenrand,
- Druckstellen über den Mittelfußköpfchen plantar (besonders I und V),
- Druckstellen über den Zehenmittelgelenken dorsal (proximale Interphalangealgelenke),
- Schuhverschleiß,
- instabiles Gangbild mit Umknickneigung,
- Hängenbleiben mit der Fußspitze,
- Einwärtsgang mit Abrollung über den Fußaußenrand,
- Achillodynien,
- Überstreckung (Rekurvation) des Kniegelenks mit Schmerzen ventral,
- vorzeitige Ermüdung,
- kosmetische Probleme.

Die häufigsten geklagten Beschwerden bei Hackenhohlfüßen

- Fersenschmerzen plantar,
- Kauergang mit Knie- und Hüftbeugung,
- vorzeitige Ermüdbarkeit.

Die nachfolgende klinische Untersuchung sollte Vorfuß, Mittel- und Rückfuß zunächst getrennt in Ruhe und dann in Funktion überprüfen. Wichtig sind die Beweglichkeitstests der Zehen, der Tarsometatarsalgelenke, des Chopart-Gelenks sowie des unteren und oberen Sprunggelenks. Der Rückfuß muss auf eine eventuelle Varus-, Valgus-, Equinus- oder Kalkaneusstellung hin untersucht werden.

Inspektion

Die Inspektion des Fußes sollte den Fußinnen- und -außenrand unter Entlastung und unter Belastung (durch manuellen Druck von plantar und im Stehen) berücksichtigen. Bereits durch den Vergleich zwischen unbelastetem und belastetem Fuß können wichtige Rückschlüsse auf die passive Korrigierbarkeit der Deformität gezogen werden (Abb. 1.110 a, b).

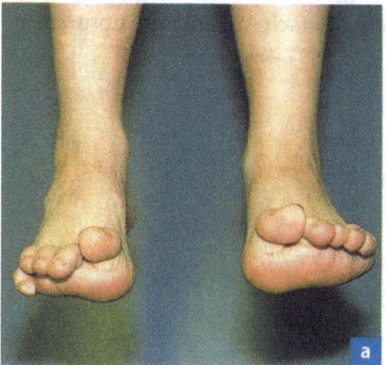 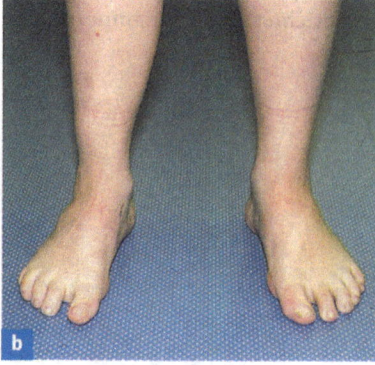

Abb. 1.110 a, b. Die ausgeprägten Krallenzehen, die sich bei aktiver Fußhebung zeigen, verschwinden bei flexibler Deformität im Stehen vollständig

Fuß entlastet

Man untersucht zunächst den sitzenden Patienten mit hängendem Fuß (offene Gelenkkette). Es werden die spontane Einstellung des Fußes unter Entlastung sowie die Veränderungen der Fußform unter aktiver Fußhebung und Fußsenkung notiert.

Bei einem *medialen Hohlfuß* fällt ein in Plantarflexion verharrendes Os metatarsale I auf (Abb. 1.111). Eine eventuell vorliegende Pronationsstellung verstärkt sich durch aktive Fußhebung. Bei Fußheber- und Pronatorenschwäche kommt es beim Versuch aktiver Dorsalflexion zur Supination.

Beim *kompletten Hohlfuß* zeigt sich eine gleichmäßige Abknickung des Vorfußes gegen den Rückfuß, die sich ebenfalls durch kräftige Fußhebung verstärkt. Bei aktiver Fußhebung kommen die Zehen in Überstreckstellung der Grundgelenke. Eine vollständige Fußhebung ist in Folge der Streckstellung der Zehen nur selten möglich.

Bei Fußsenkung bleibt der Vorfußspitzfuß bestehen und die Zehen nehmen eine Krallenstellung ein, ohne in den Grundgelenken stärker gebeugt zu werden (Abb. 1.112).

Typische Druckstellen des *Ballenhohlfußes*, die durch das Schuhwerk entstehen, sind über den proximalen Interphalangealgelenken der Zehen, unter den Mittelfußköpfchen und am Fußaußenrand lokalisiert. Im weiteren Verlauf ist eine Klavusentwicklung unter den ersten und fünften Ossa metatarsalia häufig (Abb. 1.113). Sind gleichzeitig kontrakte Krallenzehen vorhanden, die zu einer Distalverlagerung der plantaren Fersenpolster führen, so können die plantaren Schwielen weiter verstärkt werden. Bei extremer Deformität kann es auch zu Problemen über einem stark prominenten Taluskopf am Fußrücken kommen (Abb. 1.114).

Der *Hackenhohlfuß* lässt unbelastet das stark nach plantar prominente Fersenbein erkennen (Abb. 1.115). Es steht deutlich steiler und ist vermehrt gepolstert und beschwielt. Die aktive Dorsalflexion gelingt über die Nullstellung hinaus, während die aktive Plantarflexion nur mit Mühe bis zur Nullstellung möglich ist und von einer Verstärkung der Fußwölbung in Folge der kompensatorischen Muskelaktivität begleitet wird.

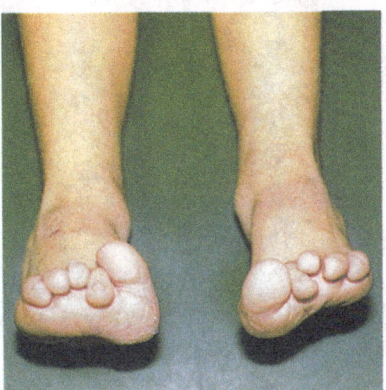

Abb. 1.111. Typische vermehrte Plantarflexionsstellung des Os metatarsale I mit Vorfußpronation bei medialem Ballenhohlfuß eines 14-jährigen Patienten mit sakraler Spina bifida

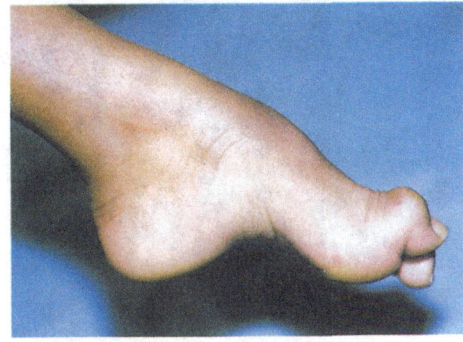

Abb. 1.112. Bei aktiver Zehenbeugung kommt es durch den Ausfall der intrinsischen Fußmuskulatur nicht zur Beugestellung der Zehengrundgelenke (28-jährige Patientin mit komplettem Polio-Ballenhohlfuß)

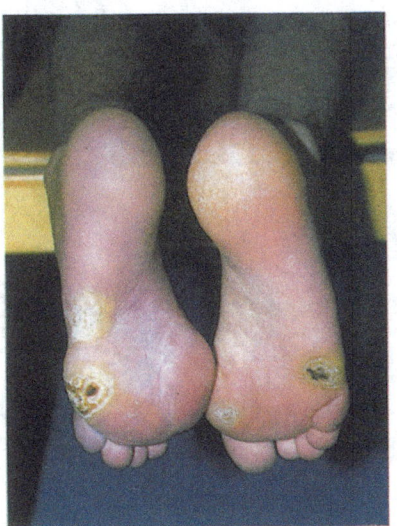

Abb. 1.113. Typische Clavusbildung unter den Köpfchen der Ossa metatarsalia I und V bei einem Patienten mit lumbosakraler Spina bifida

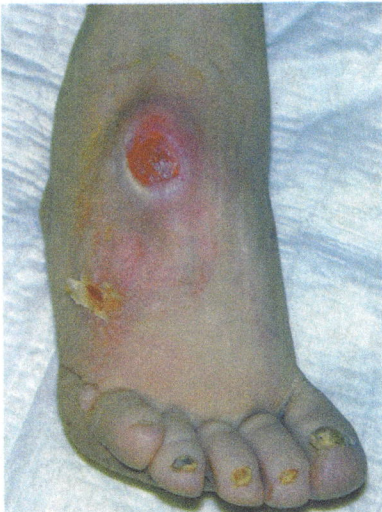

Abb. 1.114. Schwerste chronisch ulzerierende Druckstelle über dem prominenten Taluskopf bei langjährig bestehendem medialen Ballenhohlfuß nach Poliomyelitis

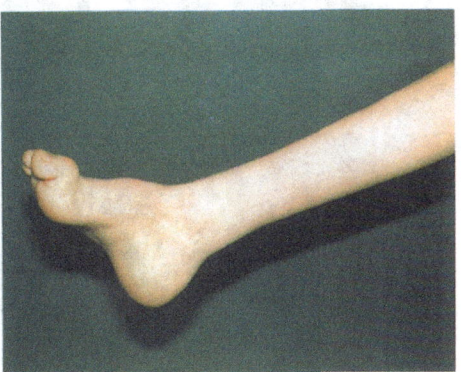

Abb. 1.115. Prominenz des Kalkaneus bei typischem Hackenhohlfuß mit Klauenstellung der Großzehe

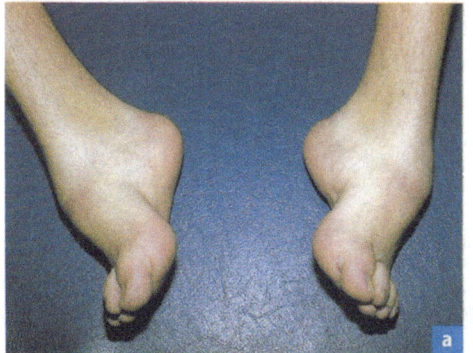

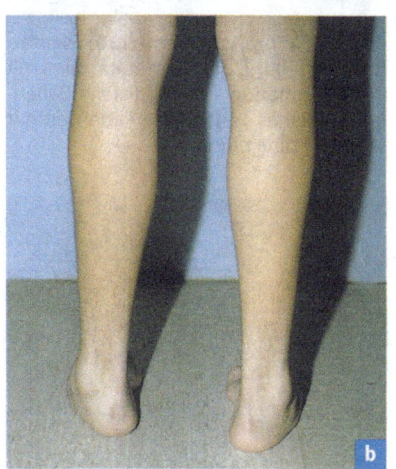

Fuß belastet

Während sich der flexible Ballenhohlfuß im Stehen vollständig korrigiert, kippt ein rigid pronierter Vorfuß beim teilfixierten Hohlfuß unter Belastung in Supinationsstellung und führt zu einer kompensatorischen Rückfuß-Varisierung. Man findet eine schraubenartige Deformierung des Fußes (Abb. 1.116 a, b) mit Rückfußvarus bei proniertem Vorfuß. Oft liegt auch ein begleitender Vorfuß-Adduktus vor.

Die weitere Untersuchung sollte die Inspektion und Beschreibung im Stehen von medial, lateral, hinten, plantar und vorne umfassen einschließlich des Coleman-Block-Tests.

Durch Unterlagern des Rückfußes mit Brettchen lassen sich das obere und untere Sprunggelenk neutral einstellen bzw. ihre passive Korrigierbarkeit feststellen. Auf diese Weise können bei ausreichender Flexibilität Deformitäten unter Belastung „weggezaubert" werden.

Die Einstellung kann dabei entsprechend dem Coleman-Block-Test durch volle Belastung des Fußes am Fußaußenrand unter Hängenlassen des ersten Strahls erfolgen oder gleichwertig durch ausschließliche Belastung der Ferse bei hängendem Vorfuß (Abb. 1.117 a–e). Die Autoren empfehlen zusätzlich die Untersuchung mit Kompression der Unterschenkel von beiden Seiten,

Abb. 1.116 a, b. Schraubenartige Deformierung des Fußes mit Vorfußpronation und Rückfußinversion sowie kompensatorischer Vorfußadduktion im Stehen

Abb. 1.117. a Unvollständig ausgleichbarer Rückfußvarus beim sogenannten Coleman-Block-Test (15-jähriger Patient mit Charcot-Marie-Tooth Erkrankung), **b** Vollständig ausgleichbarer Rückfuß bei Belastung der Ferse und entlastetem Vorfuß (22-jährige Patientin mit spastischer Paraparese), **c, d** Durch Teilbelastung bzw. Entlastung des Vorfußes lässt sich die Rückfußeinstellung zweifelsfrei beurteilen und eine evtl. Wadenmuskelverkürzung aufdecken, **e** Kompensatorische ventrale Anschlagswirkung eines Vorfußkavus bei Belastung
▼

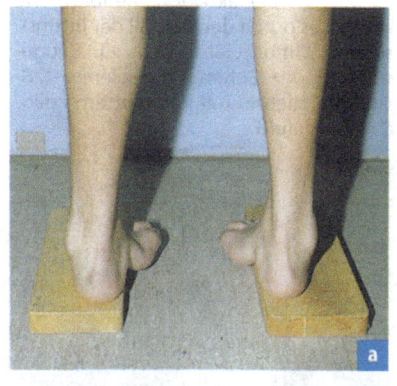

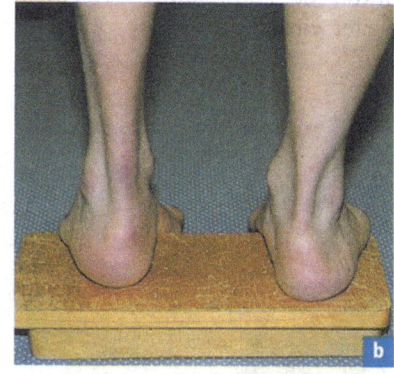

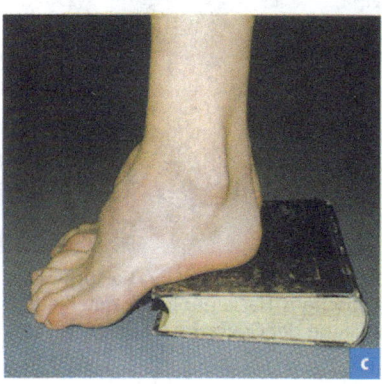

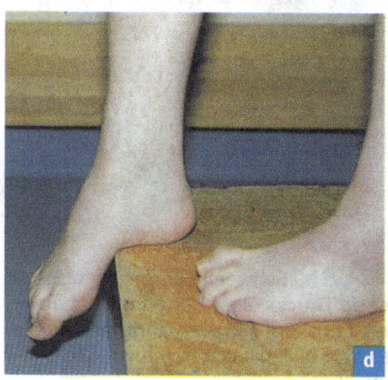

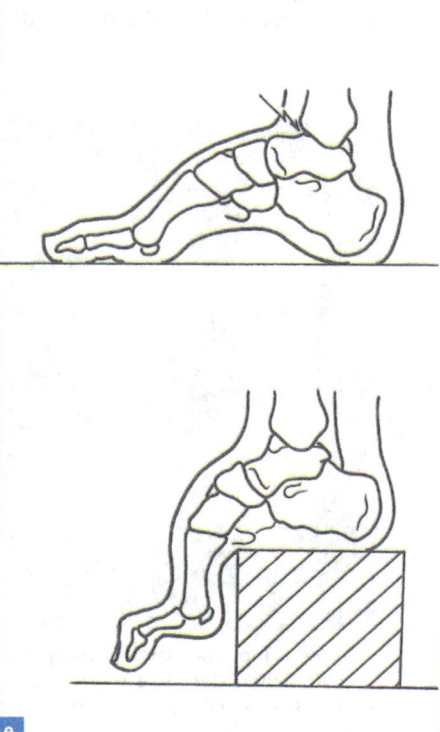

um die Pronationsfähigkeit des unteren Sprunggelenks zu überprüfen (Abb. 1.118 a, b). Dies hat entscheidenden Einfluss auf eine eventuell einzuschlagende Therapie.

▶ **Coleman-Block-Test:** Unterlagerung des Rückfußes und der lateralen Strahlen II–V zur Prüfung der Korrigierbarkeit der Rückfußstellung bei fixierter Vorfuß-Pronation unter Ausgleich der Steilstellung des ersten Strahls (Abb. 1.119 a, b).

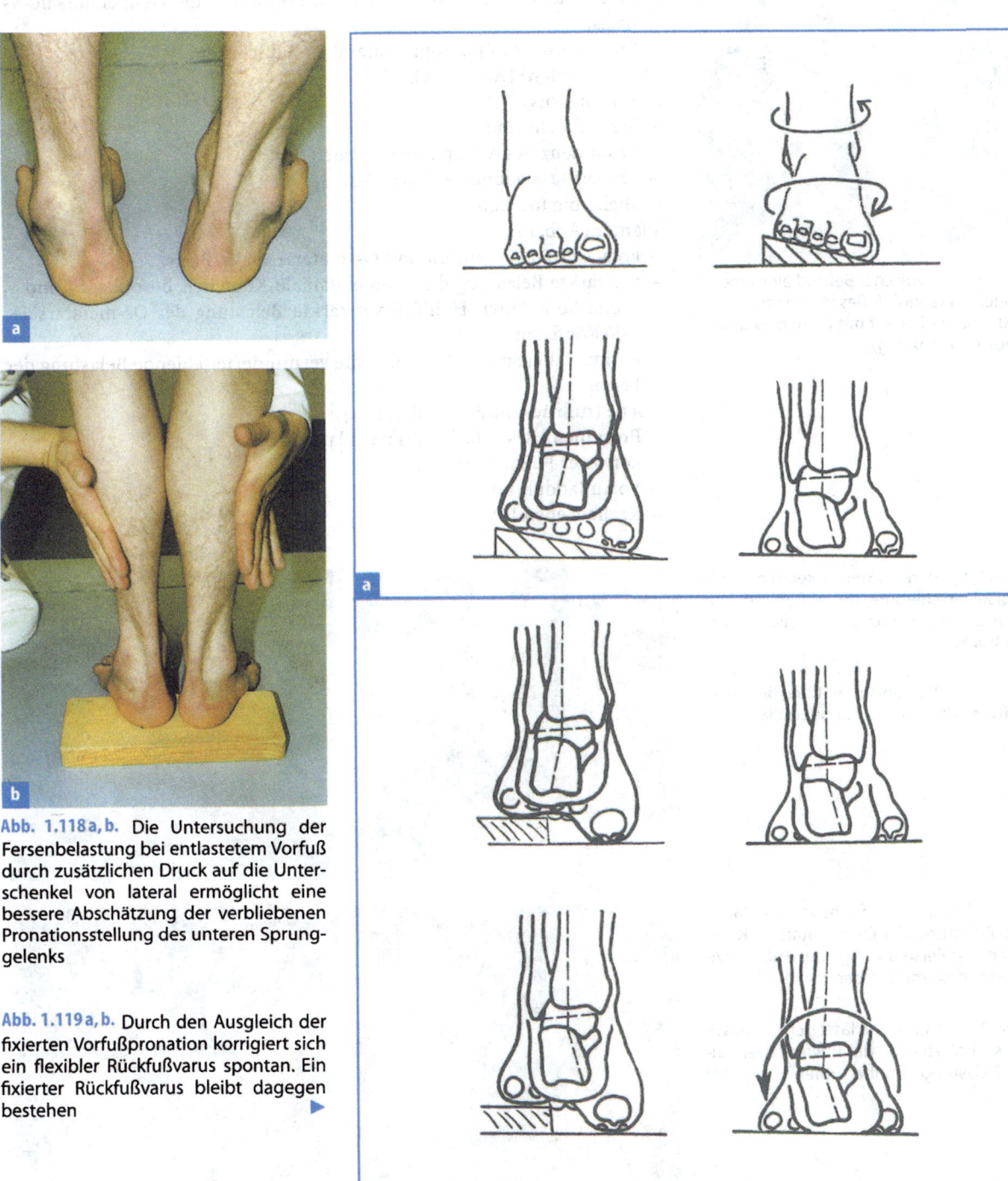

Abb. 1.118 a, b. Die Untersuchung der Fersenbelastung bei entlastetem Vorfuß durch zusätzlichen Druck auf die Unterschenkel von lateral ermöglicht eine bessere Abschätzung der verbliebenen Pronationsstellung des unteren Sprunggelenks

Abb. 1.119 a, b. Durch den Ausgleich der fixierten Vorfußpronation korrigiert sich ein flexibler Rückfußvarus spontan. Ein fixierter Rückfußvarus bleibt dagegen bestehen ▶

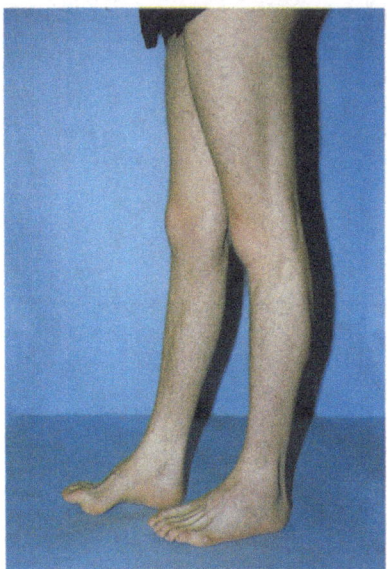

Abb. 1.120. Typischer Befund eines medialen Ballenhohlfußes von innen (20-jähriger Patient mit Charcot-Marie-Tooth-Erkrankung)

Typische klinische Zeichen des medialen Ballenhohlfußes

- Medial (Abb. 1.120):
  - Fersenhochstand, Spitzfußstellung,
  - Verstärkung des Längsgewölbes medial,
  - steilstehendes Os metatarsale I,
  - ggf. Krallenzehe D I (bei struktureller Deformität).
- Lateral (Abb. 1.121):
  - Dorsalverschiebung des Außenknöchels
  - Konvexität des Fußaußenrandes mit Prominenz der Os-metatarsale-V-Basis,
  - Prominenz des Taluskopfes lateral am Fußrücken.
- Dorsal (hinten) (Abb. 1.122):
  - Fersenvarus,
  - Fersenhochstand,
  - Prominenz des Außenknöchels nach dorsal,
  - Pronationsstellung des Vorfußes,
  - „hello big toe sign"
- Plantar (Abb. 1.123):
  - konvexer Fußaußenrand mit Os-metatarsale-V-Basis,
  - verstärkte Belastung der Os-metatarsale-Köpfchen, besonders I und V (beim kompletten Hohlfuß verstärkte Belastung der Os-metatarsale-I–V-Köpfchen),
  - eventuell bei Spitzfußkomponente verminderte/fehlende Belastung der Ferse.
- Vorne (fußrückenwärts) (Abb. 1.124):
  - Prominenz des Taluskopfes nach lateral,
  - konvexer Fußaußenrand,
  - Vorfußadduktion,
  - Krallenzehen I–V.

Abb. 1.121. Von der Seite erkennt man die Dorsalverschiebung des Außenknöchels und die Prominenz des Taluskopfes am Fußrücken

Abb. 1.122. Von dorsal lässt sich der Rückfußvarus besonders gut beurteilen ▶▶

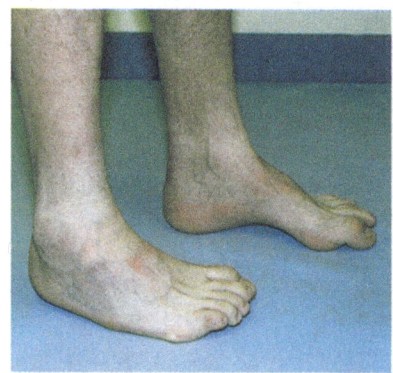
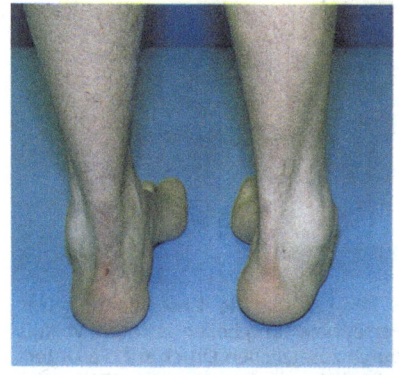

Abb. 1.123. In der Aufsicht von plantar ist die Belastung der Os metatarsale-Köpfchen, der Ferse und ggf. des Fußaußenrandes dokumentierbar

Abb. 1.124. Von vorne lässt sich die passive Korrigierbarkeit der Krallenzehen unter Belastung gut überprüfen ▶▶

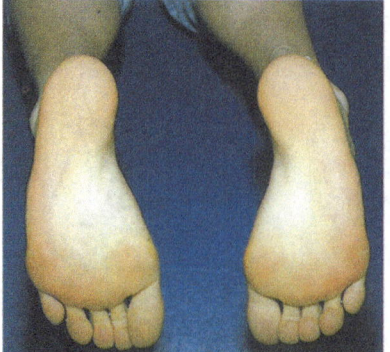
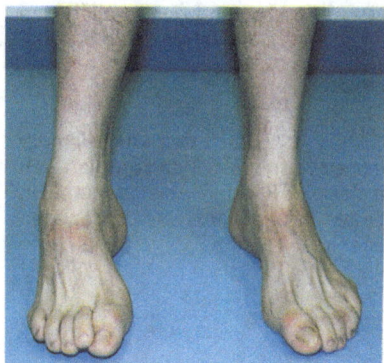

Typische klinische Zeichen des kompletten Ballenhohlfußes
- Medial:
  - Verkürzung des Fußes,
  - steil stehende Ferse,
  - Verstärkung des Längsgewölbes,
  - ggf. Krallenzehen (bei strukturellen Veränderungen).
- Lateral (Abb. 1.125):
  - laterales Längsgewölbe
  - ggf. Krallenzehen.
- Dorsal:
  - Fersenstellung neutral oder leicht valgisch,
  - ggf. diskreter Fersenhochstand.
- Plantar (Abb. 1.126):
  - Mehrbeschwielung der Ferse,
  - Mehrbeschwielung des gesamten Vorfußes (Os metatarsale I–V),
  - verstärktes Längsgewölbe,
  - keine Beschwielung am Fußaußenrand.
- Vorne (Abb. 1.127):
  - hoher Rist, kurzer breiter Vorfuß,
  - ggf. Krallenzehen,
  - neutraler Fußöffnungswinkel.

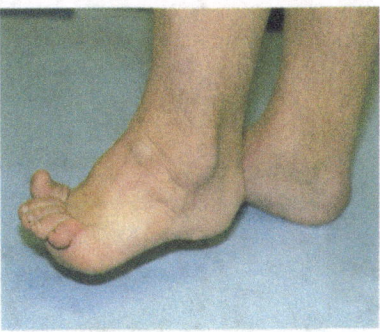

Abb. 1.125. Typisches Zeichen eines kompletten Ballenhohlfußes ist das lateral akzentuierte Längsgewölbe

Typische klinische Zeichen des Hackenhohlfußes
- Medial (Abb. 1.128):
  - Verkürzung des Fußes,
  - steil stehende Ferse(mehrbeschwielt),
  - verstärktes Längsgewölbe,
  - Vorfuß ggf. vom Boden abgehoben,
  - vermehrte Dorsalflexion im oberen Sprunggelenk.

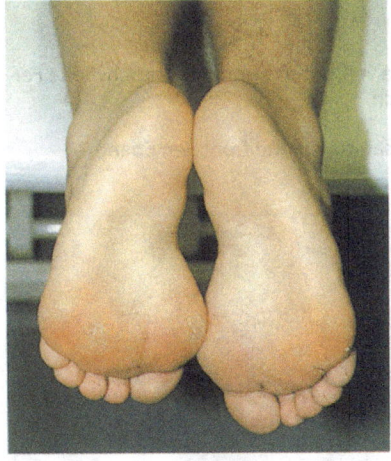

Abb. 1.126. In der Aufsicht von plantar her sind die Os-metatarsale-Köpfchen gleichmäßig beschwielt, während der Fußaußenrand unbelastet bleibt

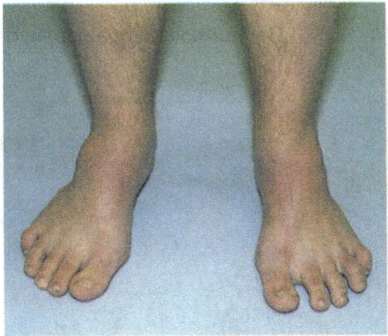

Abb. 1.127. Beim kompletten Ballenhohlfuß ist die Verbreiterung des Vorfußes ebenfalls ein typisches Zeichen

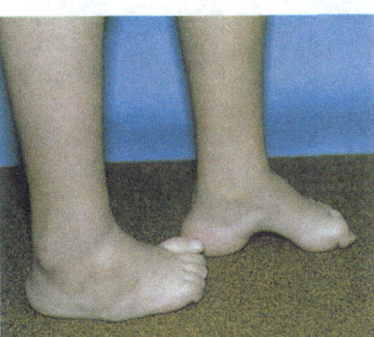

Abb. 1.128. Schwerer Hackenhohlfuß links in der Aufsicht von medial (Patientin mit sakraler Spina bifida)

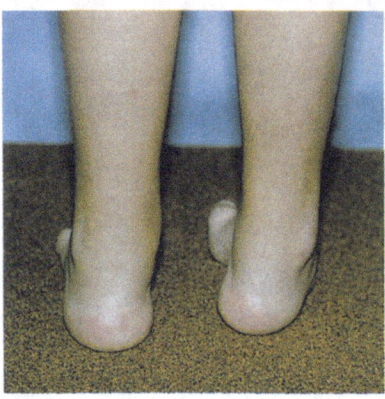

Abb. 1.129. Beim Hackenhohlfuß steht die Ferse in Neutralstellung und ist deutlich prominent. Auf der rechten Seite ist es durch fixierte Pronation des Vorfußes zusätzlich zu einer Außenrotationsstellung der Knöchelgabel mit Rückfußinversion gekommen

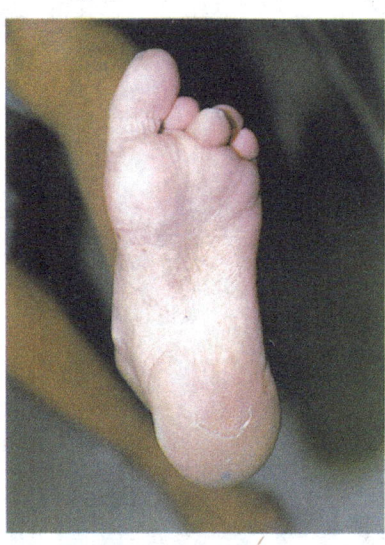

- Lateral:
  - laterales Längsgewölbe,
  - steil stehende Ferse,
  - ggf. Hammerzehen.
- Dorsal (Abb. 1.129):
  - prominente Ferse in Mittelstellung oder valgisch
- Plantar (Abb. 1.130):
  - stark prominente, mehr beschwielte Ferse,
  - Vorfuß kaum oder nicht belastet.
- Vorne:
  - Vorfuß verkürzt,
  - Zehenbeugestellung,
  - Fußöffnungswinkel neutral.

An die beschriebene Untersuchung muss sich die genaue Beobachtung des Ganges anschließen.

Dynamisch. Die dynamische Untersuchung der Fußdeformität beginnt mit dem Gangbild, unterteilt in Stand- und Schwungphase, und orientiert sich dabei an den Voraussetzungen für einen normalen Gangablauf, wie sie Jim Gage (1996) definiert hat.

Voraussetzungen für einen normalen Gangablauf nach Gage (1996)
- Stabilität des Standphasenbeins,
- ausreichende Bodenfreiheit des Schwungphasenbeins,
- korrekte Einstellung des Fußes zum Erstkontakt der Ferse in der Standphase,
- ausreichende Schrittlänge,
- Energiekonservierung,
- Adaptation an veränderte Gangbedingungen (Geschwindigkeit, Bodenoberfläche). Siehe auch Abb. 1.131.

Abb. 1.130. In der Aufsicht von plantar ist die verbreiterte und mehrbeschwielte Ferse bei Minderbelastung des Vorfußes typisch

Abb. 1.131. Der normale Gangablauf in der sagittalen und frontalen Ebene
▼

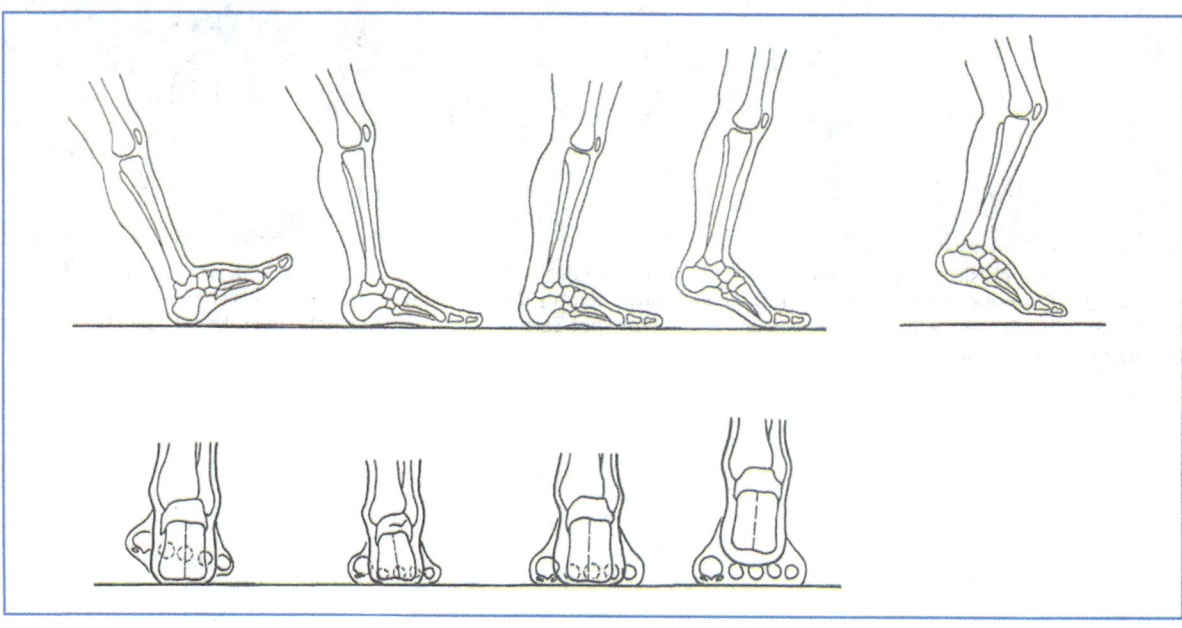

Ballenhohlfuß

Der Patient versucht schmerzbedingt den Vorfuß weniger und kürzer zu belasten und zeigt ein kleinschrittiges Gangbild ohne physiologisches Abrollen (sog. Fersen-Vorfuß-Gang). Es darf nicht übersehen werden, wie stark der Patient beruflich und sozial durch dieses Krankheitsbild eingeschränkt sein kann. Er sollte außerdem versuchen auf den Zehenspitzen und auf den Fersen zu laufen. Die Patienten können üblicherweise auf den Zehenspitzen, jedoch nicht auf den Fersen gehen. Während der Abstoßphase nehmen die Zehen nicht an der Druckentlastung der Ossa metatarsalia teil (Abb. 1.132). In der Schwungphase des Ganges kommt es zur typischen Extensorensubstitution mit Krallenzehenstellung durch Überaktivität der langen Zehenstrecker. Eine Fußheberschwäche kann dabei die Krallenzehenfehlstellung weiter verstärken.

Beim sogenannten dekompensierten Hohlfuß kommt es zur weiteren Verminderung der Abstoßkräfte, einer reduzierten Bewegung im oberen Sprunggelenk, einer Rekurvation des Kniegelenks und pathologischen Innervationsmustern der Unterschenkelmuskulatur mit verminderter Wadenmuskelaktivität (Abb. 1.133). Weitere mögliche Symptome sind der Auflistung unten zu entnehmen.

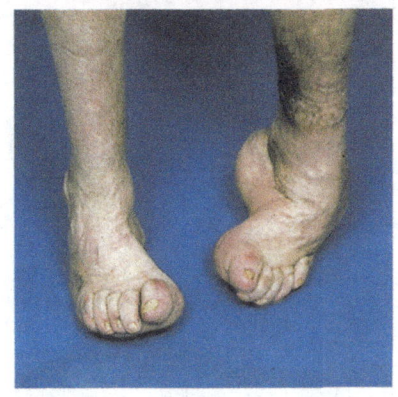

Abb. 1.132. Der Fuß verliert ohne die Beteiligung der Zehen am Abstoßungsvorgang erheblich an Funktion

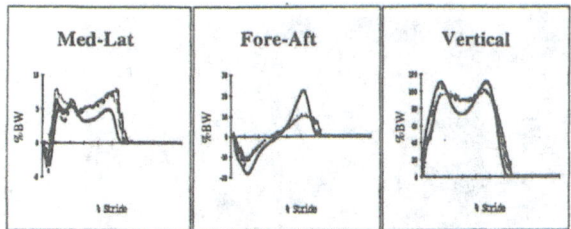

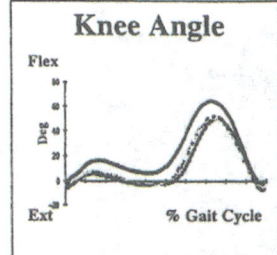 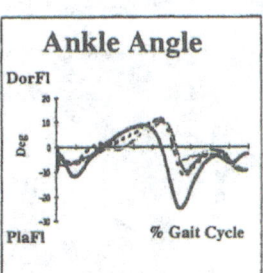

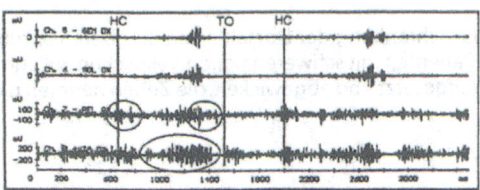

Abb. 1.133. Durch 3-dimensionale instrumentelle Ganganalyse lassen sich funktionelle Veränderungen der Ballenhohlfußdeformität objektivieren. In der Kinematik zeigt sich eine Verstärkung der mediolateralen bei Verminderung der anterioren-posterioren Scherkräfte. Der Bewegungsumfang des Kniegelenks ist etwas vermindert unter Betonung der Rekurvation in Standphasenmitte. Die Sprunggelenkskinematik zeigt eine verminderte Plantarflexion zu Beginn der Standphase und ein deutlich verzögertes Ansteigen zur Dorsalflexion am Ende der Standphase. Im dynamischen EMG findet man eine vermehrte Aktivierung der Fußhebemuskulatur in der Standphase, die als kompensatorisch gedeutet werden kann

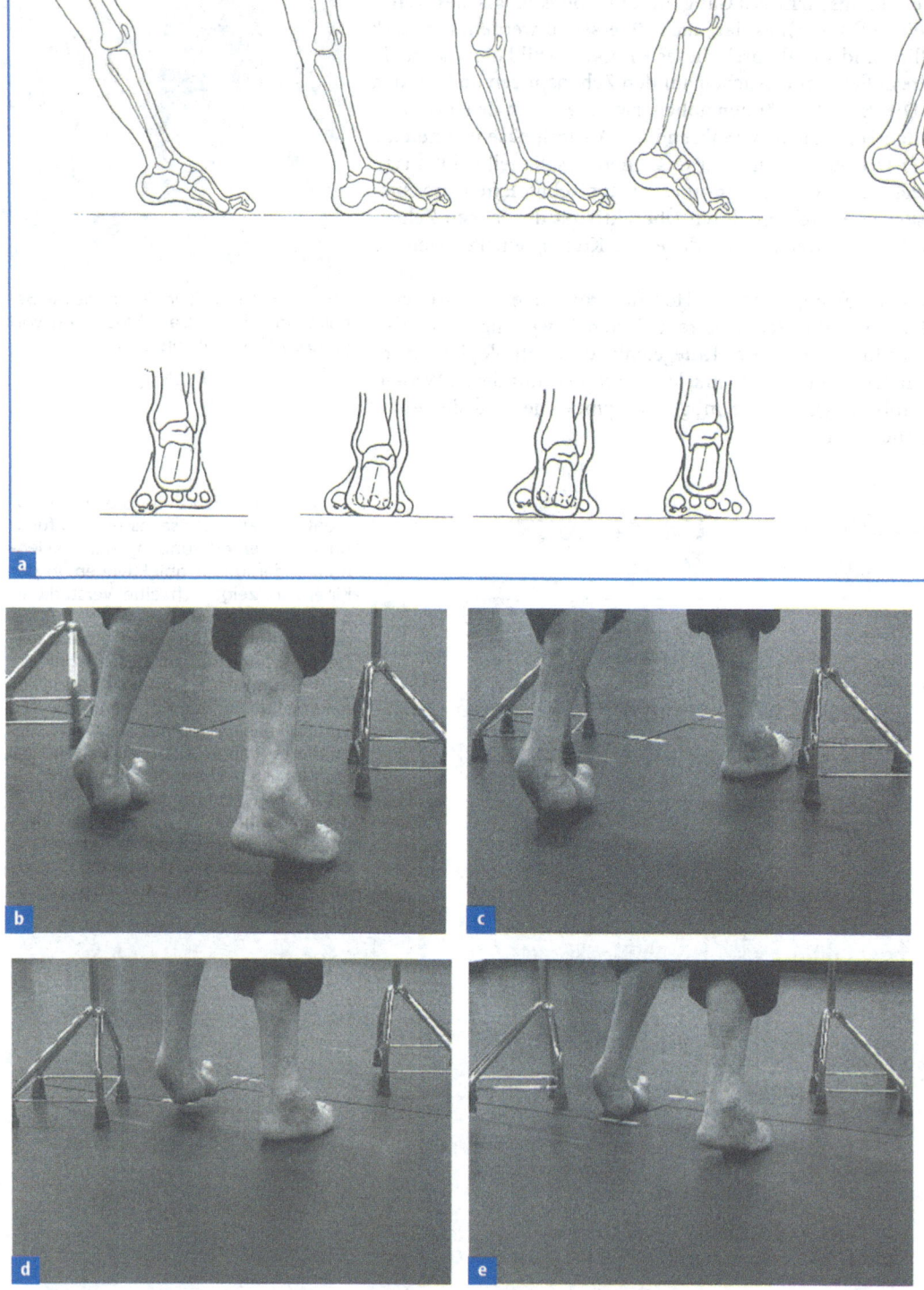

Abb. 1.134. a Typisches Gangmuster beim Ballenhohlfuß mit Einschränkung der Dorsalflexion im oberen Sprunggelenk in der Sagittal- und Frontalebene, **b–e** Gangablauf eines 65-jährigen Patienten mit schweren poliomyelitischen Ballenhohlfüßen in der Standphase. Der Fuß wird alleine über den Vorfußaußenrand aufgesetzt und abgewickelt, die Zehen nehmen nicht an der Lastaufnahme teil

Die Untersuchung des Gangbildes sollte idealerweise mit standardisierten Videoaufnahmen kombiniert werden, insbesondere beim Verdacht auf progrediente Erkrankungen. Dabei empfiehlt es sich, den Fuß in Nahaufnahmen von vorne, beiden Seiten und hinten und anschließend auch den gesamten Patienten in entsprechenden Projektionen aufzunehmen.

Die typischen Symptome von Patienten mit Hohlfüßen lassen sich unterteilen in

- Symptome in der Standphase des Ganges,
- Symptome in der Schwungphase,
- Symptome durch das Schuhwerk,
- Weitere Symptome (Kosmetik etc.).

Dynamische Untersuchung beim Ballenhohlfuß (Abb. 1.134 a–e)
- Symptome in der Standphase des Ganges (Abb. 1.135):
  - Fehlbelastung der Fußsohle (Vorfuß, Fußaußenrand, Os-metatarsale-I- und -V-Druckstellen),
  - Umknicktendenz bei Gewichtsübernahme,
  - eingeschränkter Abrollvorgang durch fehlende Dorsalflexion im oberen Sprunggelenk,
  - Abrollung über den Vorfuß oder den Fußaußenrand, hierdurch Innenrotationseffekt auf das Standbein,
  - fehlende Fersenbelastung mit Rekurvation des Kniegelenks und proximalen Kompensationsmechanismen,
  - kaum Belastung der Zehen durch Krallenstellung.
- Symptome in der Schwungphase des Ganges (Abb. 1.136):
  - Fußheberparese,
  - Kompensation durch verstärktes Anbeugen von Knie- und Hüftgelenk,
  - Spitzfußstellung am Ende der Schwungphase,
  - Extensorensubstitution mit Krallenzehenstellung durch Überaktivität der langen Zehenstrecker.
- Symptome durch das Schuhwerk:
  - Druckstellen über den Zehenmittelgelenken I–V,
  - extrem breiter Vorfuß bei kurzer Fußlänge (Konfektionsschuhe schwierig zu tragen),
  - einseitiges Ablaufmuster über den Fußaußenrand,
  - Umknicktendenz nach außen.
- Weitere Symptome:
  - kosmetische Beeinträchtigung,
  - leichte Ermüdbarkeit,
  - Progredienz der Deformitäten.

Dynamische Untersuchung beim Hackenhohlfuß (Abb. 1.137)
- Symptome in der Standphase des Ganges:
  - Mehrbelastung bzw. überwiegende Belastung der Ferse,
  - verstärkte Dorsalflexion in der zweiten Hälfte der Standphase,
  - kein Abstoßvorgang,
  - eventuell verstärkte Belastung der Zehenkuppen,
  - proximale Kompensationen in Knie- und Hüftgelenk(Kauergang),
  - verkürzte Schrittlänge,
  - erhöhter Energieaufwand.
- Symptome in der Schwungphase:
  - wegen der kurzen Schritte sehr kurze Schwungphase.
- Symptome durch das Schuhwerk:
  - Instabilität im Schaft,
  - verstärkte Abnutzung am Absatz.

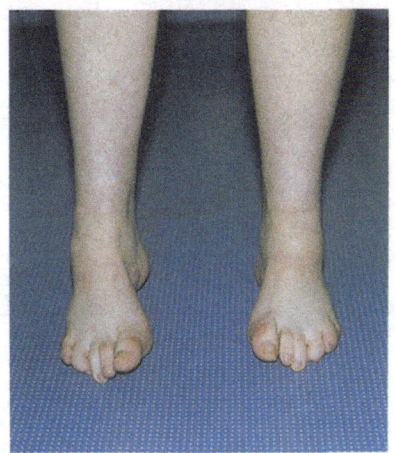

Abb. 1.135. Beim medialen Ballenhohlfuß kommt es zur Mehrbelastung des Os metatarsale I und insbesondere des Os metatarsale V mit Umknicktendenz

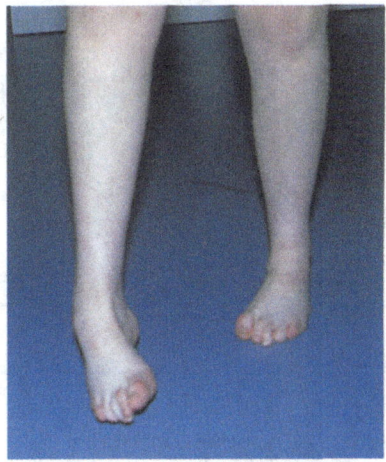

Abb. 1.136. Durch eine begleitende Fußheberparese wird die Umknicktendenz zum Ende der Schwungphase verstärkt, ebenso klagen die Patienten über gehäuftes Hängenbleiben mit der Fußspitze

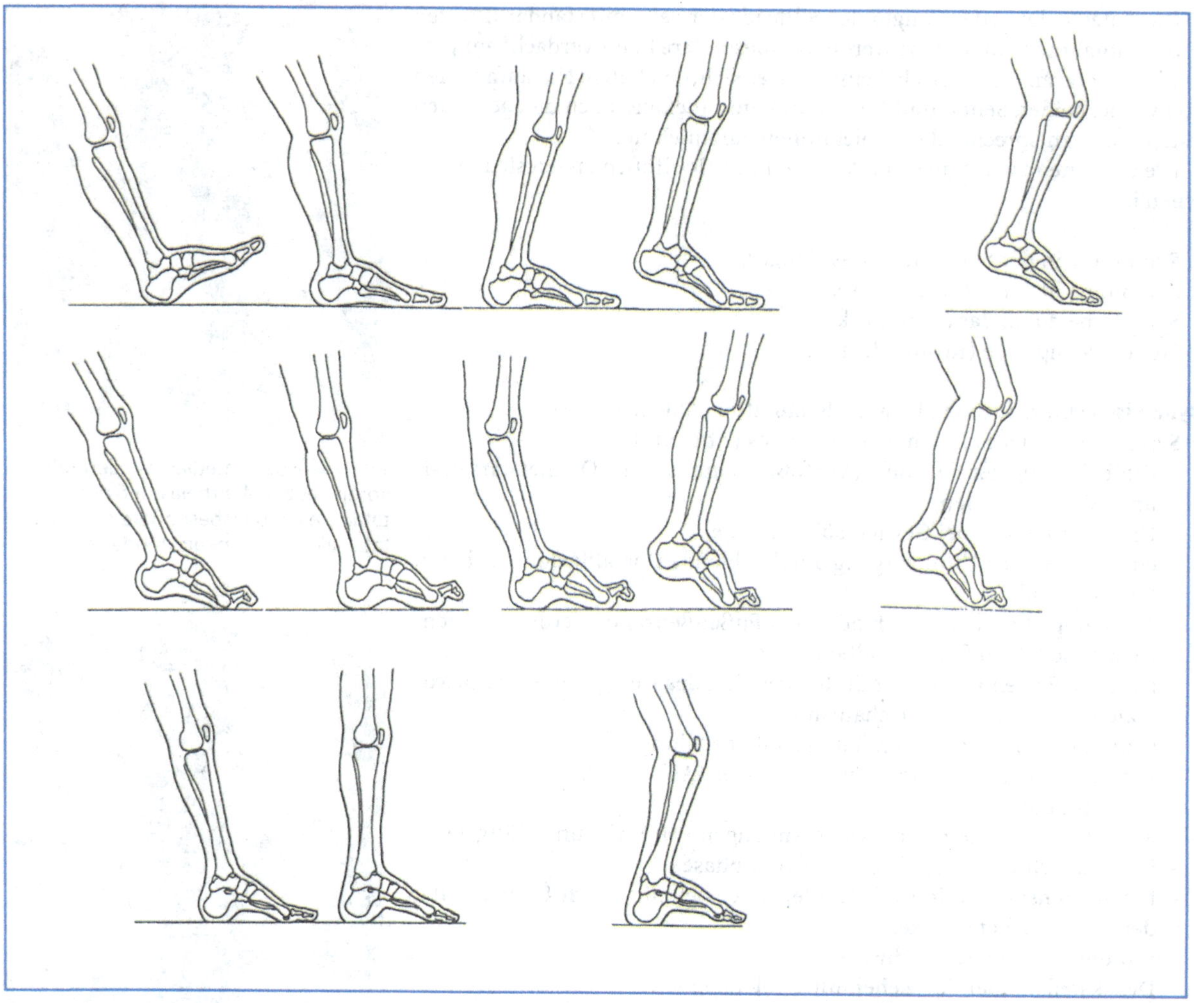

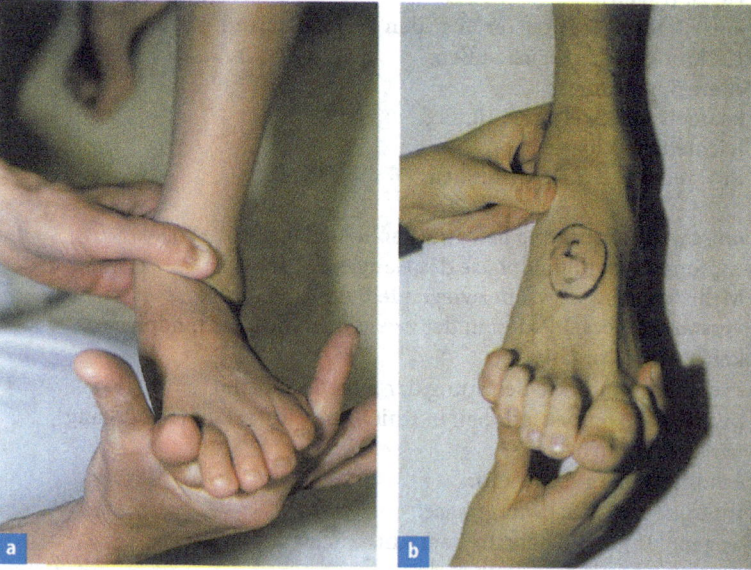

Abb. 1.137. Typisches Gangbild bei Hackenhohlfuß in der Sagittalebene (*untere Reihe*) verglichen mit normalem und Ballenhohlfußgang (*obere und mittlere Reihe*)

Abb. 1.138 a, b. Die Überprüfung der Reponierbarkeit des Chopart-Gelenks ist eine der wichtigsten Untersuchungen beim medialen Ballenhohlfuß

- Weitere Symptome:
  - Druckstellen plantar am Kalkaneus,
  - kosmetische Beeinträchtigung.

Palpation

Es schließt sich die Palpation des Fußes unter Entlastung an. Sie umfasst die Überprüfung der Beweglichkeit des oberen und unteren Sprunggelenks einschließlich der Flexibilität einer eventuellen Varusstellung im Rückfuß. Besonders wichtig ist die Überprüfung der Reponierbarkeit des Talonavikular- und Kalkaneokuboidgelenks (Abb. 1.138 a, b). Es schließt sich die Untersuchung der passiven Korrigierbarkeit des Hohlfußes durch Redressionsmanöver an. Man sollte dabei stets den Fußinnen- und -außenrand getrennt untersuchen um die jeweilige Beteiligung am Ausmaß der Deformität abzuschätzen (Abb. 1.139).

Eine eventuelle Verkürzung des M. peroneus longus lässt sich klinisch durch passive Dorsalflexion des Os metatarsale I über Druck von plantar auf das erste Mittelfußköpfchen diagnostizieren.

Es folgt die Untersuchung der Mobilität der einzelnen tarsometatarsalen Gelenke unter besonderer Berücksichtigung des ersten Strahls. Schließlich wird die Flexibilität der Zehengrund-, Mittel- und Endgelenke überprüft.

Die klinische Untersuchung des Hohlfußes zeigt meist eine eingeschränkte Dorsalflexion im oberen Sprunggelenk. Die Untersuchung der subtalaren Gelenkbeweglichkeit kann eine normale oder vermehrte Inversion/Supination bei verminderter oder aufgehobener Eversion/Pronation aufdecken. Entsprechend ist das Chopart-Gelenk für die Adduktion frei, für die Abduktion aber blockiert.

Zur Unterscheidung, ob eine arthrogene oder myogene Spitzfußkomponente vorliegt ist zu bedenken, dass die Einschränkung der Dorsalflexion beim kompletten Hohlfuß durch eine Horizontalstellung des Talus und ventralen Anschlag verursacht sein kann (Abb. 1.141). Beim medialen Ballenhohlfuß besteht häufig die Kombination einer Parallelstellung von Talus und Kalkaneus mit einer Medialverlagerung des Os naviculare sowie einem anteromedialen Anschlag. Eine echte Wadenmuskelverkürzung kann (besonders bei Fußheberparese) zusätzlich vorliegen.

Die Beweglichkeit des Os-cuneiforme-metatarsale-I-Gelenks ist für die Dorsalflexion im Allgemeinen eingeschränkt, beim kompletten Hohlfuß kann die gesamte Lisfranc-Gelenkreihe kontrakt sein.

Die Zehengrundgelenke zeigen im Allgemeinen eine verstärkte Dorsalflexion bei verminderter Plantarflexion, die Zehenmittel- und -endgelenke dagegen eine freie Beugung bei evtl. eingeschränkter (bei länger bestehenden Krallenzehen) Streckung. Die passive Korrektur der Zehen bei flexibler Hohlfußstellung durch plantaren Druck bewirkt eine Umkehr des Seilwindeneffektes („windlass effect", Hicks) und entspannt die langen Zehenbeuger und -strecker.

Nach der Testung der passiven Beweglichkeit muss die Prüfung der aktiven Muskelfunktionen unter Beachtung möglichst aller intrinsischen und extrinsischen Fußmuskeln und die Einteilung in die Kraftgrade 0–5 nach der MRC-Skala folgen (Abb. 1.140).

▶ „Trying to assess actions of individual muscles is a trap for the unwary because muscle action is so much one of synergism and unassessable motive power that it becomes impossible to apportion with any accuracy the actions of single muscles." (Dwyer 1975)

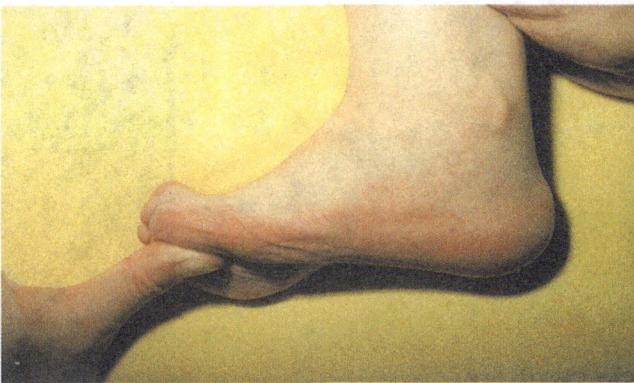

Abb. 1.139. Schwerer medialer Ballenhohlfuß mit Steilstellung des 1. Strahls bei normaler Konfiguration des Fußaußenrandes

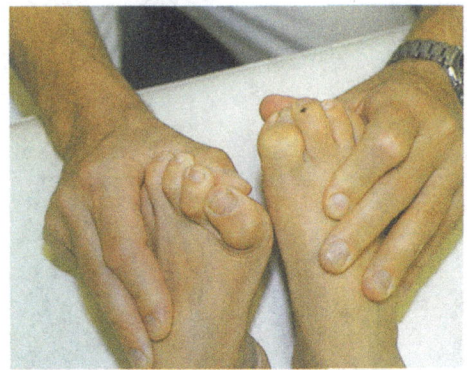

Abb. 1.140. Einseitiger Ballenhohlfuß links bei einem 13-jährigen Patienten mit Charcot-Marie-Tooth Erkrankung: Man erkennt den Ausfall der intrinsischen Zehenbeugemuskulatur auf der linken Seite

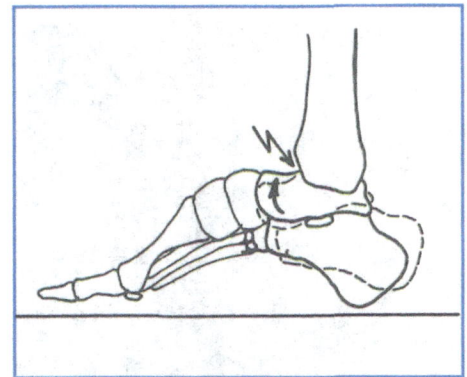

Abb. 1.141. Durch Horizontalstellung des Talus kommt es zu einem vorzeitigen Anschlagsphänomen am oberen Sprunggelenk bei Dorsalflexion

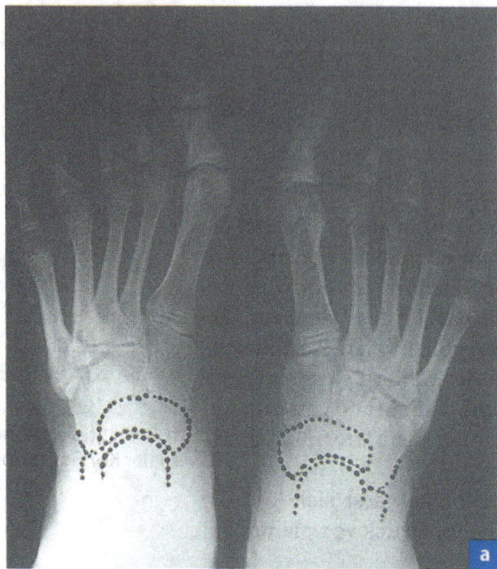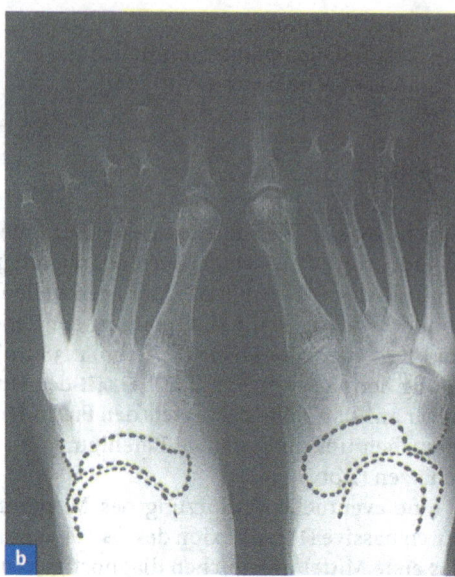

Abb. 1.142. Typische Röntgenbefunde eines zentrierten (a) und eines dezentrierten (b) Chopart-Gelenks bei Patienten mit Ballenhohlfüßen

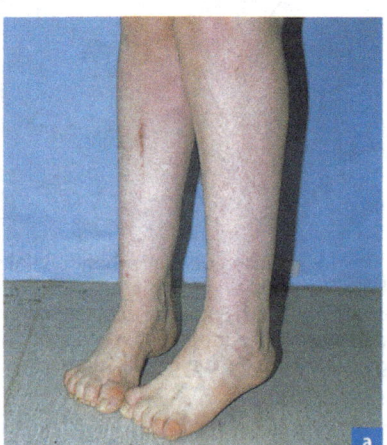

Für das therapeutische Vorgehen entscheidende Gelenkuntersuchungen

- Rückfußstellung flexibel oder kontrakt in varus (Coleman-Block-Test),
- oberes Sprunggelenk über Nullstellung in Dorsalflexion,
- Os naviculare auf den Taluskopf zentrierbar (Taluskopfzeichen negativ),
- Os cuboideum auf den Kalkaneus zentrierbar (Abb. 1.142 a, b),
- Stellung des Os metatarsale I bezüglich der anderen Ossa metatarsalia (Steilstellung auszugleichen?),
- Zehengelenke passiv korrigierbar (unter Dorsalflexion der Ossa metatarsalia durch plantaren Druck).

Die Untersuchung des Schuhwerks

Weibliche Patienten bevorzugen dann hohe Schuhe (Abb. 1.143 a, b), wenn sie im oberen Sprunggelenk nicht zur Neutralstellung kommen. Ist die Fußdeformität einseitig stärker ausgeprägt, so kann die Schuhversorgung die Progredienz der besseren Seite unterstützen. Eine Überprüfung der Belastungsverteilung anhand der Einlagen sowie des Ablaufmusters der Schuhsohlen gibt überdies wertvolle Hinweise auf die Fehlfunktion.

Neurologische Basisdiagnostik

Der Hohlfuß stellt üblicherweise ein Frühsymptom der Charcot-Marie-Tooth-Krankheit, der Friedreich-Ataxie und des Roussy-Levy-Syndroms dar. Er kann somit für den Arzt ein hilfreiches Schlüsselsymptom zu verschiedenen schwerwiegenden neurologischen Erkrankungen sein.

Eine gründliche neurologische Basisdiagnostik mit Prüfung von motorischem, Sensibilitäts- und Reflexstatus ist daher immer notwendig. Die Vorgehensweise ergibt sich wegen der Häufigkeit progredienter neurologischer Störungen, die mit einer Hohlfußdeformität einhergehen.

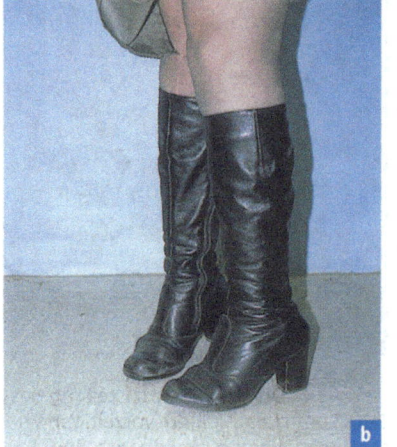

Abb. 1.143 a, b. Diese 32-jährige Patientin mit Friedreich-Ataxie benötigt hohe Absätze, um die Fußdeformität auszugleichen. Leider haben die deformierten Zehen in den spitz zulaufenden Stiefeln keinen ausreichenden Platz

Die neurologische Untersuchung muss die Kraftprüfung (MRC-Skala) und die Sensibilität mit epikritischer (Oberflächen-) und protopathischer (Tiefen-) Qualität umfassen. Die Diagnostik sollte dabei von distal nach proximal ansteigend erfolgen. Sehnenreflexe (bei HMSN meist erloschen), ein Kleinhirnfunktionstest (Finger-Nase-Versuch) und die Untersuchung der oberen Extremitäten ergänzen die Diagnostik. Man achte auch auf eine evtl. Skoliose und auf Zeichen einer spinalen Dysraphie (Nävus, Hautgrübchen, Lipome, Hypertrichose).

Inwieweit eine Untersuchung der kognitiven und koordinativen Fähigkeiten in den Bereich des Orthopäden fällt, ist Ermessenssache. Gegebenenfalls sollte eine konsiliarische Stellungnahme eingeholt werden.

Beim Verdacht oder dem Befund einer progredienten neurodegenerativen Störung ist die neurologische Zusatzdiagnostik zwingend, aber auch in diesen Fällen sollte der Orthopäde zumindest eine ausführliche Untersuchung des gesamten Bewegungsapparates einschließlich der Wirbelsäule und der oberen Extremitäten vornehmen.

Besonders wichtige klinische Symptome, die häufig mit einer Ballenhohlfußdeformität assoziiert auftreten können

- Sehstörungen (Augenmuskeln, Retinopathie),
- Gleichgewichtsprobleme,
- bulbäre Symptome,
- Sensibilitätsstörungen (Verteilungsmuster je nach Erkrankung unterschiedlich),
- eingeschränkte Blasen-Mastdarmfunktion,
- Tremor,
- Tonusveränderungen der Muskulatur,
- Skoliose (Abb. 1.144 a, b).

Zusatzverfahren zur diagnostischen Eingrenzung der Ätiologie der Fußdeformität haben im Allgemeinen keine wesentliche Auswirkung auf die notwendige Therapie. Es besteht die Gefahr, dass damit viel Zeit verloren geht, so dass sich die spätere Korrektur der Fußdeformität weitaus aufwendiger gestaltet. In diesem Zusammenhang soll auch darauf hingewiesen werden, dass sich die Hohlfußdeformität eventuell rasch progredient entwickeln kann, eine spontane Remission aber leider selten ist.

Die mögliche Progredienz der Deformität ist initial nicht absehbar, nur die Verlaufsbeobachtung erlaubt die Einschätzung der Dynamik des Leidens.

Wenn im Erwachsenenalter die Deformität knöchern fixiert ist, besteht häufig keine stärkere Progredienz mehr, abgesehen von einer Zunahme von Krallenzehen oder eines Rückfußequinus.

Die Verlaufskontrolle des Ballenhohlfußes insbesondere zur Abschätzung einer evtl. Progredienz sollte sich auf folgende Punkte stützen:

- klinische Untersuchung,
- neurologische Tests,
- radiologische Winkelbestimmung (Röntgen unter Belastung),
- standardisierte Fotodokumentation,
- dynamische Untersuchung (Video).

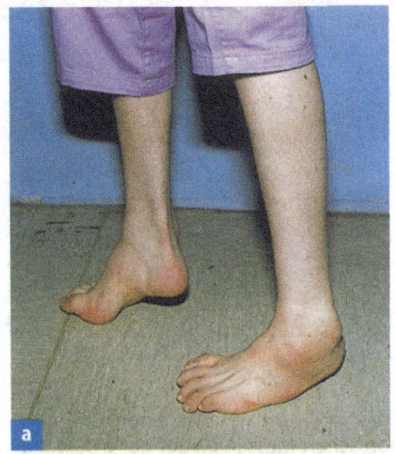

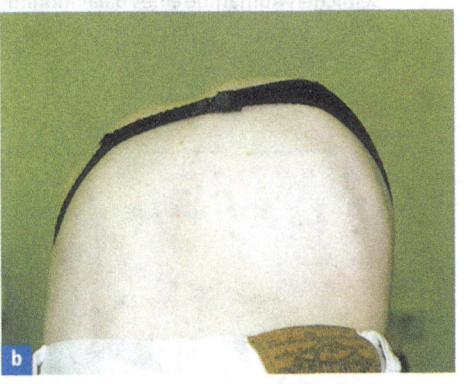

Abb. 1.144 a, b. 16-jähriges Mädchen mit schweren Ballenhohlfüßen bei Charcot-Marie-Tooth Erkrankung. Die Untersuchung der Wirbelsäule deckt eine fortgeschrittene Skoliose auf

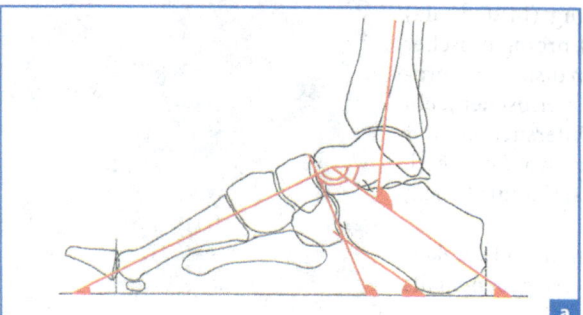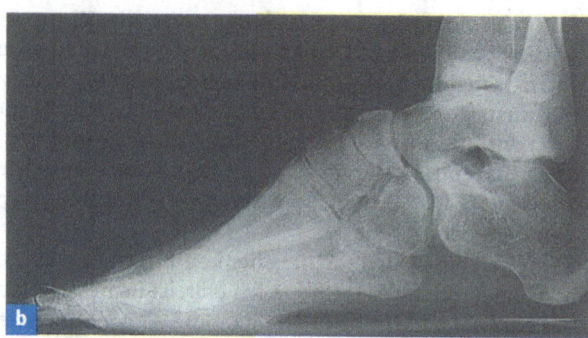

Abb. 1.145. Die verschiedenen röntgenologischen Messlinien auf der belasteten seitlichen Aufnahme eines Ballenhohlfußes

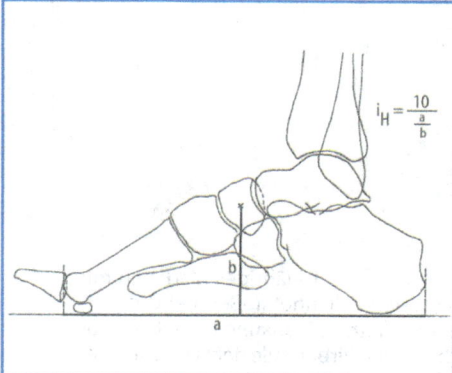

Abb. 1.146. Der Längen-Höhenindex nach Dennemann

1.5.2 Apparative Untersuchungen

Röntgen

Die Röntgenuntersuchung sollte immer unter Belastung (im Stehen) erfolgen um den Grad der strukturellen Fixierung zu dokumentieren.

Radiologische Winkel beim Hohlfuß (Normalwerte)
- Seitliche Aufnahme (Abb. 1.145)
  - Talus-MTI-Winkel nach Meary (~180°),
  - Kalkaneus-MTI-Winkel (130–140°),
  - tibiokalkanearer Winkel (~120°),
  - talokalkanearer Winkel (25–40°),
  - Kalkaneus-Boden-Winkel („calcaneal pitch") (10–30°),
  - Fersenauftrittswinkel (16–29°),
  - MTI-Auftrittswinkel (20–26°),
  - Chopart-Winkel (120°),
  - Längen-Höhen-Index nach Dennemann (1961) (Abb. 1.146) (10/2.3–10/2.7)
- AP-Aufnahme (Abb. 1.147):
  - Talus-Metatarsale-I-Winkel (0–22°),
  - Talus-Metatarsale-II-Winkel (6–42°),
  - talokalkanearer Winkel (15–40°),
  - Grad der navikularen Zentrierung (Abb. 1.148 a, b)

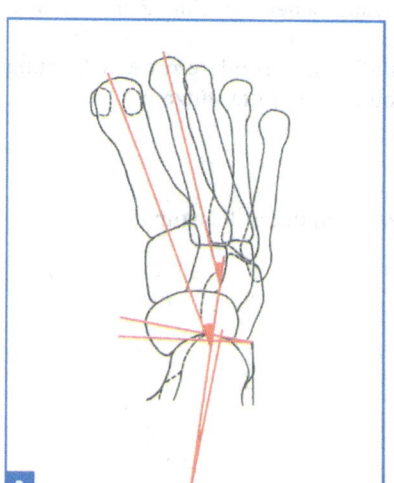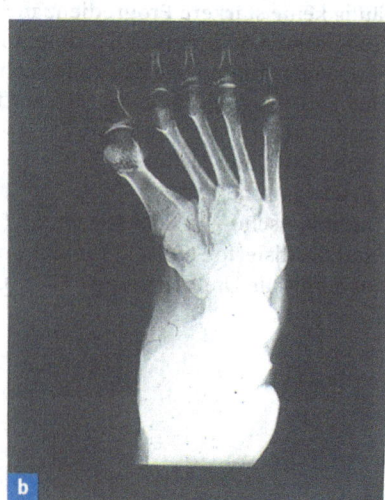

Abb. 1.147 a, b. Die verschiedenen Messlinien auf der belasteten AP-Aufnahme eines Ballenhohlfußes

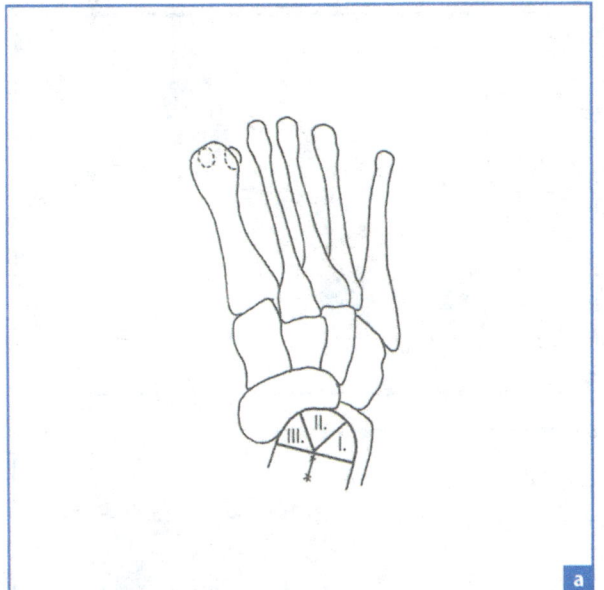
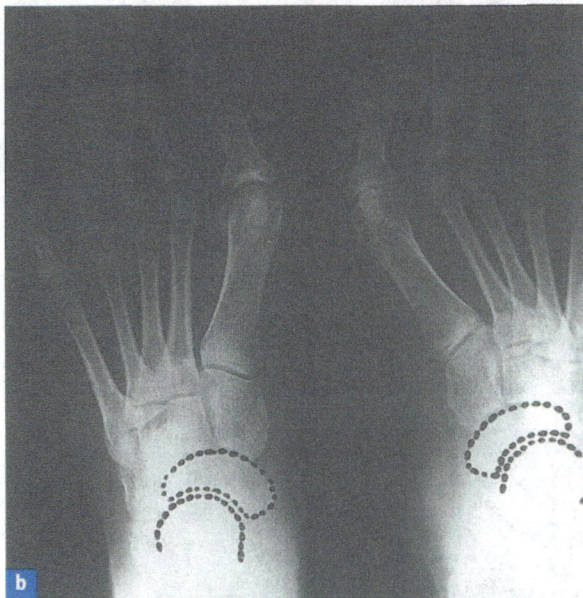

Abb. 1.148. a Der Grad der talonavikularen Zentrierung auf der belasteten AP-Aufnahme (es empfiehlt sich den Grad der Zentrierung in Drittel- oder Viertelstufen anzugeben), **b** Typischer Befund einer talonavikularen Dezentrierung um mehr als 25 %

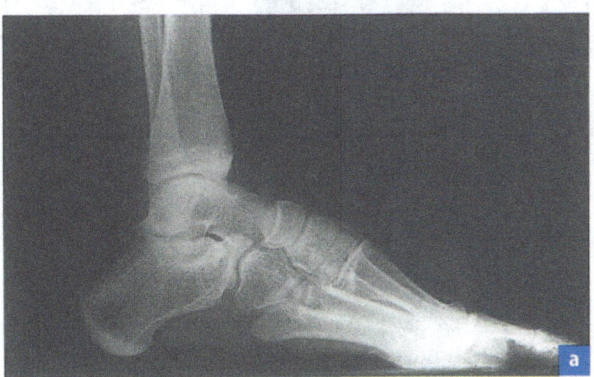
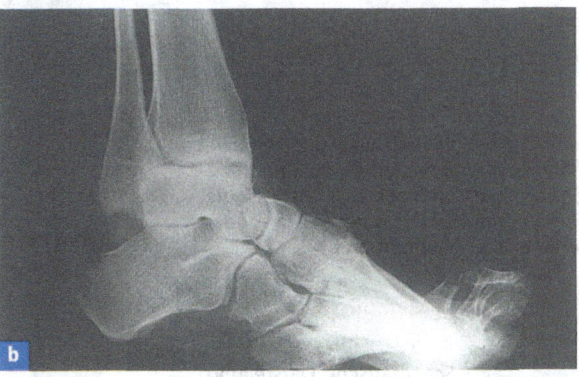

Seitliche Aufnahme

Die laterale Belastungsaufnahme stellt ein sensibles Instrument zur Beurteilung der Reponierbarkeit des Rückfußes dar (Abb. 1.149 a, b), außerdem erlaubt sie eine Abschätzung des Krümmungsscheitels, der im allgemeinen distal des Chopart-Gelenks lokalisiert ist.

Bedingt durch die Verkippung des Rückfußes bei fixiert steilstehendem erstem Strahl erlaubt die seitliche Aufnahme allerdings keine exakte Darstellung des Talus-Metatarsale-I-Winkels. Für diesen Zweck kann die Belastungsaufnahme mit hängendem erstem Strahl wiederholt werden (Abb. 1.150 a–d).

Stellt man den Rückfuß parallel zur Röntgenplatte ein, so kommt es zu einer Unterschätzung des Talus-Os-metatarsale-I-Winkels, da der Vorfuß adduziert und verkippt dargestellt wird. Stellt man dagegen die Platte parallel zum Vorfuß ein, so kommt es zu einer Überschätzung des Talus-Os-metatarsale-I-Winkels.

Bei einer Rückfußvarusstellung sollte zur exakten Beurteilung des oberen Sprunggelenks außerdem eine streng seitliche Aufnahme angefertigt wer-

Abb. 1.149. a Kompletter Ballenhohlfuß eines 16-jährigen Patienten: Man erkennt die Betonung des medialen und auch lateralen Längsgewölbes und die vollständige Zentrierung des Talonavikular- und Kalkaneokuboidgelenks, **b** Schwerer medialer Ballenhohlfuß mit vollständiger varischer Verkippung des Rückfußes und akzentuierter Fußaußenrandbelastung

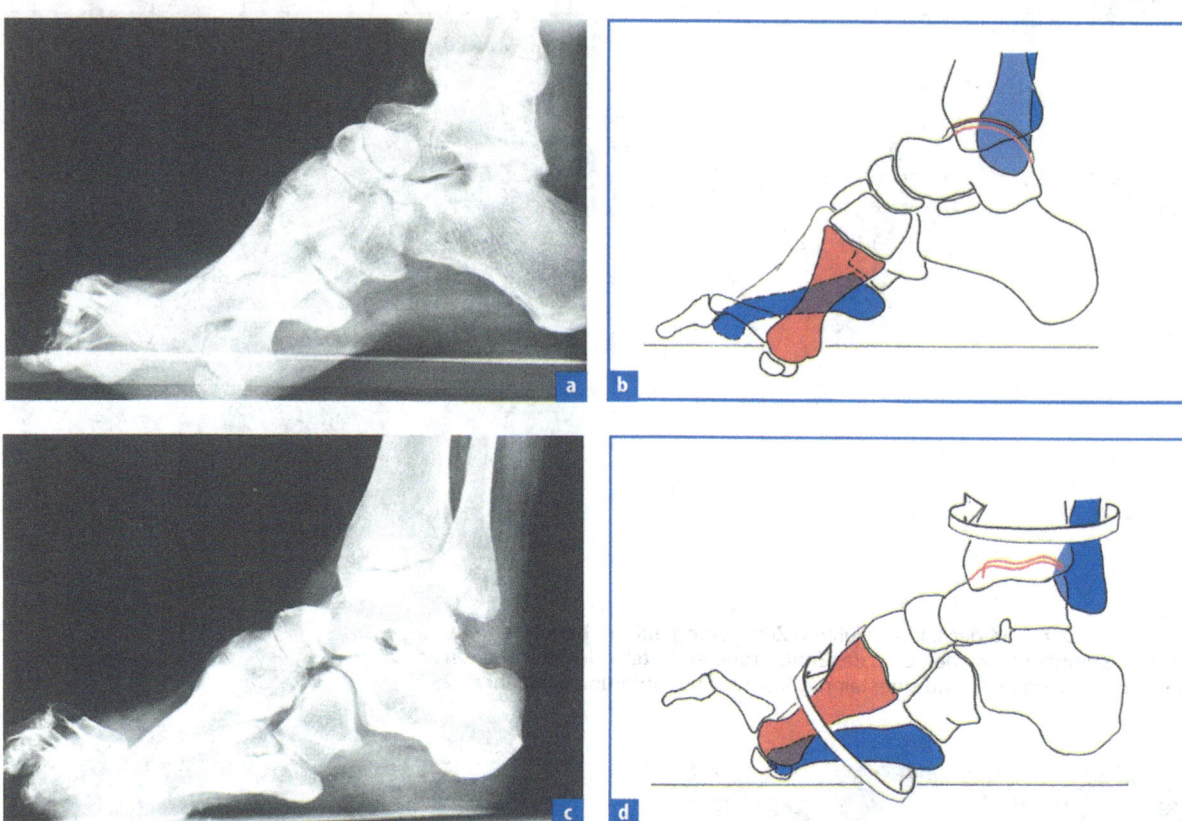

Abb. 1.150a–d. Durch belastete seitliche Röntgenaufnahme eines Ballenhohlfußes im Coleman-Block-Test lässt sich die Reponierbarkeit des unteren Sprunggelenks exakt dokumentieren

Abb. 1.151. a Schematische Darstellung des oberen Sprunggelenks in Innenrotation, Neutralstellung und Außenrotation der Knöchelgabel: Nur bei Neutralstellung erscheint die Talusrolle rund, **b** Bei nicht orthograd getroffener Aufnahme des oberen Sprunggelenks erscheint der Talus abgeflacht, bzw. deformiert

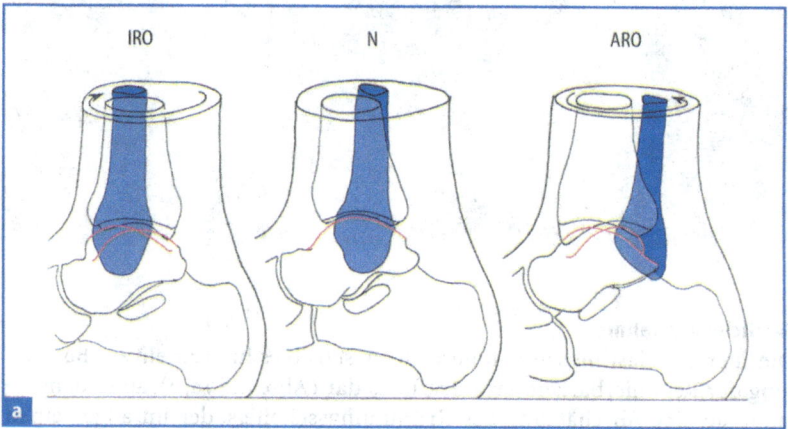

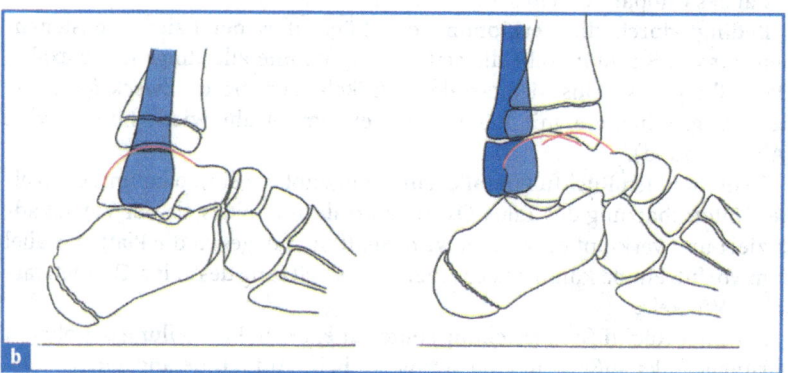

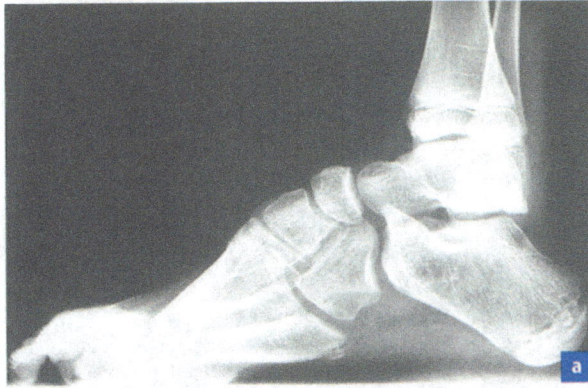 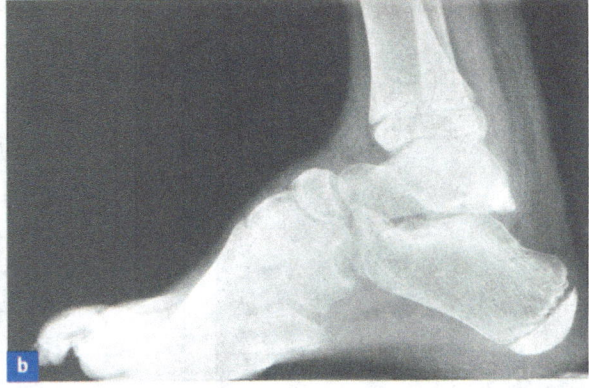

Abb. 1.152 a, b. Bei streng seitlicher Aufnahmetechnik des oberen Sprunggelenks lässt sich die Kongruenz und Rundung der Talusrolle exakt dokumentieren

◄

Abb. 1.153. Typische Kennzeichen eines medialen Ballenhohlfußes im entlasteten und belasteten Zustand: Man erkennt auf der entlasteten Aufnahme die kongruente Rundung der Talusrolle und die erhebliche Steilstellung des Os metatarsale I, auf der belasteten Aufnahme kommt es zur varischen Verkippung des Rückfußes mit Prominenz des Os metatarsale V

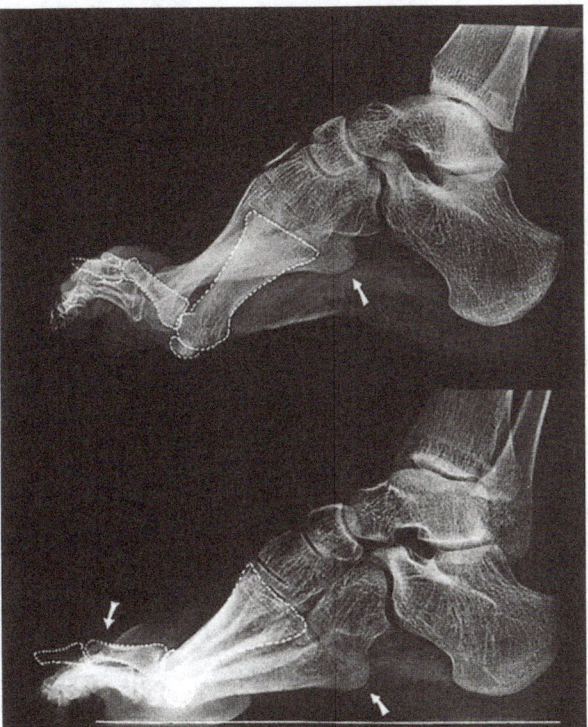

den (Abb. 1.151 a–d) um die Form der Talusrolle, die auf den seitlichen Aufnahmen ähnlich wie beim Klumpfuß abgeflacht erscheinen kann, zu dokumentieren (Abb. 1.152 a, b). In den meisten Fällen ist der Talus normal rund. Dies kann eventuell auch auf unbelasteten streng seitlichen Aufnahmen nachgewiesen werden (Abb. 1.153).

Ein Hohlfuß lässt sich röntgenologisch als Winkel zwischen Talus und Os-metatarsale I-Längsachse unter 150° definieren (Hsu in Jahss 1982).

Jeanne gab einen sog. Gewölbeindex zur Abschätzung des Hohlfußgrades an. Er wird durch den Quotienten aus der Höhe des Gewölbes (gemessen durch den Abstand der Tuberositas navicularis vom Boden) und der Länge des Fußes (gemessen durch den Abstand des Kalkaneus vom ersten Mittelfußköpfchen) an belasteten Seitaufnahmen bestimmt. Für den normalen Erwachsenen gab er einen Index von 0,27 an. Indizes über 0,3 wurden als pathologisch bezeichnet. (zit. nach Hackenbroch 1924)

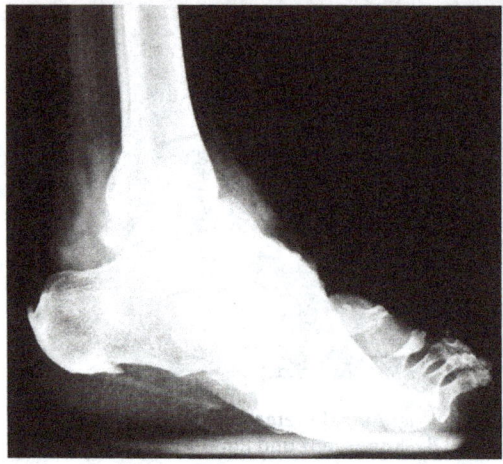

Abb. 1.154. Typischer Fersensporn bei einem schweren medialen Ballenhohlfuß, zusätzlich findet sich auch eine Ossifizierung des Achillessehnenansatzes

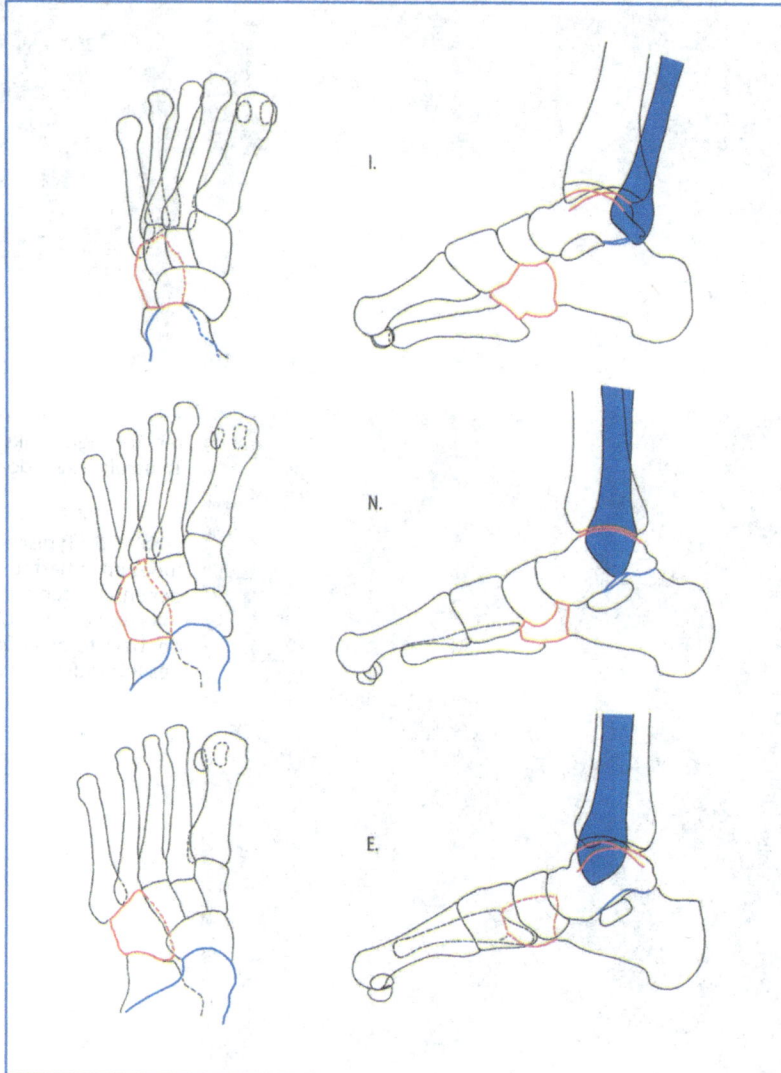

Abb. 1.155. Die unterschiedliche Projektion des Fußskeletts AP und seitlich bei Außenrotation, Neutralstellung und Innenrotation der Knöchelgabel

Schließlich lässt sich der Hohlfuß aber neben den Winkelmessungen noch anhand einer Vielzahl charakteristischer Röntgenzeichen auf der Seitaufnahme vom Normalfuß unterscheiden:

> Hackenbroch beschrieb das Auftreten eines Fersenspornes beim Ballenhohlfuß als sekundär durch fortgesetzte Traumatisierung des Kalkaneus verursacht (Abb. 1.154).

Röntgenzeichen einer Hohlfußdeformität auf der seitlichen Aufnahme
(Abb. 1.155–157)
- Verdrehte Einstellung der Knöchelgabel mit dorsaler Verlagerung des Außenknöchels,
- Parallelstellung von Talus und Kalkaneuslängsachse,
- sog. Sinus-Tarsi-Fenster,
- verkürzter Längsdurchmesser des Fersenbeins in Folge der Varusstellung,
- verminderter Abstand zwischen Innenknöchel und Os naviculare,
- horizontale Projektion des hinteren unteren Sprunggelenksspalts,

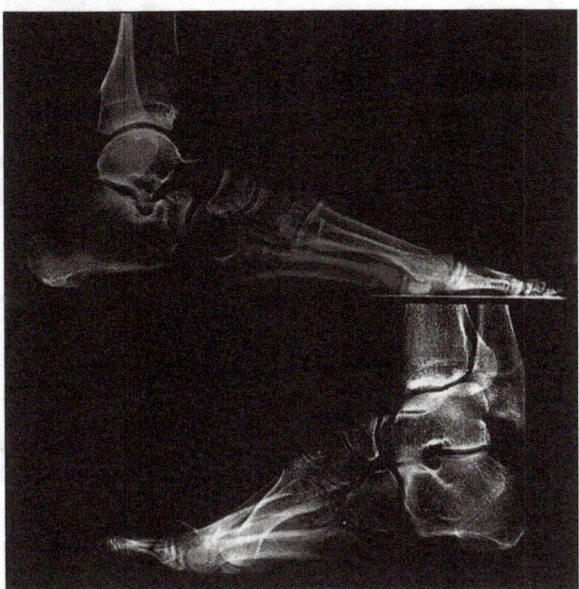

Abb. 1.156. Typische Merkmale eines Ballenhohlfußes (unten) im Vergleich zum Normalfuß

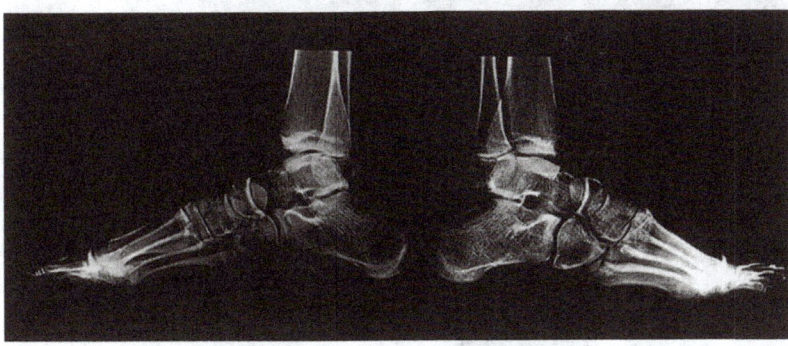

Abb. 1.157. Medialer Ballenhohlfuß rechts und leichter kompletter Ballenhohlfuß links mit typischer vermehrter Sklerosierung der distalen Tibia ventralseitig als Reaktion auf die eingeschränkte Dorsalflexion im oberen Sprunggelenk

- dreiecksförmiges Os naviculare,
- volle Darstellung des Os cuboideum, das normalerweise vom Os naviculare teilweise überdeckt ist,
- plantare Prominenz des Os metatarsale V, das parallel zur Auftrittsfläche steht und hypertrophiert ist,
- steil stehendes Os metatarsale I,
- Krallenzehen,
- eventuell vorliegende Basisfrakturen des Os metatarsale V.

▶ Ein typisches Röntgenzeichen, das eine eingeschränkte Dorsalflexion im oberen Sprunggelenk (im Sinne eines vorderen Impingements) anzeigt, ist die ventrale dreiecksförmige Sklerosierung der distalen Tibia (Abb. 1.157).

Röntgenzeichen des Hohlfußes auf der AP-Aufnahme (Abb. 1.158–161)
- Parallelität von Talus und Kalkaneuslängsachse,
- mediale Verschiebung im Talonavikular- und meist auch im Kalkaneokuboidgelenk,
- scheinbare Verkürzung der Os-metatarsale-I-Länge bedingt durch seine Steilstellung,
- Überlappung der lateralen Ossa metatarsalia, insbesondere des Os metatarsale IV und V bedingt durch die Vorfußadduktionsstellung.

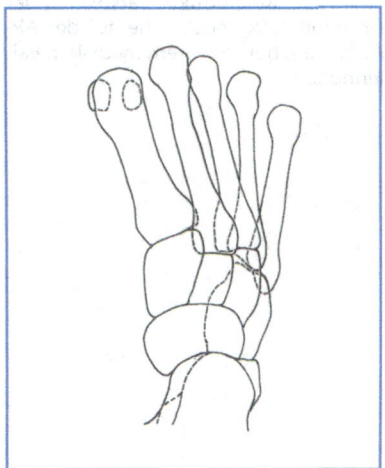

Abb. 1.158. Umrißskizze einer belasteten Röntgenaufnahme der Fußwurzel eines medialen Ballenhohlfußes in der AP-Projektion

Abb. 1.159. Typische röntgenologische Zeichen eines Ballenhohlfußes im Vergleich zum Normalfuß

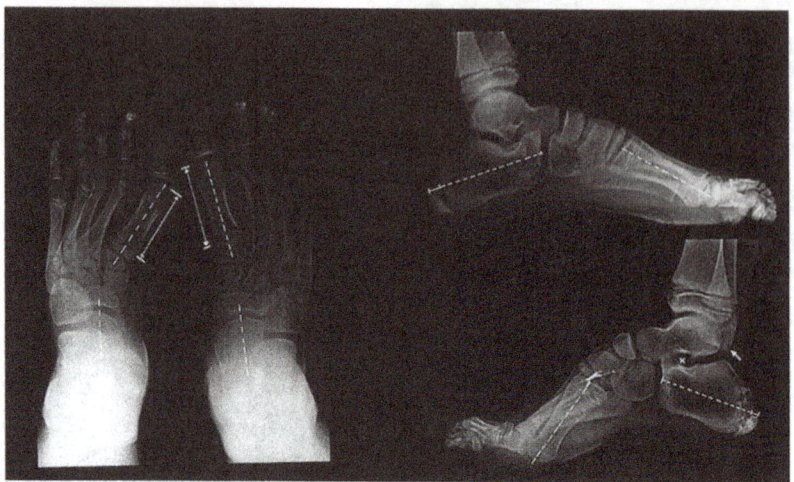

Abb. 1.160. Die Inkongruenz des Chopart-Gelenks bei ausgeprägten medialen Ballenhohlfüßen (38-jähriger Patient mit Charcot-Marie-Tooth-Erkrankung)

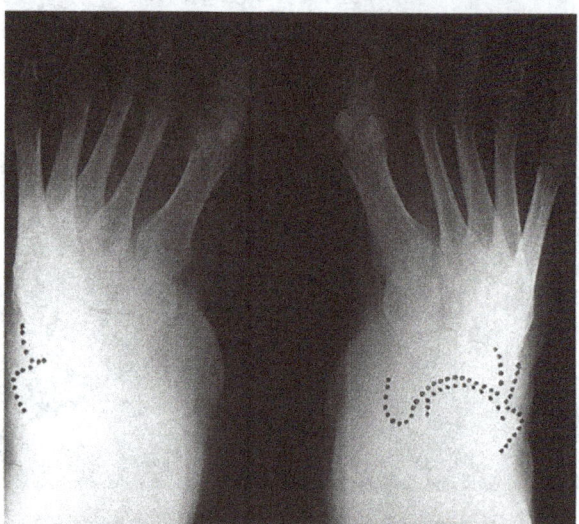

Abb. 1.161. Ringförmige Darstellung der Grundphalanx der 2. Zehe auf der AP-Aufnahme bei schwerem medialem Ballenhohlfuß

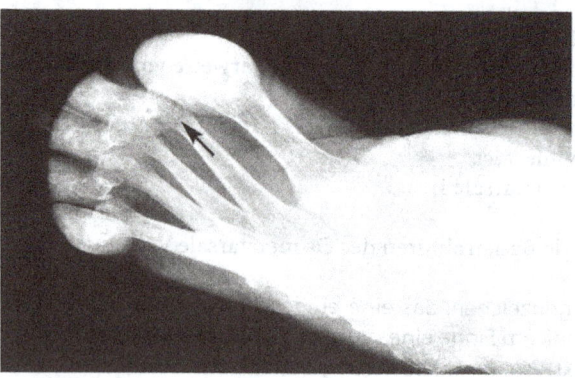

▶ Bei kontrakten Krallenzehen können die Phalangen quer getroffen sein und sich als sklerosierte Ringe darstellen (Abb. 1.161).

AP-Aufnahme

Die AP-Aufnahme unter Belastung lässt die Reponierbarkeit des Chopart- (Talonavikular- und Kalkaneokuboid-) Gelenks erkennen.

Auf Grund der Außenrotation des Talus und der Knöchelgabel beim Ballenhohlfuß kommt es stets zu einer Verminderung der Talus-Kalkaneus-Divergenz. Die Längsachse des Kalkaneus und des Os metatarsale V bilden einen offenen Winkel auf Grund der Adduktion des Vorfußes im Verhältnis zum Rückfuß. Zusätzlich lässt sich die Kongruenz des Talonavikular- und Kalkaneokuboidgelenks abschätzen. Es empfiehlt sich hierfür, die Umrisse der einzelnen Gelenkpartner zu umfahren. Ein weiterer pathologischer Winkel ist der Talus-/Os-metatarsale-I-Winkel, der auf Grund der Vorfußadduktion ebenfalls offen ist.

Schließlich lässt sich durch eine AP-Aufnahme unter Entlastung der Steilstellung des Os metatarsale I (Coleman-Block-Test) die Flexibilität des Rückfußes mit Wiederherstellung der Kalkaneus-Talus-Kongruenz abschätzen. Da man dies aber ebenso gut auch klinisch prüfen kann, scheint diese Aufnahme in den meisten Fällen entbehrlich.

Axiale Aufnahme

Es bietet sich die axiale Aufnahme des Kalkaneus unter Belastung an, um den Grad der Rückfußvarusstellung zu dokumentieren (Abb. 1.162). Eine evtl. zusätzliche Aufnahme im Coleman-Block-Test kann im Einzelfall weitere Hinweise zur Reponierbarkeit der Deformität liefern.

Fazit: Wir empfehlen für die klinische Routine Röntgenaufnahmen des Fußes AP und seitlich unter Belastung, nur in Ausnahmefällen sollten zusätzliche Aufnahmen in Coleman-Block-Test-Stellung unter Entlastung der Steilstellung des ersten Strahls hinzugefügt werden, beispielsweise zur präoperativen Planung und zur Klärung der Frage, ob das Subtalar- bzw. Chopart-Gelenk erhalten werden kann.

Spezielles zur Röntgendiagnostik beim Hackenhohlfuß

Seitliche Aufnahme (Abb. 1.163). Die Steilstellung betrifft Kalkaneus und Talus, so dass neben der Bestimmung des Kalkaneus-Bodenwinkels der Talokalkanear-Winkel gemessen werden sollte. Außerdem können der Talus-Metatarsale-I- und tibiokalkaneare Winkel bestimmt werden.

AP-Aufnahme (Abb. 1.164). Auf Grund der Steilstellung kommt es zur Übereinanderprojektion von Talus und Kalkaneus. Winkelmessungen sind aus Sicht der Autoren nicht sinnvoll.

Computertomographie

Eine Computertomographie kann bei unklaren Torsionsverhältnissen der Malleolengabel zur exakten präoperativen Planung sinnvoll sein. Dreidimensionale-CT-Rekonstruktionen des Fußes sind selten zur präoperativen Planung bei komplexen Fehlstellungen indiziert (Abb. 1.165 a, b). Allerdings kann bei diesem Verfahren die eventuell teilweise Korrektur nach vorausgehender Weichteillösung nicht berücksichtigt werden, so dass eine exakte präoperative Planung (Osteotomieschnitte bzw. -keile) damit nur eingeschränkt möglich ist.

Die Diagnostik mittels Computertomographie kann auch zur Beurteilung des Befalls der Unterschenkelmuskulatur herangezogen werden (Price et al., 1993).

Dabei lassen sich anhand der Darstellung der Muskulatur 4 Grade unterscheiden (Abb. 1.166).

- Grad 0 = keine Degeneration-normales Erscheinungsbild,
- Grad I = milde Degeneration (fokale mottenfraßähnliche Nekrosen),
- Grad II = stärkere Degeneration (diffuse Mottenfraßnekrosen),
- Grad III = schwere komplette Muskeldegeneration.

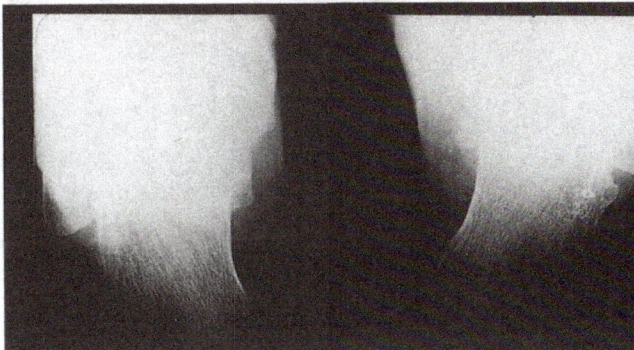

Abb. 1.162. Rückfußvarusstellung bei strukturellen medialen Ballenhohlfüßen

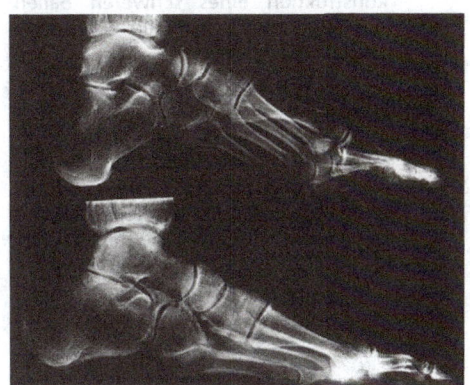

Abb. 1.163. Typischer Hackenhohlfuß nach Poliomyelitis (oben) im Vergleich zum Normalfuß (62-jähriger Patient)

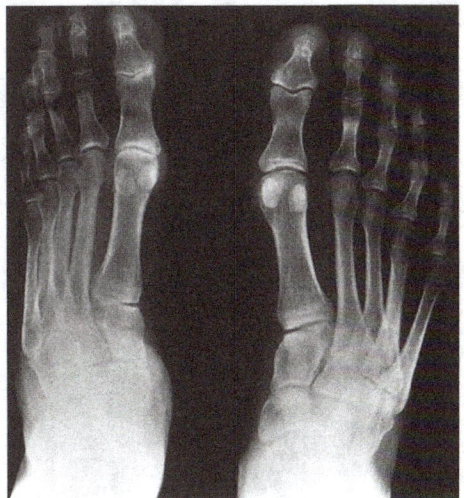

Abb. 1.164. Derselbe Patient in der AP-Aufnahme: Bedingt durch die starke Übereinanderprojektion von Rückfuß und Mittelfuß ist eine genaue Differenzierung der Gelenke nur eingeschränkt möglich

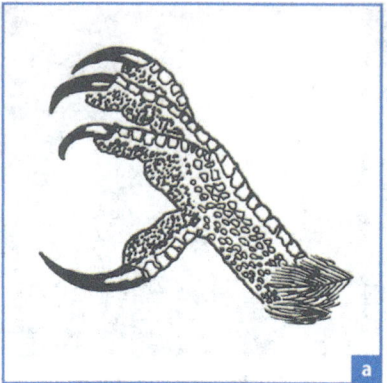

Abb. 1.165 a, b. Die dreidimensionale Rekonstruktion eines schweren Ballenhohlfußes erinnert an die Klaue eines Greifvogels

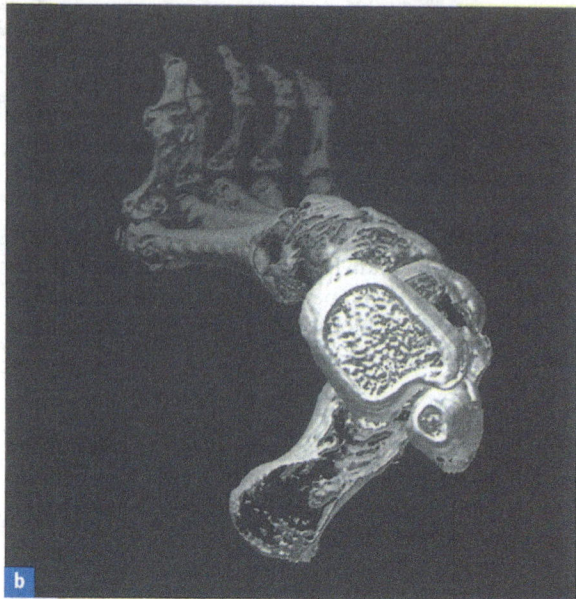

Abb. 1.166. Degeneration der anterioren und lateralen Unterschenkelmuskulatur bei einer 18-jährigen Patientin mit HMSN

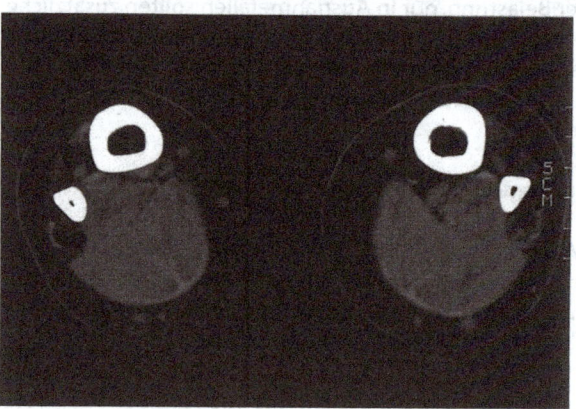

Magnetresonanztomographie

Eine Kernspintomographie kann ebenfalls zur Beurteilung von Weichteilstrukturen in Ausnahmefällen indiziert sein.

Szintigraphie

Die Szintigraphie sollte nur bei Verdacht auf entzündliche oder tumoröse Veränderungen (z. B. Osteomyelitis des Os metatarsale V) durchgeführt werden.

Dopplersonographie oder Angiographie

Die Dopplersonographie dient zur Beurteilung der Durchblutung vor operativer Korrektur, insbesondere bei mehrfach voroperierten Rezidivhohlfüßen mit ungünstigen Weichteilverhältnissen ist sie empfehlenswert.

EMG/NLG/SSEP

Die EMG-Untersuchung erlaubt die Differenzierung neuropathischer von myopathischen Formen. Bei den neuropathischen Formen kommt es zu Fibrillationen, positiven scharfen Wellen (Spikes) und verlängerten polyphasischen Abschnitten. Eine stärkere Willküranspannung zeigt ein gelichtetes Interferenzmuster. Bei den Myopathien findet man eine Verminderung der Amplitude bei komplettem Interferenzmuster als typische Merkmale.

Nervenleitgeschwindigkeitsuntersuchungen sind beim Vorliegen einer peripheren Neuropathie imstande, eine axonale von einer demyelinisierenden Erkrankung (HMSN Typ I oder II) zu unterscheiden. Während die axonale Erkrankungsform meist nur unwesentliche Verzögerungen der NLG zeigt, ist diese bei der demyelinisierenden Form enorm verzögert. Beim Verdacht zentraler Störungen können auch Untersuchungen motorisch und sensibel evozierter Potentiale weiterführend helfen.

Schließlich wird eine EMG-Untersuchung nicht nur aus diagnostischen Gründen sondern auch bei der Indikation zum Muskeltransfer empfohlen.

Dynamische Pedobarographie

Mit dieser Messmethode gelingt es, die Druckverteilung unter der Fußsohle sowie deren Kontaktfläche während des Abrollvorganges zu erfassen. Das System (EMED SF) besteht aus einer Messplattform (36 × 19 cm) mit insgesamt 2736 Sensoren. Die Mess-Signale werden mit einer Abtastrate von 50/sec über die gesamte Standphasendauer in den Datenspeicher übertragen. Die Messplatte ist ebenerdig in den Verlauf der Gehstrecke eingebettet. Für jeden Fuß werden nach einem Meßprotokoll jeweils mindestens 5 Durchgänge gemessen und der Mittelwert bestimmt. Damit der Patient die Platte nicht bewusst trifft und so die Meßergebnisse verfälschen könnte, sind Probeläufe empfehlenswert, um eine möglichst natürliche Schrittfolge zu gewährleisten.

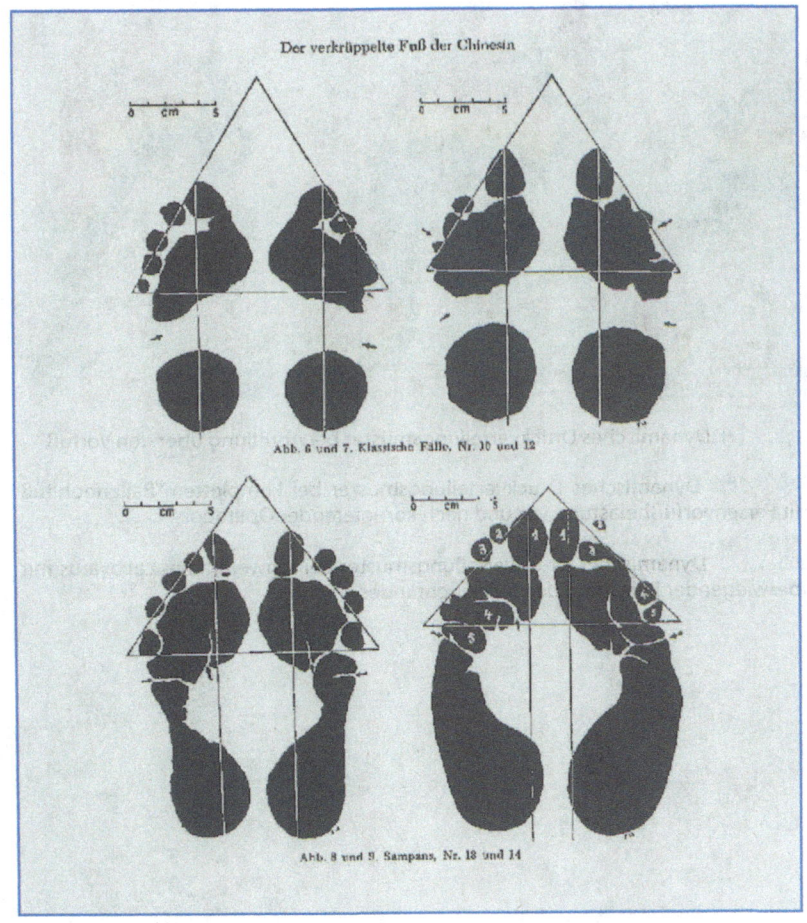

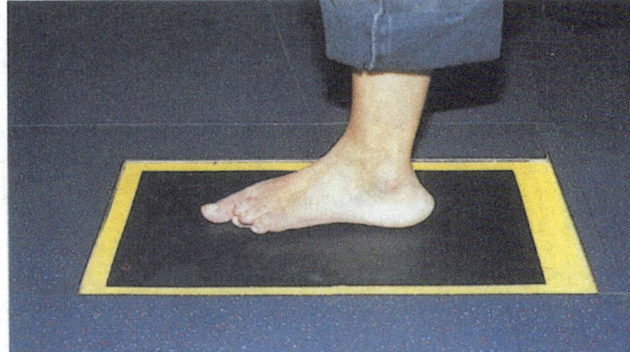

Abb. 1.167. a Historische Darstellung des Druckverteilungsmusters der Fußsohle bei schweren kompletten Ballenhohlfüßen (aus J. Wolf, 1959), **b** Messvorrichtung bei Aufnahme einer dynamischen Druckverteilungsmessung mit dem EMED-System

Über die ermittelten Daten können durch ein Softwareprogramm unter anderem folgende Parameter bestimmt werden:

- dynamisches Druckverteilungsmuster des Fußes,
- dreidimensionale Darstellung der Druckverteilung,
- Maximaldruck,
- Kontaktfläche innerhalb definierter Belastungsmasken,
- Kontaktzeit
- Druck-Zeit-Integral.

Die Methode ermöglicht eine objektive dynamische Diagnostik und erlaubt dadurch auch den Vergleich zwischen präoperativem Befund und postoperativem Korrekturergebnis (Abb. 1.169).

Anhand von Pedobarographie-Untersuchungen lassen sich drei verschiedene Gangmuster des Ballenhohlfußes identifizieren, die der Hauptkomponente der jeweiligen Deformität entsprechen:

- Abrollung über den Vorfuß (primäre Komponente Equinus) (Abb. 1.168),
- Abrollung über Ferse und Vorfuß (primäre Komponente Kavus) (Abb. 1.169),
- Abrollung über den Fußaußenrand (primäre Komponente Varus) (Abb. 1.170).

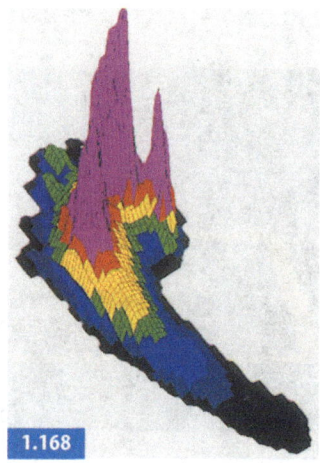
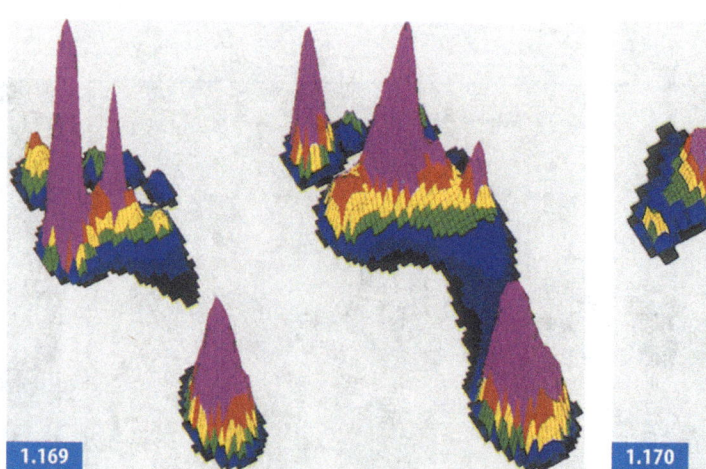

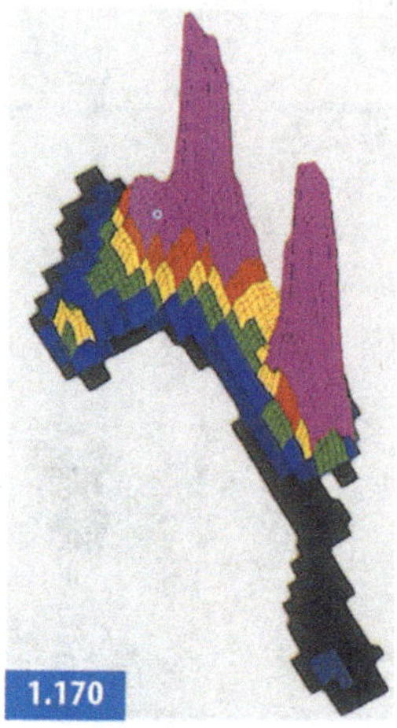

Abb. 1.168. Dynamisches Druckverteilungsmuster bei Abrollung über den Vorfuß

Abb. 1.169. Dynamisches Druckverteilungsmuster bei komplettem Ballenhohlfuß mit Fersenvorfußbelastung vor und nach korrigierender Operation

Abb. 1.170. Dynamisches Druckverteilungsmuster bei schwerem Pes cavovarus mit überwiegender Belastung des Fußaußenrandes

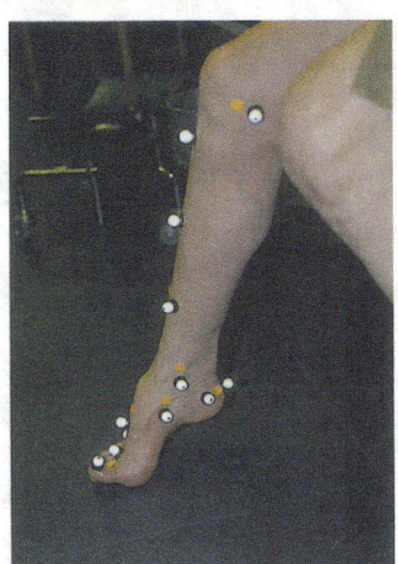

Abb. 1.171. Vorbereitung eines Patienten mit Hohlfuß zur dynamischen Messung

Instrumentelle Ganganalyse

Giannini et al. haben eine detaillierte Untersuchungsmethode angegeben, bei der der Fuß mit reflektierenden Markern versehen wird (Abb. 1.171), deren Bewegung im Raum durch ein Kamera-Computer-System erfasst wird. Damit können die Bewegungen der einzelnen Segmente quantitativ erfasst werden.

Muskelbiopsie/Nervenbiopsie

Die Muskelbiopsie ist nur selten beim Verdacht einer Myopathie angezeigt und wird meistens aus dem M. gastrocnemius oder M. vastus lateralis entnommen.

Eine Nervenbiopsie wird im Allgemeinen beim Verdacht einer peripheren Neuropathie indiziert und sollte aus dem N. suralis unterhalb des Außenknöchels entnommen werden, wobei wir empfehlen, den Nerv längs zu spalten und aus einer Hälfte ein 1–1,5 cm langes Stück (ohne Quetschung des Präparates) zu resezieren.

Laboruntersuchungen

Laborchemisch sind beim Verdacht auf eine Friedreich-Ataxie wegen der möglichen Koinzidenz mit einem Diabetes mellitus Blutzuckerbestimmungen und beim Verdacht einer Myopathie die Analyse der Muskelenzyme (CPK, SGOT, LDH) hilfreich.

Die Untersuchung des Liquors ist nur in Ausnahmefällen angezeigt.

EKG

Ein EKG ist beim Verdacht einer Friedreich-Ataxie hilfreich, um eine Herzmuskelbeteiligung auszuschließen.

Auch wenn sich bei einem gewissen Prozentsatz der Fälle nach den durchgeführten Untersuchungen keine Ursache für die Entstehung der Deformität finden lässt, hat dieser Umstand für die Behandlungsindikation des Fußes und die Planung des therapeutischen Vorgehens nur untergeordnete Bedeutung.

Bereits bei Dieffenbach (1841) findet sich eine Beschreibung unterschiedlicher Grade der Hohlfußdeformität, die der Autor unter das Kapitel Pferdefüße einordnete:

„Der Fuß ist der Länge nach verkürzt. Der Rücken des Fußes ist stark convex, die Sohle ausgehöhlt, die Zehen sind noch stärker als im vorigen Fall zurückgebogen, besonders die große, deren Nagel bisweilen den Fußrücken berührt, die Extensoren der Zehen sind verkürzt, die Beuger verlängert. Der Mensch tritt auf die Köpfe der Metatarsalknochen und auf die reclinierten Zehen. Die Achillessehne ist hier zwar wie in den vorigen Fällen verkürzt, spannt sich aber beim Gehen nicht so stark wie in den ersten Fällen, da sie durch das Zusammengefaltetsein des Fußes von vorn nach hinten, beim Auftreten etwas weniger in Anspruch genommen wird. Auch diese Form ist wieder dreifach, entweder steht der zusammengebogene Fuß in gerader Richtung zum Unterschenkel, oder er weicht von ihr bald nach außen oder innen ab, wodurch er sich an den Varus oder Valgus anschließt. Die Annäherung an Varus ist am häufigsten.
In noch höherem Grade ist der Fuß dergestalt von vorn nach hinten zusammengedrückt, dass er mehr breit als lang ist, die Aushöhlung der Sohle wird zur mehrere Zoll tiefen Furche, und die Köpfe der Metatarsalknochen sind der Ferse stark genähert." (Dieffenbach 1841)

Ein Hohlfuß kann nach verschiedenen Kriterien klassifiziert werden:

- nach dem Sitz der Deformität (bzw. nach der Lage des Krümmungsscheitels),
- nach der zugrundeliegenden Ätiologie (progredient oder stationär),
- nach der Schwere der Deformität (bzw. nach dem Grad der Flexibilität oder der funktionellen Einschränkung).

Klassifikation nach dem Sitz der Deformität

Der Hohlfuß lässt sich in anterioren, posterioren und kombinierten Hohlfuß unterteilen. Die genaue Unterscheidung ist deshalb so schwierig, weil beim anterioren Hohlfuß (Vorfußspitzfuß) bei ausreichender Beweglichkeit im oberen Sprunggelenk (ohne Wadenmuskelverkürzung) unter Belastung automatisch eine Steilstellung des Kalkaneus, wie sie beim posterioren Hohlfuß typisch ist, auftritt. Die Unterscheidung sollte deshalb Vorfuß und Rückfuß getrennt berücksichtigen und jeweils bei Neutralstellung des oberen Sprunggelenks überprüft werden.

Smith et al. (1992) sowie Mestdagh et al. (1998) unterscheiden zwischen dem anterioren Pes cavus, bei dem eine verstärkte Plantarflexion des Vorfußes im Verhältnis zum Rückfuß vorliegt und dem posterioren Pes cavus, bei dem es zu einer verstärkten Dorsalflexion des Rückfußes (Kalkaneus) in Relation zum Vorfuß kommt.

Anteriorer Hohlfuß (Abb. 1.172)
- Talonavikular-/Kalkaneokuboid- (= Chopart) -Kavus bzw. -Equinus,
- Navikulokuneiformekavus
- Tarsometatarsaler (= Lisfranc) -Kavus
- kombinierter Kavus.

Unterklassifikation des anterioren Hohlfußes anhand begleitender Deformitäten
- Vorfußkavus mit Pronation,
- Vorfußkavus mit Neutralstellung der Ossa metatarsalia,
- Vorfußkavus mit Valgusstellung der Ossa metatarsalia,

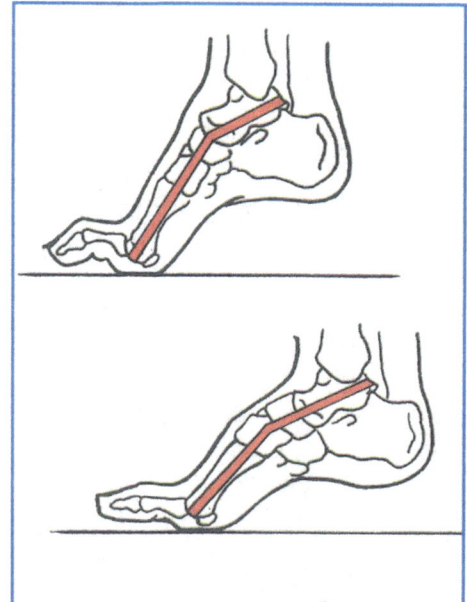

Abb. 1.172. Die unterschiedliche Lokalisation der Krümmungsscheitel

- Vorfußkavus mit Adduktionsstellung,
- Vorfußkavus mit Rückfußequinus (Equinokavus),
- Vorfußkavus mit Rückfußequinovarus (Equinokavovarus).

Posteriorer Hohlfuß
Ist im eigentlichen Sinne der Hackenhohlfuß (s. dort).

Kombinierter Hohlfuß (Abb. 1.173)
Kombination aus anteriorem und posteriorem Kavus.

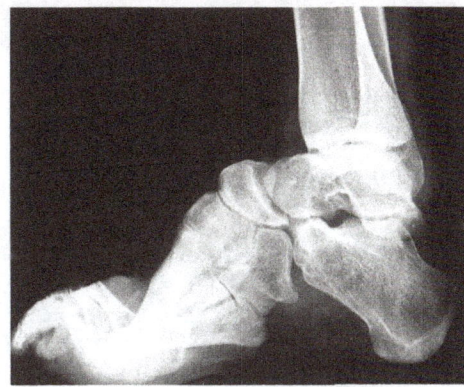

Abb. 1.173. Schwerer kombinierter Ballen- und Hackenhohlfuß

Wir schlagen folgende Klassifikation vor:

1. Medialer Ballenhohlfuß:
- Krallenzehen,
- Vorfußpronation,
- Dorsalflexion im oberen Sprunggelenk eingeschränkt,
- Wadenmuskulatur intakt,
- Rückfuß varisch.

2. kompletter Ballenhohlfuß:
- Krallenzehen,
- Vorfuß gleichmäßig steilstehend,
- Dorsalflexion im oberen Sprunggelenk möglich,
- Wadenmuskulatur intakt,
- Rückfuß neutral.

3. Hackenhohlfuß:
- Wadenmuskulatur geschwächt,
- Intrinsische Muskulatur erhalten,
- Dorsalflexion im oberen Sprunggelenk frei,
- Rückfußpathologie (Calcaneus).

4. Mischformen.

Klassifikation nach dem Schweregrad
3-gradig:
- leichter Ballenhohlfuß,
- mittelschwerer Ballenhohlfuß,
- schwerer Ballenhohlfuß.

5-gradig:
- erstgradig (voll flexibel, nur beim hängenden Fuß);
- zweitgradig (in Stand- und Schwungphase, voll flexibel);
- drittgradig (in Stand- und Schwungphase, fixierte Steilstellung des Os metatarsale I, Rückfuß flexibel, Coleman-Block-Test positiv, Chopart-Gelenk vollständig reponierbar);
- viertgradig (in Stand und Schwungphase, Os metatarsale I fixiert, Rückfußvarusstellung fixiert, Chopart-Gelenk nicht vollständig reponierbar, Zehen kommen in der Standphase zum Boden), Dorsalflexion im oberen Sprunggelenk maximal bis zur Neutralstellung möglich;
- fünftgradig (fixierte Cavovarusstellung mit fixierten Deformitäten in Vorfuß, Mittelfuß und Rückfuß, Zehen bleiben auch in der Standphase vom Boden abgehoben), die Ferse bleibt hochstehend.

Klassifikation nach der funktionellen Einschränkung
- Standphasenprobleme,
- Schwungphasenprobleme,
- Stand- und Schwungphasenprobleme.

Wir empfehlen eine an klinischen Befunden orientierte praxisnahe 3-gradige Einteilung unter Berücksichtigung des vorher festgestellten Sitzes der Deformität:

Medialer Hohlfuß

a) Der *flexible* mediale Hohlfuß, bei dem die Steilstellung nur unter aktiver Dorsalflexion des hängenden Fußes erkennbar ist, die Hohlfußstellung sich aber unter Belastung (bei geschlossener Gelenkkette) vollständig und ohne Auswirkung auf den Rückfuß ausgleicht. Die Beweglichkeit im oberen Sprunggelenk ist frei.

b) Der *teilfixierte* mediale Hohlfuß mit flexiblen Zehendeformitäten, bei dem sich die Steilstellung des ersten Strahls unter Belastung nicht ausgleicht und entsprechend zur Varusstellung des Rückfußes führt. Die Dorsalflexion im oberen Sprunggelenk ist über die Neutralstellung hinaus möglich, aber eingeschränkt.

c) Der *fixierte* mediale Hohlfuß mit fixierten Zehendeformitäten, bei dem zusätzlich die Zehen auch unter Belastung vom Boden abgehoben bleiben. Die Varusstellung ist fixiert. Die Dorsalflexion im oberen Sprunggelenk ist maximal bis zur Neutralstellung möglich.

Kompletter Hohlfuß

a) Der *flexible* komplette Hohlfuß, d. h. der Hohlfuß ist bei hängendem Fuß bzw. unter aktiver Dorsalflexion des hängenden Fußes (in offener Gelenkkette) erkennbar und gleicht sich beim Stehen (d. h. in geschlossener Gelenkkette) vollständig aus. Die Beweglichkeit im oberen Sprunggelenk ist frei.

b) Der *teilfixierte* komplette Hohlfuß mit flexiblen Zehendeformitäten, d. h. der Hohlfuß ist beim hängenden (offene Gelenkkette) und beim belasteten Fuß (geschlossene Gelenkkette) erkennbar und durch fixierte Hohlfußdeformität des Fußskeletts gekennzeichnet, die Zehendeformitäten gleichen sich aber unter Belastung aus, d. h. die Zehen kommen zum Boden. Die Dorsalflexion im oberen Sprunggelenk ist über die Neutralstellung hinaus möglich, aber eingeschränkt. Der Rückfuß steht neutral.

c) Der fixierte komplette Hohlfuß mit fixierten Zehendeformitäten, bei dem sich die Krallenzehen auch unter Belastung nicht ausgleichen und die Zehenkuppen in der Luft bleiben. Die Dorsalflexion im oberen Sprunggelenk ist maximal bis zur Neutralstellung möglich. Der Rückfuß steht neutral.

Der Hackenhohlfuß

a) Der *leichte* Hackenhohlfuß ermöglicht die Plantarflexion im oberen Sprunggelenk. Die Zehenkuppen und die Os-metatarsale-Köpfchen erreichen den Boden.

b) Der *mittelschwere* Hackenhohlfuß ermöglicht die Plantarflexion im oberen Sprunggelenk nur bis maximal zur Neutralstellung. Die Zehenkuppen erreichen den Boden, der Vorfuß (die Metatarsale-Köpfchen) ist aber angehoben.

c) Der *schwere* Hackenhohlfuß zeigt eine kontrakte Dorsalflexionsstellung im oberen Sprunggelenk mit ausschießlicher Fersenbelastung. Vorfuß und Zehen sind entlastet.

▶ Auch Krallenzehen wollen klassifiziert werden (Abb. 1.174 a, b)!!

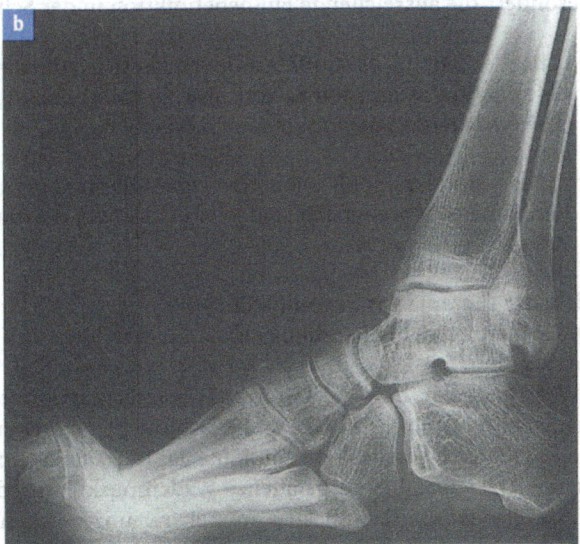

Klassifikation der Krallenzehen

unbelastet   belastet

1 flexibel,
  nur im Hängen

2 teilkontakt,
  Zehenkuppen
  kommen zum
  Boden

3 Kontakt,
  Zehenkuppen
  bleiben in der
  Luft

a

b

Abb. 1.174. a Krallenzehen lassen sich nach dem Grad der passiven Korrigierbarkeit unter Belastung einteilen, **b** Drittgradige völlig kontrakte Krallenzehen bei einem 32-jährigen Patienten mit Roussy-Levy-Syndrom

1.7 Indikationen und Therapieprinzipien des Hohlfußes

▶ „The treatment of pes cavus continues to challenge the orthopedic surgeon due to the multiple combinations of clinical deformities, the varying patterns of muscle imbalance, the diverse theories regarding etiology and pathogenesis and the myriad of surgical procedures which have been proposed, not only to correct deformity but also to prevent its recurrence." (Thometz u. Gould 1992)

▶ „Treatment of the cavus foot is often frustrating." (Banks 1992)

▶ Die Indikation zur Therapie ergibt sich aus dem aktuellen Befund *und* den Beschwerden des Patienten.

1.7.1 Allgemeine Ziele der Therapie

Ziele der Therapie des Ballenhohlfußes

Da sich der Hohlfuß im Allgemeinen in Folge eines Muskelungleichgewichts entwickelt und dieses Muskelungleichgewicht bei ein und derselben Deformität völlig unterschiedlich sein kann, müssen möglichst alle an der Deformität beteiligten Faktoren beachtet werden. Bei einer progredienten neurodegenerativen Erkrankung sollte man die Erwartungen für sich und den Patienten nicht unrealistisch hoch setzen („You can't make chicken salad out of chicken shit", S. Skinner) (Abb. 1.175a,b). Ein plantigrader, druckstellenfreier Fuß mit ausreichender Beweglichkeit im oberen Sprunggelenk sollte aber in jedem Fall angestrebt werden. Wenn ausreichende Muskulatur vorhanden ist, sollte das Ziel in der maximal möglichen Balance bestehen. Dazu zählt besonders die ausreichende Fußhebefunktion in der Schwungphase.

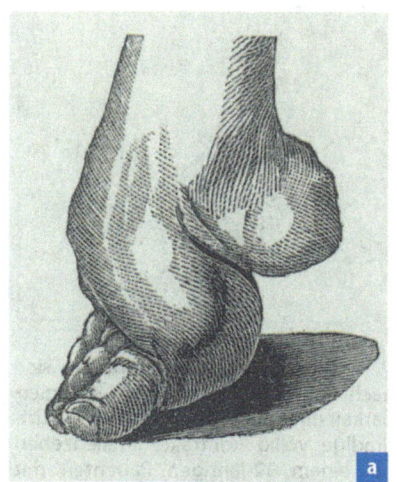

▶ „Chez l'enfant qui ne souffre pas leur objectif est d'enrayer l'évolution de la déformation": Meary formulierte als Therapieziel beim schmerzfreien Kind die Verhinderung der Progression des Leidens.

▶ „Chez l'adulte qui souffre, leur objectif est de soulager la gêne fonctionnelle": Beim Erwachsenen mit Leidensdruck sieht er die funktionelle Verbesserung im Vordergrund.

Ziele der Therapie des Hackenhohlfußes

Die Prinzipien der Behandlung des Lähmungsfußes sind hier in vollem Umfange gültig.

Dies bedeutet, dass die Deformität primär korrigiert werden muss, anschließend instabile Gelenke orthetisch oder operativ zu stabilisieren sind und schließlich versucht werden sollte das Muskelungleichgewicht zu balancieren. Dass dies bei ausgefallener Wadenmuskulatur, die eine mehrfache Kraft aller Fußmuskeln besitzt, immer nur unzureichend möglich ist, darf nicht verwundern. Die Behandlung erfordert oft die Kombination der Operation mit orthopädietechnischer Versorgung. Ziel ist die Stellungs- und Funktionsverbesserung des Fußes und eine Erleichterung des Orthesengebrauchs.

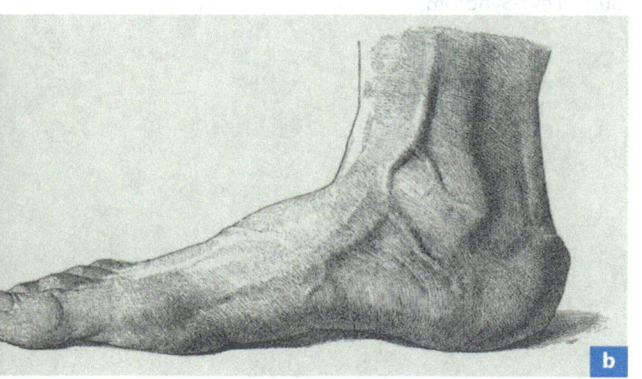

Abb. 1.175 a, b. Ein völlig normaler Fuß kann aus einem schweren kontrakten Hohlfuß nicht „gezaubert" werden

Therapieplanung

Die Therapie sollte besonders bei festgestellter Progredienz der Fußdeformität rechtzeitig einsetzen, und zwar noch bevor das Subtalargelenk in Fehlstellung fixiert ist. Die prophylaktische Operation einer völlig asymptomatischen Fehlstellung ist dagegen nicht sinnvoll.

Die Kenntnis der Faktoren, die einer Korrektur Widerstand leisten, ist für die Therapieplanung entscheidend:

Während beim Kind die Deformität meist noch weichteilig fixiert ist, kann bereits ab dem 10. Lebensjahr die knöcherne Deformierung hinzutreten. Beim Erwachsenen ist diese im allgemeinen Hauptbestandteil des Problems.

Die Therapieplanung orientiert sich an folgenden Faktoren:
a) zu Grunde liegende (meist neurologische) Ursache,
b) Ausmaß des Muskelungleichgewichtes,
c) Alter des Patienten,
d) funktionelle Einschränkung durch die Deformität,
e) passive Korrigierbarkeit,
f) vorhandene Restfunktionen (Abb. 1.176).

Zu a) Coleman empfiehlt bei progredienten Störungen zuzuwarten, bis sich das genaue Ausmaß der neurologischen Schädigung abzeichnet (was für uns allerdings unverständlich ist, da sich häufig bedingt durch Muskelungleichgewicht, Bodenreaktionskräfte und Wachstum eine weitere Verschlimmerung einstellt).

Zu b) Die Art und Verteilung des Muskelungleichgewichtes bestimmt das therapeutische Vorgehen, d. h. wenn keine ausreichend kräftigen Muskeln für einen Transfer vorhanden sind, wird das funktionelle Ergebnis anders sein, als wenn weitgehend normale Muskulatur vorliegt, obwohl die Deformität in beiden Fällen scheinbar gleich aussieht.

Zu c) Bei Kindern sind im allgemeinen noch keine knöchernen Stabilisierungsoperationen notwendig und Muskelverpflanzungen besitzen ein remodellierendes Potential. Die Situation bei Jugendlichen und Erwachsenen erfordert dagegen fast immer Kombinationseingriffe.

Zu d) Die funktionelle Einschränkung bestimmt das Vorgehen. Ohne Einschränkung des Patienten sind ein abwartendes Verhalten oder konservative Maßnahmen gerechtfertigt.

Zu e) Bei voller passiver Korrigierbarkeit (Ausgleichbarkeit) der Deformität sind meist konservative Therapie oder muskelbalancierende Maßnahmen ausreichend. Instabile Gelenke sollten extern geführt oder operativ stabilisiert werden (Orthesen/Schuhe).

Zu f) Der funktionelle Gewinn durch jede therapeutische Maßnahme hängt entscheidend von den vorhandenen Restfunktionen ab. Eine ausgefallene Wadenmuskelfunktion kann durch keine Therapie wiederhergestellt werden.

Zu einer gründlichen Planung der Therapie zählt neben den oben geschilderten klinischen und apparativen Diagnostiken auch die Abschätzung des weiteren Verlaufes der Deformität bzw. der Erkrankung des Patienten. Besonders wenn Familienmitglieder ebenfalls betroffen sind, ist eine ungefähre Abschätzung des Verlaufes möglich. Die regelmäßige Befunddokumentation in etwa jährlichen Abständen kann ebenfalls hilfreich sein. Bei instabilen Füßen oder einer Fußheberparese kann die Simulation der geplanten Operation mit Unterschenkelorthesen für den Patienten hilfreich sein, da sich viele Betroffene nichts unter einer Stabilisierung bzw. Versteifung des unteren Sprunggelenks vorstellen können bzw. Funktionseinbußen befürchten, auch wenn sie vorher chronisch Supinationstraumata erlitten.

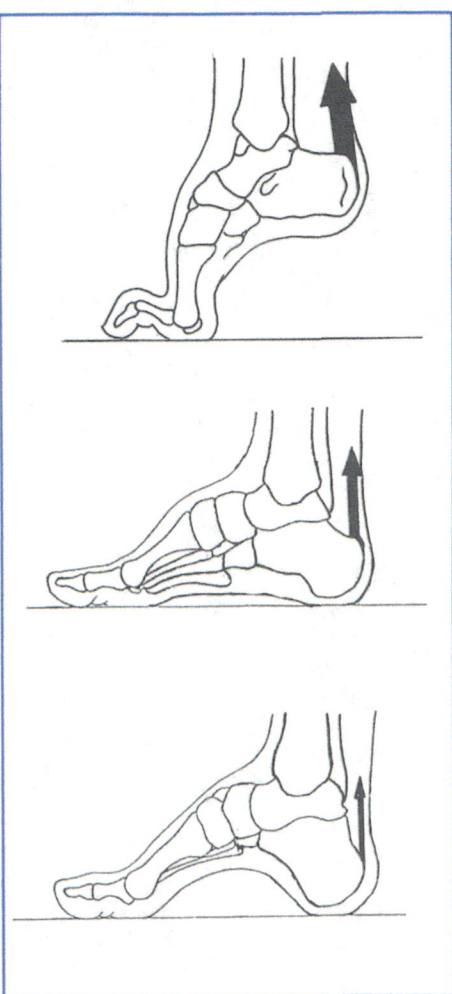

Abb. 1.176. Die Therapieplanung hat sich an der zu Grunde liegenden muskulären Situation zu orientieren. Je geringer die Kraft der Wadenmuskulatur ist, um so tiefer wird das Fersenbein stehen

Zusammenfassung zur Therapieplanung beim Hohlfuß
- Hohlfuß ohne funktionelle Einschränkungen:
  - Verlaufskontrollen,
  - konservative Therapie besonders im Wachstumsalter.
- Hohlfuß mit leichteren/mäßigen Beschwerden:
  - sorgfältige Diagnostik und Dokumentation
  - bei Progredienz und im Wachstumsalter immer operatives Vorgehen (korrigieren/stabilisieren/balancieren),
  - beim Erwachsenen Versuch mit konservativer Therapie gerechtfertigt.
- Hohlfuß bei starken Beschwerden:
  - sorgfältige Diagnostik und Dokumentation,
  - unabhängig vom Alter operativ,
  - konservative Nachbehandlung erforderlich.

Bestandteil jeder Therapieplanung ist auch die ausführliche Aufklärung des Patienten über realistische Therapieziele. Gerade beim Hohlfuß werden nicht selten Hoffnungen geweckt, die unerfüllbar sind.

1.7.2 Konservative Therapie des Hohlfußes

> Alle unblutigen Methoden versagen. „Diese starren Hohlfüße geben sowenig nach wie eine feste Steinmauer." (Gaugele 1924)

▶ „Nonsurgical management of cavus, cavovarus and calcaneocavus is uniformly unsuccessful in the long run." (Samilson u. Dillin 1983)

▶ „Nonoperative measures generally do not stop progression or prevent deformity, therefore their role is extremely limited." (Thometz u. Gould 1992)

Obwohl die Behandlung des Hohlfußes meist operativ sein wird, kommt in den meisten Fällen bis zum 8.–10. Lebensjahr ein konservatives Vorgehen in Betracht. Eine Ausnahme stellt die Hohlfußdeformität als Residuum des angeborenen Klumpfußes dar, die früher operiert werden sollte.

Jegliche konservative Behandlung vermag den Verlauf der Deformität nicht zu beeinflussen, sondern hilft lediglich die funktionellen Einschränkungen vorübergehend zu kompensieren.

Konservative Therapiemethoden
- Manipulationen/Redressionen,
- Krankengymnastik/physikalische Therapie,
- medikamentöse Therapie,
- orthopädische Technik:
  - orthopädische Einlagen/Fußbettungen,
  - orthopädische Schuhversorgung/Schuhzurichtungen,
  - Orthetik.

Trotz des untergeordneten Stellenwerts sollen die verschiedenen konservativen Verfahren nicht unberücksichtigt bleiben, da sie im Einzelfall, gerade bei weniger stark ausgeprägten Deformitäten, wenn eine Operation sich verbietet (Grunderkrankung) oder nicht gewünscht wird, durchaus indiziert sein können.

Redressionsbehandlung

> „Schultze hält jede blutige Behandlung der Deformität für einen schweren Kunstfehler. Er übt stattdessen das Redressement im Osteoklasten der von ihm angegebenen Bauart."
>
> „Schwierig ist die Redression des Hohlfußes auch wegen des großen Widerstandes der Weichteile. Ihre Resultate werden im allgemeinen übereinstimmend mit unseren eigenen Erfahrungen als ungenügend bezeichnet, und man ist sehr bald dazu übergegangen, blutige Operationen zu Hilfe zu nehmen, besonders auch deswegen, weil Dauerresultate mit dem Redressement allein nicht zu erzielen waren." (Hackenbroch 1924)

Manipulationen oder Redressionen, wie sie in früheren Jahrzehnten empfohlen worden waren, haben sich als Therapieverfahren nicht durchsetzen können, da sie eine Zerreißung der Gelenkkapseln, eine Schädigung der Gelenke und eine nachfolgende Einsteifung bewirken. Die Korrektur hält meist nur kurzzeitig an, da die Pathomechanismen weiter unverändert wirksam sind.

Für ein unblutiges Redressement existierten Apparate von Bigg, Beely, Redard, Galeazzi, Kirchhoff, Hoffa und Heusner (Abb. 1.177 a–d).

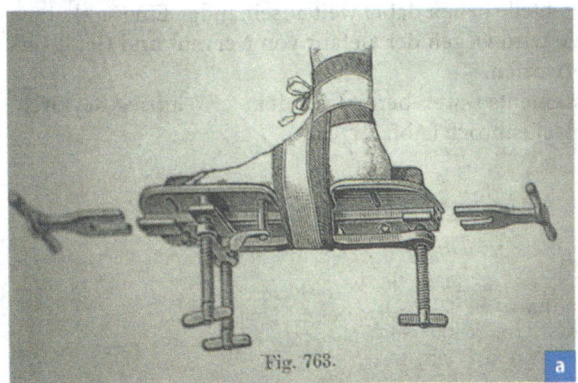
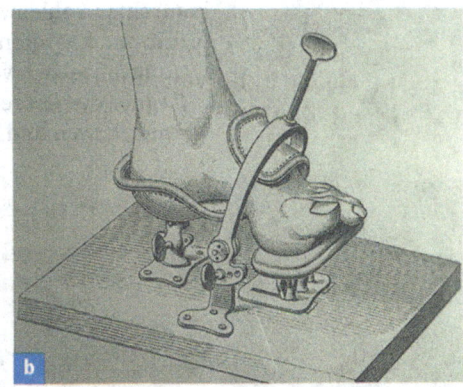
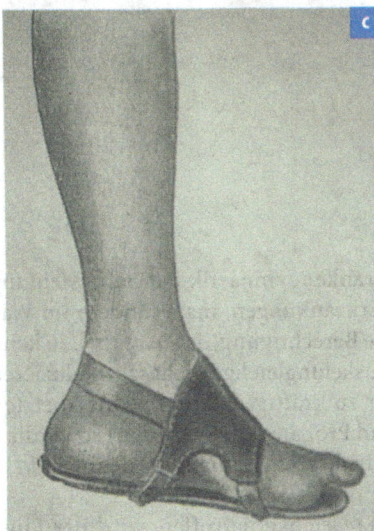
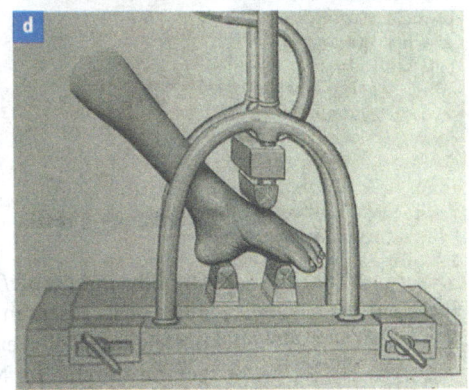

Fig. 763.

a **b** **c** **d**

Abb. 1.177 a–d. Historische Methoden der Hohlfußkorrektur

Abb. 1.178. Historische Darstellung eines schweren medialen Ballenhohlfußes vor und nach Apparateredression. (Nach Sayre 1876)

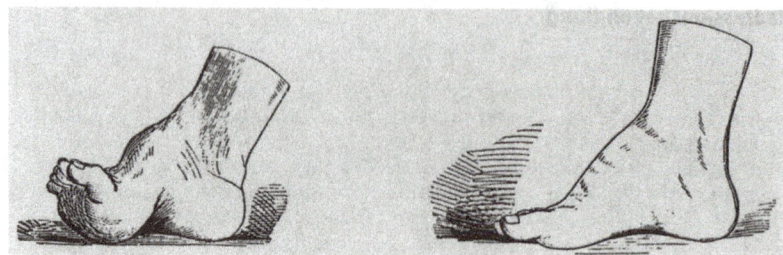

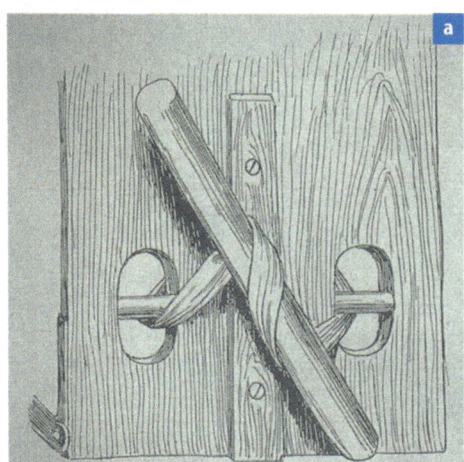

... „aber es bleibt doch meines Erachtens immer nur ein bescheidener Teilerfolg, wo außerdem zweifelhaft ist, ob es danach zu einem Dauererfolg kommt, da die Deformität bildenden Faktoren meistens unvermindert fortwirken." (Brandes 1921) S. Abb. 1.178

Auch die Kombination von Narkose-Redression mit vor- oder nachgestellter Operation (forciertes Redressement) hat nur noch historische Bedeutung. Lorenz, Schultheß, Joachimsthal und Böhler lassen ein gründliches Redressement jeder Operation vorausgehen. Die Wege der Verlängerung der kontrakten Sohlenweichteile gehen dabei weit auseinander. Eine subkutane Faszio- und Myotomie wird wegen der Gefahr von Nerven- und Gefäßverletzungen vielfach verworfen.

Gegner des Redressements waren bereits vor dem 2. Weltkrieg Beykirch, Cramer, Läwen und Hackenbroch (Abb. 1.179a,b).

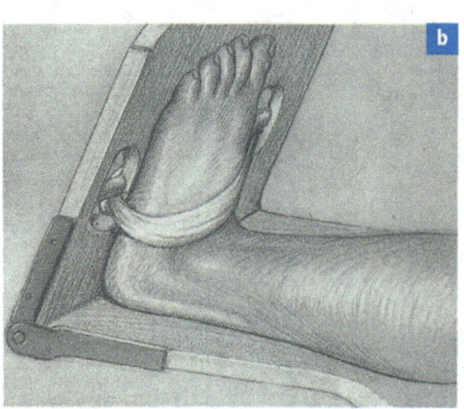

Durchführung des Redressements nach A. Lorenz (1934)

a) Subkutane gründliche Plantarfasziotomie. Das einzige, was auch die sachgemäßeste subkutane Durchtrennung nicht erreichen kann, ist die Vernichtung der Kontraktur der plantaren Bänder der Fußwurzel, nämlich des Lig. calcaneonaviculare und calcaneocuboideum.
b) Einspannen des Fußes in den Apparat,
c) Redression mittels Schraubenspindel. Langsame Redression mit periodischem Nachlassen, bis das Längsgewölbe einbricht.
d) Fixierender Gipsverband.
Unverzichtbarer Bestandteil jeder Redression war die anschließende oft monatelange („modellierende") Gipsbehandlung.

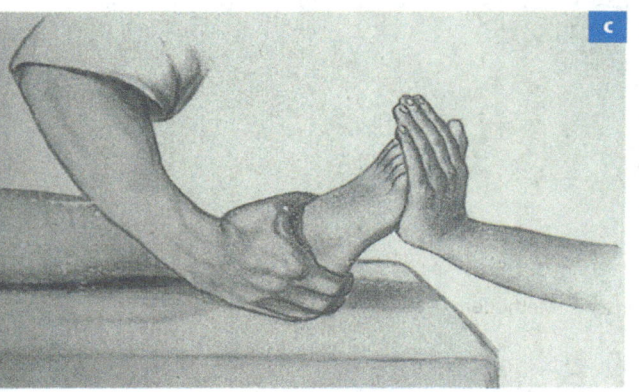

Abb. 1.179 a–c. Gewaltsame Redression eines Hohlfußes. (Nach Hermann Gocht 1925)

Krankengymnastik

Die Physiotherapie/Krankengymnastik hat nach Meinung der Autoren bei allen progredienten Erkrankungen, insbesondere im Wachstumsalter und bei leichten Fällen eine Berechtigung, da sie mithelfen kann, die Kontrakturgefahr durch ein Muskelungleichgewicht zu reduzieren und die abgeschwächte Muskulatur zu kräftigen. Dies betrifft in erster Linie die Kräftigung der Fußheber und Pronatoren (Evertoren) sowie die Dehnung zur Verkürzung neigender Strukturen (Plantaraponeurose, M. tibialis posterior, M. triceps surae).

Sind auch proximale Gelenke betroffen, wird der Einsatz der Krankengymnastik immer erforderlich (z. B. Spina bifida, IZP, Polio usw.). Bensahel (1990) zufolge vermag Krankengymnastik auch evtl. die Krallenzehen zu verbessern.

Man kann versuchen, auf konservativem Wege die Zehenfunktion wieder zu gewinnen, den Schmerz im Bereich der Os-metatarsale-Köpfchen zu reduzieren und die Zehenabrollung zu üben.

Bei ausgeprägter Schwielenbildung insbesondere unter den Os-metatarsale-Köpfchen empfiehlt sich die Abtragung durch die medizinische Fußpflege. Ihr Stellenwert relativiert sich allerdings bei schweren Deformitäten und ändert nichts an der Indikation zur operativen Formkorrektur (Abb. 1.180).

Medikamentöse Therapie

Botulinumtoxin. Anders als beim Klumpfuß spielt diese Therapie-Option in der Hohlfuß-Behandlung eine untergeordnete Rolle. Gegebenenfalls kann die Botulinumtoxin-Injektion beim Kind zur Simulation des Effektes einer Muskelverlängerung eingesetzt werden. Der Einsatz ist damit aber eher als unterstützende therapeutische bzw. diagnostische Maßnahme zu werten.

Eine beginnende Hohlfußbildung bei HMSN kündigt sich nicht selten durch einen Zehengang der Kinder an. Hierbei kann eine rechtzeitige Gabe von Botulinumtoxin auch von therapeutischem Nutzen sein.

Orthopädische Technik/Schuhtechnik

Nicht selten sind es die Orthopädieschuhmacher, die den Patienten zum Orthopäden schicken, da sie mit der Schuhversorgung nicht mehr weiterkommen. Eine enge Zusammenarbeit mit dieser Disziplin sei daher allen fußchirurgisch Tätigen wärmstens empfohlen.

Die Hauptaufgabenstellung der Orthesen- bzw. Schuhtechnik ist es, einen Höhenausgleich zwischen Vorfuß und Rückfuß zu schaffen, eine gleichmäßige Druckverteilung unter den Metatarsaleköpfchen zu ermöglichen, die Abstoßphase des Ganges zu unterstützen und ggf. Schmerzen zu reduzieren (Abb. 1.181 a, b).

Die eingeschränkte Dorsalflexion im oberen Sprunggelenk lässt sich durch eine Absatzerhöhung kompensieren. Auf diese Weise reduziert sich auch der Rekurvationseffekt auf das Kniegelenk (Abb. 1.182). In Einzelfällen können bei flexibler Deformität im Kindesalter Antivarusschuhe helfen (Abb. 1.183). Beschwerden unter den Os-metatarsale-Köpfchen können

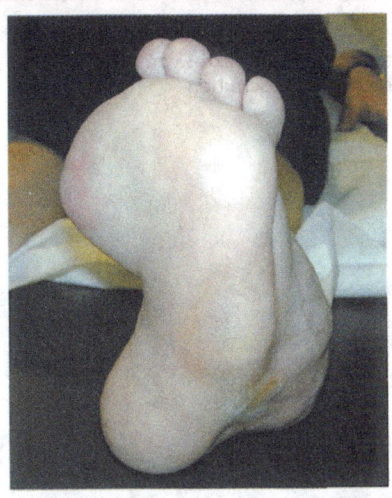

Abb. 1.180. Darstellung massiver Schwielen über dem Köpfchen des Os metatarsale I und über dem gesamten Os metatarsale V bei ausgeprägtem poliomyelitischem medialem Ballenhohlfuß

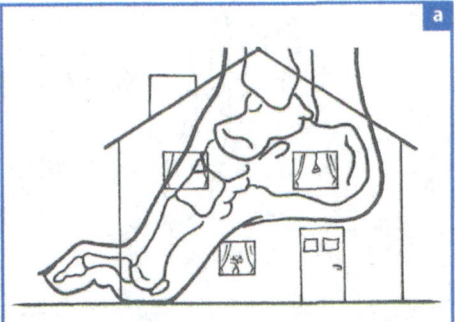

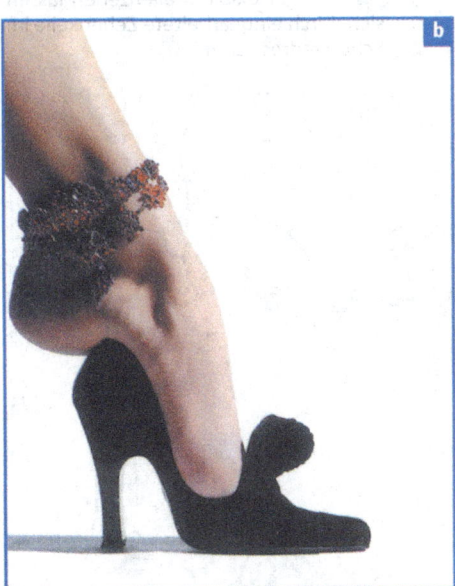

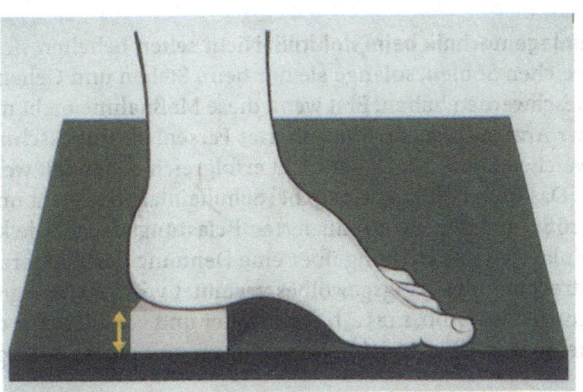

Abb. 1.182. Der Rückfuß lässt sich durch Unterlagern in eine physiologische Stellung überführen

Abb. 1.181 a, b. Die Einstellung des Rückfußes und des Vorfußes kann symbolhaft mit der ersten Etage und dem Erdgeschoss eines Einfamilienhauses verglichen werden. Dieser Effekt kann auch von einem gesunden Fuß unter bestimmten Umständen imitiert werden

Abb. 1.183. Darstellung des (begrenzten) Korrektureffektes von knöchelhohen Therapieschuhen

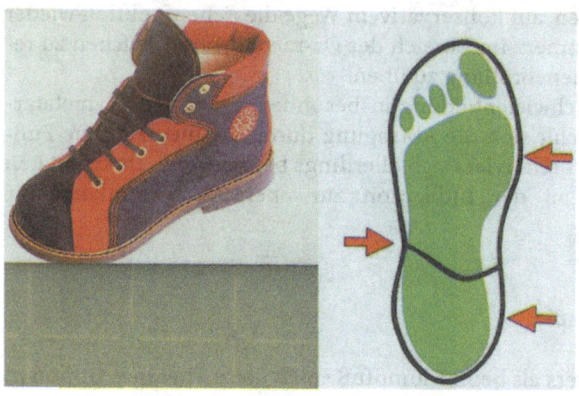

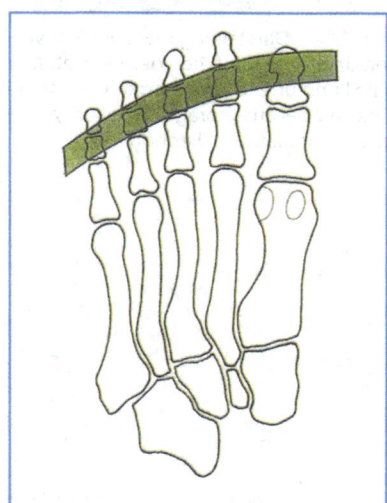

Abb. 1.184. Flexible Krallenzehen lassen sich durch eingearbeitete Zehenkeile im Schuh redressieren

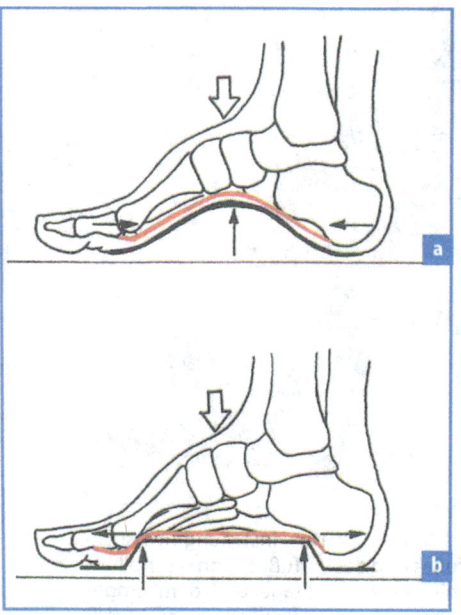

durch plantare Druckentlastung über das Einarbeiten einer retrokapitalen Abstützung reduziert werden. Gleichzeitig sollte aber beim Vorliegen einer Vorfußpronation das Os metatarsale I tiefergelegt werden. Außerdem ist im Falle von symptomatischen flexiblen Krallenzehen der Versuch mit Zehenorthesen bzw. -keilen gerechtfertigt um die Abstoßfunktion zu verbessern (Abb. 1.184).

Beim kompletten Hohlfuß kann die Mehrbelastung der Mittelfußköpfchen oder die Einschränkung der Dorsalflexion im oberen Sprunggelenk den Patienten veranlassen, weiche Sohlen bzw. Schuhe mit Absätzen zu tragen. Sie helfen, evtl. Dehnungsbeschwerden der Achillessehne zu reduzieren.

Eine spezielle Einlagenversorgung vermag durchaus, die Probleme durch plantare Druckspitzen zu vermindern. Eine Korrekturwirkung ist damit jedoch kaum möglich.

Fortgeschrittene Deformitäten und insbesondere Instabilitäten (Umknicktraumen) erfordern die orthopädische Schuhversorgung, wenn eine Operation nicht möglich ist oder nicht gewünscht wird.

Die einlagen- bzw. schuhtechnische Versorgung des Hohlfußes birgt die nicht unerhebliche Gefahr in sich, dass progrediente Deformitäten so lange konservativ versorgt werden, bis sich schwere strukturelle Ballenhohlfüße entwickelt haben, die dann nur mehr mit resezierenden Operationen korrigierbar sind. Auch unter diesem Gesichtspunkt ist der Dialog mit dem Schuhtechniker sinnvoll.

Beim Hackenhohlfuß ist eine Schuhversorgung immer nur begrenzt wirksam.

Einlagentechnik beim Hohlfuß. Nicht selten behelfen sich die Patienten mit weichen Sohlen, solange sie nur beim Stehen und Gehen auf hartem Boden Beschwerden haben. Erst wenn diese Maßnahme nicht mehr ausreicht, wird der Arzt aufgesucht. Ein isolierter Fersenbelastungsschmerz kann mit einer weichen Sohle auf Dauer nicht erfolgreich behandelt werden.

Das Behandlungsprinzip bei Schuheinlagen besteht im Versuch einer Vergrößerung der stark reduzierten Belastungsfläche. Die klassische Hohlfußeinlage, deren Wirkung über eine Dehnung der Plantaraponeurose in einer Streckung des Längsgewölbes vermutet wird, ist bezüglich dieser Wirkung umstritten (Abb. 1.185 a, b). Sinnvoller und vor allem für den Patienten angenehmer ist eine Weichbettungseinlage mit einem tiefergelegten Metatarsa-

Abb. 1.185 a, b. Die Streckwirkung einer klassischen Hohlfußeinlage auf das Längsgewölbe ist von ihrer Wirkung her umstritten, **a** Hohlfuß. **b** Es kommt auch mit dieser Einlagentechnik zu einem Anspannen der Plantaraponeurose

leköpfchen I, um die Steilstellung des ersten Strahls und die kompensatorische Wirkung auf den Rückfuß zu reduzieren (Abb. 1.186). Besonders bei sensibilitätsgestörten Füßen sollte auf eine optimale Druckverteilung geachtet werden.

Der Hackenhohlfuß bietet einlagentechnisch keine speziellen Lösungsmöglichkeiten. Man kann allenfalls versuchen, durch eine Bettung in leichter Spitzfußstellung in Kombination mit dem Schuh eine gewisse Lastreduktion im Fersenbereich zu erzielen.

Schuhzurichtungen beim Hohlfuß. Neben der Schaftverstärkung an knöchelhohen Konfektionsschuhen bieten sich Absatz- und Sohlenzurichtungen an.

Beim Ballenhohlfuß mit Varustendenz im Rückfuß kann durch eine Schuhaußenrandverbreiterung mit lateralem Flügelabsatz (Abb. 1.187) eine bessere Loteinstellung ermöglicht werden, solange die Deformität noch flexibel ist. In jedem Falle sollte man knöchelhohe Schuhe bevorzugen, die genügend Raum für den Vorfuß und die Zehen freigeben und auch am Rist ausreichend nachgeben können. Eine rückversetzte Abrollung (Mittelfußrolle) hilft die Belastung der Metatarsaleköpfchen zu reduzieren (Abb. 1.188).

Beim Hackenhohlfuß ist die Versorgung mit schaftverstärkten knöchelhohen Kaufschuhen in der Regel nicht ausreichend. Nur in leichten Fällen kann dies in Verbindung mit einer Absatzverlängerung versucht werden (Abb. 1.189).

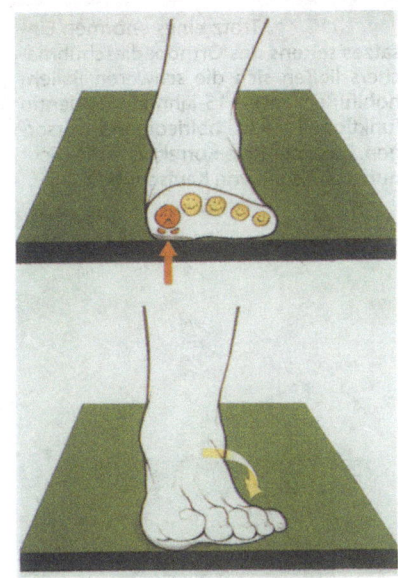

Abb. 1.186. Durch Tieferlegen des strukturell steil stehenden 1. Strahls kann die pathologische Inversionswirkung auf den Rückfuß gemindert werden

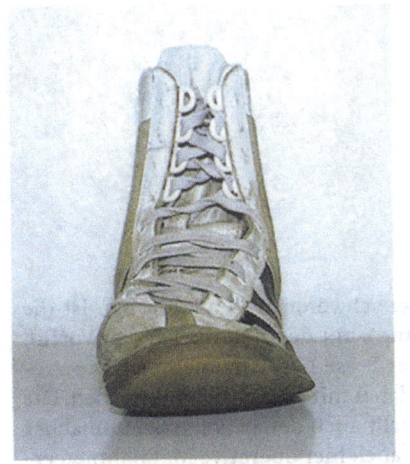

Abb. 1.187. Schuhaußenrandverbreiterung und knöchelhohe Kaufschuhe können bei leicht- und mäßiggradigen medialen Ballenhohlfüßen die Umknicktendenz reduzieren

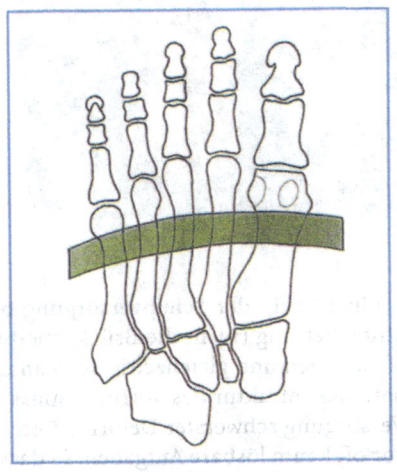

Abb. 1.188. Die Belastung der Os-metatarsale-Köpfchen lässt sich durch zurückversetzte retrokapitale Abstützung vermindern

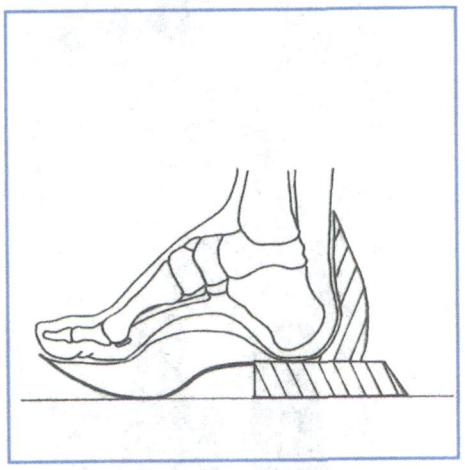

Abb. 1.189. Prinzip eines sogenannten Schleppabsatzes (Absatzverlängerung) zur Kompensation leichter Hackenhohlfüße

Orthopädische Schuhversorgung beim Ballenhohlfuß. Die orthopädische Schuhversorgung ist bei den mittleren und schweren Fällen auf Dauer nicht zu umgehen. Schon die starken Krallenzehen und der breite kurze Fuß verbieten diesen Patienten, Konfektionsschuhe zu tragen.

Trotz ausgefeilter orthopädischer Schuhtechnik kann die korrigierende Operation aber gerade bei schweren Deformitäten in den meisten Fällen mehr leisten und vor allem die anschließende Schuhversorgung reduzieren oder sogar wieder das Tragen von Konfektionsschuhen ermöglichen (Abb. 1.190 a, b).

Abb. 1.190 a, b. Trotz eines enormen Einsatzes seitens des Orthopädieschuhmachers ließen sich die schweren Ballenhohlfüße dieser 15-jährigen Patientin funktionell nicht befriedigend versorgen. Die operative Korrektur ermöglicht nun das Tragen von Kaufschuhen

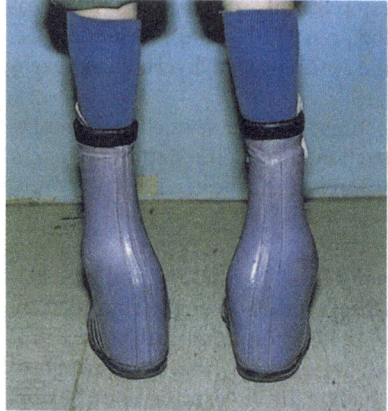
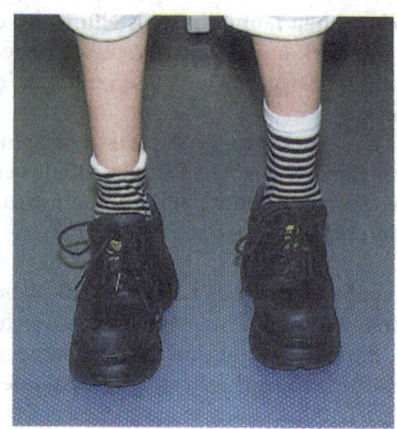

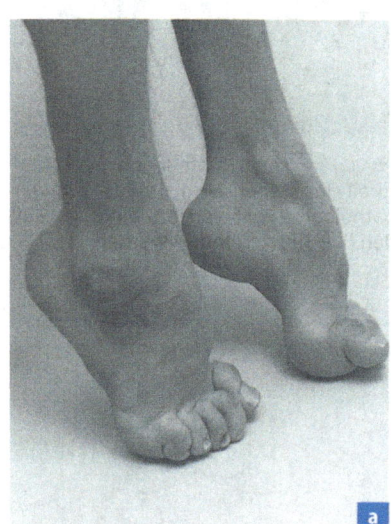
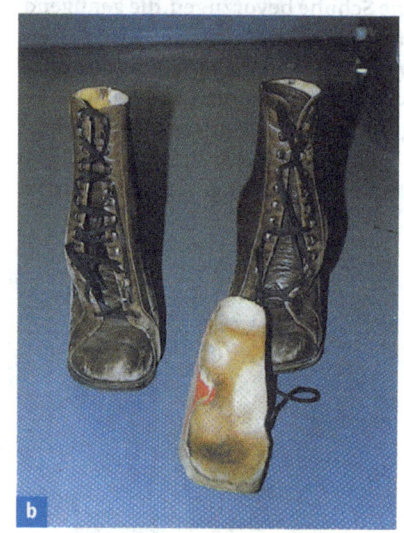

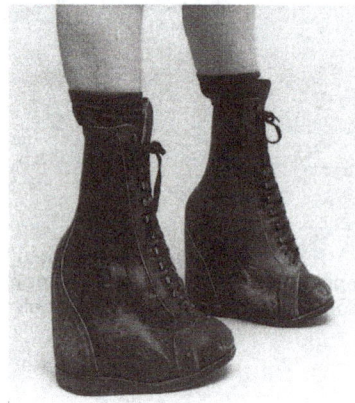

Abb. 1.191 a, b. Trotz vielfacher Änderungen am vorhandenen orthopädischen Schuhwerk konnte bei diesen schwersten Fußdeformitäten eine vernünftige Versorgung nicht erreicht werden

Ein Prinzip der Schuhversorgung bei schweren Ballenhohlfüßen ist die Stufenbettung (nicht die Brückenbettung), um den tiefer liegenden Vorfuß abzufangen und gleichzeitig auch an der Ferse Last aufzunehmen. Die Pronationskontraktur des Vorfußes muss dabei mit berücksichtigt werden. Die Versorgung schwerster Deformitäten stellt auch den geübten Schuhmacher vor oft kaum lösbare Aufgaben, so dass auch hier operative Maßnahmen erwogen werden sollten.

▶ „Solche Arbeiten stellen das Höchstmögliche dar, was an orthopädischer Schuhtechnik für diese schweren Fußdeformitäten geboten werden kann, und sind den routinierten Meistern vorbehalten, die meist reichlich Lehrgeld bezahlt haben, bis sie diese Fertigkeit erreichten." (Marquardt 1965) Siehe auch Abb. 1.191 a, b

Eigenschaften einer Schuhversorgung beim Ballenhohlfuß

- Optimale plantare Druckverteilung,
- Lotaufbau,
- Ausrichtung des Fußes in der Fortbewegungsrichtung (wenn möglich),
- Stabilisierung des unteren (und oberen) Sprunggelenks (Verhinderung der Umknicktendenz),
- Kompensation einer eingeschränkten Dorsalflexion im oberen Sprunggelenk.

Orthopädische Schuhversorgung beim Hackenhohlfuß. Beim Hackenhohlfuß sind orthopädische Maßschuhe immer nur ein Kompromiß.

▶ „Letzten Endes leidet jede Hackenhohlfußbehandlung, einerlei, ob sie mit orthopädischen Schuhen, Apparaten oder Operationen durchgeführt wird, darunter, dass die bei der Abwicklung auftretenden Kräfte im oberen Sprunggelenk außerordentlich groß sind. So dankbar die operative Behandlung dieser Deformität ist, so wenig erfreulich ist das Ergebnis der Schuhversorgung." (Marquardt 1965)

Marquardt empfiehlt den Feststellabrollschuh nach Carl Rabl oder einen orthopädischen Schuh mit stark zurück versetzter Abrollung. Meistens wird jedoch wegen der enormen Kräfte am oberen Sprunggelenk beim Gehen eine Unterschenkelorthesenversorgung erforderlich. Eine evtl. gleichzeitig bestehende Beinverkürzung lässt sich durch eine Einstellung im Spitzfuß korrigieren. Alternativ kommt ein Innenschuh mit stabilem (steifem) Schaft in Frage, dessen Nachteil aber ebenso wie beim orthopädischen Schuh die fehlende Sprunggelenksbeweglichkeit ist. Durch die feste Winkelstellung im oberen Sprunggelenk wirken beide zum Beginn der Standphase beugend auf das Kniegelenk, weshalb ein Pufferabsatz am Schuh sinnvoll ist. (Siehe Kap. 5 Praxis der Therapie)

Orthetik. Die Versorgung mit Unterschenkelorthesen anstelle orthopädischer Schuhe ist bei der Fußheberparese und beim Hackenhohlfuß mit Ausfall der Wadenmuskulatur angezeigt. Die Vorteile, die diese Form der Therapie bietet, liegen im Einbau eines Sprunggelenks, in der Gewichtsersparnis sowie einer kosmetisch günstigeren Gestaltung. Beim Hackenhohlfuß kann außerdem eine höhere Stabilität geschaffen werden.

Der Hohlfuß in Kombination mit einer Fußheberparese erfordert eine Unterschenkelorthese mit Gelenk, Glenzack-Feder und plantarer Sperre. Die Fußbettung sollte dabei analog der Beschreibung bei den Einlagen ausgeführt werden. Beim Hackenhohlfuß ist eine hohe Orthese mit ventraler proximaler Anlage und Gelenk mit dorsaler Anschlagsperre zur Kompensation der ausgefallenen Wadenmuskulatur sinnvoll (Abb. 1.192 a, b). Damit lässt sich auch eine Aufrichtung in Knie- und Hüftgelenken erreichen. Eine Bettung der Ferse in maximal erreichbarer Plantarflexion reduziert die Belastung des Kalkaneus, was besonders bei sensibilitätsgestörten Füßen von Bedeutung ist. Bei beiden Orthesentypen sind sogenannte Orthesenüberschuhe notwendig, wenn keine passenden Konfektionsschuhe getragen werden können.

Der Einsatz von Unterschenkelnachtlagerungsschienen ist als Prophylaxe einer Wadenmuskelkontraktur möglich. Besonders wichtig ist er jedoch in der postoperativen Phase nach Sehnentransferoperationen.

Beim Hackenhohlfuß wird eine Nachtlagerungsorthesenbehandlung in maximal erreichbarer Spitzfußstellung zur Dehnung der Fußheber empfohlen.

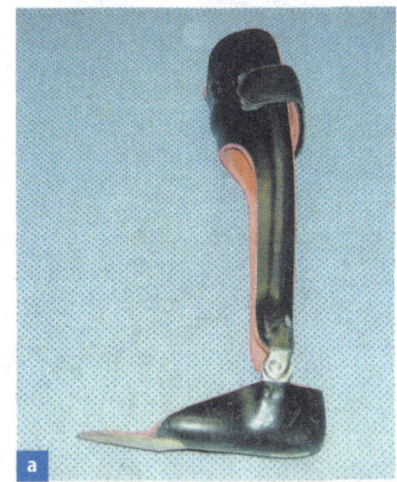

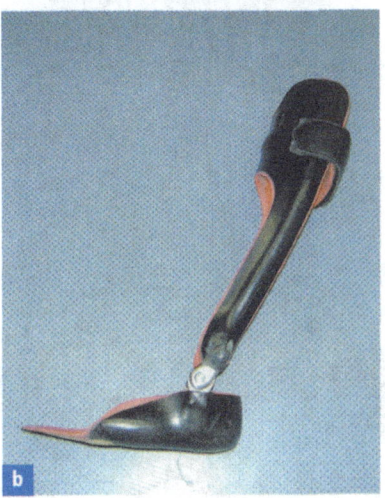

Abb. 1.192 a, b. Orthesenversorgung in karbonfaserverstärkter Gießharztechnik mit dorsaler Anschlagsperre und plantarer Freigabe bei Hackenhohlfußdeformität

1.7.3 Operative Therapie des Ballenhohlfußes

Die operative Therapie des Hohlfußes ist beinahe so alt wie die operative Orthopädie selbst. Jacques Mathieu Delpech in Montpellier 1823 und Dieffenbach 1841 in Berlin berichteten ausführlich über ihre Behandlung von Fußdeformitäten mit Sehnendurchtrennung und anschließender Redression und Apparateversorgung. Dieses Verfahren hat sich bis zum Anfang des 20. Jahrhunderts erhalten. Fritz Lange empfiehlt in seinem Lehrbuch der Orthopädie 1914 zunächst die subkutane Durchschneidung mit anschließendem Redressement und Gipsruhigstellung. Erst wenn diese Methoden versagen, wird eine knöcherne Korrektur durch Osteotomien/Keilresektionen empfohlen. Hoffa rät in seinem Lehrbuch der orthopädischen Chirurgie 1902 ebenfalls primär zum Tenotomieren und Redressieren, allerdings berichtet er von einem „vortrefflichen Resultat" nach Resektion des Chopart-Gelenks. Auch Erlacher erwähnt in seiner „Technik des Orthopädischen Eingriffs" 1928 primär Quengelverfahren und erst sekundär Weichteil- und Knochenoperationen sowie interessanterweise auch die Denervierungsbehandlung der Fußsohlenmuskulatur nach A. Meyer, die einige Jahrzehnte später von Garceau u. Brahmss 1956 in den USA„wiederentdeckt" wurde. Erlacher beschreibt auch verschiedene Methoden der Sehnenverpflanzung zur Wiederherstellung des Muskelgleichgewichtes. So werden die Verlagerung des M. flexor hallucis longus vor der Achillessehne auf das Os cuboideum, der Transfer des M. tibialis posterior auf den M. peroneus brevis und die Rückverlagerung der langen Zehenstrecker auf die Fußrückenmitte, die 1919 von R. Hibbs in den USA ebenfalls beschrieben wurde, erwähnt. Forbes empfiehlt 1913 die Rückversetzung der langen Zehenstrecker auf die Ossa metatarsalia kombiniert mit einer dorsalen Kapsulotomie der Zehengrundgelenke zur Korrektur der Krallenzehen. Auch die Rückversetzung der Sehne des M. extensor hallucis longus auf den M. tibialis anterior bzw. auf das Os metatarsale I wird beschrieben (Jones 1916; Gocht-Debrunner). Auch heute noch übliche Techniken wie die Entnahme des queren Fußkeils, die Chopart-Gelenkresektion, die Lisfranc-Gelenkresektion und die Keilosteotomie des Os metatarsale I werden bereits erwähnt. Zusätzlich beschreibt Erlacher die Verlagerung der Sehne des M. peroneus longus auf den brevis, schränkt aber ein, dass diese Methode das Quergewölbe schädige und bei schwereren Deformitäten unwirksam sei. Verschiedene Techniken der Rückfuß-Arthrodesen werden in den USA durch Michael Hoke (subtalar und talonavikular) sowie Ryerson (Tripel) angegeben (Abb. 1.193 a, b).

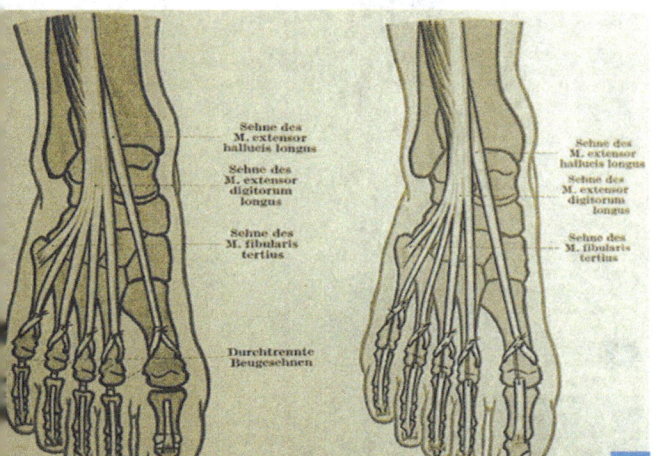

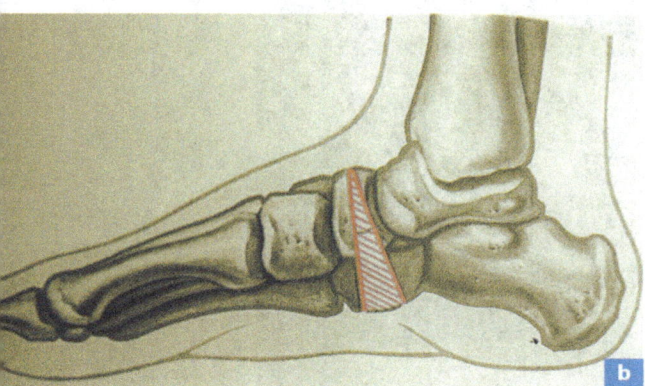

Abb. 1.193 a, b. Historische Operationstechniken beim Ballenhohlfuß. (OP nach Max Lange und nach Scalone)

Zusammenfassend ist festzustellen, dass die meisten der heute geübten Operationstechniken zur Behandlung der verschiedenen Formen des Hohlfußes längst bekannt sind. Es stellt sich deshalb die Frage, was die Behandlung des Hohlfußes in ihrer Indikationsstellung und ihrem Ergebnis so unkalkulierbar macht.

Dies liegt nach unserer Auffassung an mehreren Faktoren:
- Komplexe Deformität durch das Zusammenwirken unterschiedlicher Deformierungsmechanismen,
- fehlende einheitliche Klassifikation,
- fehlende Definition der jeweiligen Ziele einer operativen Behandlung,
- fehlende Indikationsspektren für die einzelnen Deformitäten,
- fehlende Indikationen für die einzelnen Operationstechniken (was kann der Eingriff leisten, was nicht?).

Ziele der operativen Behandlung

Ziele der operativen Behandlung beim Ballenhohlfuß
a) Korrektur der Fußdeformität,
b) Schmerzbeseitigung,
c) Beseitigung von Druckstellen,
d) Funktionsverbesserung durch Balancierung des Muskelungleichgewichtes,
e) Rezidivprophylaxe.

Zu a) Zur Korrektur der Fußdeformität zählen die Begradigung der Krallenzehen, die Normalisierung des Längsgewölbes, ein physiologischer Fußöffnungswinkel, die plantigrade Einstellung des Fußes, ausreichende Dorsal- und Plantarflexion im oberen Sprunggelenk (mindestens 10–0–30) und eine Neutralstellung der Ferse in der Frontalebene. Der Aufwand, mit dem sich diese Ziele erreichen lassen, ist vom Ausgangsbefund abhängig. Sie stellen jedoch die Mindestanforderung an eine erfolgreiche Hohlfußkorrektur dar.

Zu b) Die Schmerzbeseitigung ist meist mit der Schaffung eines plantigraden, im oberen Sprunggelenk ausreichend beweglichen Fußes erreicht. Wenn das obere Sprunggelenk lange Jahre in Varusstellung fehlbelastet worden war, kann die Adaptation an eine normale Stellung längere Zeit beanspruchen (Abb. 1.194).

Zu c) Die Beseitigung von plantaren Druckstellen ist Teil der Korrektur. Dies betrifft insbesondere die Metatarsaleköpfchen und den Fußaußenrand sowie die proximalen Interphalangealgelenke der Zehen dorsal.

Zu d) Das Ausmaß der erreichbaren Funktionsverbesserung hängt vom Ausgangsbefund ab. Durch die Schaffung eines plantigraden Fußes ist aber eine vernünftige Schuh- oder Orthesenversorgbarkeit gesichert. Beim Hackenhohlfuß ist auch mit komplexen Sehnentransfers eine normale Plantarflexionskraft nicht erreichbar.

Zu e) Eine Rezidivprophylaxe erfordert die subtile Analyse möglichst aller an der Deformität beteiligten Komponenten. Die Beachtung der Prinzipien – korrigieren, stabilisieren und balancieren – erleichtert dieses Ziel.

> „Aus dem Klauenhohlfuß muss ein Plattfuß gemacht werden. Der supinierte Kalkaneus muss leicht proniert, der pronierte Vorfuß supiniert werden." (Böhler 1922)
>
> Kommentar der Autoren: Eine leichte Überkorrektur ist günstiger als eine unzureichende.

Jede operative Therapie wird von folgenden Faktoren beeinflusst:
- Grundleiden (progredient oder stationär – bei Progredienz evtl. prophylaktische OP),
- Alter des Patienten,
- funktionelle Einschränkung durch die Deformität,
- passive Korrigierbarkeit,
- vorhandene Restfunktionen.

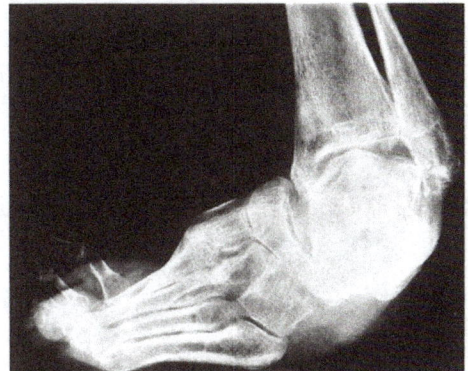

Abb. 1.194. Schwere Varusstellung des oberen Sprunggelenks mit Verkippung des Talus in der Knöchelgabel bei langjährig bestehendem schwerem medialem Ballenhohlfuß (66-jähriger Patient nach Poliomyelitis)

Je nach dem Stadium der Deformität (dynamisch/flexibel, strukturell/kontrakt, deformiert) hat die Therapie unterschiedliche Ansatzpunkte:
- passive Stabilisierung von extern (Orthesen) oder von intern (Muskeltransfers/Arthrodesen),
- operative Korrektur der Muskel-/Sehnenverkürzungen ggf. mit Muskel balancierenden Maßnahmen,
- Korrektur der knöchernen Deformitäten.

Die Operationsmethoden beim primären Hohlfuß lassen sich in weichteilige, knöcherne und kombinierte Verfahren einteilen.

Operationen an den Weichteilen
- Sehnenverpflanzungen,
- Muskel-/Sehnenverlängerungen,
- Muskelablösungen,
- Sehnenablösungen/Tenotomien,
- Tenodesen,
- Kapsulotomien.

Operationen am Knochen/Gelenkknorpel
- Osteotomien,
- Arthrodesen (additiv oder subtraktiv),
- Resektionen.

Diese Operationsverfahren können auch in korrigierende, stabilisierende, mobilisierende und balancierende Techniken unterteilt werden.

Weichteiloperationen:
- Korrigierend/balancierend:
  - Rückversetzung des M. extensor hallucis longus (Operation nach Robert Jones),
  - Rückversetzung des M. extensor digitorum longus auf die Ossa metatarsalia oder die Fußwurzel (Operation nach Russel Hibbs),
  - Verpflanzung des M. peroneus longus auf den M. peroneus brevis (Operation nach Schulze-Gocht bzw. Halgrimsson),
  - hälftige Verpflanzung des M. tibialis posterior auf den M. peroneus brevis (Operation nach Kaufer),
  - komplette Verpflanzung des M. tibialis posterior auf die Fußheber oder auf den Fußrücken (Operation nach Codivilla),
  - hälftige Verpflanzung des M. tibialis anterior auf den M. peroneus brevis (Operation nach Foerster),
  - komplette Verpflanzung M. tibialis anterior auf die Fußheber oder auf den Fußrücken,
  - Verpflanzung des M. flexor hallucis longus/digitorum longus auf den M. peroneus brevis, auf den Fußrücken (Operation nach Hiroshima) oder auf die Fußheber,
  - Verpflanzung des M. flexor digitorum longus auf den M. extensor digitorum longus (Operation nach Girdlestone-Taylor),
  - Verpflanzung des M. flexor digitorum longus auf die Grundphalangen (Operation nach Daubenspeck/Parrish),
- Augmentation der Achillessehne mit den Plantarflektoren (Operation nach Nicoladoni).
- Korrigierend/mobilisierend:
  - Ablösung der Plantaraponeurose und der intrinsischen Muskulatur (Operation nach Steindler),
  - perkutane Achillessehnenverlängerung (Operation nach Hoke),

- intramuskuläre Wadenverlängerung (Operation nach Strayer),
- Z-förmige Achillessehnenverlängerung,
- Durchtrennung/Verlängerung der langen Zehenbeuger,
- Kapsulotomien (Zehengrundgelenke/Chopart-Gelenk),
- Arthroplastik des oberen Sprunggelenks lateral.

Knöcherne Operationen
- Korrigierend/stabilisierend:
  - --zuklappende laterale Kalkaneusosteotomie (Operation nach Dwyer),
  - lateral verschiebende Kalkaneusosteotomie (Operation nach Dwyer),
  - dorsal verschiebende Kalkaneusosteotomie (Operation nach Galeazzi),
  - Basisosteotomie des Os metatarsale I (Operation nach Tubby),
  - Basisosteotomie der Ossa metatarsalia II-V (Operation nach Lexer),
  - Entnahme eines queren Fußkeils (Operation nach Cole),
  - Resektionsarthrodesen der Lisfranc-Gelenklinie (Tarso-metatarsale Arthrodesen I-V),
  - Arthrodese des Cuneiforme-Metatarsale-I-Gelenks
  - Arthrodese der proximalen Interphalangealgelenke (Operation nach Campbell) (Abb. 1.195),
  - Resektionsarthrodese des Chopart-Gelenks (Operation nach Imhäuser/Cramer),
  - korrigierende Tripelarthrodese (Operation nach Hoke),
  - Lambrinudi-Arthrodese,
  - pantalare Arthrodese.
- Resezierend:
  - Glättung der Basis des Os metatarsale V,
  - tibiokalkaneare Arthrodese unter Astragalektomie (Operation nach Whitman).

Die Wirksamkeit der einzelnen Operationsmethoden ist abhängig von ihrer Indikation, der Operationstechnik und der Nachbehandlung. Weichteiloperationen alleine sind nur dann wirksam, wenn es noch nicht zu strukturellen arthrogenen oder knöchernen Deformitäten gekommen ist. Andernfalls muss kombiniert behandelt werden.

„Wenn es möglich ist, irgendeinem Muskel durch die Sehnentransplantation einen Antagonisten zu schaffen, dann soll man die Transplantation machen, gleichgültig ob damit eine funktionelle Verbesserung erzielt wird oder nicht." (Schulthess 1912)
Allgemeiner Tenor der Arbeit Köllikers (1923): „Wenn am Fußskelett operiert wird, ist eine Sehnenverpflanzung überflüssig."

▶ Köllikers Auffassung verkennt die Pathomechanik der Hohlfußentstehung, die weiter wirksam bleibt, auch nachdem knöchern operiert wurde. Die häufigen Rezidive nach Hohlfußoperationen werten wir als einen Hinweis dafür, dass dies auch andernorts falsch verstanden wird.

„Der Zug der erhaltenen Muskeln wird meistens im Sinne der Wiederherstellung der abnormen Gestalt wirken. Es ist also meist nötig, durch Verlagerung der erhaltenen Muskulatur einen Gleichgewichtszustand in der Kräfteverteilung herbeizuführen." (Hackenbroch 1924)
„Die Ansicht, dass man mit Eingriffen am Sehnen- und Bandapparat allein mit oder ohne Redressement den Hohlfuß des Erwachsenen umformen könne, hat sich auf Grund der Nachuntersuchungen als irrig erwiesen." (M. Hackenbroch 1938) Siehe auch Abb. 1.196.

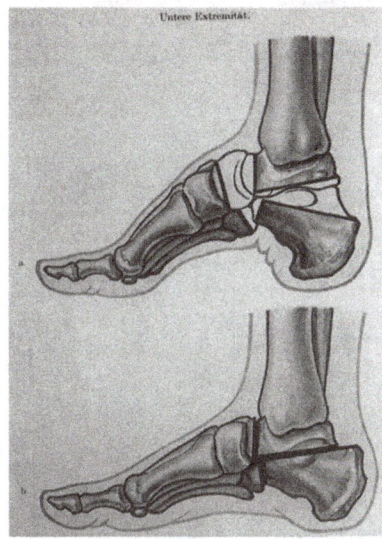

Abb. 1.195. Historische Darstellung der Hackenhohlfußoperation nach Campbell: Die dorsalbasige Keilentnahme aus dem unteren Sprunggelenk ist entbehrlich, da mit der Korrektur des Vorfußequinus die Ferse automatisch in Horizontalstellung kommt

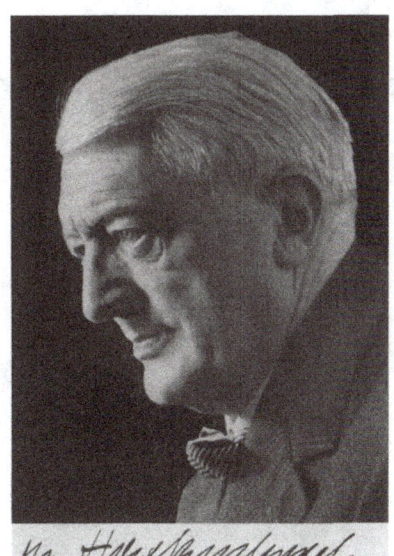

Abb. 1.196. Der Altmeister der deutschen Orthopädie Matthias Hackenbroch

▶ „A foot will deform in the presence of a solid, well performed triple arthrodesis when the foot is not in gross muscular balance … When definite muscular imbalance is evident, tendon transfer is mandatory." (Jahss 1983)

Die Verlockung, durch eine Verlängerung der Achillessehne die Beschwerden des Patienten zu verbessern, führt isoliert nur in den seltensten Fällen zum Erfolg. Da die Pathologie mehr im Vorfuß lokalisiert ist, sollte primär hier korrigiert werden. Erst wenn nach Korrektur aller Komponenten der Fußfehlstellung ein Rückfußspitzfuß verbleibt, ist eine Wadenmuskelverlängerung sinnvoll. Andernfalls verstärkt man durch die Schwächung der Wadenmuskulatur die Vorfuß/Hohlfußdeformität.

> „Dabei ist leicht eine Täuschung möglich durch die meist behinderte Dorsalflexion. Hierdurch wird leicht ein Equinismus vorgetäuscht, der in Wirklichkeit nicht vorhanden ist. In solchen Fällen wäre es natürlich ein Fehler, der von unheilvoller Wirkung wäre, die Achillessehne zu verlängern." (Hackenbroch 1924)
> „… prinzipiell keine Verlängerung der Achillessehne bei Hohlfuß, da nur der Vorfuß im Spitzfuß steht (sog. Equinismus nach Brandes) und eine Zunahme des Hohlfußes droht." (Hohmann 1951)

Indikationsspektrum für die einzelnen Teilkomponenten der Hohlfußdeformität

Beim Versuch der Schaffung eines muskulären Gleichgewichtes muss jedes operative Vorgehen folgende Punkte berücksichtigen:

Wiederherstellung des M.-tibialis-posterior/M.-peroneus-brevis-Gleichgewichtes (Chopart-Gelenk) durch Augmentation des ausgefallenen M. peroneus brevis oder Ausschaltung des M. tibialis posterior

> „Die Verunstaltung, als Folge des Verlustes des Tibialis posticus und des Peroneus brevis ist im Ganzen nur geringfügig und verursacht verhältnismäßig nicht so schwere Functionsstörungen wie diejenigen, die durch die Lähmung eines einzigen der beiden vorstehenden Muskeln und besonders des Peroneus brevis bedingt ist." (Duchenne 1885)

Hierfür stehen folgende Optionen zur Verfügung:
- Augmentation mit dem M. peroneus longus (Operation nach Halgrimsson), dabei aber Gefahr der Entstehung eines Hallux flexus,
- Augmentation mit dem M. flexor hallucis longus oder dem M. flexor digitorum longus (kein Risiko bei distaler Anastomose, phasischer Transfer).

> „Ludloff hielt außer der Ausschaltung des Peroneus longus auch die des Tibialis posticus für erforderlich." (Hackenbroch 1924)

Wiederherstellung einer normalen Fußhebung aller Ossa metatarsalia unter Ausschaltung der Extensorensubstitution

Hierfür stehen folgende Optionen zur Verfügung:
- Operation nach R. Jones bzw. R. Hibbs,
- Transfer der langen Zehenstrecker auf die Ossa metatarsalia (Forbes 1913; Scherb 1926; Daubenspeck 1943),
- bei schwachen Fußhebern auch der Transfer des M. peroneus longus oder des M. tibialis posterior auf die Fußheber (wenn beide Transfer-Muskeln kräftig sind).

Wiederherstellung der intrinsischen Funktion auf die Zehen

Hierfür stehen folgende Optionen zur Verfügung:

- Proximale Interphalangeal-Gelenk-arthrodesen oder Transfer der langen Zehenbeuger auf die Streckaponeurose (Operation nach Girdlestone-Taylor) oder transossär auf die Grundphalanx (Operation nach Parrish 1973).
- Ausschaltung der pathologischen Wirkung der Plantaraponeurose (Operation nach Steindler).

Wiederherstellung der aktiven Plantarflexion (Hackenhohlfuß)

- Verpflanzung verbliebener Beugemuskeln auf den Kalkaneus.

Ähnlich der Einteilung beim Kapitel Pathomechanik kann auch die Therapie eingeteilt werden in:

- Therapie des ersten Strahls,
- Therapie der lateralen Strahlen II–V,
- Therapie der intrinsischen Fußmuskulatur einschließlich der Plantaraponeurose,
- Therapie der Tarsalgelenke einschließlich des Chopart- und unteren Sprunggelenks,
- Therapie des oberen Sprunggelenks und der proximalen Kompensationsmechanismen, (Indikationen und praktische Durchführungen s. Kap. 5).

Therapie des ersten Strahls

Für die Großzehe empfiehlt Dwyer die Operation nach R. Jones, wobei auf die Unversehrtheit des M. extensor hallucis brevis geachtet werden sollte, da sonst die Entstehung einer sog. „hängenden Großzehe" droht. Hier ist die Unterscheidung zwischen dynamischer/flexibler und struktureller Defor-

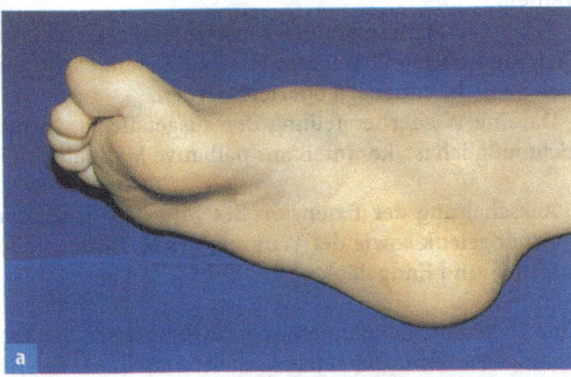

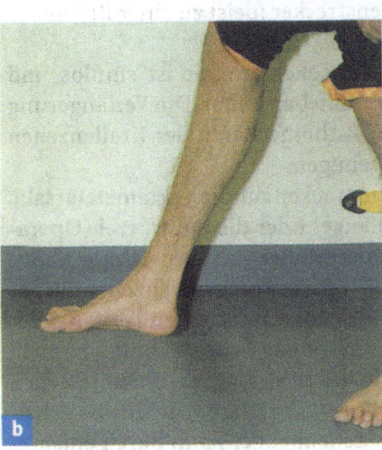

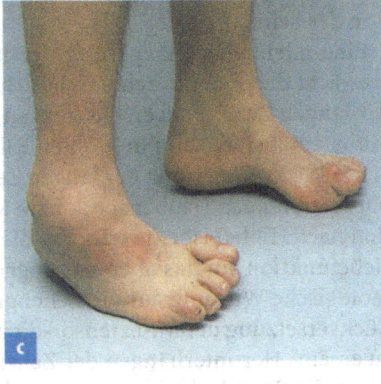

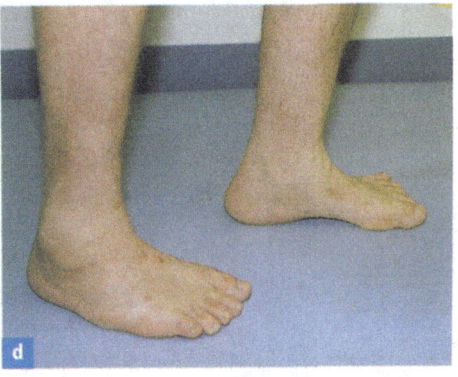

Abb. 1.197. a Bei Klauenstellung des 1. Strahls ist die muskuläre Balance des Cuneiforme-Metatarsale-I-Gelenks mit zu berücksichtigen, **b** Postoperativ ist der Fuß trotz abgeschwächter Fußhebefunktion im 1. Strahl korrigiert, **c,d** Die Operation nach Jones gestattet in Verbindung mit der Rückfußkorrektur und Muskelbalancierung der M.-tibialis-posterior-/M.-peroneus-brevis-Schlinge auch in der Standphase ein erfreuliches Resultat (25-jähriger Patient prä- und 2 Jahre postoperativ mit Charcot-Marie-Tooth-Ballenhohlfüßen)

mität wichtig. Die Rückversetzung der Sehne des M. extensor hallucis longus ist bezüglich der Hebefunktion auf das Os metatarsale I nur bei flexiblem erstem Strahl und guter Kraft des M. extensor hallucis longus wirksam. Eine strukturelle Steilstellung muss zusätzlich durch eine extendierende Basisosteotomie behandelt werden. Eine ausreichende Dorsalflexion im Großzehengrundgelenk kann über die Plantaraponeurosenablösung ggf. in Kombination mit einer Verlängerung der Sehne des M. flexor hallucis longus hergestellt werden. Die Arthrodese des proximalen Interphalangealgelenks ist sinnvoll, um eine Beugestellung zu verhindern.

Grundsätzlich sollte auf die muskuläre Balance des Cuneiforme-Metatarsale-I-Gelenks geachtet werden (Abb. 1.197 a–d).

Therapie der lateralen Strahlen II–V

Eine strukturelle Steilstellung alle Ossa metatarsalia mit dem Krümmungsscheitel in der Lisfranc-Gelenklinie kann durch eine Keilresektion dieser Gelenke wirksam behandelt werden. Auf eine gleichmäßige plantare Belastung aller Ossa metatarsalia ist dabei zu achten.

Die Ziele einer Korrektur der Krallenzehenstellung sind:
- Wiederherstellung der Hebefunktion der langen Zehenstrecker (M. extensor digitorum longus) auf den Rückfuß,
- Korrektur der Überstreckung der Zehengrundgelenke,
- Korrektur der Flexionsstellung der proximalen Interphalangealgelenke,
- Wiederherstellung der Zehenbelastung beim Abrollvorgang.

Flexible Zehendeformitäten korigieren sich mit der Behandlung des Rückfußes in der Regel spontan. Dies gilt jedoch primär für die Zehen 2–5, die Krallenzehenfehlstellung an der Großzehe muss meist zusätzlich korrigiert werden.

Zehenkorrekturen können in weichteilige, knöcherne sowie kombinierte Verfahren eingeteilt werden. Flexible Zehendeformitäten sollten im allgemeinen nicht knöchern operiert werden.

Da eine Wiederherstellung der ausgefallenen intrinsischen Muskulatur nicht möglich ist, kommen nur palliative Maßnahmen in Frage:

- Ausschaltung der Extension des M. extensor digitorum longus auf das Grundgelenk sowie der Wirkung des M. flexor digitorum longus auf die Mittel- und Endgelenke.

Eine *Tenotomie* der Sehnen ist zwar theoretisch denkbar, schwächt aber die wichtige Funktion der extrinsischen Muskeln auf den Rückfuß. Zudem führt eine alleinige Tenotomie der langen Zehenstrecker meist zu einer Regeneration der Sehnen.

Eine alleinige Verlängerung der langen Zehenstrecker ist sinnlos und schwächt die ohnehin schon schwachen Fußheber weiter. Die Verlängerung der langen Zehenbeuger, die stets an der Pathomechanik der Krallenzehen mitbeteiligt sind, kann in leichten Fälle genügen.

Die Rückverlagerung der langen Zehenstrecker auf die Ossa metatarsalia (Operation nach Daubenspeck bzw. M. Lange) oder die Fußwurzel (Operation nach Hibbs) ist eine effektive Methode, mit der sich die wichtige aktive Hebefunktion auf das obere Sprunggelenk erhalten und gleichzeitig die pathologische Wirkung auf die Zehengrundgelenke ausschalten lässt. Bei der Rückversetzung der M.-extensor-digitorum-longus-Sehnen kommt es nicht zu einem „Herunterhängen der Zehen" in der Schwungphase, da die Zehen durch die Grundgelenkkapseln und den M. extensor digitorum brevis gehalten werden. Eine Verkürzung der langen Zehenbeuger kann durch entsprechende Verlängerung korrigiert werden. Die Technik macht natürlich nur Sinn, wenn vorher alle strukturellen Deformitäten korrigiert wurden (betrifft die Operation nach R. Hibbs und R. Jones).

Bei flexibler Deformität kann man durch den Transfer der langen Zehenbeuger auf die Streckaponeurose versuchen, die ausgefallene intrinsische Muskelfunktion zu ersetzen (Operation nach Girdlestone-Taylor und Modifikationen). Die Methode nach Girdlestone-Taylor hat u. E. nur noch im Wachstumsalter Bedeutung, da die Ergebnisse der Methode unsicher sind und damit den hohen operativen Aufwand kaum rechtfertigen.

Die Arthrodese der proximalen Interphalangealgelenke gilt als Methode der Wahl und hat sich zur Therapie besonders bei kontrakten Krallenzehen durchgesetzt. Hierdurch erhalten die langen Zehenbeuger eine plantarflektierende Wirkung auf die Zehengrundgelenke bei gleichzeitiger Korrektur der schmerzhaften Klavusbildung über den proximalen Interphalangealköpfchen (Abb. 1.198 a, b).

▶ „It is our opinion that fixed cocking of the toes can be corrected only by dorsal capsulotomies of the metatarsophalangeal joints and fusion of the interphalangeal joints, depending on the severity of the deformity." (Chuinard u. Baskin 1973).

Die Rückverlagerung des langen Zehenbeugers auf die Grundphalanx transossär in Verbindung mit Arthrodese der proximalen Interphalangealgelenke ist u. E. unnötig, da mit der Arthrodese die Zehenbeuger ohnehin auf das Zehengrundgelenk plantarflektierend wirken.

Wichtig ist bei allen Zehenkorrekturen das Herstellen einer ausreichenden passiven Plantarflexion im Grundgelenk, die bei stärker ausgeprägter Deformität nur durch das Verlängern bzw. Durchtrennen der kurzen Zehenstrecksehnen und eine dorsale Kapsulotomie, ggf. einschließlich der Kollateralbänder erreichbar ist. In diesen Fällen sollte das Gelenk zur Vermeidung einer dauernden Subluxationsstellung temporär für ca. 4 Wochen mit einem K-Draht in Neutralstellung fixiert werden.

Lediglich für die 5. Zehe ist aus Gründen einer besseren Schuhversorgbarkeit und damit zur Vermeidung von Schuhproblemen eine „flexible Lösung" zu bevorzugen. Diese besteht entweder in einer Operation nach Girdlestone-Taylor oder nach Hohmann. Wir empfehlen die Operation nach Hohmann mit temporärer K-Draht-Fixation für 4 Wochen. Eine Mehrbelastung des Os metatarsale V durch die Rückfußvarusstellung muss im Rückfuß korrigiert werden.

Therapie der intrinsischen Fußmuskulatur einschließlich der Plantaraponeurose

Die Ablösung der plantaren Weichteile nach Steindler ist nach Dwyer wegen der Narbenbildung rezidivgefährdet. Sie stellt lediglich eine Ergänzung beim flexiblen Ballenhohlfuß dar. Die Wirkung der Ablösung der plantaren Weichteile wird auch von Steindler selbst als gering angegeben. Ihr Effekt besteht primär in einer Ausschaltung bzw. Reduzierung des pathologischen Umwicklungseffektes der Planatraponeurose auf die Zehen und Ossa metatarsalia. Die Methode ist damit nur bei flexiblen Deformitäten wirksam.

Es gibt keine Indikation für die früher empfohlene Neurektomie der plantaren Nerven.

Therapie der Tarsalgelenke einschließlich des Chopart- und unteren Sprunggelenks

Dwyer hält die Korrektur der Varusstellung des Rückfußes evtl. in Verbindung mit einer Ablösung der plantaren Weichteile für die entscheidende

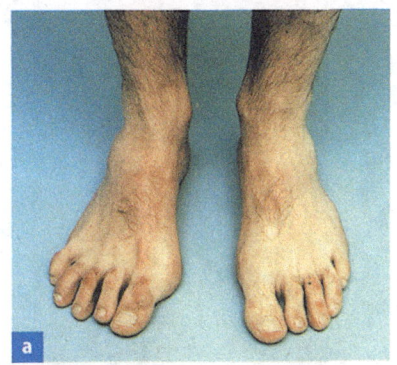

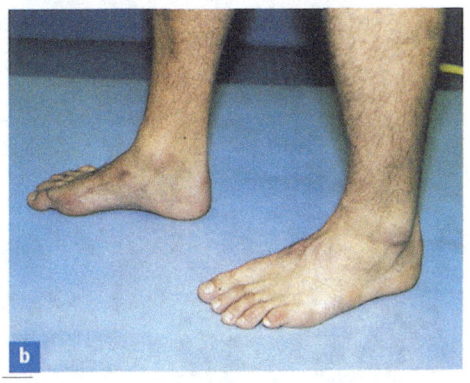

Abb. 1.198 a, b. Befriedigende Korrektur struktureller Krallenzehen durch Gelenkfusionen der proximalen Interphalangealgelenke (26-jähriger Patient mit Hohlfuß bei Tethered Cord-Syndrom)

Maßnahme. Durch die Einwirkung des Körpergewichtes beim Gangablauf kommt es zu einem Korrektureffekt auf die Deformität. Hinzu kommt die neue Zugrichtung des M. triceps surae, der nicht mehr in Varus sondern in Valgus zieht. Diese Ansicht widerspricht aber der Pathomechanik und verkennt, dass die Varusstellung beim Ballenhohlfuß ebenso wie die Verkürzung der Plantaraponeurose sekundäre Phänomene sind.

Die Kalkaneusosteotomie nach Dwyer ist als alleinige Maßnahme zur Behandlung des Ballenhohlfußes nahezu niemals ausreichend. Dwyer selbst berichtete, dass er bei 170 Ballenhohlfüßen, die er mit seiner Osteotomie behandelt hatte, nur in 19 Fällen ein sehr gutes Ergebnis erzielen konnte. Alle anderen Füße zeigten mehr oder weniger starke Restdeformitäten. Dies ist nicht weiter verwunderlich, da der Rückfußvarus, der alleine durch diese Operation behandelt wird, ein sekundäres Symptom der Deformität, die ja primär im Vorfuß beginnt, darstellt.

Knöcherne Operationsverfahren können in Keilresektionen mit und ohne Entfernung von funktionell wichtigen Gelenken eingeteilt werden. Brandes u. Cramer empfahlen die Keilentnahme aus der Region des Chopart-Gelenks, da ihrer Meinung nach hier die Hauptkrümmung des Hohlfußes liegt. Besonders die Entfernung dieses Gelenks ist aber eine in die Fußfunktion erheblich eingreifende Operation und sollte nur bei funktionell störender und auf anderem Wege nicht behebbarer Inkongruenz des Talonavikularkalkaneokuboid-Gelenkkomplexes Verwendung finden.

Imhäuser und in letzter Zeit auch Steinhäuser empfehlen die Keilentnahme aus dem Chopart-Gelenk unter Mitnahme des Os naviculare zur Korrektur des Hohlfußes. Hierbei wird natürlich die fixierte Subluxationsstellung des Chopart-Gelenks korrigierbar (Abb. 1.199). Das untere Sprunggelenk ist aber mit dieser Methode in seiner Mobilität ausgeschaltet, so dass wir diese Operation funktionell einer Tripelarthrodese gleichstellen, letztere aber noch die Möglichkeit der Korrektur einer verbliebenen Varusstellung des Rückfußes ermöglicht. Imhäuser beobachtete außerdem nach erfolgter Korrektur des Fußes eine verstärkte Außenrotationsstellung des Fußes zum Unterschenkel (verstärkter Fußöffnungswinkel) von 20–40° und sah darin keine Indikation zur supramalleolären Rotationskorrektur. Wir denken, dass man den Öffnungswinkel bei der Fußkorrektur durchaus berücksichtigen sollte und einen Fußöffnungswinkel zwischen 10 und 20° anstreben sollte. Die gleichzeitige supramalleoläre Rotationsosteotomie stellt eine große Belastung für den Fuß dar und ist meist vermeidbar.

Die distal des Chopart-Gelenks lokalisierte Entnahme eines queren Fußkeils aus dem Navikulokuneiforme-/Os-cuboideum-Bereich wird von Saunders, Cole und Meary empfohlen. Unserer Meinung nach ist diese Operaton, die natürlich besonders die Hohlfußkomponente berücksichtigt, nur in den

Abb. 1.199. Typischer Befund einer Chopart-Resektionsarthrodese mit Erhaltung des unteren Sprunggelenks

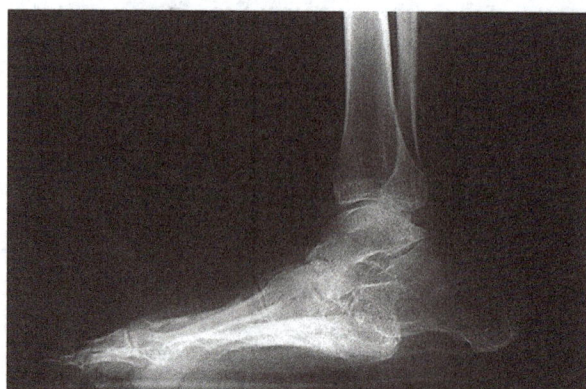

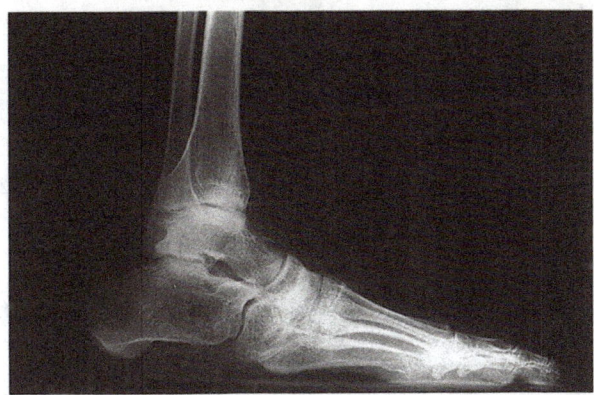

Abb. 1.200. Röntgenologischer Befund eines queren Fußkeils zur Korrektur eines kompletten Hohlfußes (Befund 6 Jahre postoperativ bei einem 22-jährigen Patienten mit Charcot-Marie-Tooth-Erkrankung)

Fällen sinnvoll, bei denen eine (weitgehende) Reposition der Chopart-Gelenklinie möglich ist (Abb. 1.200). Andernfalls muss dieser Bereich in späterer Sitzung ebenfalls entfernt werden, was zu einer massiven Verkürzung der Fußlänge führen kann.

Die Keilentnahme der tarsometatarsalen Gelenklinie hat den Vorteil, auf die Steilstellung der Ossa metatarsalia direkt zu wirken. Nachteil ist die manchmal schwierige gleichmäßige Einstellung der Ossa metatarsalia, die aber durch eine frühzeitige Belastung im Gehgips unterstützt werden kann. Die V-förmige Osteotomie nach Japas (1968), die gleich mehrere Gelenke der Fußwurzel überquert, hat nur wenige Anhänger gefunden. Eine Erklärung hierfür dürfte in der Einsteifung der Fußwurzel und in der Gefahr von Pseudarthrosen bei relativ kleiner Kontaktfläche der Osteotomie nach der Korrektur sein. Außerdem sind natürlich keine Korrekturen in 3 Ebenen, besonders der Vorfußadduktion und Pronation möglich, so dass diese Technik nur sehr eingeschränkt wirksam ist.

Die sogenannte „Akron midtarsal osteotomy" von Weiner et al. (1989) ist hier flexibler, aber durchaus mit der klassischen Fußkeilentnahme nach Cole (1940) zu vergleichen.

Bei isolierter Lähmung des M. tibialis anterior wurde von Brandes die Verpflanzung der Sehne des M. peroneus longus auf den M. tibialis anterior angegeben. Diese Operation birgt aber die Gefahr einer vermehrten Knickplattfußentwicklung, wie dies Schlenzka bereits 1958 angegeben hat.

> „Die Reponierbarkeit des Talo-navicular- und Calcaneo-cuboid-Gelenks entscheidet darüber, ob es erhalten werden kann oder reseziert werden sollte. Bei kleineren Inkongruenzen insbesondere im Wachstumsalter empfehlen wir die Erhaltung und Osteotomien (proximal (Kalkaneus) und distal (Fußkeil, Os metatarsale I)) zur Korrektur der Fußdeformität. Bei stärkeren Inkongruenzen (mehr als 1/3 des Taluskopfes nicht vom Os naviculare bedeckt) bleibt nur die Resektion des Chopart-Gelenks" (Abb. 1.148).

Therapie des oberen Sprunggelenks und der proximalen Kompensationsmechanismen

Eine eingeschränkte Dorsalflexion hat, wie oben bereits erwähnt, meist ihre Ursache im Vorfuß. Erst wenn die Fußform vollständig korrigiert ist und weiterhin ein Rückfußspitzfuß besteht, sollte die Wadenmuskulatur bzw. Achillessehne verlängert werden. Ein knöcherner Anschlag am oberen Sprunggelenk ventral mit entsprechender Einschränkung der Dorsalflexion erfordert die Durchführung einer Lambrinudi-Arthrodese.

Proximale Kompensationsmechanismen an Knie- und Hüftgelenken sollten nach Korrektur der Fußdeformität verschwinden. Eine Überstreckbar-

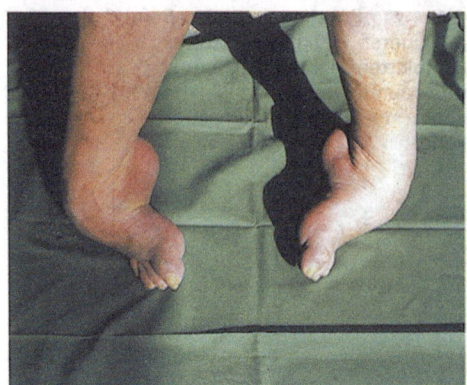

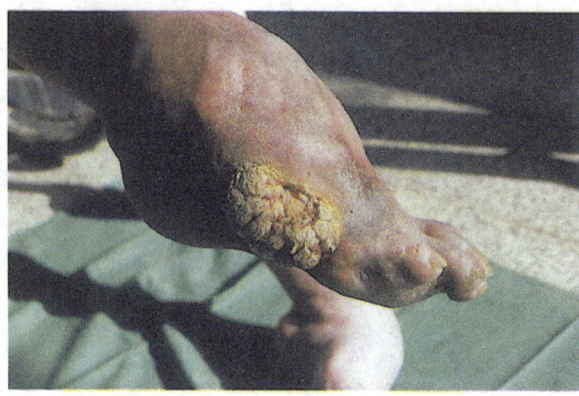

Abb. 1.201 a, b. Eine langjährige Ulkusbildung des Fußaußenrandes kann zur malignen Entartung führen. In diesem Falle war die Unterschenkelamputation notwendig

keit des Kniegelenks durch langjährige Rekurvation kann evtl. orthetisch geführt werden.

Eine langjährig bestehende Verkippung des Talus in der Knöchelgabel ist manchmal nicht mehr rekonstruierbar, so dass Palliativoperationen wie die Astragalektomie mit tibiokalkanearer Arthrodese notwendig werden. Die Syme-Amputation oder gar Unterschenkelamputationen bleiben stärksten Deformitäten insbesondere in Kombination mit schweren Druckulzera des Fußaußenrandes vorbehalten (Abb. 1.201a,b; 202).

1.7.4 Operative Therapie des Hackenhohlfußes

▶ „In fact, surgical treatment of the poliomyelitic calcaneocavus foot is extremely difficult and very often disappointing." (Bardot et al. 1998)

Prinzipien der operativen Therapie
- Korrektur der Steilstellung des Kalkaneus:
  - Vergrößerung des funktionellen Hebelarmes auf das obere Sprunggelenk,
  - Reduktion der plantaren Druckkonzentration auf die Ferse und Verteilung auf den Vorfuß.
- Verbesserung der aktiven und passiven Plantarflexion im oberen Sprunggelenk,
- Verminderung der Hohlfußstellung und dadurch Vergrößerung der Fußlänge,
- Transfer möglichst vieler entbehrlicher Plantarflektoren auf den Achillessehnenansatz am Kalkaneus,
- Erhaltung der Stabilität im unteren Sprunggelenk (evtl. durch Arthrodese).

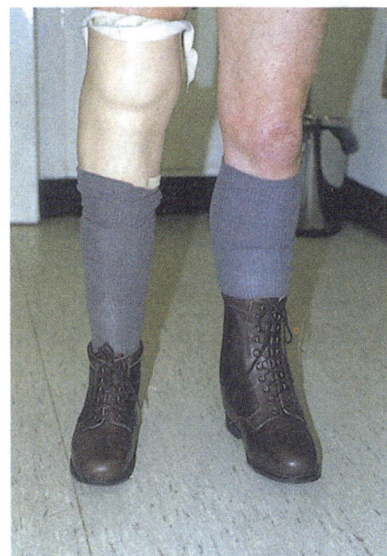

Abb. 1.202. Patient von Abb. 1.201 nach Versorgung mit Unterschenkelprothese und Korrektur des linken Fußes (64-jähriger Patient mit Charcot-Marie-Tooth-Erkrankung)

Carl Nicoladoni versuchte erstmals 1881 durch den Transfer beider Peronealsehnen auf die Achillessehne das Muskelgleichgewicht wieder herzustellen. Einen ähnlichen operativen Ansatz verfolgte auch Nilsonne mit dem Transfer der langen Zehenbeuger und des M. tibialis posterior (Abb. 1.203). Trendelenburg, Whitman (1930) und Jones (1916) empfahlen verschiedene knöcherne Operationen zur Stabilisierung des Rückfußes. Davis (1913), Dunn (1919) und Elmslie bzw. Cholmeley (1953) verbanden die Prinzipien der knöchernen Korrektur der Deformität mit einer Balancierung der Muskulatur. Von allen diesen Autoren wurde empfohlen, einen oder mehrere der

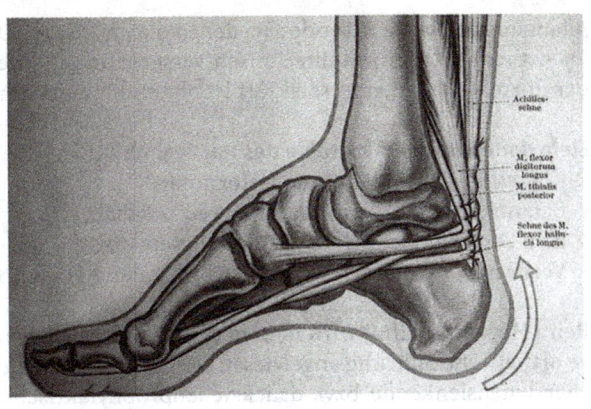

Abb. 1.203. Augmentation der Achillessehne nach Nilsonne

noch funktionstüchtigen Plantarflektoren auf die Achillessehne zu verpflanzen. Das Problem eines postoperativen „Umlernens" entfiel, da man phasengleiche Muskeln verwendete.

Peabody (1938), Heyman (1932), Herndon (1969) sowie Turner u. Cooper (1972) empfahlen den Transfer des M. tibialis anterior durch die Membrana interossea auf den Kalkaneus zur (teilweisen) Kompensation des ausgefallenen M. triceps surae.

> „Nie darf man vergessen, dass keine Operation eine zusätzliche Kraft schaffen kann, ein Mehr an Leistung. Man kann die Kräfte nur besser verteilen, aber immer geht sogar ein Teil der Leistung verloren. Man darf einem Kraftspender nicht mehr zumuten als er leisten kann. Schließlich wird ein Kompromiß entstehen. Wir Österreicher sind aber gewohnt, nicht nur im politischen Leben Kompromisse zu schließen." (Philipp Erlacher 1952)

Im Buch von Erlacher sowie in der Arbeit von L. Mayer wird auch die alte Methode der dorsal verlagernden Osteotomie des Kalkaneus nach Galeazzi für den Hackenhohlfuß erwähnt, die Jahrzehnte später in den USA als neue Methode (Samilson 1976) wiederentdeckt wurde.

Coleman (1983) empfahl beim Kind ein zweizeitiges Vorgehen und kombinierte eine dorsal verschiebende Kalkaneusosteotomie evtl. mit einer subtalaren extraartikulären Arthrodese nach Grice und führte die notwendigen Sehnenverpflanzungen erst in zweiter Sitzung durch. Die Art der zu Grunde liegenden Parese bestimmte das operative Vorgehen. Dies bedeutet, dass im Falle eines kompletten Ausfalles der Fußsenker die Fußheber (M. tibialis anterior) auf die Ferse verpflanzt werden können. Sind keine funktionstüchtigen Muskeln des Subtalargelenks mehr vorhanden, so muss dieses Gelenk mit stabilisiert werden.

Neben der subtalaren Resektionsarthrodese mit der Entnahme entsprechender Keile kommt auch die Schaffung einer vorderen Anschlagssperre am oberen Sprunggelenk ventral nach Putti in Betracht. Auch die supramalleoläre extendierende Korrekturosteotomie wird von manchen Autoren empfohlen. Die Autoren haben mit beiden Verfahren keine Erfahrung. In jedem Falle ist auch hier postoperativ eine Unterschenkelorthesenversorgung notwendig.

Es soll an dieser Stelle auch darauf hingewiesen werden, dass nicht in jedem Falle operative Maßnahmen erforderlich sind. Dies gilt insbesondere für Deformitäten, bei denen keine ausreichend kräftige Muskulatur zur Verpflanzung vorhanden ist oder bei denen die knöcherne Deformität problemlos orthetisch oder schuhtechnisch versorgbar ist. Eine Wiederherstellung der normalen Wadenmuskelkraft ist ohnehin niemals erreichbar.

Ziele der operativen Therapie des Hackenhohlfußes
- Korrektur der knöchernen Deformität,
- Balancierung der Muskulatur soweit möglich,
- Erleichterung der Schuh- bzw. Orthesenversorgung,
- Verbesserung der plantaren Druckverteilung Vorfuß/Ferse.

Beim Hackenhohlfuß wird man in den meisten Fällen auf eine postoperative orthetische Führung angewiesen sein. Deshalb hat die operative Therapie eher wuchslenkende bzw. druckstellenprophylaktische Aufgaben als eine wirkliche Funktionsnormalisierung.

Die Bewertung therapeutischer Bemühungen muss sich immer am Ausgangsbefund orientieren. Bei progredienter Grunderkrankung darf kein ideales Resultat erwartet werden, ebenso wie bei schwerer primärer Deformität.

In jedem Falle sollten jedoch folgende Kriterien durch eine Operation erfüllt werden:

- Gehkomfort (keine Druckstellen/Umknicktraumata),
- Schuhwerk (Fuß schuhtechnisch versorgbar),
- Kosmetik (plantigrade Fußstellung),
- Funktion (keine Schmerzen), beim Abrollen ausreichende Stabilität.

Vom funktionellen Standpunkt aus sollten folgende Punkte bei der Bewertung des Ergebnisses besondere Beachtung finden:
- Fußöffnungswinkel normal (mindestens 0°),
- Dorsalflexion im oberen Sprunggelenk ausreichend (mindestens 10°),
- Plantarflexion im oberen Sprunggelenk ausreichend (mindestens 20°),
- Rückfußstellung neutral (kein Umknicken),
- ausreichende Kraft der Plantarflektoren,
- gerade Zehenstellung ohne Druckstellen.

Bei der Operation kindlicher Hohlfüße sollte auch dann die Rezidivfreiheit angestrebt werden, wenn die Grunderkrankung weiter fortschreitet. Bei der häufigen peronealen Muskelatrophie sollte bei konsequenter Therapie kein Rezidiv der Hohlfußstellung auftreten, obwohl die Fußheberparese fortschreiten kann und eine Orthesenversorgung notwendig macht.

Nach Imhäuser muss die Korrektur einer fixierten/schweren Ballenhohlfußdeformität folgende Kriterien erfüllen:

- nachhaltige Beseitigung der Varusstellung der Ferse,
- Normalisierung des Längsgewölbes unter Beseitigung des Vorfußequinus,
- Korrektur der Vorfußadduktion,
- Normalisierung der Vorfußpronation,
- Streckung der Zehen,
- regelrechte Einstellung des Fußes zur Knöchelgabel.

Beim Hackenhohlfuß sind die Bewertungskriterien ebenfalls in Analogie der Operationsziele:

- plantigrade Fußstellung mit gleichmäßiger Belastung der Metatarsaleköpfchen und der Zehen,
- eine ausreichende Plantarflexion (mindestens 10 Grad nach plantar) und (nach Muskeltransfer) eine gewisse aktive Plantarflexionskraft, die aber meist nur mit Kraftwerten von 3 (MRC-Skala) möglich ist,
- Reduktion plantarer Druckspitzen,
- Ermöglichung des Schuh-/Orthesengebrauchs.

Der Hohlfuß ist eine häufige Deformität im Rahmen neuromuskulärer Erkrankungen.

Die Behandlung des (meist unheilbaren) Grundleidens darf dabei nicht mit der Behandlung funktionsbehindernder Fehlstellungen gleichgesetzt werden. Stellt man die Indikation zur Behandlung des Hohlfußes, so ist oberstes Ziel, die Deformität zu korrigieren, eine eventuelle Progredienz zu verhindern und vorhandene Funktionsreserven des Patienten maximal zu nutzen. Die Behandlung der Fußdeformität muss dabei oft mit orthopädietechnischen Maßnahmen kombiniert werden.

2.1 Der Ballenhohlfuß des Wachstumsalters

▶ „Wir müssen leider sagen, dass eine erfolgssichere therapeutische Beeinflussbarkeit des kindlichen Hohlfußes noch nicht besteht" (Imhäuser 1972)

Beim wachsenden Patienten stellen die Faktoren Wachstum und Grunderkrankung hohe Anforderungen an die verantwortungsvolle Indikationsstellung zur Operation.

Filipe (1993) teilt den Ballenhohlfuß des Wachstumsalters in drei Typen ein:

- Typ I: leichter Ballenhohlfuß, komplett reponierbar, Beobachtung meist ausreichend,
- Typ II: mittelgradiger Ballenhohlfuß, teilweise reponierbar, Rückfuß voll korrigierbar, präventive Operation meist indiziert,
- Typ III: schwerer, nicht reponierbarer Ballenhohlfuß, Therapie wie im Erwachsenenalter.

▶ „If the cavovarus deformity is uncorrected, the late adolescent or adult ultimately is left with a misaligned, painful, rigid foot." (Coleman 1982)

Die therapeutische Problematik des Hohlfußes im Wachstumsalters stellt sich folgendermaßen dar:

- Entweder: Abwarten, konservativ behandeln und erst nach Wachstumsende definitiv (operativ) behandeln
- oder aber: bei entsprechendem Befund auch schon im Wachstumsalter möglichst frühzeitig korrigieren (Abb. 2.1).
Für beide Alternativen lassen sich Vor- und Nachteile aufzählen:

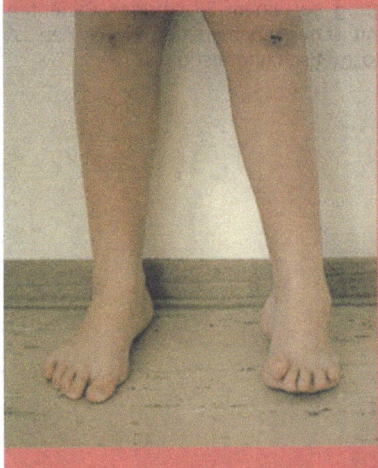

Abb. 2.1. Dieser Junge mit Charcot-Marie-Tooth-Erkrankung ist auf Grund eines schweren Ballenhohlfußes kaum mehr gehfähig. Soll man in diesem Falle noch bis zum Wachstumsabschluss mit der Korrektur warten?

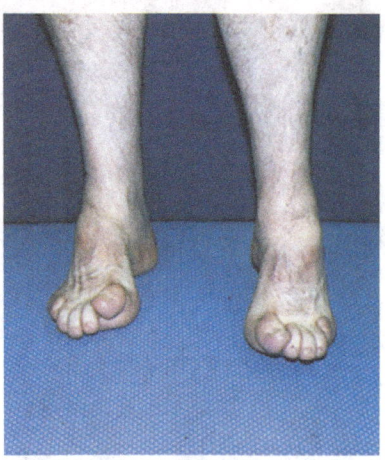

Abb. 2.2. Dieser 32-jährige Patient mit schweren Ballenhohlfüßen ist barfuß nicht mehr gehfähig. Er ist auf spezielles Schuhwerk angewiesen und leidet dennoch unter rezidivierenden Druckstellen plantar sowie über den Zehenmittelgelenken. Hätte man hier nicht schon früher korrigieren sollen?

Therapie erst nach Wachstumsabschluss
- Vorteil:
  – keine Operation im Kindesalter.
- Nachteile:
  – mögliche weitere Progredienz mit Funktionsverschlechterung,
  – Schuhversorgung eventuell schwierig,
  – Möglichkeit von Druckstellen, Gelenkverschleiß (Abb. 2.2),
  – kosmetische Probleme (Abb. 2.3),
  – Einschränkung der Lebensqualität,
  – größere, meist versteifende Operationen zu einem späteren Zeitpunkt.

Frühere Operation
- Vorteile:
  – leichtere Korrektur, da weniger Deformität (Abb. 2.4 a, b),
  – funktionelle Gewinne,
  – Schuhversorgung einfacher,
  – Schutz vor Gelenkverschleiß,
  – kosmetische Verbesserung,
  – später keine oder kleinere Operationen, Fußform und -größe bleiben dadurch erhalten.
- Nachteile:
  – operativer Aufwand,
  – Risiko von Rezidiv bzw. Überkorrektur.

Auf Grund unserer Erfahrungen halten wir eine frühzeitige Operation *bei allen progredienten Erkrankungen*, die mit einer Ballenhohlfußdeformität einhergehen für empfehlenswert.

Stationäre Erkrankungen wie z. B. Poliomyelitis, Spina bifida oder eine infantile Zerebralparese stellen nur bei Verschlechterung des Befundes auf Grund des Wachstums eine direkte Operationsindikation dar. Solange bei diesen Störungen eine ausreichende Dorsalflexion im oberen Sprunggelenk besteht, das untere Sprunggelenk noch nicht strukturell fixiert ist und das Gangbild funktionell nicht wesentlich eingeschränkt ist, kann deshalb zunächst abgewartet werden.

Die prinzipielle Frage, ob sich durch eine frühzeitige Operation eine spätere vermeiden oder zumindest in ihrem Ausmaß reduzieren lässt, wird in der Literatur unterschiedlich beantwortet:

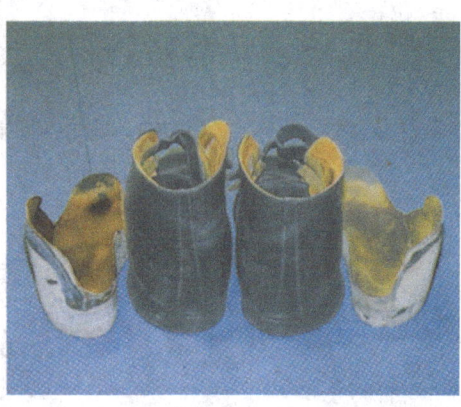

Abb. 2.3. Die aufwendige Schuhversorgung bei einem 28-jährigen Patienten mit schweren medialen Hohlfüßen ist kosmetisch ungünstig

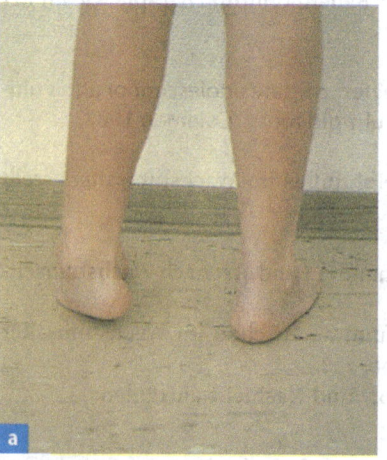

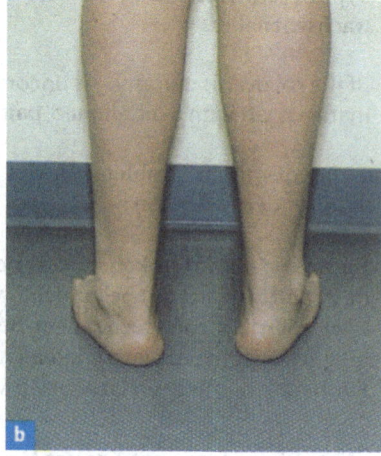

Abb. 2.4 a, b. Der 8-jährige Junge von Abb. 2.1 wurde frühzeitig ohne Arthrodesen korrigiert. Auch 5 Jahre postoperativ kann er Konfektionsschuhe tragen

Ein frühzeitiges operatives Vorgehen wird von folgenden Autoren empfohlen:

- Chuinard u. Baskin (1973),
- Dekel u. Weisman (1973),
- Paulos et al. (1980),
- Roper u. Tibrewal (1989),
- Ghanem et al. (1996),
- Holmes u. Hansen (1993),
- Giannini et al. (1999).

▶ „However it appears that relatively early intervention (in the flexible foot) consisting of soft tissue releases, tendon transfers and, perhaps nonarticular osteotomies not only restore more normal foot biomechanics and posture, but may help prevent or delay the need for more extensive bony procedures." (Holmes u. Hansen 1993)

Für ein abwartendes Verhalten bzw. Spätkorrektur treten folgende Autoren ein:

- Hackenbroch (1938),
- Jacobs u. Carr (1950),
- Levitt et al. (1973),
- McCluskey et al. (1989),
- Mestdagh et al. (1998),
- Bardot et al. (1998).

▶ „Stabilizing tendon surgery which could theoretically be indicated in children and adolescents does not appear to be justified in progressive disease. It is more logical to wait for bone maturation before proceeding with triple arthrodesis for painful pes cavovarus." (Bardot et al. 1998)

„Am kindlichen Hohlfuß unter dem 13. und 14. Lebensjahr ist jeder Eingriff am Skelett zu unterlassen." (Hackenbroch 1924)

▶ „A child with successful soft tissue releases or limited osteotomies will often require a triple arthrodesis at maturity because of progression of the neurologic disease or persisting muscle imbalance about the foot." (McCluskey et al. 1989)

Wichtig erscheint es in diesem Zusammenhang, die Literaturergebnisse nach Tripelarthrodesen bei Ballenhohlfüßen zu analysieren. Sie werfen nicht unbedingt ein günstiges Licht auf die abwartende Haltung zur Therapie:

Ergebnisse nach Tripelarthrodesen bei Ballenhohlfüßen:
- Wetmore u. Drennan (1989):
  30 Füße, 76 % befriedigend und schlecht,
- Wukich et al. (1989):
  34 Füße, 68 % befriedigend und schlecht,
- Mann u. Hsu (1992)
  12 Füße, 33 % befriedigend und schlecht,
- Santavirta et al. (1993)
  26 Füße, 37 % befriedigend und schlecht,
- Ghanem et al. (1995)
  42 Füße, 39 % befriedigend und schlecht.

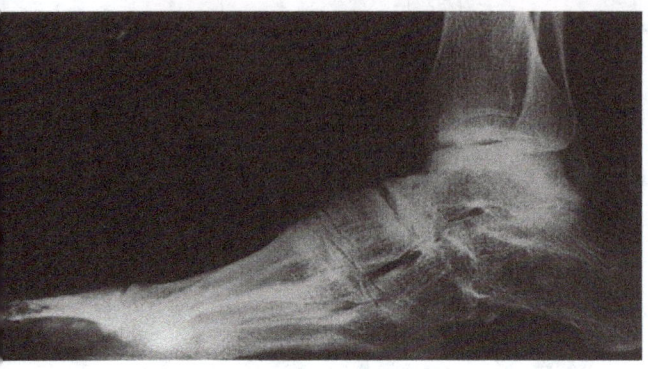

Abb. 2.5. Auch bei guter Rückfußstellung kann es nach Tripelarthrodese zu degenerativen Veränderungen der Nachbargelenke (Navikulokuneiforme-I-Gelenk) kommen

Auch wenn es sich bei dieser Aufstellung um eine heterogene Gruppe handelt, scheint die sogenannte definitive Versorgung mit Arthrodesen keine Ideallösung zu sein (Abb. 2.5).

Obwohl in der Literatur immer wieder vor den Spätfolgen einer Tripelarthrodese wegen der nachteiligen Auswirkungen auf die benachbarten Gelenke gewarnt wird (Literaturübersicht bei Wapner 1998) erschien erst im Jahre 1999 eine wirklich langfristig angelegte Nachuntersuchungsstudie von 57 Patienten, die 25 und 44 Jahre nach Tripelarthrodese untersucht werden konnten (Saltzman et al., 1999). Die Autoren fanden, dass trotz zunehmender Symptome und radiologischer degenerativer Veränderungen im oberen Sprunggelenk und der Fußwurzel 95 % der Patienten auch langfristig zufrieden waren.

▶ „Even if minor previous surgeries do not always succeed in avoiding recurrence of the deformity, they nevertheless prepare the foot for a possible triple arthrodesis, that will be done in better anatomical conditions." (Ghanem et al. 1996)

Es stellen sich bei der Behandlung des Ballenhohlfußes im Wachstumsalter nun folgende Fragen:

- Wann besteht die Indikation zur operativen Therapie?
- Welches sind ihre Ziele?
- Welche Verfahren kommen in Betracht?
- Ab wann muss eine Arthrodese vorgenommen werden?
- Welche Nachbehandlung ist sinnvoll?
- Welche Nachkontrollparameter sind notwendig?

Wann besteht die Indikation zur operativen Therapie?

Die Indikationsstellung sollte bei progredientem und bei stationärem Grundleiden unterschiedlich sein.

Bei progredienter Erkrankung empfehlen wir bei einer Ballenhohlfußdeformität auch ohne wesentliche funktionelle Einschränkung eine frühzeitige Operation. Abwarten heißt hier in der Regel Zeit verlieren (Abb. 2.6). Die

Abb. 2.6. Zunahme der Ballenhohlfußdeformität bei einem Jungen mit Charcot-Marie-Tooth-Erkrankung

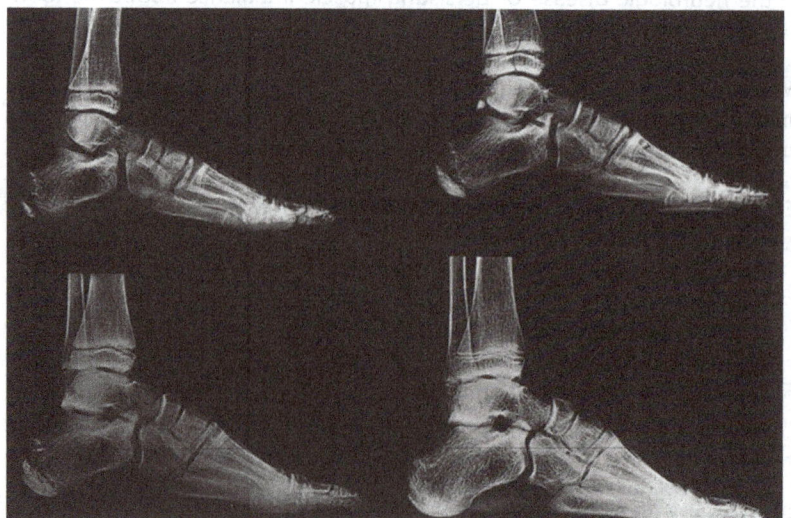

Indikation betrifft die Korrektur der Großzehendeformität (Krallenzehen-stellung), einer Verkürzung der Plantaraponeurose, einer Steilstellung des Os metatarsale I, einer Fußheberschwäche, eines Muskelungleichgewichtes der M.-tibialis-posterior-/M.-peroneus-brevis-Kopplung (schwacher M. pe-roneus brevis) sowie die einer Rückfuß-(varus-) Fehlstellung.

Bei nicht progredienter Grunderkrankung kann unter folgenden Voraus-setzungen zugewartet werden:

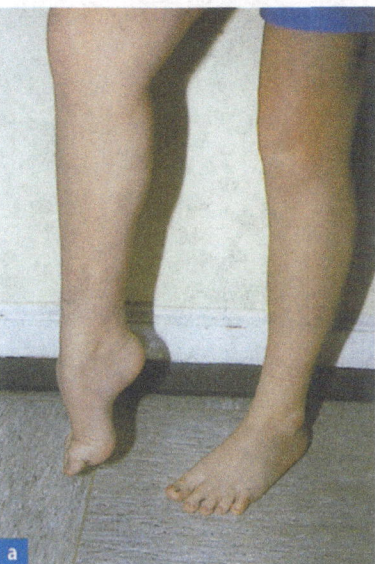

- ausreichende Beweglichkeit im oberen Sprunggelenk (mindestens 10°
  Dorsalflexion),
- subtalare Eversion möglich,
- keine Druckstellen (Zehen, plantar),
- keine Umknicktendenz (Rückfußvarusstellung),
- gute aktive Fußheber (mindestens Kraftwert von 3 auf der MRC-Skala).

Die Kunst besteht allerdings darin, den richtigen Zeitpunkt zur Operation nicht zu verpassen, noch bevor sich eine strukturelle Fixierung des Rückfu-ßes (Chopart- und Subtalar-Gelenk) einstellt.

Entsprechend besteht die Indikation beim Vorliegen der genannten Punk-te dennoch, wenn sich durch konservative Therapie (Orthesen, Schuhe) kei-ne Besserung erreichen lässt.

Welches sind die Ziele der operativen Therapie beim Hohlfuß des Wachstumsalters?

Die Ziele bestehen in der Korrektur der vorhandenen Fehlstellung, in der Verbesserung der gestörten Funktion und möglichst auch in der Prophyla-xe einer weiteren Verschlechterung.

Ferner gilt auch die Reduktion des schuh- oder orthesentechnischen Auf-wandes bis hin zum Tragen von Konfektionsschuhen als erstrebenswert (Abb. 2.7a,b).

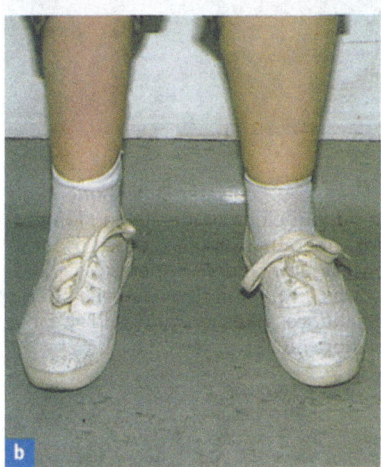

Welche Verfahren kommen in Betracht?

▶ „Nothing destroys confidence like follow up."

„Surgical treatment must be individualized. No single surgical solution will meet the needs of every patient." (Holmes u. Hansen 1993)

Abb. 2.7 a, b. Durch Korrektur des schwe-ren Ballenhohlfußes bei dieser 13-jähri-gen Patientin mit spastischer Halbsei-tenlähmung ist das Tragen von Konfek-tionsschuhen möglich geworden

Es gilt hier ebenfalls das Prinzip Korrigieren, Stabilisieren und Balancieren, wobei die Stabilisierung möglichst nicht durch versteifende Operationen sondern durch externe Maßnahmen (Schuhe oder Orthesen) versucht wer-den sollte. Bei progredienten Erkrankungen gelingt es allerdings kaum, al-leine durch Muskelbalancierende Maßnahmen ein dauerhaftes Resultat zu erzielen.

Die Art und der Umfang der Eingriffe müssen sich am Ausgangsbefund orientieren:

Man unterscheidet Muskel-, Sehnen-, Kapsel- und knöcherne Eingriffe. Wegen des wachsenden Skeletts verbieten sich besonders vor dem 10. Le-bensjahr Arthrodesen, während Osteotomien unter peinlicher Beachtung der Wachstumsfugen durchaus möglich sind. Evtl. notwendige resezierende Osteotomien (z. B. querer Fußkeil oder Kalkaneusosteotomie nach Dwyer) sollten wenn möglich wegen des damit verbundenen Längenverlustes durch verschiebende oder additive (autologer Beckenkammspan) Techniken er-setzt werden.

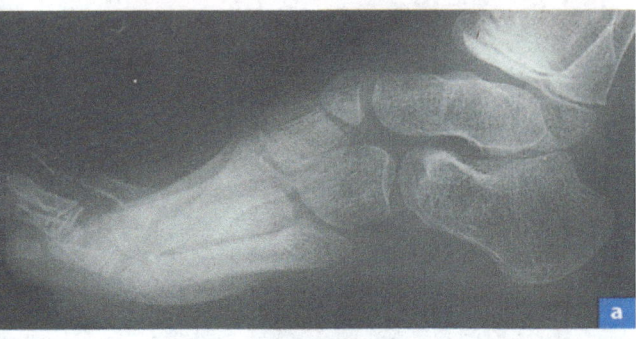

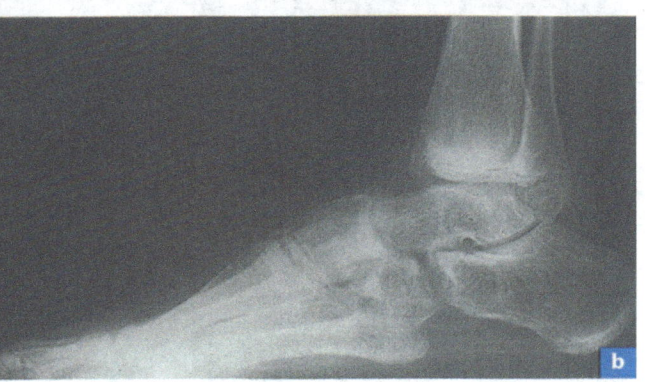

Abb. 2.8 a, b. Schwerer Ballenhohlfuß als Residuum eines kongenitalen Klumpfußes, operativ korrigiert durch Extensionsosteotomie der Os-metatarsale-I-Basis und Entnahme eines queren Fußkeils (8-jähriges Mädchen prä- und 4 Jahre postoperativ)

Abb. 2.9. Die Kalkaneusverschiebeosteotomie nach lateral gestattet eine begrenzte Korrektur der Ferseninversionsstellung durch Lateralisierung des Achillessehnenansatzes

Zehenfehlstellungen können durch einen Beugertransfer auf die Strecksehne nach Girdlestone-Taylor bei flexiblen Krallenzehen positiv beeinflusst werden. An der Großzehe ist die Operation nach Jones durchaus sinnvoll, allerdings sollte man anstelle einer Arthrodese des Zehenmittelgelenks wegen der proximalen Wachstumsfuge besser eine Tenodese mit temporärer K-Draht-Transfixation vornehmen. Bei progredienter Grunderkrankung sind bei entsprechendem Muskelungleichgewicht Sehnentranfers notwendig, um die Verformung des Fußes zu verhindern.

Bei einer vorliegenden Extensorensubstitution kann auch beim Kind eine Operation nach Hibbs empfohlen werden.

Die Plantaraponeurosenablösung nach Steindler ist häufig indiziert, genügt als alleiniger Eingriff jedoch nicht. Sehnentransfers am Rückfuß können einen M.-tibialis-posterior-Transfer (hälftig auf den M. peroneus brevis oder komplett auf den Fußrücken) beinhalten. Ein hälftiger M.-tibialis-anterior-Transfer nach lateral vermag eventuell abgeschwächte Pronatoren/Extensoren zu kompensieren. Ein insuffizienter M. peroneus brevis lässt sich durch den Transfer eines funktionstüchtigen langen Zehenbeugers kompensieren, wenn man den Tenodeseeffekt eines hälftigen M.-tibialis-posterior-Transfers vermeiden will. Schließlich sollte ein struktureller Spitzfuß durch eine Verlängerung der Wadenmuskulatur möglichst im Bereich der Muskelaponeurosen (Operation nach Baumann oder Strayer) oder am Muskel-Sehnen-Übergang (Operation nach Vulpius oder proximale Achillessehnenverlängerung) beseitigt werden. Die distale Achillessehnenverlängerung ist wegen der damit verbundenen erheblichen Wadenmuskelschwächung nur bei starken Rückfußspitzfüßen empfehlenswert. Eine strukturelle Steilstellung des Os metatarsale I muss durch eine extendierende Osteotomie unter Beachtung der proximal gelegenen Epiphysenfuge korrigiert werden. Kann ein struktureller Hohlfuß durch weichteilige Maßnahmen nicht ausreichend korrigiert werden, so muss u. U. ein querer Fußkeil (Abb. 2.8 a, b) entnommen werden. In geeigneten Fällen kann dies nach querer Osteotomie der Fußwurzel bei anschließend guter Mobilität durch einen oder mehrere plantarbasige autologe Keile in additiver Form geschehen, wie dies Lariviere et al. vorgeschlagen haben. Die Technik ist aber weitaus anspruchsvoller als die quere Keilentnahme und sollte Ausnahmeindikationen vorbehalten bleiben.

Die Fersenbeinosteotomie nach Dwyer (1975) beim strukturellen Rückfußvarus kann bei ausreichender Größe des Fersenbeins zwar subtraktiv in der (Original-) Technik vorgenommen werden. Die Verschiebung des distalen Teiles nach lateral ermöglicht jedoch eine sparsamere Keilentnahme bei gleichzeitiger ausreichender Korrektur und Erhaltung der Fußlänge (Abb. 2.9).

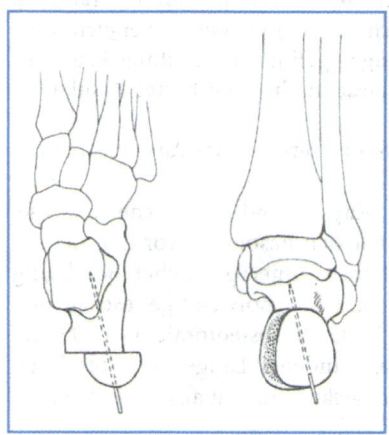

Ab wann muss eine Arthrodese vorgenommen werden?

Immer dann, wenn sich das Chopart-Gelenk nicht mehr ausreichend reponieren lässt, stellt sich die Frage der Korrekturarthrodese des Chopart-Gelenks oder gar einer Tripelarthrodese.

Wir vertreten die Auffassung, dass ein noch teilweise mobiles unteres Sprunggelenk im Wachstumsalter erhaltungswürdig ist, auch wenn sich das Os naviculare beim Eversionsmanöver nicht mehr vollständig auf den Taluskopf reponieren lässt (Taluskopfzeichen positiv). Es darf nach unserer Ansicht maximal eine Subluxation um $\frac{1}{3}$ akzeptiert werden (s. oben).

Allerdings sind in diesen Fällen umfangreiche extraartikuläre Osteotomien notwendig, um den Fuß plantigrad einzustellen. Mindestens handelt es sich dabei um Os-metatarsale-I-Extensions- und Kalkaneusosteotomien. Röntgenologisch bleibt das untere Sprunggelenk jedoch in einer Varusposition, auch wenn sich die Ferse klinisch neutral einstellt (erkennbar am Sinustarsi-Fenster auf der seitlichen Röntgenaufnahme) (Abb. 2.10 a, b). Oberhalb des 12. Lebensjahres kommt bei einer medialen Subluxation des Chopart-Gelenks nur die Arthrodese in Frage, um die talokalkaneare Divergenz und den Fußöffnungswinkel wieder herzustellen. Die Tripelarthrodese wird in all den Fällen notwendig, bei denen zusätzlich eine strukturelle Vorfußequinusdeformität vorliegt. Hier führt eine massive Resektion aus dem Chopart-Gelenk (Operation nach Imhäuser) zu inakzeptabler Fußverkürzung.

Welche Nachbehandlung ist sinnvoll?

Rein weichteilige Operationen erfordern für ca. 2 Wochen Unterschenkelliegegipsverbände. Wurden (wie meistens) zusätzlich Sehnenverpflanzungen vorgenommen, so empfehlen wir insbesondere bei progredienten Leiden und ausreichend kooperativen Patienten die frühfunktionelle Mobilisation aus dem geschalten Unterschenkelgehgipsverband nach 2–3 Wochen, um Muskelatrophie und Verwachsungen zu minimieren, eine sichere Verankerung der Sehne (periostal oder ossär z. B. mit MITEK-Anker) vorausgesetzt. Nach 5 Wochen schließt sich die Versorgung mit Einlagen und Therapieschuhen oder (nach Fußheberersatz) mit Unterschenkelorthesen und Nachtschienen für ca. 1 Jahr an.

Evtl. gleichzeitige knöcherne Korrrekturen erfordern eine längere Entlastung (4–6 Wochen), allerdings kann bei ausreichender Osteosynthese (K-Drähte oder Staples) auch hier nach 3 Wochen aus dem geschalten Gips heraus geübt werden. Die weitere Nachbehandlung entspricht der von Weichteiloperationen.

(Details zur Nachbehandlung und deren praktische Durchführung s. Kap. 5).

Welche (Nach-) Kontrollparameter sind notwendig? (Wert von klinischer, radiologischer, instrumenteller Prüfung)

- Postoperative Kontrollen sollten nach Gipsabnahme, nach 3 Monaten, nach 6 Monaten und anschließend je nach Grundleiden alle 6–12 Monate durchgeführt werden.
- Klinisch ist auf die Korrektur der Deformität in 3 Ebenen, die Wirkung evtl. verpflanzter Muskulatur, die Stabilität fusionierter Gelenke, die Beweglichkeit funktionell wichtiger Gelenke, evtl. plantare Druckstellen/Schwielen sowie das Gangbild zu achten. Eine regelmäßige Bilddokumentation erleichtert die spätere Beurteilung.

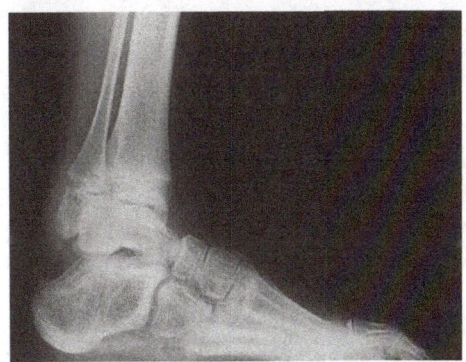

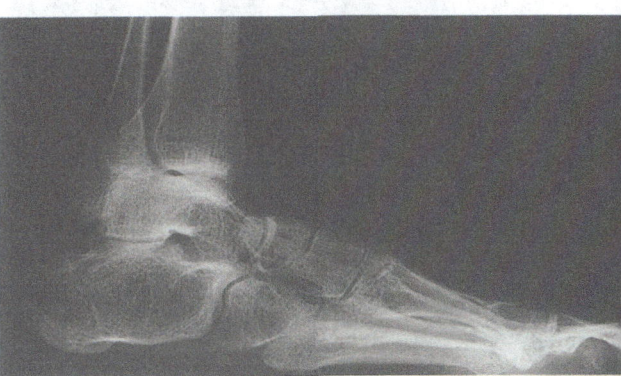

Abb. 2.10 a, b. Durch umfangreiche extraartikuläre Osteotomien (Kalkaneusosteotomie, Os-metatarsale-I-Extensionsosteotomie, multiple Sehnenverpflanzungen) hat sich bei diesem nunmehr 16-jährigen Mädchen zwar eine klinische Korrektur der Fußstellung erreichen lassen, das untere Sprunggelenk sowie das Chopartgelenk bleiben jedoch unverändert in Subluxationsstellung inkongruent (Patientin mit Charcot-Marie-Tooth-Erkrankung prä- und 5 Jahre postoperativ)

- Röntgenbilder (AP und seitlich im Stehen) sind in jährlichen Abständen empfehlenswert.
- Dynamische Untersuchungen (Pedobarographie, Video, Ganganalyse) können wichtige Zusatzinformationen beitragen. Die Untersuchung des Ablaufmusters der Schuhe sollte nicht vergessen werden.

2.2 Der Ballenhohlfuß bei progredienten neurologischen Erkrankungen

▶ „Pes cavus due to progressive neuromuscular disease is a challenging management problem." (Alexander u. Johnson 1989)

▶ Oberstes Ziel aller Bemühungen bei progredienten Erkrankungen sollte die möglichst lange Erhaltung der Gehfähigkeit sein.

Der Hohlfuß stellt bei progredienten Erkrankungen besonders hohe Anforderungen an den Behandler. Ein primär optimales Resultat kann nach etlichen Jahren in Folge eines unvorhergesehenen Krankheitsverlaufes vollständig zunichte gemacht werden. Daher kann das Ergebnis nicht alleine dem Operateur angelastet werden. Es gilt nicht nur, das Muskelungleichgewicht, das ursächlich für die Deformität verantwortlich ist, abzuschätzen, sondern man sollte auch die voraussichtliche Art und Geschwindigkeit der Progredienz der Erkrankung in den Behandlungsplan mit einbeziehen. Es empfiehlt sich stets, eventuell mitbetroffene Familienangehörige zu untersuchen (Abb. 2.11). Ein primär gut funktionierender Muskeltransfer kann schon bald insuffizient werden, wenn der Muskel im Rahmen der Grunderkrankung atrophiert. Sind nur abgeschwächte Muskeln für einen evtl. Transfer verfügbar, so sollte man sich die Indikation zur Verpflanzung grundsätzlich überlegen. *Prinzipiell ist ein Muskelgleichgewicht der Plantar- und Dorsalflektoren sowie (falls vom Befund her möglich) für die Invertoren/Evertoren anzustreben.* Da aber meist keine ausreichenden Muskeln zur Verfügung stehen, um alle Funktionen abzudecken, kann man entweder über Tenodesen oder bei Instabilität oder struktureller Deformität durch Arthrodesen die Voraussetzungen zumindest für eine ausreichende aktive Plantar- und Dorsalflexion schaffen. Glücklicherweise ist die Wadenmuskulatur als Hauptfortbewegungskraft bei den progredienten Erkrankungen häufig kaum oder erst spät befallen. Stehen keine ausreichenden Muskeln für einen Fußheberersatz zur Verfügung, so können die gelenkstabilisierenden Maßnahmen mit Fußhebeorthesen kombiniert werden.

Bleibt ein operierter Hohlfuß im Rahmen progredienter Erkrankungen passiv plantigrad und ohne Druckstellen und ist er problemlos mit Orthesen oder Schuhen versorgbar, so wurde unseres Erachtens das bestmögliche Resultat erreicht.

Abb. 2.11. Mutter und Tochter mit Charcot-Marie-Tooth-Erkrankung: Bei der Mutter war trotz vielfacher operativer Versuche keine befriedigende Fußstellung erreicht worden

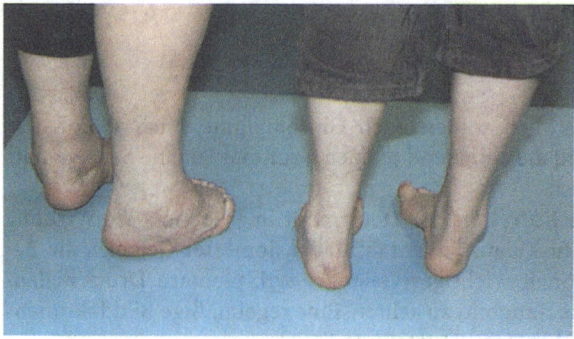

Indikationsstellung

Der Zeitpunkt der Indikation zur Operation sollte bei progredienter Erkrankung früh sein und nicht nur von evtl. bestehenden Funktionseinschränkungen und Kontrakturen sondern auch von einer Zunahme des Muskelungleichgewichtes abhängig gemacht werden.

Solange eine ausreichende Dorsalflexion im oberen Sprunggelenk (mindestens 5–10°) möglich ist und das untere Sprunggelenk muskulär für die Eversion/Pronation aktiv stabilisierbar ist, kann zugewartet werden. Gehäufte Supinationsdistorsionen und Hängenbleiben mit der Fußspitze (Abb. 2.12) sowie Druckstellen unter den Ossa metatarsalia plantar, über den proximalen Interphalangealgelenken oder am Fußaußenrand stellen unseres Erachtens Zeichen für eine bestehende Operationsindikation dar.

Die Therapieplanung der Hohlfußdeformität bei progredienten Erkrankungen sollte folgende Faktoren berücksichtigen:

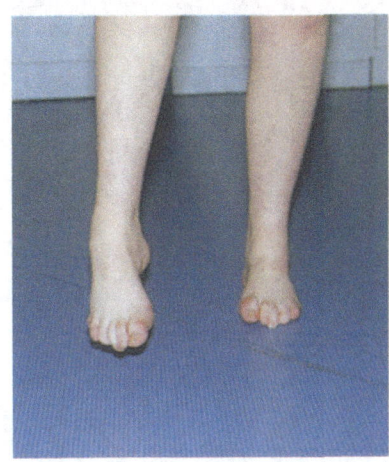

Abb. 2.12. Fußheberparese mit Extensorensubstitution und Inversionsstellung des Rückfußes bei einer 24-jährigen Patienten mit HSMN

- Alter des Patienten,
- Korrigierbarkeit der Deformitäten (Zehen, Rückfuß),
- Stärke der deformierenden Kräfte,
- Stabilität des Rückfußskeletts,
- Sensibilität.
- voraussichtliche Progredienz-Geschwindigkeit (Familienangehörige; je früher umso ungünstiger),
- funktionelle Anforderungen an die Füße.

Zur Therapie bei progredienten Erkrankungen

▶ „Muscle balance is the key to understanding the production of pes cavus." (Shapiro u. Bresnan 1982)

Es gilt auch hier das Behandlungsprinzip für alle neuromuskulären Deformitäten:
- Korrigieren – Stabilisieren – Balancieren unter Erhaltung einer funktionell ausreichenden Beweglichkeit.

Das Prinzip besteht darin, die deformierenden Kräfte zu beseitigen und zu versuchen, ein Muskelgleichgewicht so gut als möglich wiederherzustellen.

Die M.-tibialis-anterior-(schwach)/peroneus-longus-(stark) -Kopplung kann durch eine Operation nach Jones wiederhergestellt werden. Die M.-tibialis-posterior- (stark)/peroneus-brevis- (schwach) Kopplung kann durch einen M.-peroneus-longus- auf -brevis-Transfer oder die Verpflanzung eines langen Zehenbeugers auf die M.-peroneus-brevis-Sehne wieder hergestellt werden. Alternativ kommt als Tenodese der hälftige M.-tibialis-posterior-Transfer in Frage, der sich auch bei spastischen Klumpfüßen bewährt hat. Er schafft eine Tenodese des unteren Sprunggelenks. Voraussetzung ist jedoch die passive Korrigierbarkeit des unteren Sprunggelenks.

Die progrediente Schwäche der Fußheber stellt ein besonderes Problem dar. Eine Verpflanzung der M.-tibialis-posterior-Sehne schaltet zwar die deformierende Inversionskraft auf das untere Sprunggelenk aus, erfordert jedoch ein Umlernen der Phase, das gerade bei noch erhaltener Restfunktion der Zehenheber äußerst problematisch ist (Scherb 1952). Im eigenen Patientengut konnten nur wenige der mit einem M.-tibialis-posterior-Transfer operierten Patienten umlernen, und der Muskel war weiterhin nur in der Standphase aktiv und wirkte in der Schwungphase als Tenodese. Die hälftige Verpflanzung der M.-tibialis-anterior-Sehne nach lateral dürfte wegen des frühen Befalls der Muskulatur nur in Ausnahmefällen bei ausreichend kräftiger Funktion (Kraftgrad von mindestens 3–4) geeignet sein, die evertierenden Fußheber zu stärken (Roper u. Tibrewal 1989). Die Rückverlagerung der langen Zehenstrecksehnen auf die Ossa metatarsalia bzw. auf die Tarsalknochen (Operation nach Jones bzw. Hibbs) ist eine effektive Methode zur Wiederherstellung der evertierenden Fußheber. Wegen der Fußheber-Schwäche kann es in Folge des Muskelungleichgewichtes besonders beim wachsenden Patienten zur Spitzfußstellung kommen. Die regelmäßige Dehnungsbehandlung der Wadenmuskulatur in Verbindung mit Unterschenkel-Nachtlagerungsorthesen vermag hier von gewissem prophylaktischem Nutzen zu sein. Bei struktureller Rückfuß-Spitzfußstellung kann nur durch eine Wadenmuskelverlängerung (Operation nach Strayer) bei federndem Widerstand oder eine Achillessehnenverlängerung (perkutan oder offen) bei hartem Anschlag ein ausreichender Bewegungsumfang im oberen Sprunggelenk wiederhergestellt werden. Eine Überkorrektur in den Hackenfuß muss dabei unter allen Umständen vermieden werden. Ebenso darf eine evtl. zusätzlich bestehende Vorfuß-Spitzfußstellung nicht übersehen werden. Sie muss in jedem Fall zuerst korrigiert werden, da sonst der Gegenhalt der Wadenmuskulatur bei der Korrektur fehlt und ein funktionell ungünstiger Hackenhohlfuß droht.

> „Leichte Überkorrektur ist anzustreben." (Hackenbroch 1938)

Während bei dynamischen Hohlfußdeformitäten im Wachstumsalter weichteilige, korrigierende und balancierende Verfahren angezeigt sind, stellen bei älteren Patienten knöcherne Operationen bei progredienter Hohlfußdeformität das definitive Ergebnis her.

Die Aufgabe knöcherner Operationen ist zweifach:
- Stabilisierung muskulär nicht stabilisierbarer Gelenke (unteres Sprunggelenk),
- Korrektur fixierter Deformitäten(Fußwurzel, Vorfuß).

Die Resektion des Chopart-Gelenks bzw. die Tripelarthrodese bleiben die zuverlässigsten Methoden zur definitiven Behandlung des progredienten Ballenhohlfußes. Wir können aus eigener Erfahrung die kombinierten Osteotomien des Rückfußes (z. B. Operation nach Dwyer), der Fußwurzel (z. B. Operation nach Cole) und des Vorfußes (z. B. Os-metatarsale-Osteotomien ohne Sehnentransfers) bei progredienten Hohlfüßen nur eingeschränkt empfehlen, da sie eine zunehmende Deformität des unteren Sprunggelenks durch das Muskelungleichgewicht nicht aufhalten können und evtl. später doch noch eine Tripelarthrodese erforderlich machen. Dies führt zu einer exzessiven Fußverkürzung (Abb. 2.13 a–c).

Die Indikation zur pantalaren Arthrodese bei instabiler oder extrem deformierter Fußstellung ist u. E. nur mit großer Zurückhaltung zu stellen (Santavirta et al. 1993). Ein plantigrader Fuß mit beweglichem oberem Sprunggelenk ist, auch wenn er orthesenversorgt ist, funktionell immer günstiger als ein steifer.

Die Beurteilung des Ergebnisses operativer Maßnahmen stößt bei progredienter Grunderkrankung auf besondere Schwierigkeiten. Levitt u. Gartland empfehlen die Beurteilung von Funktion, Aussehen und Symptomen. Wir denken, dass eine passiv erreichbare plantigrade Fußstellung und der problemlose Gebrauch von (Fußheber-) Orthesen bzw. Schuhen die Mindestanforderung für ein gutes operatives Resultat bei progredienter Hohlfußstellung darstellen. Wenn keine kräftigen Muskeln mehr zur Verfügung stehen,

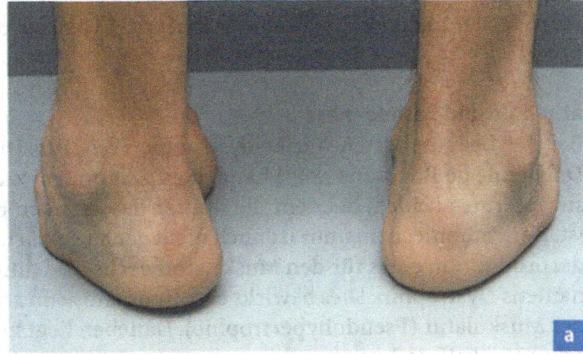
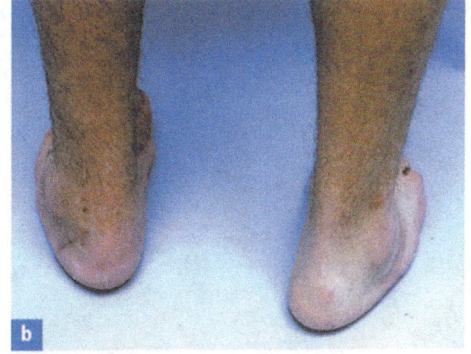
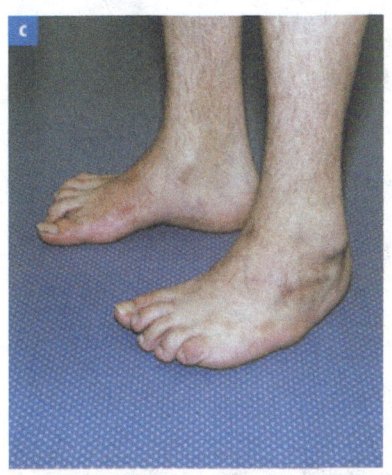

Abb. 2.13 a–c. 15-jähriger Patient mit medialen Ballenhohlfüßen bei Charcot-Marie-Tooth Erkrankung präoperativ sowie 2 und 4 Jahre postoperativ. Obwohl sich initial postoperativ eine relativ gute Korrektur des linken Fußes gezeigt hat, war sie auf Grund des nicht ausreichend berücksichtigten Muskelungleichgewichtes bei der späteren Untersuchung wieder vollständig rezidiviert

kann kein Operateur der Welt neue schaffen. Eine plantigrade Fußstellung bei ausreichender passiver Dorsalflexion bedeutet dann aber immer noch ein gutes Resultat. Die postoperative Versorgung mit Unterschenkel-Nachtlagerungsorthesen ist empfehlenswert.

Jacobs u. Carr (1950) sowie Levitt u. Gartland (1973) haben sich ausführlich mit der operativen Behandlung von Fußdeformitäten bei progredienten neuromuskulären Erkrankungen auseinandergesetzt. Ihre Empfehlungen seien nachfolgend stichpunktartig wiedergegeben:

- Transfers der Mm. tibialis anterior und posterior auf den Fußrücken sind zur Ausschaltung des pathologischen Muskelzuges nötig.
- Die meisten Patienten benötigen eine Stabilisationsoperation des Rückfußes (Tripelarthrodese).
- Achillessehnenverlängerung nur, soweit notwendig.

Die häufigsten Erkrankungen, die mit progredienten Hohlfußdeformitäten einhergehen, sind die Muskeldystrophien, die hereditären motorischen und sensiblen Neuropathien sowie die Friedreich-Ataxie.

2.2.1 Der Ballenhohlfuß bei Muskeldystrophien

Definition
Muskeldystrophien sind genetisch determinierte, primär degenerative Erkrankungen der Skelettmuskulatur, deren grundlegender Defekt in der Muskelzelle selbst liegt.

Gemeinsamkeiten aller progredienten muskulären Erkrankungen sind Muskelschwäche, Muskelatrophie und die Neigung zur Muskelverkürzung (Kontraktur/Deformität), die allerdings je nach Dystrophie-Typ mit unterschiedlichem Verteilungsmuster und unterschiedlicher Progredienz auftreten. Teilweise liegt gleichzeitig mit der Dystrophie eine Myotonie vor (myotone Muskeldystrophie Curschmann-Steinert), die in einem separaten Kapitel beschrieben wird.

Epidemiologie
Die Gruppe der Muskeldystrophien hat eine Inzidenz von 0,7/100 000 Einwohnern und eine Prävalenz von ca. 10/100.000 Einwohnern. Die häufigste

Form ist der maligne Typ Duchenne mit ca. 30 auf 100 000 lebend geborene Jungen.

Ätiologie und Pathogenese

Bei der bedeutendsten Muskeldystrophie vom Typ Duchenne (nach G. B. Duchenne de Boulogne 1849) handelt es sich um ein x-chromosomal rezessiv vererbtes Leiden, bei dem die Mutter des kranken Kindes Konduktorin ist. Der Pathomechanismus ist noch nicht genau geklärt. Man findet die Minderproduktion eines für den Muskelstoffwechsel wichtigen Eiweißmoleküls namens Dystrophin. Dies bewirkt eine lipomatöse und fibröse Umwandlung der Muskulatur (Pseudohypertrophie). Daneben liegt histologisch auch eine echte Muskelfaserhypertrophie vor.

Primär ist die Schultergürtel- und Beckengürtelmuskulatur progredient symmetrisch befallen. Die Krankheit breitet sich dann weiter auf die Muskulatur im Rumpfbereich und an den Extremitäten nach distal aus. Eventuell sind auch der Herzmuskel sowie die glatte Muskulatur innerer Organe betroffen. Die Muskelbalance wird zunehmend durch die Schwäche und Kontraktur der fibrotisch umgewandelten Muskeln gestört. Dies wird noch verstärkt durch die muskuläre Inaktivität nach verlorengegangener Steh- und Gehfähigkeit ab etwa dem 10. Lebensjahr.

Pathomechanik

Bei den Muskeldystrophien betrifft die Schwäche primär die Antischwerkraftmuskulatur wie Hüft- und Kniestrecker, wodurch die erst im späteren Verlauf betroffene Wadenmuskulatur kompensatorisch überaktiv eingesetzt wird und damit zur Verkürzung neigt. Durch eine gleichzeitige Schwäche der Fußhebemuskulatur wird die Kontrakturbildung unterstützt. Im Verlaufe der Erkrankung kommt es zur zunehmenden Atrophie der Fußheber und Evertoren, während der kräftige M. tibialis posterior als Fußsenker und Supinator erst im weiteren Krankheitsverlauf an Kraft abnimmt. Er erhält auf diese Weise zunächst ein funktionelles Übergewicht, das zusammen mit dem kräftigen M. triceps surae die Inversions- und Plantarflexionswirkung auf den Fuß verstärkt. Die verbliebenen langen Zehenstrecker ziehen die Zehen in eine Klauenstellung. Zusätzlich verkürzen sich die langen Zehenbeuger und supinieren den Fuß weiter. Die intrinsische Fußmuskulatur atrophiert und schrumpft im weiteren Verlauf ebenso und verstärkt die Cavovaruskomponente. Es kommt zur medioplantaren Abweichung der Fußwurzel im Chopart-Gelenk und zur Klumphohlfuß-Stellung (Abb. 2.14).

Klinisches Bild und Diagnostik

Die Hohlfußstellung tritt deutlich seltener als die Spitzfuß- oder Klumpfußstellung auf. Sie entwickelt sich auch meist erst im späteren Verlauf der Erkrankung. Die entstehende Hohlfußdeformität führt durch die Verkleinerung der Belastungsfläche zu plantaren Druckstellen unter dem Os metatarsale I und am Fußaußenrand und lässt sich auch durch aufwendige Schuhversorgung nur unzureichend kompensieren, so dass unter Umständen keine Schuhe mehr getragen werden können.

Der maligne Typ Duchenne, auch infantiler Beckengürteltyp genannt, beginnt in den ersten Lebensjahren mit Muskelschwäche im Beckengürtel- und Oberschenkelbereich. Die Kinder lernen verspätet laufen und entwickeln ein unsicheres Gangbild. Höhere Leistungen wie Rennen und Treppensteigen sind nur begrenzt möglich. Meist ist das klinische Bild mit 5 Jahren deutlich. Pseudohypertrophie der Waden ist typisch (Abb. 2.15a,b), und neben den Kontrakturen im Fußbereich entstehen später auch Hüft- und Kniegelenksbeugekontrakturen. Die meisten Patienten sind etwa ab dem 10. Lebensjahr auf Grund des Verlustes der Gehfähigkeit auf den Rollstuhl angewiesen.

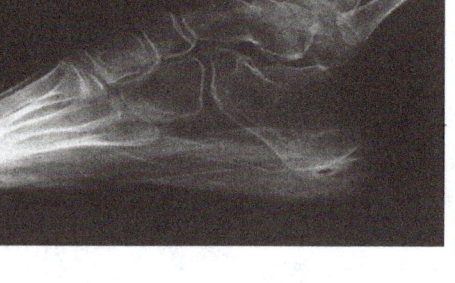

Abb. 2.14. Hohlfuß bei einem Patienten mit Duchenne-Muskeldystrophie: Man erkennt zusätzlich die erhebliche immobilisationsbedingte Entkalkung des Fußskeletts

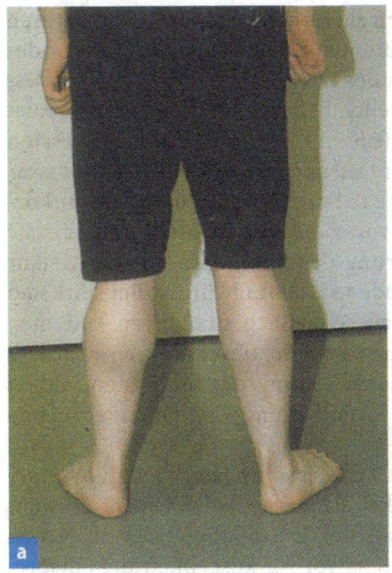
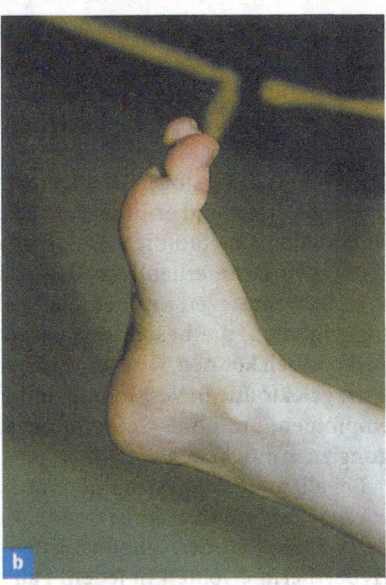
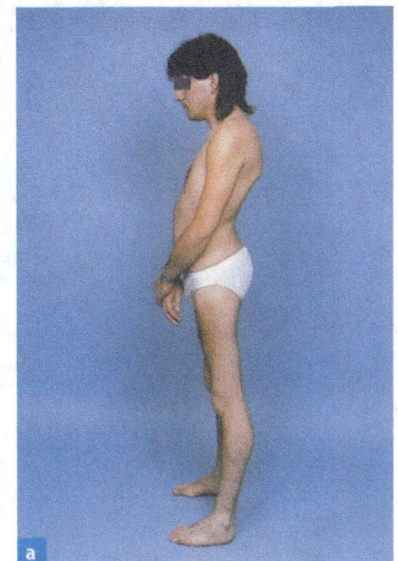

Abb. 2.15 a, b. 9-jähriger Knabe mit Duchenne-Muskeldystrophie, typischer Pseudo-hypertrophie der Waden und Extensorensubstitution

Der benigne Typ Becker-Kiener manifestiert sich meistens erst nach dem 5. Lebensjahr. Neben eingeschränkter Dorsalflexion der Füße verläuft die Klinik schleichender als beim Duchenne-Typ. Gehunfähigkeit tritt meist erst zwischen dem 25. und 35. Lebensjahr ein. Die Hohlfußentste-hung folgt dabei den bei der Duchenne-Form angegebenen Mechanismen (Abb. 2.16 a, b).

Die Diagnose erfolgt klinisch, histologisch, laborchemisch und genetisch.

Therapeutische Besonderheiten

Die Hohlfußdeformität bei Muskeldystrophien stellt beim gehfähigen Pati-enten eine absolute, beim sitzfähigen eine relative Operationsindikation dar, wenn die Schuhversorgung ohne Druckstellen nicht mehr möglich ist. Da sie überwiegend in den späteren Stadien der Erkrankung vorkommt, kann aber zunächst meist durch Änderung der Schuhversorgung behandelt werden.

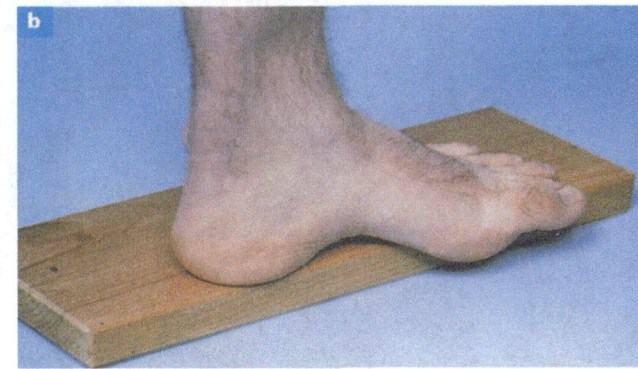

Abb. 2.16 a, b. Patient mit Becker-Kiener-Muskeldystrophie, typischem Habitus und positivem Coleman-Block-Test

Die operative Therapie umfasst 3 Prinzipien:
- Korrigieren der Deformität,
- Stabilisieren instabiler Gelenke,
- Balancieren des Muskelungleichgewichtes.

Die Korrektur der Deformität erfordert die Verlängerung der verkürzten Muskulatur (M. triceps surae und intrinsische Muskulatur) bzw. die Verlage-rung des M. tibialis posterior und eines überaktiven M. extensor hallucis longus:

- M.-triceps-surae-Verlängerung: z. B. Operation nach Strayer bzw. später beim ausgeprägten Spitzfuß die perkutane Technik nach Hoke (hierbei besteht allerdings die Gefahr einer Überkorrektur in einen Hackenhohl-fuß),
- intrinsische Fußsohlenmuskeln: Ablösung in der Technik nach Steindler,
- M. tibialis posterior: kompletter Transfer auf den Fußrücken durch die Membrana interossea oder um die Tibia herum,
- Transfer des M. extensor hallucis longus auf das Os metatarsale I in der Technik nach Jones.

Stärkere Hohlfußdeformitäten erfordern zusätzlich knöcherne Korrekturen (z.B. Os-metatarsale-I-Extensionsosteotomie, Operation nach Dwyer oder bei struktureller Deformität des Rückfußes Chopart- oder Tripelarthrodesen). Irwin Siegel empfiehlt bei strukturellen Ballenhohlfüßen auch die Auslöffelung des Talus- und Kalkaneusanteils mit anschließender Redression (Technik nach Ogston). Bei allgemeiner Osteoporose ist diese Technik zwar überlegenswert und erfordert auch keine so lange Ruhigstellung wie die korrigierenden Osteotomien. Das Risiko von zusätzlichen Frakturen (distale Tibia) sowie die erhebliche Deformierung des Rückfußes mit der Gefahr späterer Schmerzen machen die Methode jedoch fragwürdig. Bei stärksten Deformitäten, die besonders bei den ausschließlich sitzfähigen Patienten vorkommen können, wird zur Erleichterung der Schuhversorgung auch eine Astragalektomie in Verbindung mit einer Tenotomie der verkürzten Sehnen empfohlen, um ohne Gefährdung der Wundheilung eine Orthesenversorgung zu ermöglichen.

Bei allen Muskeldystrophien muss auf das erhöhte Narkoserisiko hingewiesen werden. Depolarisierende Muskelrelaxantien sollten nicht verwendet werde. Für den ungünstigsten Fall der Entstehung einer malignen Hyperthermie sollten in jedem Fall bereits vor Narkoseeinleitung entsprechende Vorbereitungen (Dantrolene) getroffen werden.

Die Nachbehandlung sollte trotz der notwendigen Ruhigstellung bei ausreichenden motorischen Voraussetzungen stets eine möglichst frühzeitige Mobilisation zum Stehen und (wenn vom Heilungsverlauf her möglich) zum Gehen anstreben.

2.2.2 Der Ballenhohlfuß bei Myotoner Dystrophie Typ Curschmann-Steinert

Definition

Es handelt sich um eine autosomal-dominante Systemerkrankung mit den Leitsymptomen einer degenerativen Myopathie und myotonen Reaktionen.

> Das Krankheitsbild wurde 1909 unabhängig voneinander sowohl von dem Leipziger Internisten Hans Gustav Wilhelm Steinert, (1875–1911) und den britischen Neurologen F. E. Batten (1865–1918) und H. P. Gibb beschrieben. Hans Curschmann (1875–1950), Internist in Mainz und Rostock, beschrieb das Krankheitsbild 1912.
> Die typische Kombination einer Myotonie und distal betonter schlaffer Paresen wurde bereits vor den Berichten von Steinert, Batten und Gibb sowie Curschmann von 1888 an von mehr als zwanzig Autoren beschrieben, man hielt die Erkrankungen jedoch für atypische Formen der Myotonia congenita Thomsen. Die vier namengebenden Autoren erkannten erstmals die Eigenständigkeit des Krankheitsbildes.

Epidemiologie

Die Häufigkeit ist durch eine hohe Dunkelziffer und regionale Unterschiede schwierig zu bestimmen. Nach Grimm beträgt die Inzidenz in Deutschland 5.5/100 000 Einwohner. Man nimmt heute jedoch an, dass die Häufigkeit bei 10 : 100 000 oder gar höher liegt. Es handelt sich um die häufigste degenerative Myopathie im Erwachsenenalter. Es besteht keine Geschlechtsbevorzugung.

Ätiologie und Pathogenese

Das Leiden wird autosomal-dominant vererbt und zeigt umschriebene Muskeldystrophien. Der Erkrankung liegt eine Störung im Bereich der motori-

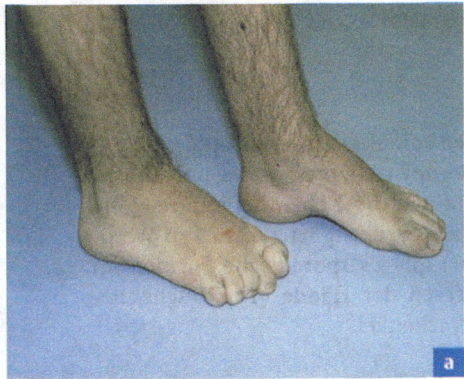

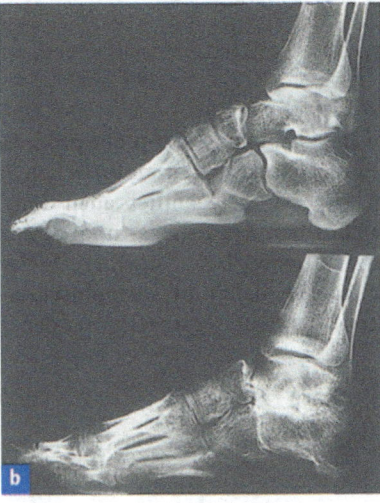

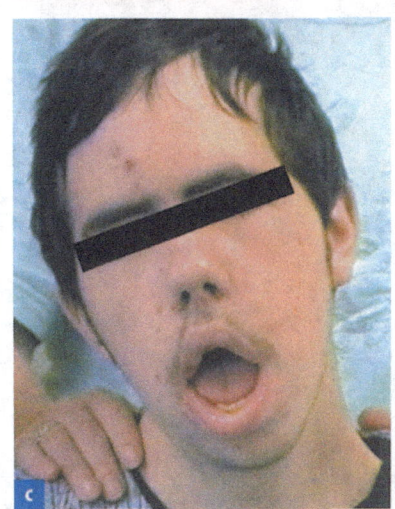

Abb. 2.17 a–c

schen Endplatte zugrunde, wobei die Erschlaffung der Muskulatur verzögert stattfindet. Man unterscheidet neben der kongenitalen eine frühkindliche und eine adulte Form.

Fallbeispiel

▶ 17-jähriger Patient mit myotoner Dystrophie Curschmann-Steinert und medialem Hohlfuß im klinischen und röntgenologischen Befund. Durch korrigierende T-Arthrodese hat sich keine voll befriedigende Situation erreichen lassen, da die Fehlrotation der Knöchelgabel nicht ausreichend korrigiert werden konnte (Abb. 2.17 a, b). Typische Fazies dieses Patienten mit myotoner Dystrophie (Abb. 2.17 c).

Klinisches Bild und Diagnostik

Die chronisch progrediente Dystrophie und Atrophie der Muskulatur kann durch eine Verkürzung der Wadenmuskulatur und eine Verkürzung der intrinsischen Fußmuskulatur und des M. tibialis posterior zur Entwicklung von Hohlfüßen führen.

Therapeutische Besonderheiten

Bei flexibler Deformität besteht das therapeutische Vorgehen in der Versorgung mit einer stabilen Unterschenkelorthese, tagsüber als Funktionsschiene sowie nachts als Nachtlagerungsschiene. Bei Progredienz oder strukturellem Hohlfuß hat sich die operative Kombination einer Plantaraponeurosenablösung und einer Wadenmuskelverlängerung (Operation nach Strayer) mit einem hälftigen M.-tibialis-posterior-Sehnentransfer bewährt. Eine Kombination der Operation nach Steindler mit einer Achillessehnenverlängerung führt zum Hackenfuß und ist nicht zu empfehlen. Durch alleinige Achillessehnenverlängerung ohne Berücksichtigung des Vorfußkavus kommt es zum Hackenhohlfuß (Abb. 2.18).

Strukturelle Hohlfüße müssen etwa ab dem 10. Lebensjahr mit einer Chopart-Gelenks- oder Tripelarthrodese behandelt werden, wobei auch hier zusätzliche muskelbalancierende Maßnahmen notwendig sind. Eine evtl. Fußheberschwäche kann orthetisch oder operativ behandelt werden.

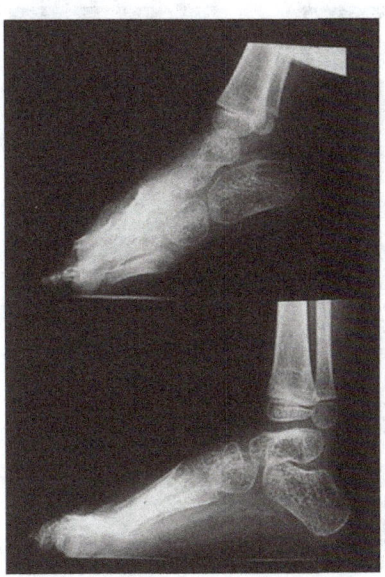

Abb. 2.18. Schwerer iatrogener Hohlfuß nach überdosierter Klumpfußkorrektur bei myotoner Dystrophie. Bei der Patientin war neben einer Wadenmuskelverlängerung eine Verpflanzung des M. tibialis anterior vorgenommen worden

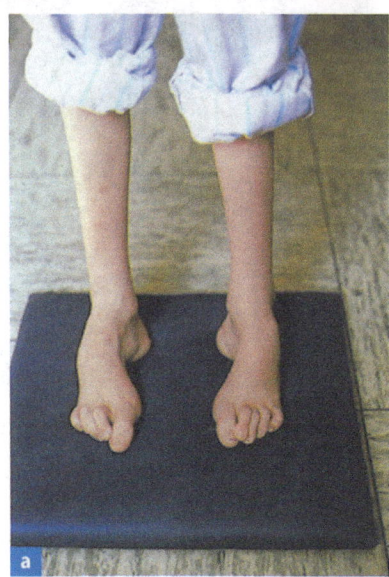

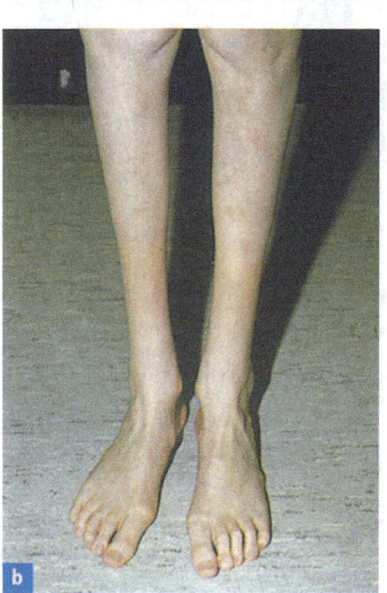

Abb. 2.19 a, b

2.2.3 Der Ballenhohlfuß bei Spinaler Muskelatrophie Typ Kugelberg-Welander

Definition

Juvenile proximale Form der progressiven spinalen Muskelatrophie mit Systemdegeneration der motorischen Vorderhornzellen, überwiegend autosomal-rezessiv, gelegentlich auch dominant vererbt. Neben hereditären Verlaufsformen des Kindes- und Jugendalters (Beckengürtelform, Typ Werdnig-Hoffmann bzw. Kugelberg-Welander) gibt es sporadische Formen im Erwachsenenalter mit atrophischen Paresen der Hände (Typ Duchenne-Aran), des Schultergürtels oder der Unterschenkel.

> Erstbeschreibung 1942 durch Gunnar Wohlfort, schwedischer Neurologe. Die nukleäre Genese wurde durch die schwedischen Neurologen Erik Klos Henrik Kugelberg (1913–1983) und Lisa Welander (1909) festgestellt.

Epidemiologie

Die Prävalenz beträgt 2/100 000, die Inzidenz 0,2/100 000 Einwohner.

Ätiologie und Pathogenese

Erkrankung mit meist autosomal-rezessivem Erbgang, gelegentlich auch autosomal-dominant, sehr selten x-chromosomal-rezessiv unklarer Pathogenese.

Bei der spinalen Muskelatrophie kommt es zur Degeneration des zweiten motorischen Neurons mit Verminderung der Vorderhornganglienzellen im Rückenmark und Atrophie der Vorderwurzeln.

Fallbeispiel

▶ 6-jähriger Patient mit spinaler Muskelatrophie und schweren medialen Ballenhohlfüßen prä- und 2 Jahre postoperativ. Durch Verpflanzung der Sehne des M. peroneus longus auf den brevis, Plantaraponeurosenablösung und hälftigen M.-tibialis-anterior-Transfer ließ sich eine dauerhafte Korrektur der Fußstellung erreichen (Abb. 2.19a,b).

Klinisches Bild und Diagnostik

Je nach Verlaufsform treten atrophische Paresen entweder primär proximal (Schulter- bzw. Beckengürteltyp) oder distal an den kleinen Handmuskeln bzw. Unterschenkeln (Peronealtyp) auf. Typisch ist eine Schwäche der proximalen Beinmuskulatur mit initial häufigem Stolpern und erschwertem Aufrichten aus der Hocke sowie rascher Ermüdbarkeit insbesondere beim Treppensteigen. Man findet Muskelhypotonie und abgeschwächte Muskeleigenreflexe. Weitere Kennzeichen sind zunehmende Myatrophien zunächst der proximalen Beinmuskulatur mit Faszikulationen und eine Hyperlordose mit vorgewölbtem Abdomen.

Die konsekutive Muskelimbalance mit Atrophie der intrinsischen Fußmuskulatur führt im weiteren Verlauf zu Deformierung und Kontraktur der Gelenke, speziell am Fuß mit resultierendem Spitz- und/oder Hohlfuß.

Therapeutische Besonderheiten

Eine kausale Therapie gibt es nicht. Die Therapie des Hohlfußes richtet sich nach den allgemeinen Prinzipien. Neben den bereits bei der Muskeldystrophie geschilderten Verfahren der Wadenmuskelverlängerung und der Verpflanzung der M.-tibialis-anterior- bzw. -posterior-Sehne auf den Fußrücken sind bei schweren Deformitäten abhängig von der Gesamtprognose auch knöcherne Korrekturen wie die Tripelarthrodese notwendig, um die

Fußdeformität vollständig und dauerhaft zu korrigieren. Bei leichteren Spitzfußkomponenten ist ggf. die Operation nach Strayer zur Korrektur des Equinus ausreichend. Lässt sich durch die Weichteiloperationen bereits eine komplette Korrektur erzielen, so genügen äußere Stabilisationsmaßnahmen (Unterschenkel-, bzw. bei Stehproblemen Oberschenkelorthesen mit sperrbaren Kniegelenken). Die Kombination der perkutanen Achillessehnenverlängerung nach Hoke mit einem M.-tibialis-posterior-Transfer birgt das Risiko eines Hackenhohlfußes in sich. Die Indikation zur frühzeitigen Mobilisation im Gipsverband besteht auch hier.

2.2.4 Der Ballenhohlfuß bei (hereditär) spastischer Spinalparalyse

Definition
Erkrankung mit Degeneration der Pyramidenbahnen des Rückenmarkes, meist im Lumbalmark beginnend und kranial aufsteigend. Diese Störung wird auch als Typ V (Strümpell) der von Dyck u. Lambert vorgeschlagenen Klassifikation der HMSN bezeichnet.

> 1886 wies Adolf v. Strümpell (1853–1925), Internist in Leipzig als erster auf die familiäre Häufung des Leidens hin, die klinische Erstbeschreibung (1875/76) ist wohl Wilhelm Heinrich Erb (1840–1921), Neurologe in Leipzig und Heidelberg und dem französischen Neurologen Jean Marie Charcot (1825–1893) zuzuschreiben.

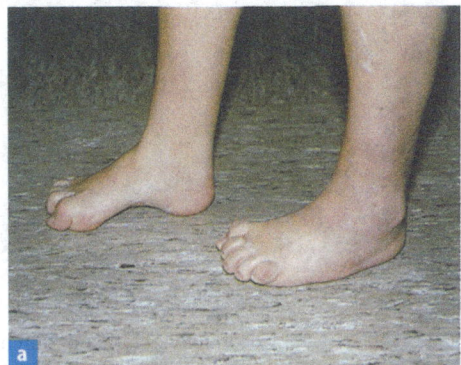

Ätiologie und Pathogenese
Die spastische Spinalparalyse stellt eine rezessive oder autosomal-dominant vererbte Degeneration des Gyrus praecentralis und der Seitenstränge des Rückenmarks (Pyramidenbahn) dar. Diese führt zu spastischen Para- oder Tetraparesen ohne Sensibilitätsstörung.

Die Spastik und Kontraktur der Muskeln mit Überwiegen der Invertoren und der extrinsischen langen Fußmuskeln über die Evertoren und intrinsischen Fußmuskeln kann im Verlauf der Erkrankung zur Ausbildung schwerer Klump- bzw. Klumphohlfüße führen.

Fallbeispiel
▶ 32-jährige Patientin mit familiär spastischer Paraparese und zunehmenden Ballenhohlfüßen seit dem 14. Lebensjahr. Durch langdauernde Mehrbelastung des Fußaußenrandes haben sich beidseits erhebliche Hypertrophien der Os-metatarsale-V-Knochen entwickelt, die als Residuen von Ermüdungsfrakturen zu deuten sind (Abb. 2.20 a, b).

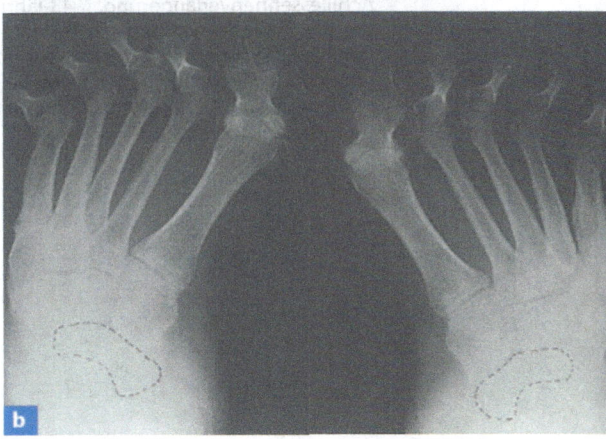

Abb. 2.20 a, b

Klinisches Bild und Diagnostik
Das klinische Bild wird durch eine in den unteren Extremitäten einsetzende zunehmende Spastik mit Steigerung der Eigenreflexe, pathologischen Reflexen der Babinski-Gruppe und fehlenden Bauchhautreflexen charakterisiert. Im weiteren Krankheitsverlauf können sich zusätzliche Paresen entwickeln.

Die Symptomatik beginnt meist im Kindes- oder Jugendalter. Es imponiert zunächst eine zunehmende Ermüdbarkeit der Beine mit Spannungsgefühl. Im weiteren Verlauf entwickelt sich dann das typische kleinschrittigspastische Gangbild mit Aneinanderreiben der Knie, bedingt durch die Adduktoren- und die Streckspastik. An den unteren Extremitäten kommt es zunächst fast immer zum Spitzfuß bei häufig nur geringer Beteiligung der Arme.

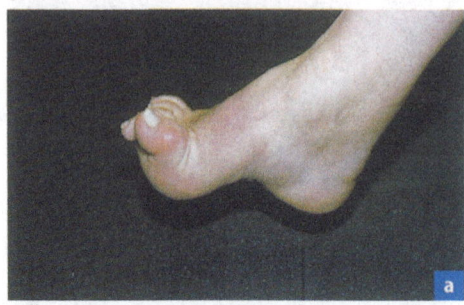

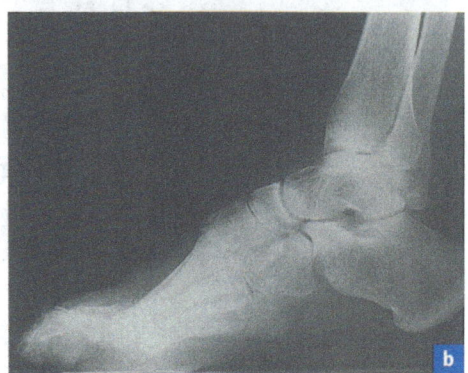

Abb. 2.21. a Hohlfußverstärkung durch M. tibialis anterior-Verpflanzung und Achillessehnenverlängerung. **b** 43-jähriger Patient mit asymmetrisch verteilter familiärer spastischer Paraparese und schwerem linksseitigen medialem Ballenhohlfuß sowie Ermüdungsfraktur der Os-metatarsale-V-Basis

Im weiteren Zuge der Erkrankung kann durch eine zusätzliche Spastik der M.-peroneus-longus-/M.-extensor-hallucis-longus-Koppelung eine Ballenhohlfußkomponente hinzutreten. Es muss auch daran gedacht werden, dass vorausgegangene Operationen wie eine Achillessehnenverlängerung oder ein M.-tibialis-anterior-Transfer nach lateral eine Hohlfußtendenz verschlimmern können (Abb. 2.21a).

Therapeutische Besonderheiten

Eine kausale Therapie gibt es nicht, doch sollte man stets an das Vorliegen einer sekundären Form denken (z. B. Rückenmarkstumoren, Mantelkantensyndrom, Syringomyelie, hochlumbaler oder thorakaler Bandscheibenprolaps etc.) und einen Neurologen hinzuziehen.

Krankengymnastische Behandlung, kombiniert mit antispastisch wirkenden Medikamenten (systemisch: Lioresal, Dantamacrin, Akatinol; lokal: Botulinumtoxin) sind als allgemeine Maßnahmen zu empfehlen.

Die Hohlfußdeformität lässt sich in ihren Frühstadien durch konservative Behandlung (orthopädietechnische bzw. schuhtechnische Versorgung) beeinflussen, wir empfehlen jedoch frühe muskelbalancierende Korrekturen.

Je ausgeprägter die Fehlstellung ist, um so mehr wird die in Folge der Paraspastik ohnehin erheblich beeinträchtigte Gehfähigkeit erschwert. Die Standbasis wird schlechter, es können Druckstellen am Vorfuß, an den Zehen und am Fußaußenrand sowie Ermüdungsfrakturen am Os metatarsale V (Abb. 2.21b) auftreten. Eine Kavovarusdeformität führt in Verbindung mit dem spastisch-schleifenden Gangbild zur häufigen Umknicktendenz. Es besteht die Indikation zur operativen Korrektur bei jeder funktionell beeinträchtigenden Hohlfußstellung und auch bei Progredienz der Fußdeformität.

Therapeutisch kommt neben einer Ablösung der plantaren Weichteile nach Steindler bei noch nicht fixierter Kavusstellung die Verlängerung der Wadenmuskulatur beim Vorliegen einer Spitzfußkomponente im Rückfuß in Betracht. Auch hier ist daran zu denken, dass die Wadenmuskelverlängerung stets *nach* der Ablösung der plantaren Weichteile durchgeführt wird. Bei Vorliegen einer flexiblen Krallenzehenstellung DI kommt eine Operation nach Jones in Frage. Die fixierte Steilstellung des Os metatarsale I sollte durch eine extendierende basisnahe Osteotomie korrigiert werden. Betrifft die Hohlfußstellung das gesamte Vorfußskelett und ist sie strukturell fixiert, so sind knöcherne Maßnahmen notwendig. In jedem Falle empfehlen wir bei einer Klumphohlfußdeformität, die Sehne des M. tibialis posterior auf die Fußrückenmitte zu verpflanzen. Ein häufig ebenfalls überaktiver M. tibialis anterior sollte durch einen hälftigen Transfer nach lateral balanciert werden. Nur beim flexiblen Ballenhohlfuß des Wachstumsalters ist eine hälftige M.-tibialis-posterior-Verpflanzung auf die M.-peroneus-brevis-Sehne angezeigt.

2.2.5 Der Ballenhohlfuß beim Tethered-Cord-Syndrom

Definition

Verwachsungsbedingte Aszensusstörung des lumbalen Rückenmarks (Filum terminale) mit progredienten Lähmungen.

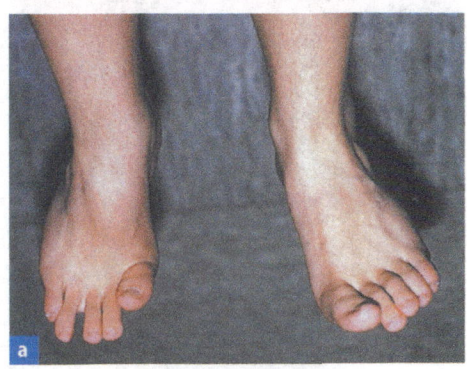

> Die Entdeckung der Spina bifida occulta verdanken wir Virchow. Duchenne hat 1885 als erster die Verbindung zwischen Hohlfuß und einer Spina bifida beschrieben. 1912 erfolgte durch Geiger die Erstbeschreibung der Spina bifida occulta im Röntgenbild beim Klauenhohlfuß. Der amerikanische Chirurg Walter M. Brickner (1876–1930) beschrieb 1918 die klinischen Symptome bei einer Spina bifida occulta. G. J. Garceau erkannte 1953 als Ursache dieser Störungen den tiefsitzenden Conus medullaris als Folge eines fixierten Filum terminale.

Epidemiologie

Ein Tethered-Cord-Syndrom ist bei 20 % der Patienten mit Meningomyelozelen nachweisbar.

Ätiologie und Pathogenese

Die Ätiologie ist nicht bekannt, vermutet wird eine distale Neuralrohrschädigung in der Frühschwangerschaft.

Durch Adhäsion des verdickten und verkürzten Filum terminale an der dorsalen Durawand, die bindegewebig und lipomatös verändert ist, kommt es zu einem tiefstehenden Conus medullaris. Die regelrechte Aszension des Rückenmarks wird verhindert und es kommt zu ischämischen Funktionsstörungen.

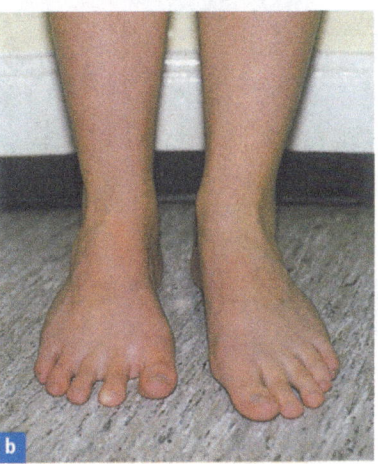

Abb. 2.22 a, b

Fallbeispiele

▶ 19-jährige Patientin mit Tethered-Cord-Syndrom und medialem Ballenhohlfuß rechts. Man erkennt neben der Extensorensubstitution den deutlich verbreiterten Vorfuß, die verkürzte Fußlänge, sowie die Unterschenkelatrophie (Abb. 2.22 a, b).

Klinisches Bild und Diagnostik

Bei allen progredienten neurologischen Störungen im Bereich der unteren Extremitäten sowie Blasen-Mastdarmstörungen muss an ein Tethered-Cord-Syndrom gedacht werden.

Gleiches gilt, wenn schon im Säuglingsalter erkennbare neurologische und/oder orthopädische Funktionsstörungen, besonders bei zusätzlichen lokalen dermatologischen Auffälligkeiten (Lipome, Pilonidal-, Dermalsinus, atypische lumbosakrale Haarbildungen) vorliegen.

Es kommt regelhaft zu Skoliosen, Hohl- oder Klumpfuß-Deformitäten mit Zehenfehlstellungen und Fußverkürzungen. Motorische und sensible Ausfälle, eine beinbetonte Muskelatrophie, Blasen- und Mastdarmstörungen können ebenfalls vorliegen. Es ist wichtig, darauf hinzuweisen, dass neurologische Symptome oft erst viele Jahre nach Primärversorgung der Zele auftreten können.

Die Entstehung eines Ballenhohlfußes lässt sich durch den Ausfall der von den ersten Sakralwurzeln innervierten intrinsischen Fußmuskeln erklären. Hierbei treten besonders Deformitäten der Zehen auf (Krallen- bzw. Klauenzehen). Betrifft die Lähmung zusätzlich die Peroneusmuskulatur, so können sich schwere Ballenhohlfüße entwickeln.

Eine Diagnosesicherung ist durch moderne bildgebende Verfahren zweifelsfrei möglich. Sie kann durch die Myelo-Computertomographie und Kernspintomographie erfolgen. Bei isoliertem Auftreten ist ein Tethered-

Cord-Syndrom schwer erkennbar, in Verbindung mit anderen dysraphischen Störungen (Meningomyelozelen, lumbosakrale Lipome, Diastematomyelie, Hydromyelie, Syringomyelie) wird es häufig diagnostiziert.

Therapeutische Besonderheiten

Cramer, Hackenbroch und später Schlegel waren eifrige Verfechter der spinalen Ursache einer Hohlfußentstehung. Sie vermuteten die Auslösung der Hohlfußdeformität durch eine Fesselung des unteren Rückenmarkes, das sie operativ freilegten um die Strukturen zu lösen. Spätuntersuchungen bezüglich der Effizienz dieser Operationsmethode sind in der Literatur jedoch nicht bekannt. Schlegel berichtete 1972 über 14 operative Revisionen des unteren Rückenmarksabschnitts, bei denen er extra- und intradurale Verwachsungen entfernt habe. Neben der Beeinflussung der Muskelfunktionen der sakralen Wurzeln bewirke die Operation auch einen Rückgang „trophoneurotischer Störungen" (S2–S4) und einer evtl. Enuresis nocturna (S1–S4).

Eine neurochirurgisch operative Intervention ist meist indiziert und besteht in einer frühzeitigen Durchtrennung des Filum terminale bzw. einer Duraplastik. Die Operation ist schon in der Neugeborenenperiode möglich und dient zur Vermeidung irreversibler Progredienz der klinischen Symptome. Die neurochirurgische Behandlung sollte der orthopädischen vorausgehen. James u. Lassman haben bei ²⁄₃ ihrer Patienten eine Besserung der Fußdeformitäten und Gangstörungen nach Laminektomie beschrieben.

Inwieweit die Behandlung des Tethered-Cord-Syndroms einen Einfluss auf die Hohlfußprogredienz hat, ist weiter ungeklärt. Bei Kindern mit flexibler Deformität kann man durchaus nach der Rückenmarksoperation für ca. 1 Jahr konservativ mit Orthesen- oder Schuhtechnik weiterbehandeln. Es muss aber durch Verlaufskontrollen kritisch überprüft werden, ob sich die Fuß- und Zehendeformitäten weiter verschlimmern. In diesem Falle ist dann stets eine orthopädische Operation zur Wiederherstellung des Muskelgleichgewichtes indiziert.

Keinesfalls sollte bei progredienter Fußdeformität bis zum Wachstumsabschluß gewartet werden, da sowohl der operative Aufwand steigt (Arthrodesen!) als auch dem Kind eine weitgehend normale Kindheit mit geraden Füßen und Konfektionsschuhen genommen wird. Bei einer eventuell bestehenden Sensibilitätsstörung an der Fußsohle besteht ein erhebliches Risiko von Druckstellen. Nach muskelbalancierenden Operationen sind im Wachstumsalter Unterschenkelnachtlagerungsschienen empfehlenswert.

2.2.6 Der Ballenhohlfuß bei Diastematomyelie

Definition

Angeborene Fehlbildung des Rückenmarks mit knöcherner, knorpeliger oder bindegewebiger Längsspaltung in zwei meist asymmetrische Rückenmarksstränge über eine Länge von einem oder mehreren thorakolumbalen Wirbelkörpersegmenten.

> 1837 beschrieb C.P. Oliver erstmals ein durch Duraspaltung gespaltenes Rückenmark.

Ätiologie und Pathogenese

Mechanische und biochemische Prozesse verursachen bei der Aszension des Rückenmarks im Wachstum eine ischämische Kompression, die für die langsam progredienten orthopädischen und neurologischen Symptome verantwortlich ist.

Fallbeispiel

▶ 14-jähriger Patient mit schweren Ballenhohlfüßen auf dem Boden einer Diastematomyelie. Wegen gehäufter Umknicktraumata wurde die operative Korrektur indiziert. Die reduzierte plantare Sensibilität verursachte gehäufte Druckulzera über dem Os-metatarsale-I-Köpfchen und dem Fußaußenrand (Abb. 2.23).

Klinisches Bild und Diagnostik

Man findet eine klassische Symptomentrias mit Hautanomalien im Bereich der Wirbelsäule, Skoliose und neurologisch-orthopädischen Problemen der unteren Extremität. Die klinischen Symptome entsprechen denen beim Tethered-Cord-Syndrom.

Die Diagnosestellung erfolgt durch Kernspintomographie, Computertomographie und Myelographie.

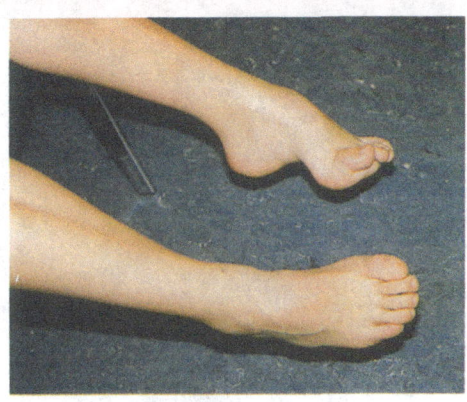

Abb. 2.23

Therapeutische Besonderheiten

Eine neurochirurgische Behandlung ist meist indiziert, da vor allem die neurologische Symptomatik chronisch progredient sein kann. Die neurochirurgische Behandlung sollte der orthopädisch operativen stets vorausgehen. Hinweise darauf können eine Zunahme der Hohlfußdeformität sowie progrediente Zehenfehlstellungen (Krallenzehen) sein. Die Hohlfußkorrektur entspricht dem Vorgehen bei der Spina bifida (s. unten). Eine postoperative Versorgung mit Orthesen wird empfohlen. Die Druckstellengefahr durch eventuell bestehende Sensibilitätsstörungen sollte durch Weichbettung im Schuh gemindert werden.

2.2.7 Der Ballenhohlfuß bei hereditären motosensorischen Neuropathien (HMSN)

Definition

Heterogene Gruppe genetischer Störungen, die alle eine ähnliche klinische Symptomatologie mit distaler Muskelschwäche der Extremitäten aufweisen und als periphere hereditäre motosensorische Neuropathien (HMSN) bezeichnet werden. Dyck und Lambert haben folgende Einteilung vorgeschlagen:

Typ I. *Hypertrophe* Form der *Charcot-Marie-Tooth-Erkrankung*: beginnt üblicherweise in der zweiten Lebensdekade, manchmal auch früher; die Atrophie der intrinsischen Fußmuskulatur tritt früh auf und ist mit einer Hohlfußstellung verknüpft. Die Nervenbiopsie zeigt die typischen zwiebelschalenartig verdickten peripheren Nerven, die durch repetitive Zyklen von Demyelinisierung und Remyelinisierung entstanden sind. Diese Form wird als peroneale Muskelatrophie, hypertrophe Form der Charcot-Marie-Tooth-Erkrankung oder als Roussy-Levy-Syndrom (s. unten) bezeichnet. Es finden sich eine deutlich verlangsamte Nervenleitgeschwindigkeit, Sensibilitätsstörungen sowie abgeschwächte/fehlende Reflexe.

Typ II. Diese Form tritt später auf und stellt die *axonale* Form der Charcot-Marie-Tooth-Erkrankung dar. Sie beginnt üblicherweise erst in der dritten Lebensdekade und ist durch globalen Befall aller Unterschenkelmuskeln gekennzeichnet. Die typische Fußform ist der Pes cavovarus. Histologische Veränderungen zeigen wenig Hypertrophie und mehr neuronale (axonale) Degeneration. Weitere Kennzeichen dieser Form sind abgeschwächte Reflexe und nur wenig beeinträchtigte sensorische und motorische Leitungsgeschwindigkeiten.

Typ III. Diese Form wird als *Dejerine-Sottas-Erkrankung* bezeichnet und ist bei autosomal rezessivem Erbgang durch einen frühen Krankheitsbeginn bereits in der Kindheit sowie deutlich stärkere Veränderungen der Nervenleitgeschwindigkeit und sensible Defizite gekennzeichnet. Die Reflexe sind aufgehoben.

Die häufigen Typen I–III haben eine demyelinisierende Störung der peripheren Nerven gemeinsam. Vier weitere, wenn auch seltenere Typen wurden als HMSN Typ IV–VII bezeichnet. Typ IV wird als Refsum-Erkrankung, Typ V als hereditär spastische Paraparese oder spastische Spinalparalyse (s. oben), Typ VI als Kombination von Optikusatrophie und peronealer Muskelatrophie und Typ VII als Retinitis pigmentosa assoziierte distale Muskelatrophie bezeichnet.

Ghanem et al. untersuchten 66 Kinder und Jugendliche mit der Diagnose HMSN und insgesamt 127 Fußdeformitäten: 53/66 Patienten hatten den Typ Charcot-Marie-Tooth, 6/66 den Typ Dejerine-Sottas und 7/66 eine unklassifizierte HMSN. Das Alter bei Diagnosestellung schwankte zwischen 9 und 11 Jahren. Das Geschlechtsverhältnis war ausgeglichen. In 61/66 Fällen lagen beidseitige Fußdeformitäten vor, die aber nicht immer seitengleich ausgeprägt waren.

Hauptbeschwerden waren die Deformität (Hohlfuß oder Klumpfuß) gefolgt von Umknicktraumata. 105/127 Füßen wiesen eine Hohl- oder Klumpfußstellung auf, 22 eine Knick- oder Knickplattfußdeformität.

57/127 Füße wurden konservativ behandelt, 39/127 mit weichteiligen oder kombiniert weichteiligen und knöchernen Maßnahmen, bei 31/127 Füßen war eine Tripelarthrodese notwendig.

Der Ballenhohlfuß bei der Charcot-Marie-Tooth-Erkrankung

Die Erstbeschreibung dieses Syndroms verdanken wir dem deutschen Arzt Friedrich Schulze 1884. Eine detaillierte Beschreibung der Symptome erfolgte im Jahre 1886 unabhängig voneinander durch J. M. Charcot, P. Marie und H. Tooth an Familien mit progredienter distal beginnender Muskelatrophie. Der Heidelberger Neurologe Johann Hoffmann stellte 1889 eine umfangreiche Beschreibung zusammen.

Epidemiologie

Mit 2 bis 13/100 000 Einwohnern ist der in der Pubertät manifest werdende Typ I (M. Charcot-Marie-Tooth) die häufigste Form der Erkrankung. Bei der autosomal dominanten Form kommt es in 53 % zu milden, bei 22 % dagegen zu schweren Hohlfüßen. Ein einseitiger Befall ist selten.

Ätiologie und Pathogenese

Es wurden 3 verschiedene Erbgänge festgestellt:

- *autosomal-dominant*: diese Form beginnt im allgemeinen in der dritten Lebensdekade und hat einen milden Verlauf,
- *X-chromosomal-rezessiv*: diese Form beginnt in der zweiten Lebensdekade, verläuft schwerer und führt zu erheblichen Fußdeformitäten im Erwachsenenalter,
- *autosomal-rezessiv*: diese Form beginnt am frühesten, im allgemeinen in der zweiten Hälfte der ersten Lebensdekade und führt rasch zu erheblicher Fußdeformität mit Einschränkung der Gehfähigkeit bei früher Invalidität.

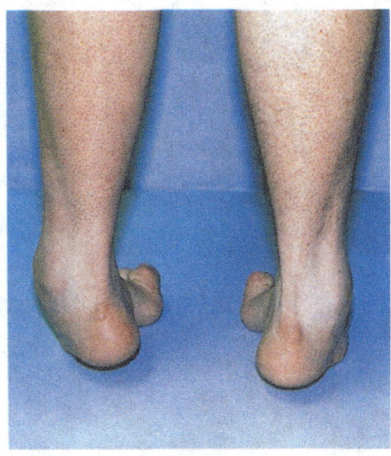

Abb. 2.24

Price et al. führten 1993 computertomographische Analysen der Muskulatur von Hohlfüßen durch. Das Verteilungsmuster der Muskelatrophie zeigte eine Bevorzugung der intrinsischen Muskulatur. Die Autoren fanden außerdem zwei verschiedene Befallsmuster, P-Patienten hatten bei früher Degeneration einen primären Befall der N.-peroneus-Muskulatur, T-Patienten dagegen eine Degeneration der N.-tibialis-Muskulatur. Die Degeneration zeigte eine symmetrische Verteilung. Die Autoren gaben eine Reihenfolge der Muskeldegeneration an, wobei die intrinsischen Muskeln am stärksten, die peroneale Gruppe langsamer und der M. triceps surae zuletzt atrophierten.

Fallbeispiele

► Schwere symmetrische Ballenhohlfüße bei einem 24-jährigen Patienten mit Charcot-Marie-Tooth-Erkrankung (Abb. 2.24).
► Der 20-jährige Bruder dieses Patienten zeigt interessanterweise nur eine Beteiligung des rechten Fußes (Abb. 2.25).

Klinisches Bild und Diagnostik

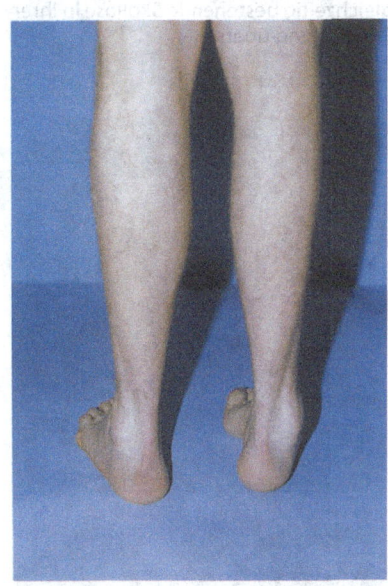

Abb. 2.25

Tubby u. Jones geben in ihrem Lehrbuch (1903) eine detaillierte Beschreibung der typischen Fußdeformität bei Charcot-Marie-Tooth-Erkrankung:
„The patient was a healthy-looking country-woman, aged fifty six years, practically free from any disability from this condition. The patient stated that when about seven years old she found that her ankles, especially the right, easily „turned in", and that consequently she often suffered from sprains. She was unaware that there was anything unusual about her hands. The muscles of the rest of the upper extremity and of the shoulder girdle did not appear to be in any way affected. In the lower extremity deformity was more advanced and unequally developed on either side. On the right the foot was hollowed and inverted, and also somewhat dropped. The tendon of the tibialis anticus stood out as a taut cord. The toes and ankle joint could be freely moved in all directions except that of eversion, owing to complete paralysis of the peronei muscles. In addition to pes cavus there was some equinovarus. The other muscles of the lower extremity were capable of causing powerful movements. The knee jerks could not be obtained.
A man, aged thirty-one years, the third child of the above patient showed a marked club-foot on both sides, and the feet were inverted and dropped, but without any contracture of tendons. The power of dorsiflexion and of eversion was completely lost. The toes were in the characteristic position of griffe des orteils."

Abb. 2.26. a Typisches Befallsmuster eines Patienten mit HMSN-Erkrankung. **b** Die Form der Beine erinnert an umgedrehte Champagnerflaschen

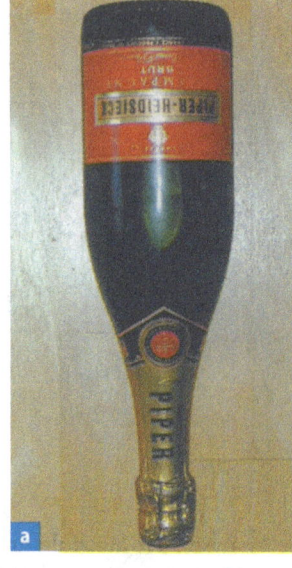
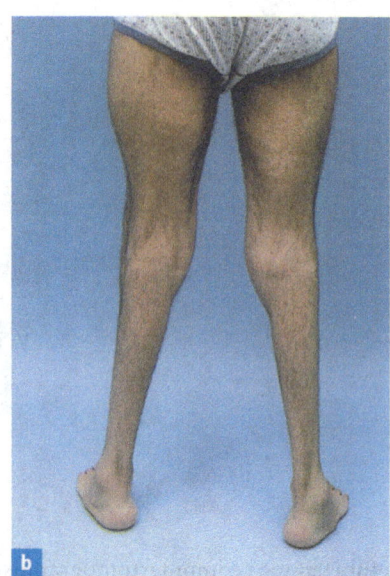

Abb. 2.27 a, b. Bei dieser 38-jährigen Patientin konnte zwar die schwere Ballenhohlfußdeformität durch eine T-Arthrodese und Sehnentransfers befriedigend korrigiert werden. Leider wurde die gleichzeitig bestehende Skoliose in ihrer Entwicklung übersehen
▼

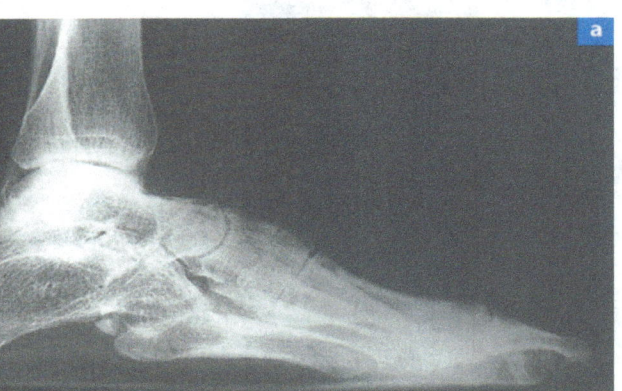

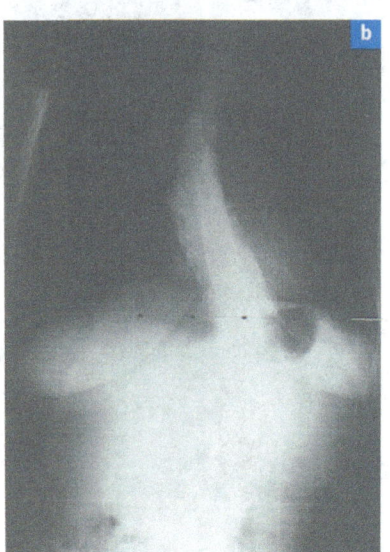

Die Patienten kommen im allgemeinen wegen zunehmender Gangstörungen in orthopädische Behandlung.

Die Beine zeigen das typische Storchenbein („inverted champagne bottle") (Abb. 2.26 a, b) mit distaler Atrophie bei weitgehender Aussparung der proximalen Muskelgruppen und des Rumpfes. Die klinische Untersuchung deckt einen meist symmetrischen Befall zuerst der kleinen Fußmuskeln und der peronealen Gruppe, dann der M.-tibialis-anterior- und Zehenextensorengruppe und schließlich aller übrigen Unterschenkelmuskeln auf.

Der Gang ist durch typische Fußheberparese und bei ausreichender Kraft der langen Zehenstrecker durch die Extensorensubstitution gekennzeichnet. Je stärker die Varuskomponente ist, um so unsicherer wird die Standphase mit erheblicher Umknicktendenz und verkleinerter Standbasis. Eine Einschränkung der Dorsalflexion im oberen Sprunggelenk ist häufig. Sie kann entweder durch knöchernen Anschlag oder durch eine Verkürzung der Wadenmuskulatur verursacht sein.

Bei schwerer Ausprägung kann bereits in der Kindheit eine erhebliche distal betonte Schwäche primär der Beine bestehen. In diesen Fällen ist neben der Behandlung von Fußdeformitäten stets auch an Hüftdysplasien und Skoliosen (Abb. 2.27 a, b) zu denken.

Gerade die Tatsache, dass sich die Fußdeformitäten in Perioden raschen Wachstums verschlechtern, sollte deshalb unbedingt auch zur Kontrolle der Hüftgelenke veranlassen (Abb. 2.28).

Besonders typisch ist die Beteiligung der Hände mit Atrophie der kleinen Handmuskulatur, die zur Affenhandstellung führt. Ghanem et al. (1996) haben bei 31/66 Patienten mit HMSN einen Handbefall und bei 36/66 eine Kyphoskoliose festgestellt.

Der Befall der oberen Extremitäten ist in der Ausprägung geringer und tritt meist erst gegen Ende der Pubertät auf (Shapiro u. Specht 1993). Es kommt durch den Ausfall der intrinsischen Handmuskulatur zu sogenannten Intrinsic-Minus-Stellungen der Finger und zu einem Verlust der Oppositionsfähigkeit des Daumens (Abb. 2.29 a, b).

▶ Bei einem Befall der Hände ist die Stützfunktion auch an Gehhilfen eingeschränkt und auch aus diesem Grund eine optimale Versorgung der Füße unabdingbar.

Abb. 2.28. Linksseitige Hüftdysplasie bei einer 17-jährigen Patientin mit Charcot-Marie-Tooth-Erkrankung. Dieser Befund ist operationspflichtig

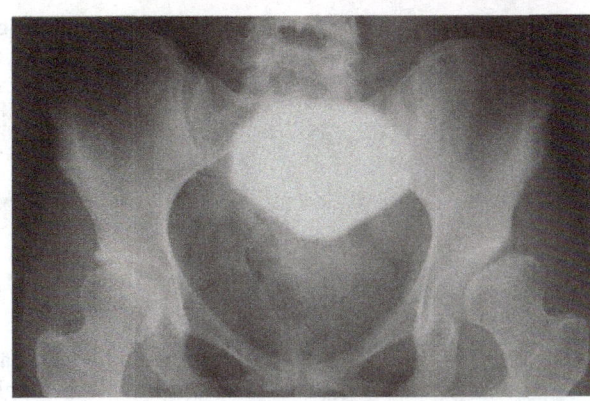

Abb. 2.29 a, b. 16-jähriger Patient mit Charcot-Marie-Tooth Erkrankung und kompletter Intrinsic-Muskelatrophie der Füße und Hände. Man erkennt die fehlende Oppositionsfähigkeit beider Daumen und die Atrophie der Daumenballenmuskulatur ▼

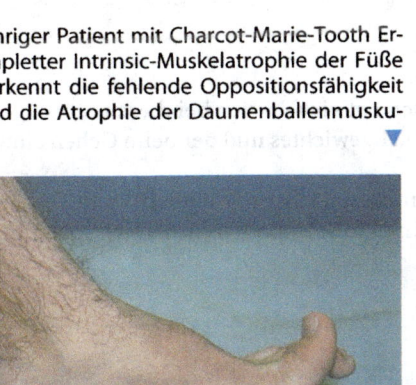

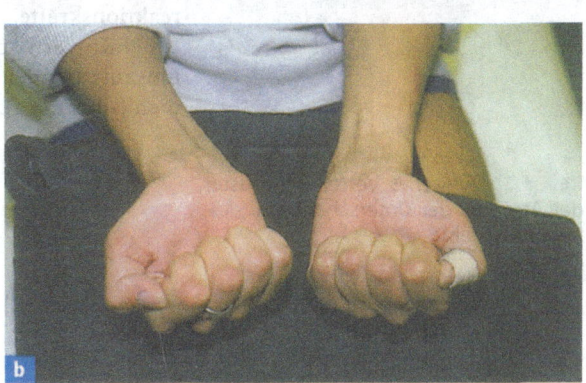

Neben der muskulären Atrophie kommt es auch zu einer Beteiligung des sensiblen und autonomen Nervensystems, was besonders bei stärkeren Fußdeformitäten zu erheblichen Druckstellen an der Fußsohle (Abb. 2.30) führen kann (Beeinträchtigung von Vibrations-, Berührungs-, Schmerz-, Temperatur- und Lagesinn). Der frühe Ausfall des Achillessehnenreflexes ist typisch, während der Patellarsehnenreflex oft länger erhalten bleibt.

EMG und Nervenleitgeschwindigkeit zeigen die typischen Kennzeichen einer Neuropathie mit gelichtetem Interferenzmuster beziehungsweise verzögerter Leitgeschwindigkeit. Schließlich dient die Nervenbiopsie (üblicherweise N. suralis) zur Diagnosesicherung.

Molekulargenetisch konnte inzwischen der HMSN Typ I als DNS-Duplikation des kurzen Arms des Chromosoms 17 identifiziert werden. Es existiert auch ein Tiermodell der Charcot-Marie-Tooth-Form als autosomal dominante Mutationsform der Trembler-Maus.

Differentialdiagnosen der Charcot-Marie-Tooth-Erkrankung
- Roussy-Levy-Syndrom (Tremor der Hände),
- Dejerine-Sottas-Syndrom (rezessiver Erbgang, Skoliose, Ataxie, Nystagmus),
- Refsum-Syndrom (Heredopathia atactica polyneuritiformis, Retinitis pigmentosa),
- Poliomyelitis (nicht progredient und ohne sensible Ausfälle),
- Friedreich-Ataxie (zentrale Symptome, Ataxie),
- seltenere Polyneuropathien.

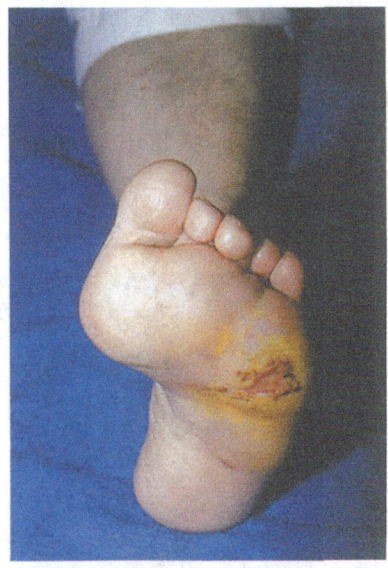

Abb. 2.30. Druckstellen am Fußaußenrand bei 38-jährigem Patienten mit HMSN und reduzierter Sensibilität beider Füße

Pathomechanik der Hohlfußentstehung

„Der Einfluss der tonischen Kraft des Peroneus brevis und Tibialis posticus auf die Form und Stellung des Fußes wird durch die Lähmung eines von beiden Muskeln ins Licht gestellt … Auf diese Weise sieht man in Folge von Atrophie oder Lähmung des Peroneus brevis Varusstellungen dritten Grades entstehen, indem die continuierliche tonische Wirkung des Tibialis posticus ihren Einfluss übt und in den Articulationes medio-tarsea und calcaneo-astragalea erhebliche Veränderungen, sogar wirkliche Subluxationen hervorruft." (Duchenne 1885)

Die Fußdeformitäten entwickeln sich bei diesen Störungen langsam in Folge des Muskelungleichgewichtes und der beim Gehen einwirkenden Bodenreaktionskräfte.

Bei Kindern können zunächst nur eine diskrete Verkürzung der Wadenmuskulatur oder Knickfüße imponieren, die sich später in Hohlfüße umformen (Abb. 1.16 a).

Abb. 2.31. Typisches Verteilungsmuster der Atrophie der Unterschenkelmuskulatur im Schema

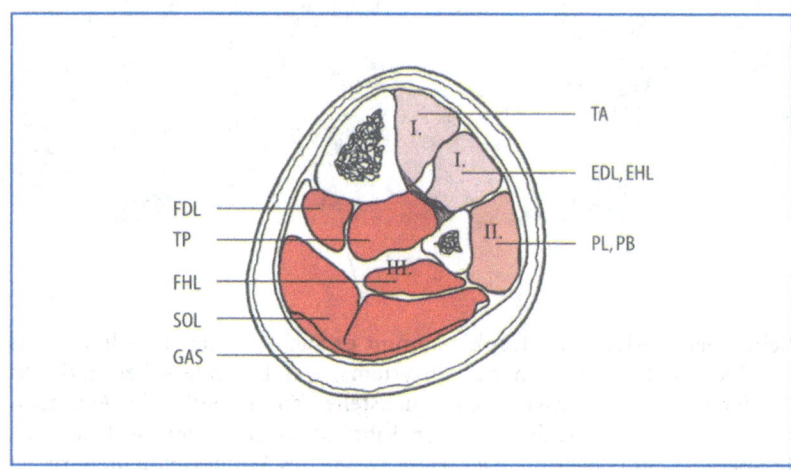

Es herrscht ein typisches Verteilungsmuster vor: Während die Wadenmuskulatur sowie die Mm.-tibialis-posterior- und -flexor-digitorum-/hallucis-longus-Gruppe lange erhalten bleiben, kommt es zu einer Schwäche der Dorsalflektoren (M. tibialis anterior, M. extensor digitorum/hallucis longus, M. peroneus tertius) und der Evertoren (M. peroneus brevis und später longus) (Abb. 2.31).

Wenngleich der Ballenhohlfuß primär im Vorfuß beginnt und sekundäre Auswirkungen auf den Rückfuß hat, kann es doch zusätzlich in Folge einer Fußheberschwäche zu einer Verkürzung der Wadenmuskulatur kommen, die dann als sekundäre Komponente gesondert therapiert werden muss (Abb. 2.32).

Die Pathomechanik beginnt regelhaft mit einem Muskelungleichgewicht der M.-tibialis-posterior-peroneus-brevis-Schlinge des Chopart-Gelenks, das zu einer Medialisierung des Talonavikular- und Kalkaneokuboid-Gelenkkomplexes führt. Gleichzeitig entsteht eine verstärkte Vorfußpronation

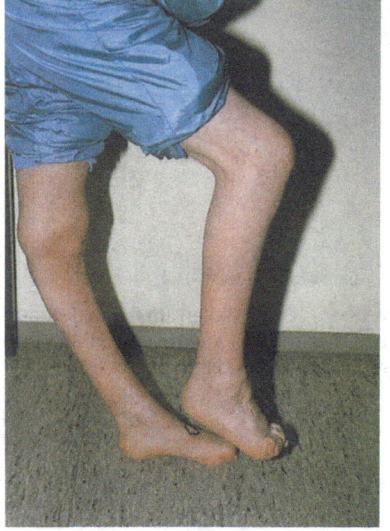

Abb. 2.32. Schwerer kompletter Ballenhohlfuß, der zusammen mit einer erheblichen Wadenmuskelverkürzung durch Ausfall der Fußhebemuskulatur entstanden ist. Die Fußdeformität zwingt das Kniegelenk in eine extreme Rekurvationsstellung

in Folge der überwiegenden Wirkung des M. peroneus longus und M. extensor hallucis longus über den abgeschwächten M. tibialis anterior. Das Übergewicht der Invertoren-Supinatoren führt zur Verriegelung des unteren Sprunggelenks in Supinationsstellung. Die Steilstellung des ersten Os metatarsale führt beim belasteten Fuß zu einer Rückfußinversionsstellung, die anfangs flexibel, im weiteren Verlauf aber strukturell wird. Es kommt zur typischen Ballenhohlklumpfußstellung.

Der Ausfall der kleinen Fußsohlenmuskeln führt zur Krallenzehenfehlstellung, die durch die Extensorensubstitution der langen Zehenstrecker bei Schwäche/Ausfall des M. tibialis anterior noch verstärkt wird. Der Schlüssel zu ausreichenden Kompensationsmöglichkeiten des Rückfußes liegt in der Mobilität des Chopart-Gelenks.

Je nach Schweregrad der Deformität können dabei leichte Krallenzehen oder schwerste Hohlklumpfußdeformitäten entstehen. Je ausgeprägter die distale Schwäche ist, umso milder pflegen die Deformitäten zu sein. Bei gleichmäßiger Atrophie aller Unterschenkel- und Fußmuskeln bleibt die Fußform trotz schwerer funktioneller Einschränkung weitgehend unauffällig (Abb. 2.33a,b). Je stärker das Muskelungleichgewicht ist, d.h. kräftige Agonisten bei schwachen Antagonisten, um so größer sind die deformierenden Kräfte und um so ausgeprägter wird die Fehlstellung sein.

Therapeutische Besonderheiten

▶ „Il s'agit d'une chirurgie – à la carte –, adaptée à chaque cas individuellement." (Ghanem et al. 1996)
▶ „Surgical management of the cavus foot resulting from the muscular imbalances of CMT disease must be individualized. There is no single surgical solution for the wide spectrum of involvement at presentation." (Alexander u. Johnson 1989)

Die Therapie folgt auch hier den allgemeinen Prinzipien der Lähmungschirurgie. Da die Hohlfußdeformität stets verschiedene Ebenen des Fußes betrifft, muss sich die Therapieplanung am individuellen Fall orientieren.

▶ „It is not appropriate to withhold treatment of a cavovarus foot until the child has reached skeletal maturity and is old enough for a triple arthrodesis." (Shapiro u. Specht 1993)

Eine frühzeitige Operation ist gerade bei progredienter Grunderkrankung immer sinnvoll, da sie bei weniger ausgeprägter Deformität eine einfachere Korrektur ohne versteifende oder resezierende knöcherne Operationen erlaubt. Allerdings kann die Balancierung der verschiedenen Muskelungleichgewichte wegen der unzureichend vorhandenen aktiven Muskulatur Probleme bereiten.

Häufige Maßnahmen sind die Operation nach R. Jones zur Korrektur des flexibel steil stehenden ersten Os metatarsale, die Verpflanzung der M.-tibialis-posterior-Sehne (hälftig oder komplett) und die Plantaraponeurosenablösung nach Steindler. Eine frühzeitige Balancierung des M.-tibialis-posterior-/M.-peroneus-brevis-Ungleichgewichts vermag spätere knöcherne Operationen zu verhindern oder wenigstens aufzuschieben (hälftiger M.-tibialis-posterior-Transfer oder M.-flexor-digitorum-longus-Augmentation auf M. peroneus brevis).

Der Schlüssel zur erfolgreichen Hohlfußtherapie besteht in der Beseitigung der Steilstellung der Ossa metatarsalia, insbesondere des ersten Strahls. Ist es noch nicht zu strukturellen Kompensationsstellungen im Rückfuß gekommen, so genügt die Beseitigung dieser Komponente mit

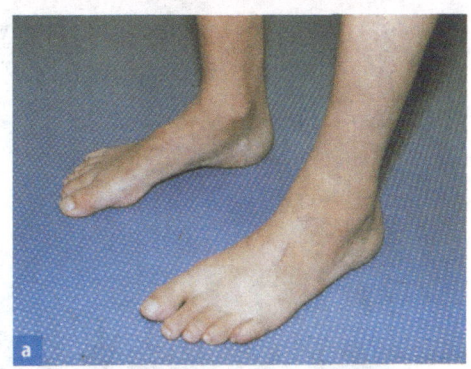

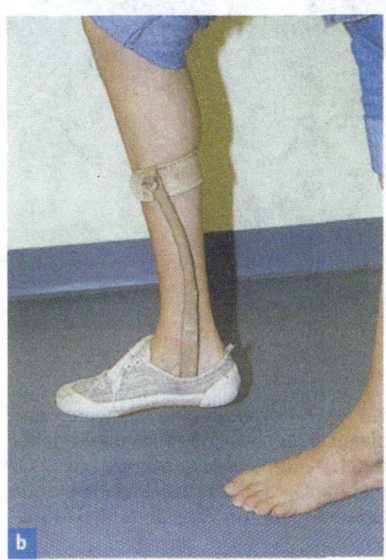

Abb. 2.33 a, b. 28-jährige Patientin mit Charcot-Marie-Tooth-Erkrankung und gleichmäßigem Ausfall aller intrinsischen und extrinsischen Fußmuskeln. Obwohl sich keine Fußdeformität entwickeln konnte, muss die Fußheberparese durch externe Stabilisierung kompensiert werden

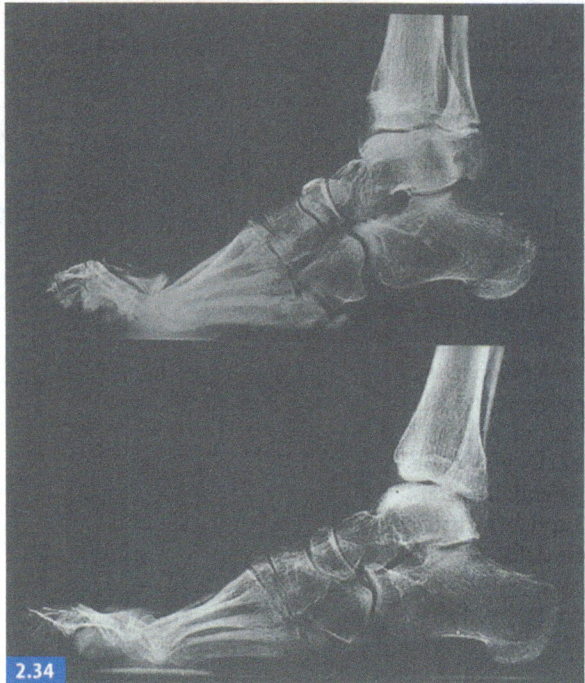

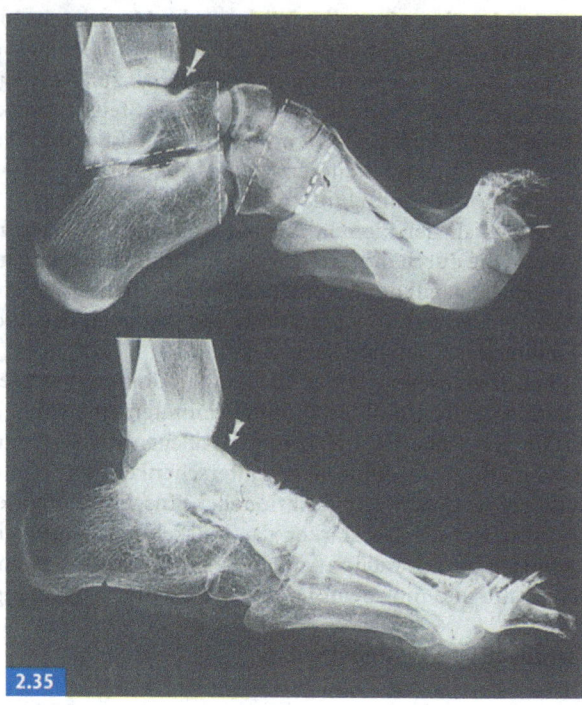

Abb. 2.34. Korrektur eines schweren medialen Ballenhohlfußes im Jugendalter durch Extensionsosteotomie des Os metatarsale I und muskelbalancierende Operationen im Vor- und Rückfußbereich

Abb. 2.35. Die Tripelarthrodese stellt bei rigiden Deformitäten die Methode der Wahl dar

gleichzeitiger Muskelbalancierung der Pronatoren und Supinatoren, um den Fuß plantigrad einzustellen (Abb. 2.34).

Bei schwereren Deformitäten können Kombinationen von Fußwurzelosteotomien (querer Fußkeil) und Kalkaneusosteotomien notwendig werden. Diese berücksichtigen jedoch nicht die Fehlstellung des unteren Sprunggelenks und des Chopart-Gelenks und tragen somit das Risiko einer erneuten Verschlechterung in sich. Im Falle einer späteren Korrektur mit einer Tripelarthrodese verbleibt ein sehr kurzer Fuß.

Die Entnahme eines queren Fußkeils allein wird in der Literatur nur selten erwähnt. Sie hat sich bei Shapiro u. Specht sowie bei Meary bewährt. Voraussetzung für diese Operation ist aber nach unserer Ansicht ein reponierbares Chopart-Gelenk besonders beim kompletten Ballenhohlfuß.

▶ „Triple arthrodesis is a key procedure in the management of pes cavus due to CMT-disease." (Alexander u. Johnson 1989)

Bei rigiden Deformitäten oder fehlender muskulärer Führung des Fußes sollte eine Chopart- oder Tripelarthrodese gewählt werden, insbesondere dann, wenn das Chopart-Gelenk nicht mehr reponierbar ist (Abb. 2.35).

Die Indikation zur Verlängerung der Achillessehne oder des Wadenmuskels ist bei der Charcot-Marie-Tooth-Erkrankung selten. Sie besteht nur dann, wenn nach vollständiger Korrektur der Fußdeformität eine Rückfuß-Spitzfußdeformität bestehen bleibt und sollte sparsam dosiert werden. Bei schwerer struktureller Vorfußkavuskomponente hat die Lambrinudi-Arthrodese ihre Berechtigung.

Schwerste langjährig bestehende Fußdeformitäten mit Inkongruenz im oberen Sprunggelenk können eine pantalare Arthrodese bzw. eine tibiokalkaneare Fusion erforderlich machen, um einen spannungsfreien Hautverschluss zu ermöglichen. Wegen häufig bestehender reduzierter Sensibilität sollte eine möglichst gleichmäßige plantare Druckverteilung angestrebt werden.

Sehnentransfers sind auch bei Arthrodesen erforderlich, um die Restfunktionen zu optimieren und ein Rezidiv zu verhindern.

Die Behandlung der häufigen Fußheberparese ist wegen der Progredienz des Grundleidens schwierig und kann auch bei anfänglichen gutem Erfolg wieder zunichte gemacht werden (Abb. 2.36 a, b).

In der Literatur wird häufig der M.-tibialis-posterior-Transfer auf den Fußrücken oder auf die Fußheber empfohlen. Er wirkt nach Erfahrung der Autoren aber eher als Tenodese, da ein Umlernen schwierig ist. Besser ist bei kräftigem M. peroneus longus der Transfer dieses Muskels auf die Fußheber. Beide Transfers haben zusätzlich den positiven Effekt einer Ausschaltung des pathologischen Muskelzuges. Beim Transfer des M. tibialis posterior muss an das Risiko der Entwicklung eines sekundären Knickfußes gedacht werden. Bei instabilen Chopart-Gelenken wird primär die zusätzliche Arthrodese (des Talonavikular- oder des Chopart-Gelenks) empfohlen.

Flexible Zehendeformitäten können sich durch die Korrektur der Hohlfußstellung mit relativer Entspannung der langen Strecksehnen spontan verbessern. Wir empfehlen die Korrektur der Extensorensubstitution (Operation nach Jones bzw. Hibbs) und bei strukturellen Zehenfehlstellungen die proximalen Interphalangealgelenke ggf. nach Kapsulotomie der Metatarsophalangealgelenke zu arthrodesieren. An der fünften Zehe sollte aber wegen eventueller Schuhprobleme besser eine Operation nach Hohmann, die eine ausreichende Mobilität erhält, gewählt werden.

Der Ballenhohlfuß beim Roussy-Levy-Syndrom

Definition
Autosomal-dominante Erkrankung, die in der frühen Kindheit in Erscheinung tritt mit den Hauptmerkmalen Dystasie und Areflexie bei einer hypertrophischen Neuropathie.

Die Erstbeschreibung erfolgte 1926 durch den französischen Neurologen Gustave Roussy, (1874–1948) zusammen mit der französischen Neurologin Gabrielle Levy (1886–1935).

Ätiologie und Pathogenese
Autosomal-dominantes Erbleiden. Neben einer hypertrophischen Polyneuropathie bestehen spinale Veränderungen vorwiegend im Bereich der Hinterstränge und Hinterwurzeln.

Fallbeispiel
▶ Schwerste mediale Ballenhohlfüße mit kontrakten Krallenzehen bei einer 33-jährigen Patientin mit Morbus Roussy-Levy (Abb. 2.37).

Klinisches Bild und Diagnostik
Das Leiden beginnt in den ersten Lebensjahren mit Gang- und Standunsicherheit, Areflexie sowie distal und peroneal betonter Muskelschwäche der unteren Extremitäten bei relativ geringen Atrophien. Auch an den oberen Extremitäten zeigt sich bei diskreten Muskelatrophien eine Ungeschicklichkeit der Hände, eine distal betonte Störung der Lage- und Bewegungsempfindung, der Pallästhesie sowie ein essentieller Haltetremor.

Schon zu recht frühem Zeitpunkt entstehen Fußanomalien (z.B. Hohlfuß, Krallenzehen). Gelegentlich treten Skoliosen hinzu. Bemerkenswert ist die langsame Progredienz, vor allem im Erwachsenenalter.

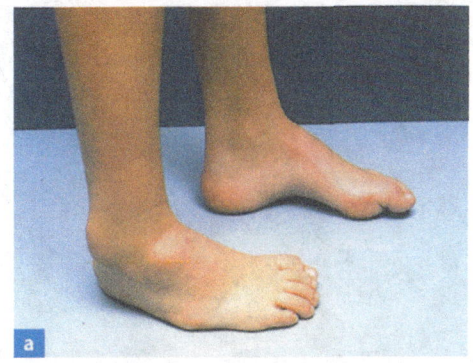

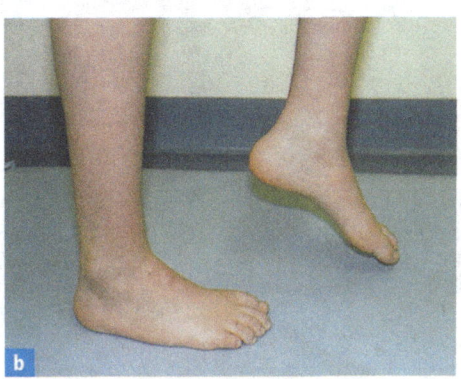

Kombiniert knöchern und weichteilige Korrektur schwerer medialer Ballenhohlfüße bei einem 14-jährigen Mädchen mit Charcot-Marie-Tooth Erkrankung. 5 Jahre postoperativ war die Fußform weiterhin korrigiert, die ursprünglich verpflanzte Muskulatur aber in Folge der Progredienz der Grunderkrankung weitgehend ausgefallen

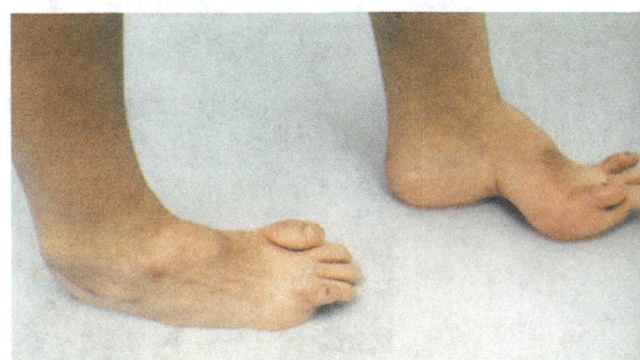

Abb. 2.37

Diagnostisch kann der Verlust von markhaltigen Nervenfasern und Zwiebelschalenformationen in der Nervenbiopsie verwertet werden. Nervenverdickungen mit verzögerter Nervenleitgeschwindigkeit kommen vor.

Die Entwicklung von Ballenhohlfüßen beginnt häufig mit dem präpubertären Wachstumsschub. Erste Zeichen sind stets Krallenzehen und ein verstärktes Längsgewölbe medial, gefolgt von einer Rückfußvarusstellung, die zunächst flexibel ist. In Folge einer Fußheberschwäche können sich auch Wadenmuskelverkürzungen entwickeln.

Bemerkungen

Die Abgrenzung vom Charcot-Marie-Tooth-Hoffmann-Syndrom Typ I (HMSN I) gelingt nicht immer eindeutig. In einzelnen Sippen sind beide Syndrome beobachtet worden. Das Roussy-Levy-Syndrom wird als Variante von HMSN I angesehen. Bezüglich der Abgrenzung von der Friedreich-Krankheit ist neben dem unterschiedlichen Erbgang zu beachten, dass beim Roussy-Levy-Syndrom Babinski-Zeichen, zerebellare Dysarthrie und Nystagmus nicht vorkommen.

Therapeutische Besonderheiten

Die Behandlung sollte nur in den Frühstadien konservativ sein (Dehnungsübungen, knöchelhohe Schuhe und Schuhzurichtungen). Noch vor dem Auftreten struktureller Veränderungen werden operative Maßnahmen empfohlen (s. Charcot-Marie-Tooth-Erkrankung).

2.2.8 Der Ballenhohlfuß bei Friedreich-Ataxie

Definition

Die Friedreich-Ataxie ist eine autosomal rezessive Störung der spinozerebellären Rückenmarksbahnen sowie verschiedener Areale des ZNS mit einer Ataxieform aus der Gruppe der spinozerebellaren Heredoataxien. Die Erkrankung ist langsam progredient. Das Befallsmuster kann unterschiedlich schwer sein, die betroffenen Mitglieder einer Familie haben im allgemeinen jedoch alle eine ähnliche Ausprägung.

> Erstbeschreibung 1863 durch Nikolaus Friedrich, 1825–1882, Internist, Würzburg, Heidelberg.

Epidemiologie

Prävalenz 1:50 000. Etwa 75 % aller Patienten mit Friedreich-Ataxie haben eine Hohlfußdeformität (Mestdagh et al. 1998).

Ätiologie und Pathogenese

Autosomal-rezessiv erbliches Leiden mit variabler Expressivität (Gen auf Chromosom 9), allerdings kommen wohl auch dominant-erbliche Formen vor.

Progressive Degeneration der spinozerebellären und kortikospinalen Bahnen sowie der Hinterstränge. In den degenerierten Arealen kommt es zur Gliose und Degeneration der Hinterwurzelganglien. Das Kleinhirn zeigt häufig eine ausgeprägte Atrophie.

Fallbeispiel

▶ Typische Ballenhohlfüße bei Friedreich-Ataxie (Abb. 2.38) und entsprechender klinischer Befund bei einem 22-jährigen Patienten mit Friedreich-Ataxie (Abb. 2.38b).

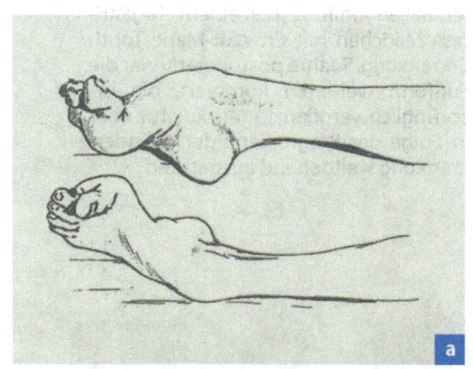

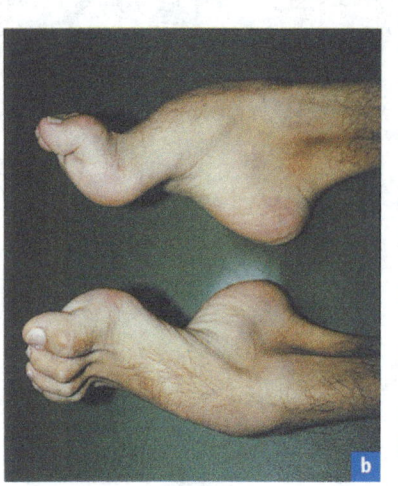

Abb. 2.38 a, b

Klinisches Bild und Diagnostik

Beim Zusammentreffen von Ataxie, Areflexie (Patellarsehnen- und Achillessehnenreflex) und Pyramidenbahnreflexen besteht der Verdacht einer Heredoataxie. Ein positives Romberg-Zeichen, ein breitbasiger Gang, ein eingeschränkter Vibrations- und Lagesinn sowie ein gestörter Finger-Nase- bzw. Knie-Hacken-Versuch sind weitere typische Merkmale. Die Erstmanifestation der Erkrankung liegt üblicherweise zwischen dem 8. und 12. Lebensjahr (Daher u. Lonstein, 1986).

Neben der klinischen Diagnostik helfen apparative Untersuchungen wie eine EKG-Diagnostik, die Bestimmung der Nervenleitgeschwindigkeit und auch Muskelbiopsien. Der direkte Nachweis eines Gendefektes (Chromosom 9) gelingt über eine DNA-Analyse auf molekulargenetischem Wege.

Die meisten Patienten verlieren zwischen dem 20. und 30. Lebensjahr ihre Gehfähigkeit. Neben der Hohlfußdeformität, die interessanterweise auch schon vor anderen neurologischen Zeichen bestehen kann (Abb. 2.39), sind folgende klinische Befunde charakteristisch: Dysarthrie, Schwäche und aufgehobene Tiefensensibilität der unteren Extremitäten, Kardiomyopathie, Skoliose. Hinzu können auch eine Schwäche der oberen Extremitäten, eine Dysphagie sowie ein Diabetes mellitus treten.

Während die Kardiomyopathie bis zum frühen Erwachsenenalter kaum wesentliche Probleme bereitet, stellt sie doch im späteren Verlauf der Erkrankung (4.–5.Lebensdekade) die häufigste Todesursache dar.

Die Hohlfußdeformität entwickelt sich wie die Grunderkrankung symmetrisch und progredient und verstärkt bei entsprechender Deformität die Einschränkung der Gehfähigkeit erheblich. Im allgemeinen betrifft das Muskelungleichgewicht die M.-tibialis-posterior-/M.-peroneus-brevis-Kopplung, sowie insbesondere die Atrophie der intrinsischen Fußmuskulatur. Die verstärkte Aktivität der Zehenheber verstärkt die Krallenzehenstellung und führt zur dorsalen Subluxation der Grundgelenke.

Der Hohlfuß imponiert zunächst unbelastet als Vorfußequinus mit Krallenzehen, die sich unter Belastung ausgleichen. Eine Abschwächung der Fußheber kann zu einer Verkürzung der Wadenmuskulatur führen. Die Steilstellung des ersten Os metatarsale leitet dann die strukturelle Deformierung des Rückfußes ähnlich wie bei den HMSN-Typen ein.

Therapeutische Besonderheiten

Eine Verlängerung der Wadenmuskulatur und der Plantaraponeurose bei strukturellem Spitzfuß in Verbindung mit einem Transfer des M. tibialis posterior auf den Fußrücken vermag in früheren Stadien die Schuh- bzw. Orthesenversorgung und damit die Gehfähigkeit zu verbessern. In den meisten Fällen wird aber bei weiterer Progredienz und insbesondere bei struktureller Deformität im Rückfuß eine korrigierende Tripelarthrodese erforderlich sein. Der M. tibialis posterior muss auch bei Tripelarthrodese zur Rezidivprophylaxe auf den Fußrücken verpflanzt werden. Nach Korrektur der Deformität sind knöchelhohe Kaufschuhe oder in den Fällen einer Fußheberparese Unterschenkelorthesen notwendig. Bei ausschließlich rollstuhlfähigen Patienten kann die operative Korrektur schwerer Ballenhohlfüße notwendig werden, um wieder eine vernünftige Schuhversorgung zu ermöglichen und Druckstellen (Fußaußenrand, Taluskopf) zu verhindern.

Shapiro weist auf das Auftreten schmerzhafter Muskelspasmen im Bereich der unteren Extremitäten hin. Diese können auch verpflanzte Muskeln befallen und sollten dann symptomatisch mit Spasmotonolytika und lokalen physikalischen Maßnahmen behandelt werden.

In hartnäckigen Fällen kann die Botulinumtoxin-A-Injektionsbehandlung erwogen werden. Nur bei absoluter Therapieresistenz sollte die Sehne des verpflanzten Muskels tenotomiert werden.

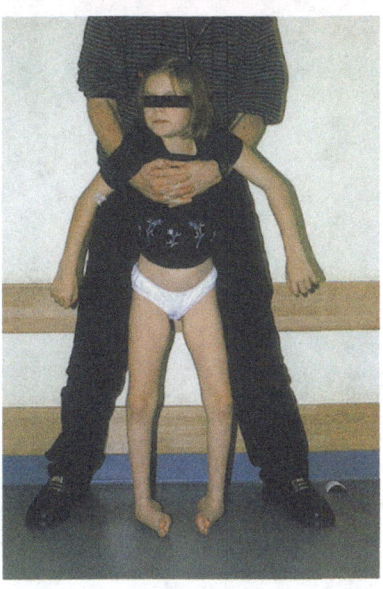

Abb. 2.39. Bei diesem 10-jährigen Mädchen waren die schweren Ballenhohlfüße mit kompletter Instabilität im unteren Sprunggelenk der führende Befund der Friedreich-Ataxie

2.3.1 Der Ballenhohlfuß bei Poliomyelitis

Definition

Die Poliomyelitis ist eine akute Virusinfektion, bei der sich das neurotrope Virus in die motorischen Vorderhornzellen des Rückenmarks und einzelne motorische Hirnstammkerne einnistet. Die Vorderhornzellen gehen zu Grunde, was mit einem umschriebenen Ausfall der zugehörigen motorischen Einheiten einhergeht. Die Sensibilität ist nicht betroffen. Die Lähmung zeigt gewöhnlich eine asymmetrische Verteilung. Ein ähnliches Bild wie bei der Poliomyelitis kann auch durch die Infektion mit anderen Enteroviren verursacht werden (Coxsackie, Echo).

Epidemiologie

Obwohl diese Erkrankung seit Jahrhunderten bekannt ist (eine der frühesten Darstellungen ist ein poliogelähmter Diener auf einer ägyptischen Kalksteinplatte aus dem 14. Jahrhundert v. Chr., zu sehen in der Ny Carlsberg Glyptothek, Kopenhagen) gab es noch bis in die zweite Hälfte unseres Jahrhunderts Polioepidemien. In einem kürzlich erschienenen Bericht der Unicef wurde von der bevorstehenden Ausrottung der Kinderlähmung gesprochen. Die Zahl der Polioneuerkrankungen ging in den letzten 10 Jahren weltweit um 86 Prozent von 35000 auf 6000 pro Jahr zurück.

Durch die konsequente Einführung der Schutzimpfung ist die Poliomyelitis acuta anterior in den Industrieländern der westlichen Hemisphäre extrem selten geworden. Ihr Auftreten in den Industrieländern beschränkt sich auf sporadische Fälle, die auch unter geimpften Personen auftreten können. In den Ländern der dritten Welt gibt es dagegen immer noch zahlreiche Neuinfektionen. Nur 1% der Infizierten entwickeln neurologische Ausfälle. Gefährdet sind v. a. Kinder und deren Kontaktpersonen ohne oder mit unzureichendem Impfschutz.

Die Poliomyelitis stellt in Ländern wie Ägypten oder Indien eine der häufigsten Ursachen für die Ausbildung von Skelettdeformitäten einschließlich Fußdeformitäten dar. Betroffen ist in 80 % ausschließlich oder bevorzugt die untere Extremität. Neben den seltenen Neuinfektionen sind es besonders die Spätfolgen der Infektion, die auch uns beschäftigen (Post-Polio-Syndrom).

Ätiologie und Pathogenese

Der Übertragungsweg ist oral, d. h. es handelt sich um eine Schmutz- oder Schmierinfektion. Das Virus breitet sich auf hämatogenem Wege nach einer Inkubationszeit von 1–3 Wochen aus. Man schätzt, dass ca. 1–2 % der Infizierten neurologische Defektsymptome erleiden. Betroffen sind in erster Linie motorische Vorderhornzellen im Bereich der Intumescentia cervicalis und lumbalis des Rückenmarks, wobei die Lähmung der unteren Extremität doppelt so häufig wie die der oberen ist. Die akute Phase mit Temperatursteigerung, Meningismus und progredienter Parese dauert circa 9–10 Tage. Daran schließt sich nach Rückgang des Fiebers die Rekonvaleszenzphase an, die ca. 2 Jahre dauert. Durch regelmäßige Muskeltests kann das Ausmaß des zu erwartenden Lähmungsbildes nach einigen Monaten abgeschätzt werden. Die chronische Phase zeigt das Vollbild der Erkrankung mit Schwäche bzw. Parese, Deformitäten und Funktionseinschränkungen, die abhängig von der jeweiligen Verteilung der Lähmung sind.

Eine Infektion im Kindesalter führt auch zu Wachstumsstörungen mit daraus folgender Beinlängendifferenz (je früher, umso stärker) und Atrophie der Muskeln im betroffenen Versorgungsgebiet.

Die meist asymmetrische schlaffe Lähmung ist auf Grund der unterschiedlichen Schwere und Anzahl der betroffenen Muskeln sehr variabel. Die Schwäche ist direkt proportional der Anzahl untergegangener motorischer Vorderhornzellen. Nach Sharrard ist eine Muskelschwäche erst beim Untergang von mehr als 60 % der motorischen Vorderhornzellen klinisch erkennbar. Interessanterweise gibt es bevorzugte Lähmungslokalisationen, die am Unterschenkel den M. tibialis anterior und die Wadenmuskulatur betreffen. Die sakralen Wurzeln sind meist ausgespart, so dass die intrinsische Fußmuskulatur häufig gut erhalten bleibt.

> „Bei der atrophischen Lähmung der Kindheit ist nichts häufiger als die isolierte Zerstörung des Tibialis anticus." (Duchenne 1885) (Abb. 2.40)

Je nach der Ausbreitung des Muskelungleichgewichtes bilden sich variable Fußdeformitäten. Hohlfüße, insbesondere Ballenhohlfüße gehören zu den selteneren Fehlformen bei der Poliomyelitis. Dies mag an der Aussparung der sakralen Nervenwurzeln, die die intrinsische Fußmuskulatur versorgen, liegen. Durch einen Ausfall der Mm. tibialis anterior und peroneus brevis kann es jedoch zu Ballenhohlfüßen kommen. Besteht gleichzeitig ein kräftiger M. tibialis posterior und M. peroneus longus sowie ein guter M. triceps surae, so kommt es durch die Extensorensubstitution über den M. extensor hallucis longus und durch das relative Überwiegen des M. peroneus longus zum steil stehenden ersten Strahl und zur Krallenzehenstellung. Die Fußheberschwäche führt außerdem unbehandelt zur Entwicklung einer Rückfußspitzfußstellung. Die Fehlstellungen sind zunächst flexibel und nur am unbelasteten Fuß erkennbar. Insbesondere beim wachsenden Skelett kommt es jedoch unbehandelt zur progredienten strukturellen Deformität, die zuerst nur den Vorfuß, im weiteren Verlauf aber auch den Rückfuß (flexibel-fixierte Rückfußvarusstellung) mit einbezieht.

In den letzten Jahren kam es zur vermehrten Erscheinung des Post-Polio-Syndroms, das als eigenständige Erkrankung gilt. 20–60 Jahre nach Erkrankung kommt es bei den betroffenen Patienten zu einer neu auftretenden Muskelschwäche in Verbindung mit Ermüdbarkeit und Schmerzen (Alter der Patienten liegt zwischen 35 und 85 Jahren).

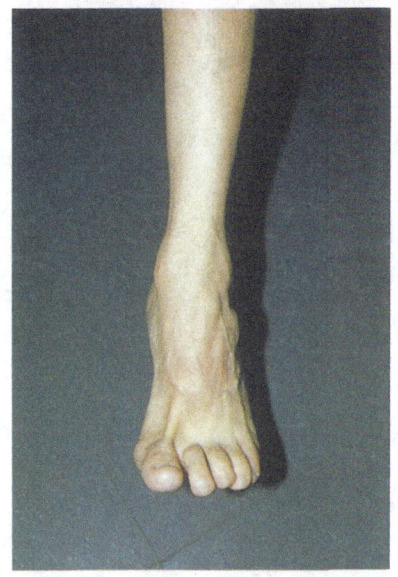

Abb. 2.40. Typischer Befund einer isolierten Lähmung des M. tibialis anterior: Man beachte die vermehrte Aktivierung des M. extensor hallucis longus und M. extensor digitorum longus

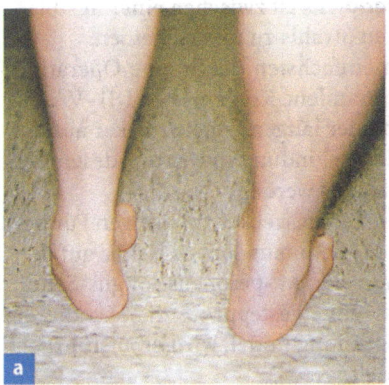
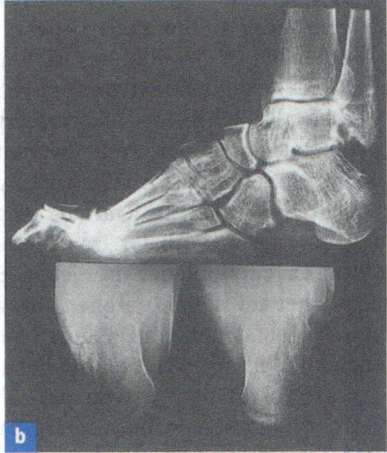
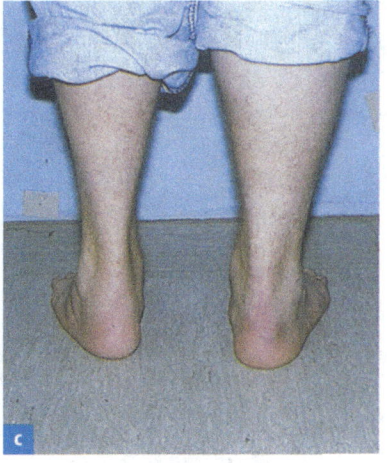

Abb. 2.41 a–c

Fallbeispiel

▶ Linksseitiger Ballenhohlfuß klinisch, röntgenologisch und postoperativ bei einem 15-jährigen Patienten mit Poliomyelitis. Die Rückfußdeformität konnte durch eine extendierende Osteotomie des Os metatarsale I, die Entnahme eines queren Fußkeils und Muskel balancierende Operationen voll korrigiert werden (Abb. 2.41 a–c).

Klinisches Bild und Diagnostik

Da die Deformität ein Spiegelbild der Parese ist, muss vor jeder Therapie ein genauer Muskelfunktionsstatus (entsprechend der MRC-Skala) und eine dynamische Untersuchung durchgeführt werden. Üblicherweise besteht beim Ballenhohlfuß ein abgeschwächter M. tibialis anterior bei kräftigen Mm. extensor hallucis und digitorum longus, M. peroneus longus, M. tibialis posterior und M. triceps surae (Pes equinocavovarus). Der M. peroneus brevis kann abgeschwächt sein, was die Klumpfußtendenz im Rückfußbereich weiter verstärkt. Ein reiner Pes cavus mit Krallenzehen begegnet uns bei der Poliomyelitis eher selten und lässt sich durch eine Parese der intrinsischen Fußmuskulatur erklären.

Während der Ballenhohlfuß durch die Schwäche der Fußheber und die sekundäre Varuswirkung auf den Rückfuß in Stand- und Schwungphase bereits in frühen Stadien funktionseinschränkend wirken kann, kommt es beim kompletten Hohlfuß überwiegend durch Druckstellen über den proximalen Interphalangealgelenken der Zehen und plantar unter den Os-metatarsale-Köpfchen zu Problemen. Erst bei starkem Vorfußkavus mit sekundärem Impingement am oberen Sprunggelenk ventral und eingeschränkter Dorsalflexion im oberen Sprunggelenk wirkt sich die Fußdeformität auch auf den Gangablauf aus.

Da die Lähmung meist auch die proximalen Gelenke betrifft, sind diese unbedingt in die Diagnostik miteinzubeziehen.

Diagnostische Hilfsmittel besonders zur präoperativen Dokumentation sind die Videoanalyse des Ganges, die dynamische Druckverteilungsmessung unter der Fußsohle (dynamische Pedobarographie) und die dynamische Elektromyographie.

Therapeutische Besonderheiten

Die Therapie in der akuten Phase beschränkt sich auf Lagerungsmaßnahmen, Krankengymnastik und Orthesen. Krankengymnastische und orthetische Behandlung vermögen in diesem Stadium die Entwicklung struktureller Deformitäten zu verhindern und die Funktionsreste zu optimieren.

Therapie bei Lähmung des M. tibialis anterior. Es ist zwischen einer flexiblen und einer fixierten Steilstellung des ersten Strahls zu unterscheiden.

Die flexible Deformität lässt sich am einfachsten durch eine Operation nach Jones behandeln. Evtl. zusätzlich vorhandene Krallenzehen DII–V können ebenfalls durch eine Rückversetzung der langen Zehenstrecker auf die Ossa metatarsalia oder die Fußwurzel in Verbindung mit Arthrodesen der proximalen Interphalangealgelenke korrigiert werden.

Reicht die verbliebene Kraft der langen Zehenstrecker zur aktiven Fußhebung nicht aus, so wird der Transfer der M.-peroneus-longus-Sehne auf den Fußrücken empfohlen. Das distale Ende der M.-peroneus-longus-Sehne sollte dabei auf die M.-peroneus-brevis-Sehne gesteppt werden. Da dieser Eingriff besonders beim Hängefuß Verwendung findet, wird er ausführlich in Band 4: Der Spitz-/Hackenfuß behandelt.

Ist es in Folge längerbestehender Lähmung bereits zu strukturellen Deformitäten gekommen, so muss die Operation nach Jones mit einer Extensions-Osteotomie des Os metatarsale I kombiniert werden. Eine strukturelle Rück-

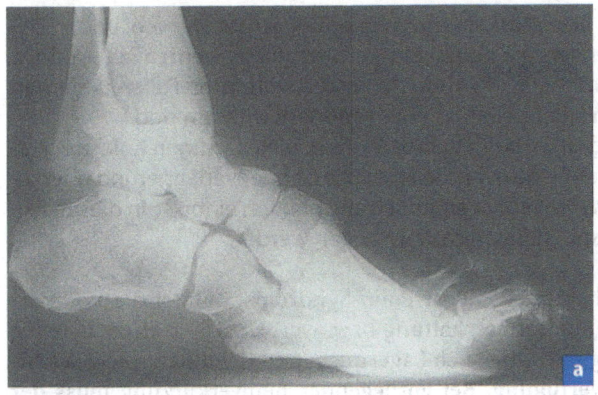 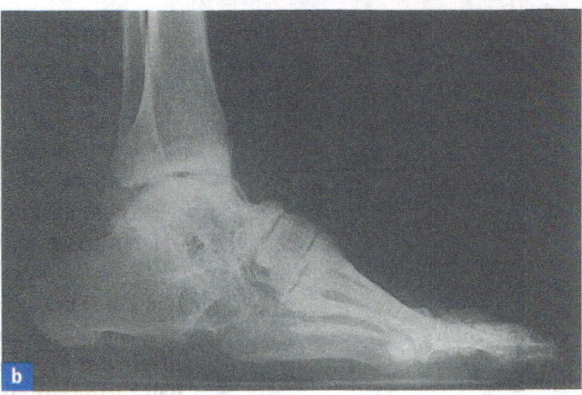

Abb. 2.42 a, b. Bei diesem 50-jährigen Patienten mit medialem Ballenhohlfuß nach Poliomyelitis wurde bei der knöchernen Fußkorrektur auf den verbleibenden vorderen Anschlag am oberen Sprunggelenk geachtet, um die abgeschwächte Wadenmuskulatur zu kompensieren

fußvarusstellung (Coleman-Block-Test) erfordert in leichteren Fällen die zuklappende Kalkaneusosteotomie (Operation nach Dwyer), in schwereren eine Chopart- oder Tripelarthrodese.

Wichtig ist außerdem die Unterscheidung zwischen Vorfuß- bzw. Rückfußspitzfußstellung.

▶ Liegt neben der Ballenhohlfußdeformität zusätzlich eine Wadenmuskelschwäche oder Quadrizepsparese vor, so empfehlen wir, das Anschlagsphänomen zwischen Tibia und Talus trotz der Fußkorrektur zu belassen (Abb. 2.42 a, b).

Therapie bei Lähmung des M. tibialis anterior und des M. peroneus brevis. Hier besteht ein noch größeres Risiko der Entwicklung einer Ballenhohlklumpfußdeformität. Neben den oben erwähnten Operationen empfehlen sich auch balancierende Maßnahmen der M. tibialis posterior-/M.-peroneus-brevis-Koppelung, um eine strukturelle Deformität im Chopart-Gelenk zu verhindern.

Es kommen prinzipiell zwei Methoden in Frage, solange das Chopart-Gelenk noch ausreichend reponierbar ist:

- der hälftige M.-tibialis-posterior-Transfer nach lateral auf die M.-peroneus-brevis-Sehne. Diese Operation bedingt eine Tenodese des unteren Sprunggelenks.
- der Transfer eines langen Zehenbeugers (M. flexor digitorum longus oder M. flexor hallucis longus) auf den M. peroneus brevis. Das distale Ende kann ohne Funktionseinbuße auf die Sehne des verbliebenen langen Zehenbeugers genäht werden. Es sollte aber bei kräftigem M. tibialis posterior der kräftigere Ersatzmuskel gewählt werden. Da es sich bei beiden Muskeln um Plantarflektoren handelt, ist ein Umlernen nicht notwendig.

Lähmung der intrinsischen Fußmuskeln. Hier empfehlen wir bei entsprechenden Beschwerden über den proximalen Interphalangealgelenken der Zehen deren Arthrodese. Die Operation nach Hohmann mit Resektion der proximalen Interphalangealgelenke führt zu funktionseingeschränkten bis funktionslosen Zehen und hat sicher nur in besonderen Fällen ihre Berechtigung.

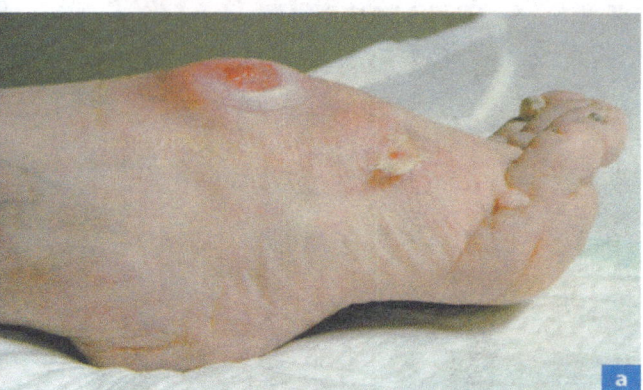

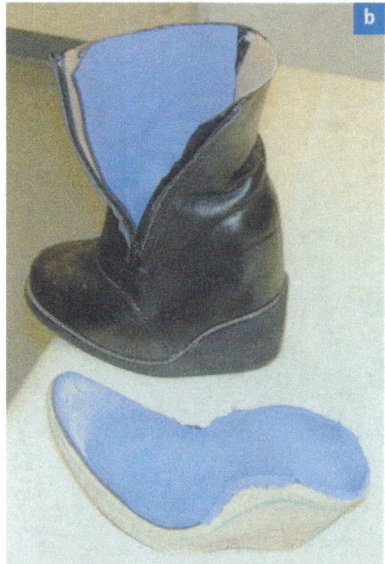

Abb. 2.43 a, b. Bei dieser 63-jährigen Patientin mit schwerem poliomyelitischem Ballenhohlfuß ist jeder Versuch einer schuhtechnischen Versorgung zum Scheitern verurteilt

Cave: Beim Transfer von Muskeln muss darauf geachtet werden, dass möglichst keine phasenverschiedenen Muskeln verpflanzt werden (z. B. M. tibialis posterior als Fußheber), da diese nur in den seltensten Fällen umlernen können und so im allgemeinen nur als Tenodese wirksam sind.
Besonders wichtig ist es, beim Vorliegen einer gleichzeitigen Kniestreckerschwäche keinesfalls eine eventuelle Achillessehnenverlängerung überzudosieren, da der Patient sonst erheblich an Funktion einbüßt. In diesen Fällen muss ein Restspitzfuß von ca. 5° belassen werden.

Die konservative Therapie des Post-Polio-Syndroms umfasst die Kontrakturprophylaxe und Funktionserhaltung bzw. -verbesserung. Hierzu stehen neben der Krankengymnastik auch Lagerungs- und Gehhilfen sowie Leichtbau-Orthesen zur Verfügung. Bei vorliegender Beinverkürzung muss der Fuß in Spitzfußstellung gebettet werden. Operative Maßnahmen sind angezeigt, wenn die Orthesenversorgung nicht möglich ist (durch Deformität, z. B. Hohlfuß mit Schmerzen oder Druckstellen (Abb. 2.43a,b) oder um die Orthesenversorgung zu reduzieren oder sogar zu vermeiden (wenn proximal keine wesentliche Schwäche vorliegt.) Hier wird man durch stabilisierende Rückfußoperationen (Tripelarthrodese, Lambrinudi-Arthrodese) den dauerhaften Gewinn für den Patienten erreichen. Auch auch hier muss ein „Kniesichernder" Restspitzfuß verbleiben, wenn eine Kniestreckerschwäche besteht.

Eine gleichzeitig einschränkende Beinverkürzung sollte nach Korrektur der Fußdeformität zunächst schuhtechnisch ausgeglichen werden. Sind spätere Verlängerungsosteotomien geplant, so empfehlen wir, wenigstens 1 Jahr zu warten, damit sich der Fuß funktionell an seine korrigierte Form anpassen kann (praktische Durchführung s. Kap. 5).

2.3.2 Der Ballenhohlfuß bei Arthrogryposis multiplex congenita (AMC)

Definition
Der Begriff AMC beschreibt eine Gruppe nichtprogredienter klinischer Syndrome, die durch multiple, angeborene Kontrakturen gekennzeichnet, oftmals rigide und in der Extremitätenverteilung symmetrisch sind. Grundsätzlich gilt, dass Sprunggelenke und Fuß am häufigsten befallen sind und dass die Behandlung dieser Region zu den mühsamsten Aufgaben zählt, da stets Rezidive und andere Komplikationen drohen.

Epidemiologie
Zwischen 80 und 90 % der Patienten mit AMC haben eine beidseitige Fußdeformität, davon der weitaus überwiegende Teil Klumpfüße (70–80 %) oder Plattfüße.

In der Literatur wird eine Ballenhohlfußdeformität bei der Arthrogryposis multiplex congenita beschrieben. Diese Deformität dürfte hinter den weitaus häufigeren Klump- und Schaukelfüßen deutlich zurücktreten.

Therapeutische Besonderheiten
Da die Hohlfüße meist als unzureichend behandelte Klumpfüßen angesehen werden müssen, gelten hier die Prinzipien der Therapie, die bereits in Band 1: *Der Klumpfuß* angegeben wurden (Abb. 2.44a,b).

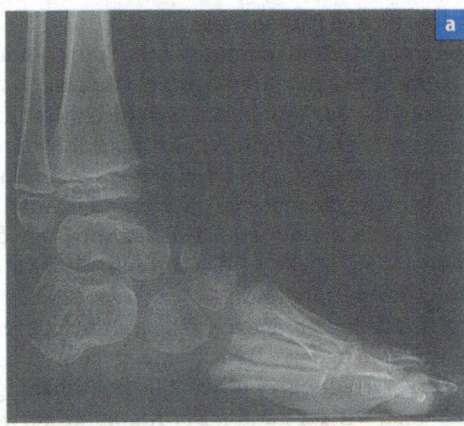

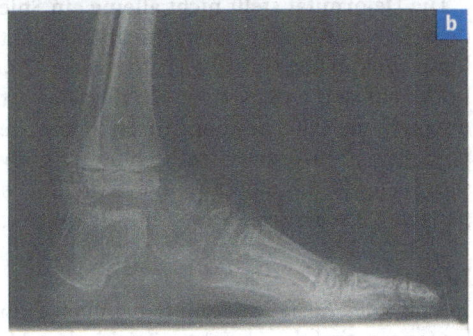

Abb. 2.44 a, b. Korrektur eines residuellen Ballenhohlfußes nach ineffizienter Klumpfußkorrektur durch Astragalektomie (6-jähriger Junge mit Arthrogryposis multiplex congenita)

2.3.3 Der Ballenhohlfuß bei Myelomeningozele (Spina bifida)

Definition

Die Myelomeningozele (MMC) stellt eine Fehlbildung des Rückenmarks dar, das sich zusammen mit den umhüllenden Rückenmarkshäuten durch einen ausgedehnten Wirbelbogendefekt nach dorsal ausstülpt. Unterhalb des betroffenen Segmentes tritt eine partielle oder totale Querschnittsymptomatik auf, der begleitende Liquorflussdefekt führt zum Hydrocephalus internus.

▶ Bei der Spina bifida kann nahezu jede Fußdeformität auftreten, entweder als Folge der Grunderkrankung oder als Folge ärztlichen Eingreifens.

Epidemiologie

Die Häufigkeit der Spina bifida variiert stark zwischen Rassen (in den USA bei Weißen 4-mal häufiger als bei Schwarzen) und Regionen. Die Inzidenz beträgt rund 1/1000 Einwohner. Lorber (1966) berichtete, dass in Großbritannien etwa 2/1000 Lebendgeburten mit einer Spina bifida überlebten. Fußdeformitäten sind bei der Myelomeningozele allgemein häufig. Die Inzidenz von Fußdeformitäten liegt beim thorakalen und lumbalem Lähmungsniveau bei 90 %, beim sakralen Lähmungsniveau etwa bei 50 %.

Ballenhohlfüße sind selten und treten bei einer Lähmung der sakralen Wurzeln auf. Diese Deformität kann zwar bereits bei Geburt bestehen, in den meisten Fällen entwickelt sie sich jedoch im Laufe der ersten Lebensjahre, wenn das Kind zu gehen beginnt. Frawley et al. berichten in einer Arbeit über die Inzidenz verschiedener Fußdeformitäten bei tieflumbaler und sakraler Lähmung bei 174 Kindern über keine einzige Hohlfußdeformität.

Ätiologie und Pathogenese

Bei einer Myelomeningozele bzw. Spina bifida handelt es sich um einen Neuralrohrdefekt unklarer Genese. Das Leiden tritt familiär gehäuft unter Bevorzugung des weiblichen Geschlechts auf und scheint mit sozialer Armut und gewissen Umweltfaktoren assoziiert zu sein. Die Gabe von Folsäure prae conceptionem und in der Frühschwangerschaft wirkt protektiv.

Stets sind die hinteren und zentralen Anteile des Rückenmarks stärker geschädigt als die vorderen. Dies hat zur Folge, dass Vorderhornzellen und Vorderwurzeln intakt sind, während die Hinterhörner mit ihrer afferenten Funktion gestört sind.

Die Myelomeningozele ist somit primär eine sensible Störung und birgt damit eine massive Druckstellengefahr.

Zur Verteilung der Ausfälle in Abhängigkeit von der Lähmungshöhe möchten wir auf Band 1: *Der Klumpfuß* verweisen.

Die Deformität stellt nicht alleine ein Spiegelbild der Lähmung dar, sondern ist das Resultat unterschiedlicher Faktoren wie Funktionseinschränkung proximaler Gelenke (Hüftstrecker/Abduktoren), Schub- und Scherkräfte auf den Fuß, Art der schuh- oder orthesentechnischen Versorgung, und evtl. zusätzlicher kongenitaler Anomalien wie arthrogrypotische Komponenten, Fußwurzelsynostosen etc. Die Niveaus der motorischen und der sensiblen Störung können unterschiedlich sein, und es können neben der peripheren schlaffen Parese zentrale spastische Komponenten vorkommen.

Pathomechanik

In Folge des Ausfalles der intrinsischen Fußmuskeln kommt es bei normaler Innervation der übrigen extrinsischen Muskeln zu einer Extensorensubstitution mit Krallenzehenstellung und entsprechender Absenkung des Vorfußes über den Seilwindenmechanismus der Plantaraponeurose („windlass effect").

Bei zusätzlicher Beteiligung des M. peroneus brevis kommt es zum Ungleichgewicht im Chopart-Gelenk mit Überwiegen des M. tibialis posterior und entsprechender Klumpfußkomponente mit einer Medialisierung des Os naviculare auf dem Taluskopf. Die Steilstellung des Os metatarsale I bewirkt eine Verkürzung des Fußes mit plantarer Prominenz des ersten Mittelfußköpfchens. Unter Belastung kommt es zur Verkippung des Rückfußes im Varussinne, die zunächst flexibel, später jedoch fixiert ist. Gerade bei der sakralen Spina bifida kann eine zusätzliche Wadenmuskelschwäche vorliegen. Durch das Zusammenwirken der Extensorensubstitution und der Hackenfußstellung in Folge der Schwäche des M. triceps surae können sich extrem verkürzte Hohlfüße entwickeln, die eine Kombination aus Ballen- und Hackenhohlfuß darstellen (Abb. 3.21a).

Die normalen Funktionen des Fußes wie „Stoßdämpfung", d. h. Übertragung der Bodenreaktionskräfte und Gewichtsverlagerung, die Schaffung einer stabilen Standbasis (Plattform) sowie die Abstoßung sind durch die Deformität und das Muskelungleichgewicht gestört. Das Stehen und Gehen auf der erheblich verkleinerten Fläche des Fußaußenrandes führt unweigerlich zu Druckstellen, deren Auftreten durch die Sensibilitätsstörung weiter gefördert wird.

Besonders bei eingeschränkter Funktion der Hüftstrecker und Abduktoren kann es über proximale Kompensationsbewegungen zu deutlichen Scherkräften im Fuß kommen, die sich in der Standphase primär auf den Rückfuß auswirken.

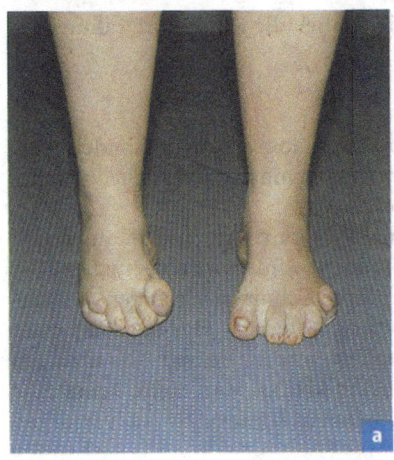
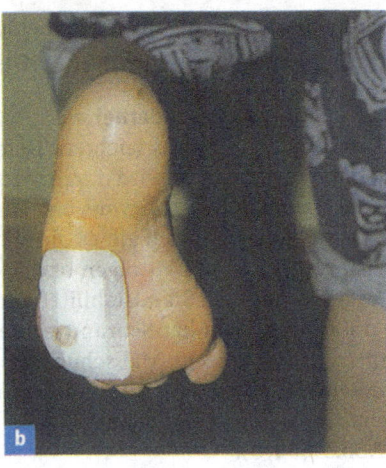

Abb. 2.45 a, b

Fallbeispiel

▶ 30-jährige Patientin mit sakraler Spina bifida und rechtsbetonten schweren medialen Ballenhohlfüßen. Interessanterweise ist die Ausprägung von Druckstellen auf der klinisch milderen Seite stärker (Abb. 2.45 a, b).

Klinisches Bild und Diagnostik

Bei allen Kindern mit einer im Wachstum entstehenden und zunehmenden Hohlfußdeformität muss an eine Spina bifida occulta gedacht werden und es sollten Röntgenuntersuchungen der LWS, ggf. auch ein MRT erwogen werden. Äußere Hinweise können ein Nävus, eine Hauteinziehung oder ein Lipom mit Behaarung über dem Sacrum sein. Bei typischem Befund sollte mit dem Neurochirurgen über eine evtl. vorausgehende Behandlung der Dysraphie gesprochen werden, ehe der Fuß therapiert wird. Die spontane Besserung einer Fußdeformität durch alleinige neurochirurgische Intervention ist aber eher selten.

Kinder mit einem sakralen Lähmungsniveau lernen im allgemeinen rechtzeitig laufen. Mit der zunehmenden Entwicklung der Deformität kommt es zu Druckstellen über den Zehenmittelgelenken sowie plantar über den Metatarsaleköpfchen I und V und am Fußaußenrand. Die verminderte bzw. fehlende Sensibilität an der Fußsohle begünstigt die Entwicklung von Druckulzera. Bei einer Varusstellung im Rückfuß besteht das Risiko gehäufter Supinationsdistorsionen. In ausgeprägten Fällen können Sklerosierungen und therapieresistente Ermüdungsfrakturen des Os metatarsale V ähnlich wie bei der peronealen Muskelatrophie auftreten.

▶ Eine Veränderung der Motorik während des Wachstums und die damit verbundene mögliche Progredienz besteht durch folgende Faktoren:
  – Shuntprobleme,
  – Syrinxentwicklung,
  – Arnold-Chiari-Mißbildung
  – Tethered Cord (Wachstum) (s. oben)
Dies bedeutet, dass eine Hohlfußdeformität im Wachstum oder auch später zunehmen kann, ggf. sollte zur Diagnostik ein spezialisierter Neurologe zugezogen werden.

Die Diagnostik darf keinesfalls alleine die Fußdeformität umfassen sondern muss immer auch Störungen der proximalen Gelenke (Hüftstrecker/Abduktoren/Kniemuskeln) sowie der urologischen und neurologischen Kompo-

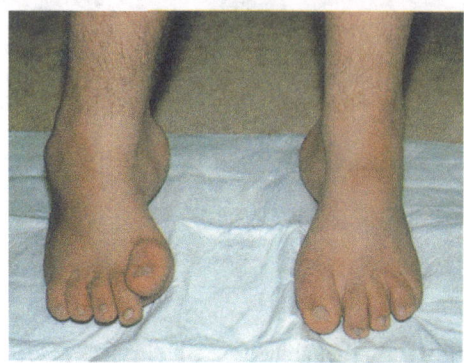

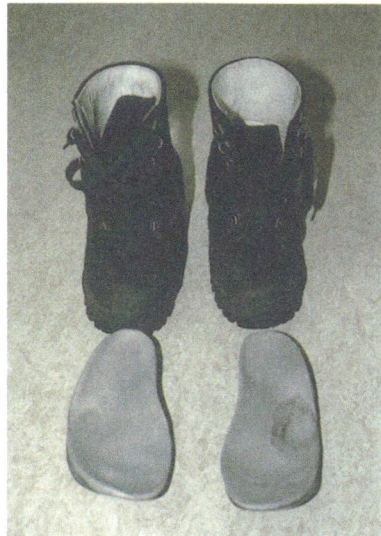

Abb. 2. 46 a, b. Der Versuch, die Füße dieses 14-jährigen Jungen mit rechtsbetonten Ballenhohlfüßen schuhtechnisch bis zum Wachstumsabschluss zu versorgen, führte dazu, dass er überwiegend im Rollstuhl saß. Auch durch optimale Weichbettung und Druckverteilung lassen sich derart ausgeprägte Fußdeformitäten schuhtechnisch nicht versorgen.

nenten berücksichtigen. Es empfiehlt sich daher, die Kinder im Rahmen eines Behandlungsteams zu untersuchen.

Therapeutische Besonderheiten

Grundsätzlich können leichtere Deformitäten konservativ behandelt werden, vorausgesetzt, es wird durch regelmäßige wenigstens jährliche Verlaufskontrollen eine Verschlimmerung ausgeschlossen.

Orthopädietechnisch gilt es die optimale plantare Druckverteilung durch entsprechende Fußbettungen bzw. individuelle Einlagen zu versuchen. Die Verbesserung der Standstabilität kann durch Schuhzurichtungen (Schaftverstärkung, Schuhaußenrandverbreiterung, lateraler Flügelabsatz) oder durch orthopädische Maßschuhe geschaffen werden. Gelingt dies nicht, so besteht im allgemeinen eine Operationsindikation. Man sollte keinesfalls versuchen, schwere Ballenhohlfüße auf Dauer konservativ zu versorgen (Abb. 2.46 a, b).

Das Muskelungleichgwicht ist vor dem Auftreten struktureller Deformitäten der Zehen bzw. des Rückfußes anzugehen. Bei flexibler Krallenzehenfehlstellung insbesondere am ersten Strahl kann die Operation nach R. Jones wertvolle Dienste leisten. Eine strukturelle Steilstellung des ersten Metatarsale sollte mit extendierender Osteotomie korrigiert werden (**Cave:** proximale Epiphyse des Os metatarsale I). Schlüssel zu einer erfolgreichen Ballenhohlfußkorrektur ist auch hier die Wiederherstellung eines reponierten und muskulär oder ossär stabilisierten Chopart-Gelenks. Bei passiver Reponierbarkeit (Taluskopfzeichen negativ) und fehlendem oder abgeschwächtem M. peroneus brevis kommt die Augmentation entweder durch einen hälftigen M.-tibialis-posterior-Transfer oder durch den M. flexor digitorum longus in Frage. Ein strukturell subluxiert stehendes Chopart-Gelenk erfordert die Resektionsarthrodese.

Die störende Krallenzehenfehlstellung lässt sich bei Kindern durch eine Transferoperation der langen Zehenbeuger auf die Streckaponeurose beheben (Operation nach Girdlestone-Taylor). Die langen Zehenstrecker können beim Vorliegen einer Extensorensubstitution nach Hibbs zurückverlagert werden.

Eine Verlängerung der langen Zehenstrecker bzw. -beuger vermag dagegen keine dauerhafte Korrektur zu erzielen.

Jenseits des 12. Lebensjahres kommt zur definitiven Korrektur der Krallenzehenfehlstellung nur die Arthrodese der proximalen Interphalangealgelenke in Frage. Wegen der reduzierten Sensibilität empfehlen wir jedoch, das proximale Interphalangealgelenk von Digitus V auszusparen, um keine Druckstellen im Schuh zu riskieren.

Schwere strukturelle Deformitäten im Rückfuß, wie sie besonders jenseits der Pubertät auftreten können, erfordern die korrigierende Tripelarthrodese in Kombination mit muskelbalancierenden Eingriffen.

▶ Wegen der eingeschränkten Sensibilität muss eine freie Beweglichkeit im oberen Sprunggelenk sowie eine absolut plantigrade Einstellung des Fußes gefordert werden, um das Risiko von Druckstellen und sekundären degenerativen Veränderungen (Charcot-Gelenke) zu reduzieren.

2.3.4 Der Ballenhohlfuß bei infantiler Zerebralparese

Definition
Die infantile Zerebralparese ist ein Sammelbegriff für motorische Störungen, die sich als Folge einer Hirnschädigung vor, während oder nach der Geburt entwickelt haben. Die Schädigung betrifft bevorzugt die zentrale Motorik, weshalb Koordinationsstörungen, Gleichgewichtsprobleme, abnorme mustergebundene Haltungen und Bewegungen sowie Muskeltonusveränderungen und eine zentrale Schwäche die Regel sind .

Die Hirnschädigung ist statisch und permanent, die peripheren Auswirkungen am Skelettsystem sind durch die Einwirkung des Wachstums und der Schwerkraft jedoch wechselnd. Die Klassifizierung kann nach der Art oder Verteilung der Störung vorgenommen werden: Betrifft die Schädigung vornehmlich das Pyramidenbahnsystem, so resultiert eine Spastik, ist dagegen das extrapyramidale System geschädigt, so kommt es zum Bild der dystonen Störung (Athetose). Mischformen treten ebenso auf.

Epidemiologie
Die infantile Zerebralparese tritt weltweit schwankend zwischen 0.6 und 7/1000 Lebendgeborenen auf (USA und Mitteleuropa ca. 2–3/1000 Lebendgeborene). In 75% der Fälle liegen spastische Lähmungen vor, in den übrigen Fällen hypotone, dystone oder gemischte Lähmungen. Die Inzidenz der Störung bleibt auch (oder gerade wegen) der verbesserten Neonatologie konstant. Der spastische Ballenhohlfuß ist im Gegensatz zum Spitz- oder Knickfuß eine seltene Deformität. Er begegnet uns bei der spastischen Hemiparese und seltener auch bei der Di- oder Tetraparese. Berichte über die Inzidenz dieser Fußdeformität fehlen.

Ätiologie und Pathogenese
Die Ursache der prä-, peri-, oder postnatalen zerebralen Schädigung ist nur bei ca. 50% der Kinder eruierbar. So variabel die Noxe, der Schädigungszeitpunkt und Schadensart sein können, so variabel sind auch die Möglichkeiten und Ausprägungen der konsekutiven peripheren Schädigungen. Die Schädigung des unreifen Gehirns führt allgemein zu bleibenden unreifen Haltungs- und Bewegungsmechanismen des Kindes.

Es liegen Muskeltonusanomalien, pyramidalmotorische und extrapyramidalmotorische Symptome vor. Häufig ist die Muskulatur initial hypoton und wird später spastisch. Die Domäne orthopädischer Therapiemöglichkeiten, seien sie nun konservativer oder operativer Natur, stellen die sekundären Störungen am Bewegungsapparat dar. Sie entwickeln sich im Laufe des Wachstums durch das Einwirken von Muskelungleichgewichten und der Schwerkraft sowie Schub- und Scherkräften beim Gehen. Es kommt zu typischen Muskelverkürzungen bzw. Überdehnungen, zu knöchernen Deformitäten und zu Gelenkinstabilitäten.

Fallbeispiel
▶ Schwere Ballenhohlfüße bei einem rollstuhlpflichtigen Patienten mit spastischer Tetraparese. (Abb. 2.47)

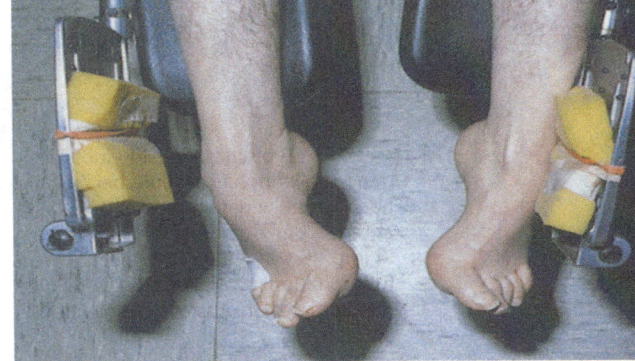

Abb. 2.47

Klinisches Bild und Diagnostik
Die spastische Ballenhohlfußdeformität führt bei entsprechender Ausprägung zu den typischen Funktionseinschränkungen des Ganges in der Stand- und Schwungphase. Am häufigsten sind Druckstellenprobleme über dem prominenten Os-metatarsale-I-Köpfchen plantar und über den Zehenmittelgelenken im Schuh. Bei strukturell steil stehendem erstem Strahl kommt es über den Varuskippeffekt auf den Rückfuß zum Risiko von Supinations-

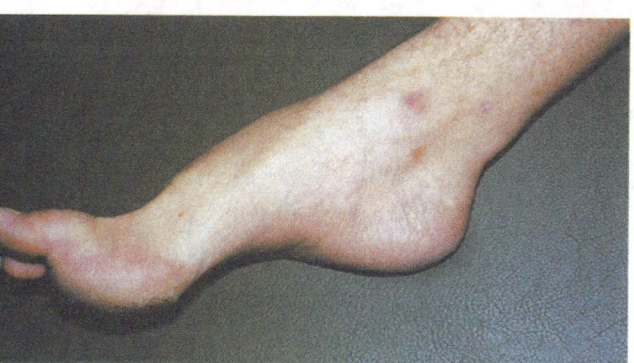

Abb. 2.48. Spastischer medialer Ballenhohlfuß mit Überaktivität des M. peroneus longus und steilstehendem 1. Strahl. Entsprechende Druckstellen unter dem Os-metatarsale-Köpfchen wurden in diesem Fall schuhtechnisch gebettet

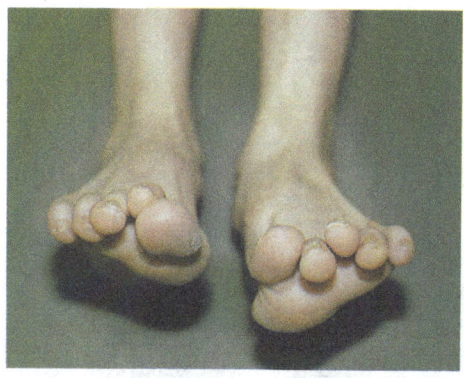

Typischer Befund eines iatrogenen Ballenhohlfußes links bei Zustand nach Lateralverlagerung des M. tibialis anterior bei ursprünglich spastischem Klumpfuß. Man erkennt die starke Vorfußpronation mit Krallenzehe DI in Folge des kompletten Ausfalls des M. tibialis anterior

distorsionen. Entsprechend können auch Druckstellen bzw. Bursabildungen über dem Os metatarsale V auftreten. Besteht als Teilkomponente der Ballenhohlfußdeformität zusätzlich eine Einschränkung der Dorsalflexion im oberen Sprunggelenk durch Horizontalisierung des Talus oder/und Wadenmuskelverkürzung, so begegnen uns die typischen Kompensationsmechanismen proximal mit Rekurvation des Kniegelenks, Beugestellung des Hüftgelenks oder bei einseitigem Befund eine gegenseitige Spitzfußstellung zur Angleichung der Beinlängen.

Die klinische Untersuchung sollte neben der Fußdeformität immer auch die Funktion der Gegenseite und der proximalen Gelenke berücksichtigen. Radiologisch genügen Aufnahmen im Stehen AP und lateral. Falls verfügbar, liefert die instrumentelle Ganganalyse wertvolle Zusatzinformationen zur Therapieplanung insbesondere bei Mehretageneingriffen. Eine dynamische EMG-Untersuchung kann in Ausnahmefällen bei Unklarheiten über das vorliegende Muskelungleichgewicht hilfreich sein. Zusatzinformationen kann auch die dynamische plantare Druckverteilungsmessung liefern.

Pathomechanik

Die Kinder kommen normalerweise mit intaktem Skelettmuskelapparat zur Welt. Bedingt durch die Einwirkung der tiefergelegenen motorischen Zentren kommt es zur Ausbildung primitiver Muster, zu denen auch die spastische Streckreflexaktivität der Beine zählt.

Die sich vielfach später entwickelnden Deformitäten stellen das Resultat verschiedener Deformierungsmechanismen dar, zu denen neurologische, biomechanische und Wachstumsfaktoren zählen. Eine wichtige Komponente der Hohlfußentstehung stellt ein persistierender Babinski-Reflex dar (Abb. 2.47).

Die spastische Hohlfußdeformität kommt gelegentlich bei Patienten mit spastischer Hemiparese, noch seltener bei Patienten mit spastischer Di- oder Paraparese vor. Obwohl eine spastische Überaktivität der extrinsischen Fußmuskulatur als Ursache der Deformität möglich erscheint, stellt die Hohlfußbildung nach überkorrigierter Achillessehnenverlängerung das Hauptkontingent bei dieser Störungsform dar (s. unten).

Die Autoren haben aber auch eine typische Ballenhohlfußstellung in Folge einer Überaktivität des M. peroneus longus beobachtet, wodurch es zu einer vermehrten aktiven Plantarflexionsstellung des ersten Os metatarsale kam mit entsprechender Mehrbeschwielung des ersten Metatarsaleköpfchens (Abb. 2.48).

Eine Ballenhohlfußstellung nach Verpflanzung der M.-tibialis-anterior-Sehne nach lateral zur Korrektur eines spastischen Klumpfußes ist nicht selten (Abb. 2.49). Durch die Extensorensubstitution zur Kompensation der fehlenden Elevationsfunktion des M. tibialis anterior kommt es zu einer Krallenzehenstellung mit Tiefertreten des Os metatarsale I, das primär flexibel ist, sich aber im weiteren Verlaufe fixiert.

Die typische Reihenfolge der Entwicklung spastischer Fußdeformitäten wird auch beim spastischen Hohlfuß eingehalten:

- Muskelungleichgewicht (zentral),
- Fehlstellung,
- Einwirkung von Schwerkraft, Schub- und Scherkräften auf den Fuß,
- Muskelverkürzung,
- strukturelle Deformität.

Die Pathomechanik des spastischen Hohlfußes bei der infantilen Zerebralparese kann als Überaktivität der Hohlfuß auslösenden extrinsischen bei normaler oder reduzierter Aktivität der intrinsischen Fußmuskulatur betrachtet werden. Die Überaktivität des M. extensor hallucis longus beim Babinski-Reflex führt zur Steilstellung des Os metatarsale I, wobei im Gegensatz zur HMSN eine Streckstellung im Großzehenendgelenk auffällt.

Therapeutische Besonderheiten

Konservative Behandlung. Schuhtechnische Maßnahmen betreffen die Bettung der Hohlfußdeformität mit Tieferlegen des ersten Os metatarsale. Ggf. kann bei knöchelhohen, schaftverstärkten Schuhen eine Schuhaußenrandverbreiterung mehr Standsicherheit geben.

Operative Behandlung. Operative Maßnahmen umfassen die Stellungskorrektur des steilstehenden Os metatarsale I sowie die Muskelbalance. Häufig notwendige Techniken sind die Operation nach R. Jones, der hälftige M.-tibialis-posterior-Transfer und die Spitzfußkorrektur bei gleichzeitiger spastischer Wadenmuskelverkürzung. Selten kommt ein hälftiger M.-tibialis-anterior-Transfer in Frage. Bleck empfiehlt beim spastischen Ballenhohlfuß die Ablösung der plantaren Weichteile bei flexibler Deformität, ergänzt durch knöcherne Maßnahmen, wenn die Fehlstellung strukturell geworden ist.

Dringend sei auf die präoperative Unterscheidung zwischen Rückfuß und Vorfußspitzfuß sowie Kombinationen beider Deformitäten hingewiesen. Die Behandlung eines Vorfuß-Spitzfußes allein im Rückfuß führt zur funktionell schlechten Kalkaneusdeformität (Abb. 2.50 a, b).

Strukturelle Ballenhohlfußdeformitäten mit rigider Subluxation im Chopart-Gelenk erfordern die Chopart-Gelenkresektion oder eine Tripelarthrodese.

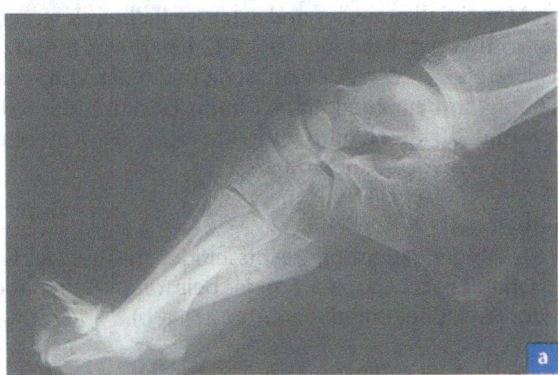

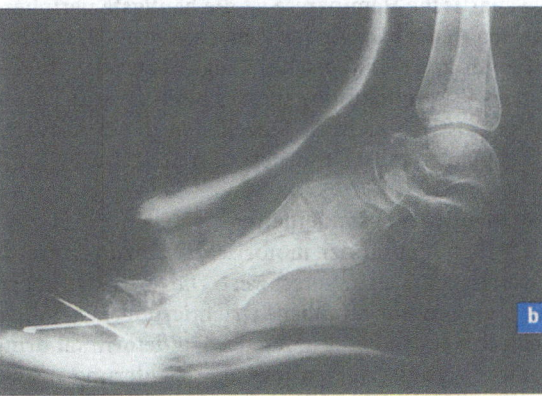

Abb. 2.50 a, b. Unzureichende Korrektur eines schweren Hohlfußes durch ausschließliche Operation im Rückfußbereich. Im Gipsverband zeigt sich die scheinbare Korrektur mit Rückfußkalkaneusstellung, Horizontalstellung des Talus und vorderem Anschlagsphänomen. In diesem Falle sollte unbedingt sekundär knöchern im Vorfußbereich korrigiert werden

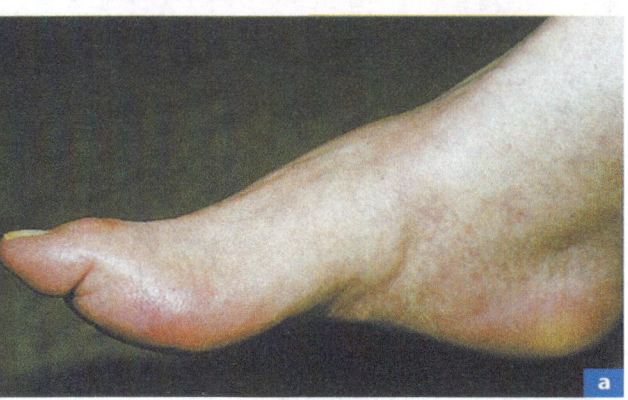

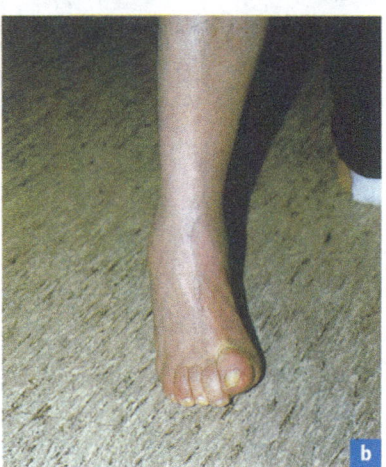

Abb. 2.51 a, b

2.3.5 Der Ballenhohlfuß nach apoplektischem Insult

Definition

Der Begriff apoplektischer Insult oder Schlaganfall bezeichnet eine Schädigung des ersten motorischen Neurons als Folge einer zerebralen Durchblutungsstörung.

Epidemiologie

Die Schätzwerte für die jährliche Inzidenz an Schlaganfällen in der BRD liegt bei 320–350/100 000 Einwohner. Von diesen überleben nach 30 Tagen etwa 266/100 000.

Ätiologie und Pathogenese

Die Durchblutungsstörung kann auf dem Boden einer Thrombose, einer intrazerebralen Blutung, einer subarachnoidalen Blutung oder einer zerebralen Embolie stattfinden. Die Prognose ist neben der Art und Ausdehnung der Durchblutungsstörung vor allem auch von internistischen Begleiterkrankungen abhängig. Pathophysiologisch kommt es zu einer Unterbrechung der sensiblen und motorischen Bahnen mit entsprechender Beeinträchtigung der Willküraktivität, die durch primitive Reflexsynergien ersetzt wird. Der Muskeltonus kann hypoton, spastisch oder rigide sein.

Pathomechanik

Die spastische Hohlfußfehlstellung ist seltener als die spastische Klumpfußdeformität und ist die Folge eines spastischen Muskelungleichgewichtes mit Überwiegen primitiver Reflexmuster und einem erhöhten Muskeltonus. Sie entsteht durch eine vorzeitige und überschießende Aktivität der Wadenmuskulatur, der extrinsischen Invertoren (M. tibialis anterior) sowie des M. peroneus longus. In der Schwungphase imponiert eine verstärkte Aktivierung der Mm. tibialis anterior und extensor hallucis longus (Babinski-Reflex). Die Deformität tritt besonders beim Gehen durch Einsatz der Streck- und Beugesynergien zu Tage. Der Fuß steht in der Schwungphase in Klumphohlfußstellung, in der Standphase kommt es durch die Spitzfußkomponente im Vor- und Rückfuß häufig zur Rekurvation des Kniegelenks und zur Mehrbelastung des Vorfußaußenrandes.

Fallbeispiel

▶ 61-jähriger Patient mit rechtsseitiger spastischer Hemiparese und Ballenhohlfuß nach Apoplex. Auf der belasteten Aufnahme ist die Varusstellung des Rückfußes erkennbar (Abb. 2.51 a, b).

Klinisches Bild und Diagnostik

Die spastische Hemiparese ist die häufigste periphere Manifestation, Tetraparesen treten nach Apoplex eher selten auf. Das klinische Bild des Apoplex-Patienten zeigt ein typisches Beugemuster der oberen Extremität und einen Streck-Zirkumduktionsgang des Beins (Wernicke-Mann-Gang).

Diagnostisch kann in Einzelfällen die dynamische EMG-Untersuchung vor geplanten Muskeltransfers hilfreich sein.

Therapeutische Besonderheiten

Die Rehabilitation der motorischen Störung wird durch die begleitenden sensorischen Defizite erschwert. Dies betrifft Propriozeption, Körperschema, Stereognosie, räumliche Orientierung, Persönlichkeitsstörung, Agnosie, Neglect u. a. Die Beseitigung der Fußdeformität bringt dadurch zwar funktionelle Verbesserungen durch Erleichterung der Standstabilität und der Schwungphasenkontrolle, der Schlüssel zur erfolgreichen Gehfunktion liegt aber bei den evtl. Zusatzbehinderungen.

Ziele der Behandlung sind die Korrektur der Deformität und die Funktionsverbesserung. Hierzu zählen die Steh-, Transfer- und Gehfähigkeit, Erleichterung der Sitzposition, sowie der Schuh- oder Orthesengebrauch.

Die Therapie wird bei dynamischer, passiv korrigierbarer Fehlstellung zunächst konservativ sein, und Krankengymnastik, Orthesen und ggf. lokale tonussenkende Maßnahmen (Botulinumtoxin, evtl. ergänzt durch Redressionsgipse) umfassen.

Operative Maßnahmen werden erst nach ca. 12 Monaten empfohlen, bis zu diesem Zeitpunkt sind konservative Maßnahmen meist ausreichend. Nur wenn der Tonus sehr hoch ist, oder sich bereits (strukturelle) Kontrakturen entwickelt haben, ist ein operatives Vorgehen schon früher angezeigt.

Das operative Spektrum umfasst die Ablösung der plantaren Weichteile nach Steindler zur Korrektur des Vorfußspitzfußes. Erst nach Korrektur des Vorfußes sollte eine eventuell zusätzlich bestehende Rückfußspitzfußstellung durch eine Wadenmuskelverlängerung oder in schweren Fällen auch durch eine (perkutane) Achillessehnenverlägerung angegangen werden.

Eine Klumptendenz erfordert den hälftigen M.-tibialis-anterior-Transfer nach lateral und die Operation nach R. Jones am ersten Strahl. Eine fixierte Steilstellung des Os metatarsale I sollte durch eine zuklappende Extensionsosteotomie beseitigt werden. Ein überaktiver M. peroneus longus (senkt das Os metatarsale I) kann entweder verlängert oder bei gleichzeitig bestehender Fußheberparese auf den Fußrücken verpflanzt werden.

Bei gleichzeitiger Fußheberparese kann auch der Transfer der langen Zehenbeuger auf die Fußrückenmitte in der Technik nach Hiroshima durchgeführt werden (siehe Band 4).

Bei Krallenzehen sind die Zehenbeuger in Höhe der Grundgliedbeugefalte über eine Längsinzision zu durchtrennen.

Alleinige Weichteileingriffe sind immer dann indiziert, wenn der Ballenhohlfuß noch nicht strukturell geworden ist. Im anderen Falle ist zusätzlich eine Tripelarthrodese notwendig, bei strukturellem Vorfußkavus in der Technik nach Lambrinudi.

Zur Gangökonomisierung und zur Verbesserung der Kniebeugung in der Schwungphase wird außerdem eine Rezession der Kniestrecker (M. rectus femoris und M. vastus intermedius) empfohlen.

In Extremfällen, die uns bei der spastischen Tetraparese begegnen können, und bei denen es nur auf die verbesserte Möglichkeit der Schuhversorgung ankommt, bieten sich auch die Astragalektomie und tibiokalkaneare Arthrodese einschließlich der Muskelverlängerung und -verpflanzung zur Rezidivprophylaxe an. Letztere eignet sich auch zur Behandlung des schweren Rezidivs.

2.3.6 Der Ballenhohlfuß nach Schädel-Hirntrauma

Definition

Auf den menschlichen Schädel einwirkendes Trauma mit offener oder geschlossener Verletzung und funktioneller und/oder morphologischer Schädigung des Gehirns.

Epidemiologie

Das Schädel-Hirntrauma zählt zu den häufigsten Todesursachen von Personen unter 45 Jahren. In der BRD geht man von einer Inzidenzrate von 300 000 aus, wobei bei ca. 45 000 Patienten mit dauerhaften Folgen gerechnet wird. Die Inzidenz in den USA betrug 1981 etwa 180/100 000 Einwohner und Jahr, das bedeutet jährlich etwa 50–70 000 schwere Schädel-Hirntraumata. Da nur etwa 11 % der Betroffenen direkt nach dem Unfall sterben, sind neurologische Defektzustände häufig.

Ätiologie und Pathogenese

Bedingt durch die unterschiedliche Intensität und Ausbreitung der Schädigung ist das periphere Bild sehr variabel. Man unterscheidet die seltenen direkten Kompressionsverletzungen von den meist schwerwiegenderen Scher- und Dezelerationsverletzungen. Die Schwere der Hirnverletzung resultiert mehr aus der Ausdehnung als der Lokalisation. Beidseitige Verletzungen zeigen das periphere Erscheinungsbild einer Di- oder Tetraparese, einseitige das einer kontralateralen Hemiparese. Wichtig ist das eventuell zusätzliche Auftreten von Persönlichkeitsstörungen, Bewußtseinsstörungen, Rigidität, Ataxie, zentraler Muskelschwäche und Epilepsie.

Die spastische Hohlfußstellung entwickelt sich als Teilaspekt der peripheren übersteigerten Reflexaktivität bei eingeschränkter zentraler Kontrolle. An den Armen überwiegt der Beugetonus, an den Beinen der Strecktonus mit Aktivierung der Extensorenkette einschließlich des M. tibialis anterior und posterior, sowie des M. triceps surae und beim Hohlfuß auch des M. peroneus longus. Ein persistierender Babinski-Reflex als Zeichen einer Pyramidenbahnschädigung verstärkt über die Aktivierung des M. extensor hallucis longus die Steilstellung des ersten Strahls. Es kann sich ein typischer Hohlklumpfuß mit Krallenzehen entwickeln.

Pathomechanik

Siehe Ballenhohlfuß nach apoplektischem Insult.

Fallbeispiele

▶ Schwerer Ballenhohlfuß bei einem 30-jährigen Patienten nach Schädel-Hirntrauma. Die Überaktivität des Babinski-Reflexes unterstützt die Deformität (Abb. 2.52).

▶ 26-jährige Patientin mit Ballenhohlfuß nach Schädel-Hirntrauma. Auch hier kommt es durch Daueraktivität des Babinski-Reflexes zur Steilstellung des 1. Strahls und kompensatorischen Rückfußvarusstellung (Abb. 2.53).

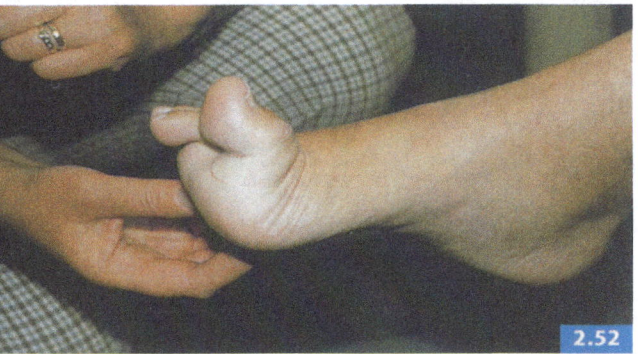

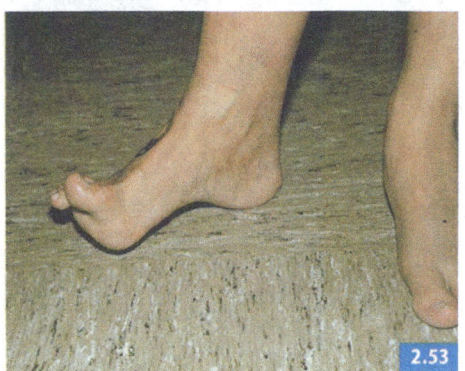

Abb. 2.52, 2.53

Klinisches Bild und Diagnostik

Die klinische Untersuchung sollte nicht nur den Lokalbefund mit Beweglichkeit und Muskelstatus sondern auch die Gesamtfunktion des Beins in der Dynamik einschließlich des Gleichgewichtes und der Kraft berücksichtigen.

Bei Unklarheiten bezüglich der pathologisch aktivierten Muskulatur kann die Pathologie durch eine dynamische Feinnadel-EMG-Untersuchung der Fuß- und Unterschenkelmuskulatur evtl. in Verbindung mit einer 3-D-Bewegungsanalyse näher eingegrenzt und die Indikation abgesichert werden.

Therapeutische Besonderheiten

Die Korrektur des spastischen Hohlfußes stellt nur einen Teilaspekt im (operativen) Behandlungsprogramm dar, da meist zusätzliche Deformitäten vorliegen. Für eine ausreichende Gehfähigkeit ist neben der Standstabilität durch volle Kniestreckung die ausreichende Kniebeugung zum Vorschwingen des Spielbeins notwendig.

Die Rehabilitationsziele bestehen in der individuellen Verbesserung vorhandener Restfunktionen. Dazu gehören auch die Steh- und Gehfähigkeit, selbst wenn sie manchmal nur zum Transfer dienen. Voraussetzung hierfür ist aber immer eine plantigrade Fußstellung.

Bei der erkennbaren Tendenz zur Hohlfußdeformität sollte dringend frühzeitig durch entsprechende Mobilisations- und Orthesenbehandlung versucht werden, die drohende Kontraktur zu verhindern. Ein hoher Muskeltonus lässt sich durch periphere Detonisierung entweder mit Alkoholinfiltration an die motorischen Eintrittspunkte oder mit Botulinumtoxin A in die pathologisch aktivierte Muskulatur behandeln.

Die genannten Verfahren sind in der subakuten und chronischen Phase bis etwa 1,5 Jahre nach dem Unfall indiziert, da in diesem Zeitraum noch mit spontaner Verbesserung der neurologischen Situation gerechnet werden kann. Nur bei ausgeprägten Deformitäten, die einer konservativen Therapie nicht zugänglich sind, empfehlen wir frühzeitige Weichteillösungen. Sie betreffen die plantare Muskulatur (Operation nach Steindler) und den überaktiven M. extensor hallucis longus (Operation nach Jones) sowie den M. peroneus longus (M.-peroneus-longus-auf-brevis-Transfer). Eine Klumpfußtendenz muss durch zusätzliche Muskeltransfers (M. tibialis anterior bzw. posterior) angegangen werden. Ein evtl. vorliegender Rückfußspitzfuß sollte erst nach Korrektur der Fußstellung mittels Wadenmuskeleinkerbung oder in schweren Fällen durch Achillessehnenverlängerung behandelt werden. Ein überwiegender Vorfußspitzfuß, der mit einer Verlängerung der Wadenmuskulatur operiert wird, führt zum funktionell ungünstigen iatrogenen Hackenhohlfuß mit vorderem Anschlag am oberen Sprunggelenk (vergleiche Abb. 2.50).

2.3.7 Der Ballenhohlfuß bei Querschnittlähmung

Definition
Ein aus einer Schädigung des Rückenmarksquerschnitts resultierendes Lähmungsbild mit komplettem oder inkomplettem Ausfall motorischer, sensibler und vegetativer Bahnen distal der Schädigung.

Epidemiologie
Die Inzidenz der Querschnittlähmung (= Anzahl Querschnittgelähmte pro Mio. Einwohner pro Jahr) liegt in Deutschland bei 36, in der Schweiz bei 28. Das bedeutet für Deutschland jährlich eine Zunahme von etwa 1500 frischen Querschnittlähmungen. Ursachen der Querschnittlähmung sind zu zwei Dritteln Unfälle. Die Rehabilitation wird von derzeit 22 Spezialzentren übernommen.

Ätiologie und Pathogenese
Ursache der Querschnittlähmung ist ein kompletter oder inkompletter Schaden des Rückenmarkquerschnitts. Dieser Schaden kann grundsätzlich spastische Störungen hervorrufen. Die spastischen Störungen im Rahmen der Querschnittlähmung werden vermutlich durch den Ausfall hemmender supraspinaler Zentren sowie den Ausfall hemmender Interneurone mit Ausbleiben der präsynaptischen Hemmung, der reziproken antagonistischen Hemmung oder der Hemmung über die Renshaw-Zellen im Rückenmark begünstigt.

Pathomechanik
Als Folge langjähriger Spastizität können sich neben Kontrakturen der Hüft- und Kniegelenke auch Kontrakturen der Füße in Form von Spitz- oder Klumpfüßen, seltener auch Hohlfüßen ausbilden.

Die Deformität ist zunächst flexibel und wird unbehandelt zunehmend kontrakt. Im Wesentlichen folgt die Pathomechanik den bereits im Kapitel nach apoplektischem Insult (s. oben) ausgeführten Gesichtspunkten.

Fallbeispiel
▶ 32-jähriger Patient mit Paraplegie nach Spondylitis im Thorakalbereich. Es hat sich auf der rechten Seite eine extreme Ballenhohl-Klumpfußdeformität mit Krallenzehen entwickelt, die auch bei fehlender Steh- und Gehfunktion wegen der Druckstellenproblematik operativ zu versorgen ist (Abb. 2.54).

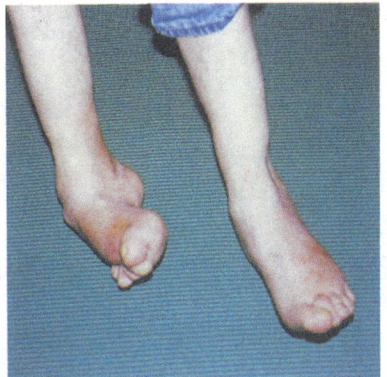

Abb. 2.54

Klinisches Bild und Diagnostik

Die Patienten sind vielfach auf einen Rollstuhl angewiesen und zeigen eine in Abhängigkeit der Ausprägung der Lähmung variable Atrophie der Muskulatur unterhalb der Läsionshöhe.

Therapeutische Besonderheiten

Eine Indikation zur Therapie besteht immer bei kontrakten Hohl- oder Hohlklumpfüßen, die schuhtechnisch nicht druckstellenfrei versorgbar sind. In diesen Fällen sind weder therapeutische Stehübungen noch eine vernünftige Sitzposition zu erreichen.

Besteht eine merkliche Zunahme der Spastizität, so kann bei Ausschluss anderer bekannter Ursachen (Blaseninfekt, Dekubitus, etc.) die Fußdeformität als Trigger der Spastik vermutet werden. Der Hohlfuß kann bei erhaltener Restsensibilität zu Schmerzen, einer Verschlechterung der Trophik (Durchblutung, Ödembildung, Druckstellen), und häufigen Supinationsverletzungen der Füße (z. B. beim Transfer) führen.

▶ Gerade in Anbetracht der oft verminderten bis aufgehobenen Sensibilität drohen massive Druckstellen, insbesondere wenn diese Füße in Konfektionsschuhe gezwängt werden.

Die operative Korrektur folgt den in den Kapiteln zum Hohlfuß nach apoplektischem Insult bzw. Schädel-Hirntrauma gegebenen Empfehlungen. Zur Vermeidung von Dekubitalulzera müssen die Füße postoperativ in sehr gut gepolsterten, geschalten Gipsverbänden in Korrekturstellung gehalten werden. Eine temporäre Kirschner-Drahttransfixation von unterem und oberem Sprunggelenk ist dabei hilfreich. Die Therapie der Spastik sollte parallel dazu medikamentös erfolgen. Nach der postoperativen Ruhigstellungsphase empfehlen wir knöchelhohe Schuhe mit Fußbettung und bei hohem Muskeltonus die Versorgung mit Unterschenkelnachtlagerungsorthesen mit Weichpolsterung.

2.3.8 Der Ballenhohlfuß bei psychischen Erkrankungen

Ein hysterischer Hohlfuß wird zwar in der Literatur erwähnt, ein konkreter Fall ist den Autoren aber im Gegensatz zum hysterischen Klumpfuß (s. Bd. 1: Der Klumpfuß) nicht bekannt geworden. Da ein Ballenhohlfuß durch willkürliche Muskelaktivierung kaum erzeugt werden kann, erscheint diese Möglichkeit anders als beim Klumpfuß eher unwahrscheinlich. Gleiches gilt für den habituellen Ballenhohlfuß.

2.4.1 Der Ballenhohlfuß bei Koalitionen der Fußwurzelknochen

Definition

Tarsale Koalitionen sind angeborene knöcherne, knorpelige oder fibröse Verbindungen von zwei oder mehreren Fußwurzelknochen.

Epidemiologie

Die Inzidenz in der Bevölkerung liegt wahrscheinlich unter 1 % bei männlicher Dominanz (2:1).

Die kalkaneonavikulare und die talokalkaneare Form sind am häufigsten. Während die Verbindung von talonavikularen und kalkaneonavikularen Koalitionen mit einer Knickplattfußstellung durchaus häufig sind, kommt die Hohl- und Klumpfußdeformität mit Koalitionen der Fußwurzel nur sehr selten vor.

Ätiologie und Pathogenese

Ätiologisch handelt es sich wahrscheinlich um einen Defekt der Differenzierung und Segmentation des Mesenchyms beim Fetus. Obwohl tarsale Koalitionen meist isolierte Befunde darstellen, können sie auch im Rahmen von Syndromen (Apert- und Nievergelt-Pearlman-Syndrom) vorkommen. Es wird vermutet, dass die meist in Verbindung mit den Koalitionen auftretenden Kugeltalusgelenke Anpassungsvorgänge an die verminderte oder aufgehobene Beweglichkeit des unteren Sprunggelenks darstellen.

Fallbeispiele

► Medialer Ballenhohlfuß bei einer Coalitio talocalcanea eines 13-jährigen Jungen (Abb. 2.55).
► Coalitio talonavicularis mit konsekutivem Ballenhohlfuß und vorderer Anschlagssperre im oberen Sprunggelenk. Hier besteht die Indikation zu knöcherner Korrektur (Abb. 2.56).

Klinisches Bild und Diagnostik

Die exakte Diagnostik der Synostosen ist manchmal erst durch spezielle Projektionen (Schrägaufnahmen der Fußwurzel, CT) exakt möglich.

Therapeutische Besonderheiten

Eine Mobilisation der Koalitionen ist wegen der fehlenden Gelenkflächen meist zum Scheitern verurteilt.

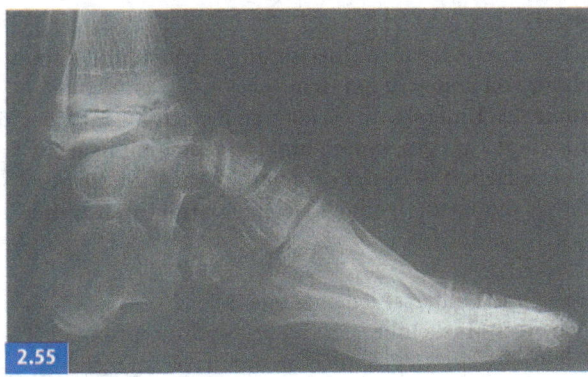
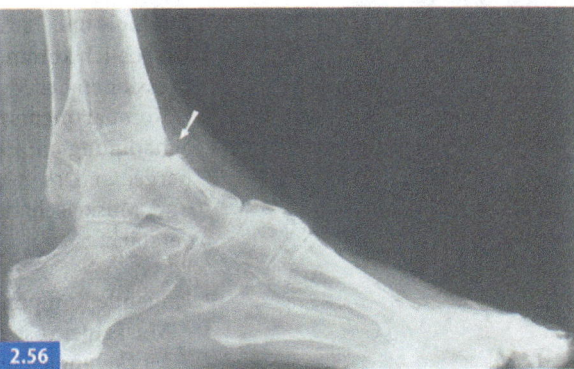

Abb. 2.55, 2.56

Wir empfehlen bei gleichzeitigem Auftreten einer Hohlfußdeformität die Korrekturosteotomie, ggf. in Kombination mit einer subtalaren Arthrodese. Ein eventuell bestehendes Muskelungleichgewicht (z. B. Krallenzehe D-I) kann durch die Operation nach Jones wirksam umverteilt werden. Eine gleichzeitig bestehende Beinverkürzung ist aus Sicherheitsgründen erst in zweiter Sitzung zu korrigieren. Die Nachbehandlung entspricht der nach Rückfuß-Osteotomien. Postoperativ empfiehlt sich die Versorgung mit orthopädischen Schuheinlagen und knöchelhohen Schuhen, ggf. mit Verkürzungsausgleich.

2.4.2 Der Ballenhohlfuß nach Verletzungen und Infektionen

Die Hohlfußentstehung ist posttraumatisch entweder nach Kompartmentsyndrom mit Beteiligung der intrinsischen Fußmuskulatur oder bei isolierter Schädigung des M. tibialis anterior oder der Peronealmuskulatur sowie der tiefen Beugerloge denkbar. Auch Narbenkontrakturen nach Verletzungen, Verbrennungen oder Infektionen sind mögliche Ursachen bei der Entstehung der Deformität.

Der Ballenhohlfuß beim Kompartmentsyndrom

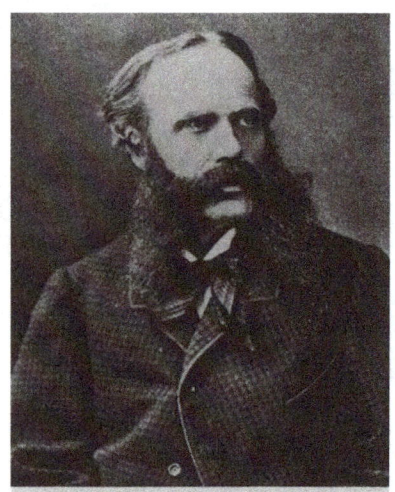

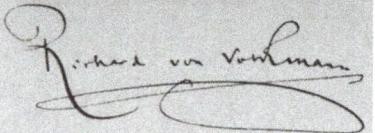

Bereits um 460 v. Chr. empfahl Hippokrates Frakturen des Unterschenkels am 1. Tag oder erst am 7. Tag zu reponieren um „Spasmus und Konvulsionen" der Muskulatur zu vermeiden. Als Ersatz für die heute gebräuchliche Faszienspaltung empfahl er die Redislokation der Fraktur zur Muskellogenentlastung. Richard von Volkmann (1830–1889) und Leser realisierten 1869 als erste die Pathophysiologie einer postischämischen Fußdeformität durch „massenhaften Zerfall der kontraktiven Substanz" und gaben damit auch den für die obere Extremität verwendeten Begriff „Volkmannsche ischämische Kontraktur" an. Siehe auch Abb. 2.57.

Abb. 2.57. Richard v. Volkmann

Definition

Beim Kompartmentsyndrom wirken verschiedene Faktoren zusammen: In einer durch Faszien abgeschlossenen Muskelloge kommt es über einen erhöhten Gewebedruck zur Verminderung der Durchblutung z. B. nach Frakturen, Arterienverletzungen oder schweren Kontusionen. In der Folge kommt es durch die Schädigung der Muskulatur in den betroffenen Muskellogen auch zu Störungen der neuromuskulären Funktion. Ein Kompartmentsyndrom tritt nach Echtermeyer bei 17 % aller Unterschenkelfrakturen auf.

Ätiologie und Pathogenese

Ursächlich kommen neben Traumata auch Überlastungsschäden und Kompressionen der Muskulatur von außen in Betracht.

Kompartmentsyndrome des Unterschenkels können je nach Ausmaß der Schädigung mit ischämischen Muskelnekrosen und Nervenlähmungen einhergehen. Das funktionelle Defizit wird neben dem bestehenden Nerven- und Muskelschaden durch die nachfolgenden Gelenkkontrakturen weiter verstärkt.

Folgende Komponenten können unterschieden werden:
- Muskelnekrose mit narbiger Muskelfibrosierung und -schrumpfung,
- Muskelungleichgewicht mit Überwiegen noch innervierter/ungeschädigter Muskulatur,

- Nervenschädigung mit schlaffer Parese und Sensibilitätsausfällen,
- Schrumpfung der Gelenkkapseln und Ligamente,
- Gelenkschädigung (Knorpelatrophie) mit fibröser Ankylose.

> Die genauere Kenntnis dieser ischämischen Muskelentzündung verdanken wir v. Volkmann und Leser:
> „Sie entwickelt sich in Folge zu lange fortgesetzter Absperrung des arteriellen Blutes unter zu fest angelegten Verbänden, nach zu lange angewandter Esmarchscher Constriction, nach Unterbindung und Verletzung größerer Arterien und nach längerer Einwirkung stärkerer Kältegrade. In Folge der Circulationsunterbrechung kommt es zu einem rapiden Zerfall der contractilen Muskelsubstanz und zu einer Infiltration des Muskelgewebes mit Rundzellen. Im weiteren Verlauf kommt es dann zu einer narbigen Schrumpfung der Muskeln. Dieselben verlieren vollständig ihre electrische Erregbarkeit und werden bald so verkürzt, dass die schwersten Contracturen resultiren." (A. Hoffa, Lehrbuch der orthopädischen Chirurgie 1902)

Pathomechanik

Entsprechend den 4 Kompartimenten am Unterschenkel und der Beugerloge am Fuß sind isolierte oder kombinierte Folgeschäden möglich: Beim Befall der tiefen Beugerloge, dem am häufigsten übersehenen Kompartmentsyndrom, kommt es in Extremfällen zum schweren Klumpfuß- bzw. Klumphohlfuß mit Supinations-Adduktions- und Kavusstellung des Vorfußes und Rückfußvarus, der durch die Schrumpfungskontraktur auf Grund der Verkürzung des M. tibialis posterior und der langen Zehenbeuger zu erklären ist.

Bei isolierten Muskelnekrosen des M. flexor hallucis longus und M. flexor digitorum longus kommt es zur Ausbildung von Krallenzehen. Außerdem können Sensibilitätsstörungen an der Fußsohle imponieren, kombiniert mit trophischen Störungen der Haut bis hin zu unbemerkten Druckulzera. Eine Hohlfußbildung kann aber auch durch eine ischämische Schädigung der kleinen Fußmuskulatur entstehen.

Horne beschrieb 1984 einen Ballenhohlfuß, der sich nach einer trimalleolären Sprunggelenksfraktur entwickelt hatte. Die Deformität hatte ihre Ursache im Kompartmentsyndrom der tiefen dorsalen Unterschenkelloge mit Beteiligung des M. tibialis posterior und der langen Zehenbeuger.

Fallbeispiele

► Schwerster medialer Ballenhohlfuß nach Kompartmentsyndrom mit Beteiligung der gesamten Unterschenkelmuskulatur als Folge einer Unterschenkelfraktur eines 23-jährigen Patienten. Im Röntgenbild erkennt man den vorderen Anschlag im oberen Sprunggelenk. Nur durch eine korrigierende Arthrodese nach Lambrinudi in Verbindung mit muskelbalancierenden Operationen lässt sich eine plantigrade Fußstellung erreichen (Abb. 2.58 a–c).

► Schwerer medialer Ballenhohlfuß mit kontrakten Krallenzehen nach Kompartmentsyndrom (31-jähriger Patient, 13 Jahre nach Kompartmentsyndrom). Präoperativ und 1 ½ Jahre postoperativ nach kombiniert knöchern-weichteiliger Korrektur (Abb. 2.59 a, b).

Klinisches Bild und Diagnostik

Wegen der fortschreitenden narbigen Umwandlung der Muskulatur mit Schrumpfungs- bzw. Retraktionstendenz kommt es zur zunehmenden Gelenkfehlstellung. Eine evtl. verbliebene intakte Muskulatur verstärkt die Deformität über das Muskelungleichgewicht. Funktionell resultiert eine progrediente Gangstörung auf Grund der zunehmenden Hohlfuß- bzw.

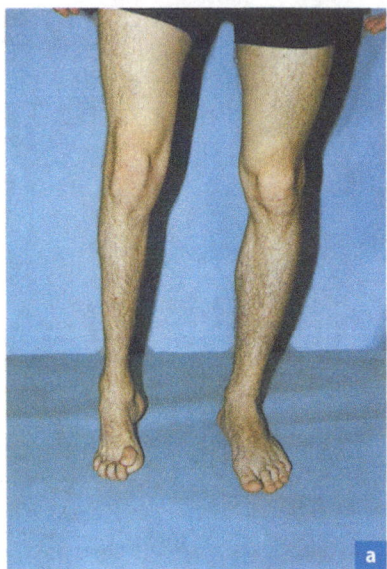

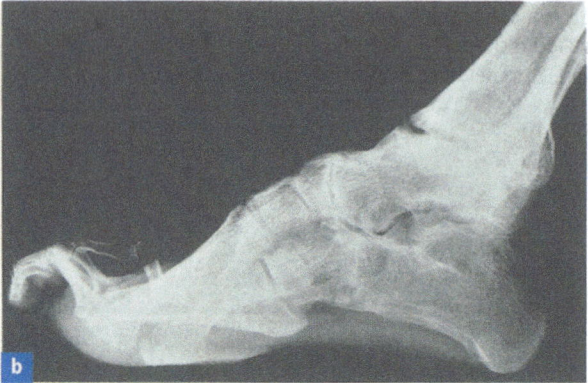

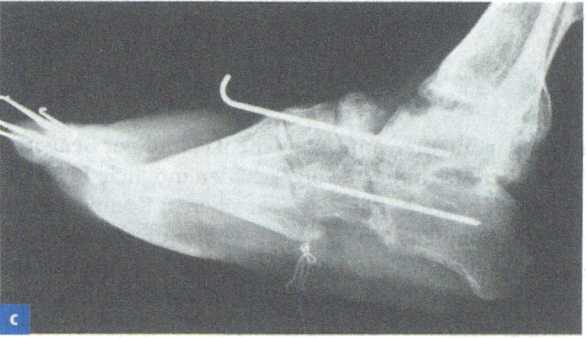

Abb. 2.58 a–c

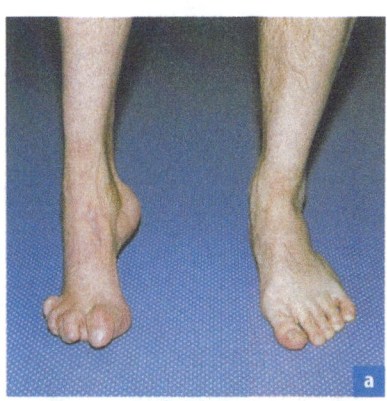

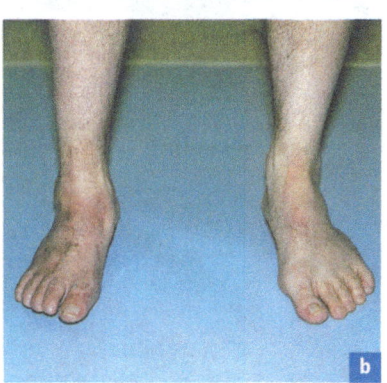

Abb. 2.59 a, b

Hohlklumpfußdeformität mit Kompensationsmechanismen der proximalen Gelenke. Druckstellen sind häufig.

Neben der klinischen Untersuchung dienen apparative Verfahren wie die Elektromyographie und die Messung der Nervenleitgeschwindigkeit dazu, eventuell begleitende Nervenschädigungen aufzudecken. Durch Sonographie und Magnetresonanztomographie lassen sich Nekrosen und Narben vom gesunden Gewebe abgrenzen, was für die Therapieplanung von Bedeutung sein kann. Vor operativen Maßnahmen kann auch eine Gefäßdarstellung hilfreich sein.

Therapeutische Besonderheiten

An oberster Stelle steht die Prophylaxe, wie sie bereits Hippokrates empfahl. Klinisch bedeutet dies heute die großzügige Faszienspaltung bereits beim Verdacht auf ein beginnendes Kompartmentsyndrom.

Bei Muskelnekrosen und -kontrakturen der extrinsischen und intrinsischen Muskulatur sind meist rekonstruktive Operationen am Fuß zur Behebung von Folgeschäden notwendig.

Beim Ballenhohlfuß nach Kompartmentsyndrom der tiefen Unterschenkelloge ist eine operative Resektion der narbigen Muskulatur bzw. ihrer Sehnen erforderlich, wenn sich klinisch und neurologisch zeigt, dass die befallene Muskulatur keine Restfunktion aufweist. Bei alleiniger Durchtrennung der Sehnen droht ein Rezidiv durch weitere Schrumpfungskontraktur. Gleichzeitig sind auch die Kapseln des oberen und unteren Sprunggelenks von dorsal zu inzidieren. Ein perkutanes Vorgehen wie z. B. die perkutane Achillessehnenverlängerung sind nicht empfehlenswert. Ein Vorfuß-Spitzfuß kann, wenn er nicht zu ausgeprägt ist, durch eine plantare Lösung (Operation nach Steindler) behoben werden.

Bei erhaltener Restfunktion und ausreichender Gelenkexkursion kommen nach Korrektur der Gelenkfehlstellungen Muskelverpflanzungen in Betracht. Bei einem Überwiegen der Supinatoren am Fuß, beispielsweise durch den Ausfall der Peronealmuskulatur, ist zur Behebung der supinatorischen Dominanz ein partieller M.-tibialis-anterior-Transfer möglich. Voraussetzungen sind aber günstige Weichteilverhältnisse und eine vorausgehend ausreichende Wiederherstellung der Beweglichkeit des oberen Sprunggelenks.

Beim dauerhaften Ausfall der aktiven Fußhebung, z. B. bei vollständigem Ausfall der M.-tibialis-anterior-Loge oder irreparablen Nervenschäden des N. peroneus, ist bei neurologisch intaktem M. tibialis posterior der komplette Transfer des Muskels auf den Fußrücken angezeigt.

Gelegentlich kann es auch notwendig sein, einen der Mm. peronei zur aktiven Fußhebung einzusetzen. Voraussetzung für jede Muskelverpflanzung ist die Schaffung einer freien Gelenkbeweglichkeit, die bei schweren Deformitäten unter Umständen mit einer Tripelarthrodese kombiniert werden muss. Krallenzehen sollten durch eine Tenotomie bzw. die Resektion der fibrosierten langen Zehenbeuger hinter dem Innenknöchel, ggf. ergänzt durch eine Tenotomie der langen und kurzen Beugesehnen über den Grundgliedbeugefalten angegangen werden. Die Operation nach Jones zur Korrektur einer Krallenzehe DI ist nur dann sinnvoll, wenn eine ausreichende Dorsalflexion im Großzehengrundgelenk erreicht werden konnte, andernfalls führt sie zu einem Hallux rigidus.

Auf Grund der weiter bestehenden Retraktionstendenz der Narben, empfehlen wir für mindestens ein Jahr die Versorgung mit Therapieschuhen und Einlagen sowie mit Unterschenkelnachtlagerungsorthesen.

Der Ballenhohlfuß bei Narben- und Verbrennungskontrakturen

Beim Klumphohlfuß durch Vernarbung ist eine operative Lösung der medioplantaren Klammer erforderlich. Lässt sich das Chopart-Gelenk danach vollständig reponieren, empfehlen wir zur Rezidivprophylaxe den Transfer des M. tibialis posterior, ggf. auch der langen Zehenbeuger auf den Fußrücken. Voraussetzung sind aber intakte Weichteilverhältnisse am Fußrücken.

Bei schwer rigiden Deformitäten hilft meist nur eine Chopart-Arthrodese. Beim Rückfußequinus oder -varus ist die Tripelarthrodese in leichter Überkorrektur indiziert. Sie sollte dann mit einer Resektion der M.-tibialisposterior-Sehne kombiniert werden.

Auf Grund der weiter bestehenden Retraktionstendenz der Narben empfehlen wir auch hier für mindestens ein Jahr die Versorgung mit Unterschenkelfunktions- und -lagerungsorthesen.

Der Ballenhohlfuß durch Schädigung der M. tibialis anterior Sehne

Nach Hackenbroch (1924) hat Brandes als Erster eine Hohlfußentwicklung nach isoliertem Sehnenschnitt bzw. Schußverletzung des M. tibialis anterior beschrieben.

Ein Ausfall der Funktion der M.-tibialis-anterior-Sehne kann entweder auf traumatischem oder auf degenerativem Wege entstehen. Er führt nach demselben Mechanismus, der bereits beim Ausfall des M. tibialis anterior (s. Pathomechanik bzw. Poliomyelitis) beschrieben wurde, zur sogenannten Extensorensubstitution mit Übernahme der Fußhebung durch die langen Zehenstrecker. Es kommt zur kompensatorischen Krallenzehenfehlstellung

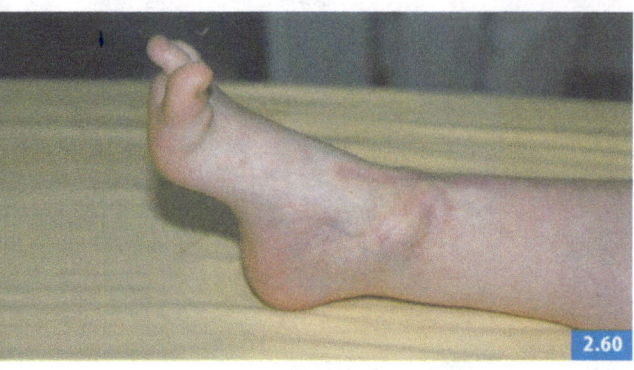

2.60

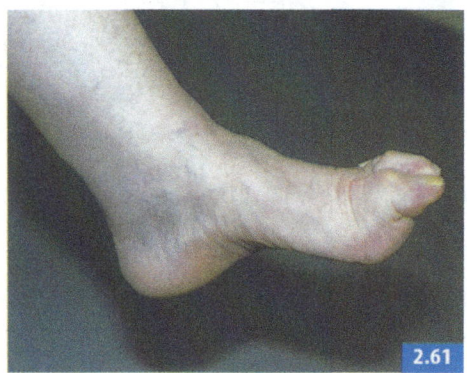

2.61

Abb. 2.60, 2.61

und über den Umwicklungsmechanismus der Plantaraponeurose zur Steilstellung des Vorfußes und insbesondere des Os metatarsale I.

Fallbeispiele

▶ Typischer Befund eines medialen Ballenhohlfußes nach traumatischer Durchtrennung der Sehne des M. tibialis anterior in Höhe des oberen Sprunggelenks (Abb. 2.60).
▶ Medialer Ballenhohlfuß bei einer 63-jährigen Patientin mit degenerativer Ruptur der Sehne des M. tibialis anterior (Abb. 2.61).

Klinisches Bild und Diagnostik

Der klinische Befund lässt bei aktiver Fußhebung keine M.-tibialis-anterior-Sehne erkennen. Stattdessen kommt es zur kräftigen Kontraktion der Mm. extensor hallucis und digitorum longus.

Therapeutische Besonderheiten

Therapeutisch sollte bei Vorliegen entsprechender Beschwerden (Fußheberschwäche, Schmerzen über dem proximalen Interphalangealgelenk der Großzehe) zunächst eine Revision der M.-tibialis-anterior-Sehne vorgenommen werden. Eine Schädigung in der Sehnenkontinuität kann durch eine freie Sehnenüberbrückung mit der M.-plantaris-Sehne korrigiert werden. Wegen der Gefahr von erneuten Verwachsungen sollte man mit atraumatischer Nahttechnik und frühfunktioneller Nachbehandlung versuchen, die ursprüngliche Funktion wiederherzustellen. Veraltete Fälle erfordern die Rückversetzung der Sehne des M. extensor hallucis longus auf das Os metatarsale I und die Arthrodese des proximalen Interphalangealgelenks nach R. Jones. Auch in diesen Fällen lohnt es sich, durch eine Inzision proximal des oberen Sprunggelenks die M.-tibialis-anterior-Sehne im Gesunden aufzusuchen und mit der Sehne des M. extensor hallucis longus augmentierend Seit-zu-Seit zu vernähen oder hälftig zu gleichen Teilen in den M. extensor hallucis und digitorum longus einzuflechten.

Der Ballenhohlfuß durch Schädigung der Peronealsehnen

Nach G. B. Duchenne (1885) hat ein Ausfall des M. peroneus longus (wie er bei einer Verpflanzung auf den M. peroneus brevis künstlich geschaffen wird) grundlegende Auswirkungen auf die Funktion des Fußes. Es kann zur Abknickung des Fußes um seinen Innenrand und zur Abflachung des Längsgewölbes kommen. Außerdem ist der Patient nicht mehr im Stande, den Großzehenballen fest gegen den Boden zu pressen, was beim Abstoßungsvorgang des Gangablaufes hinderlich ist. Schließlich entsteht ein Plattfuß, sowohl durch die Einwirkung der Bodenreaktionskraft auf den ersten Strahl als auch durch den Zug des M. tibialis anterior auf das Os metatarsale I. Diese Beobachtungen Duchennes stehen ganz im Gegensatz zu denen anderer Autoren, die einen Ballenhohlfuß nach Verletzung der M.-peroneus-longus-Sehne beschreiben. In der neueren Literatur existieren zwei solche Artikel, die über eine Hohlfußentstehung nach Verletzung der M.-peroneus-longus-Sehne berichten (De Luca et al. 1985; Carroll et al. 1999)

Beim Artikel von De Luca handelt es sich sowohl nach der Beschreibung als auch nach dem Röntgenbild um einen posttraumatischen Klumpfuß. Die Autoren beschreiben intraoperativ eine Vernarbung des M. peroneus brevis und ein Fehlen des M. peroneus longus nach Verletzung am Fußaußenrand. Es sind aber weder Krallenzehen noch eine Steilstellung des Os metatarsale I erkennbar.

Im Artikel von Carroll et al. wird ebenfalls eine Verletzung des M. peroneus longus mit intraoperativ gefundener Vernarbung und Ausdünnung des M. peroneus brevis beschrieben. Auch hier dürfte es sich nach der Beschreibung eher um einen Klumpfuß handeln (Rückfußvarus, Vorfußadduktion, keine Krallenzehen, kein steil stehendes Os metatarsale I).

Aus beiden Arbeiten können folgende Schlüsse gezogen werden:
- Es ist eine genaue Unterscheidung zwischen Klumpfuß und Hohlfuß notwendig (s. Kap. 1).
- Ohne eine Steilstellung des ersten Strahls, die durch einen Ausfall des M. peroneus longus nicht mehr möglich erscheint, kann es zu keiner sekundären Rückfußvarusstellung kommen. Die beiden Komponenten einer Steilstellung des Os metatarsale I und von Krallenzehen sind entscheidende Merkmale jedes Ballenhohlfußes.
- Die Peronealsehnenverletzung führt bei Beteiligung des M. peroneus brevis zum Überwiegen des M. tibialis posterior und damit eher zur Klumpfußdeformität mit primärem Rückfußvarus als zum Ballenhohlfuß (s. Bd. 1: *Der Klumpfuß* S. 138).

2.4.3 Der iatrogene Ballenhohlfuß

Definition
Hohlfußentwicklung im Anschluss an vorangegangene Operationen.

Ätiologie und Pathogenese
Eine mögliche Ursache kann die operative Schädigung der intrinsischen Fußmuskulatur bzw. ihrer Innervation (N. plantaris medialis und lateralis) darstellen. Diese Nerven sind sowohl bei der Operation nach Steindler als auch bei allen anderen Eingriffen am plantaren Rückfuß (Fersensporn, M. Ledderhose, Kalkaneusosteotomien) gefährdet. Die ausgedehnte Schädigung ist leicht an der begleitenden Sensibilitätsstörung erkennbar. Wenn eine operative Rekonstruktion ohne Erfolg war, können sich wegen des Ausfalles der intrinsischen Fußmuskulatur Krallenzehen und eine Hohlfußdeformität entwickeln.

Deutlich häufiger, jedoch in der Literatur nur spärlich erwähnt, ist die Hohlfußbildung nach Verpflanzung der Sehne des M. tibialis anterior. Ihr Ausfall führt ebenso wie nach Trauma (s. oben) oder Lähmung (z. B. Poliomyelitis) zur Extensorensubstitution der langen Zehenstrecker mit konsekutiver Verstärkung des Seilwindeneffektes („windlass effect") auf den Vorfuß. Die Indikation für die ursprüngliche Verlagerung des M. tibialis anterior kann dabei äußerst variabel sein. Neben der Operation des angeborenen oder flexiblen Plattfußes in der Technik nach Niederecker/Müller, bei der die Sehne auf das Os naviculare oder den Talushals zurückverlagert wird, kommt die Entwicklung einer Ballenhohlfußdeformität auch als Folge einer Lateralverlagerung der Sehne in der Technik nach Imhäuser beim angeborenen oder erworbenen Klumpfuß in Betracht. Interessanterweise ist die Entstehung einer Hohlfußdeformität nach Verpflanzung der M. tibialis anterior Sehne auf den Kalkaneus beim Hackenfuß noch nicht beschrieben worden. Die Ursache hierfür dürfte in der Neigung zur Entwicklung schwerer Knickplattfüße nach dieser Operation liegen.

Fallbeispiele
▶ 2-jähriges Mädchen mit Talus verticalis, die durch eine peritalare Arthrolyse mit Rückversetzung der Sehne des M. tibialis anterior auf den Talushals (Operation nach Niederecker) behandelt wurde. 10 Jahre später ist es zur

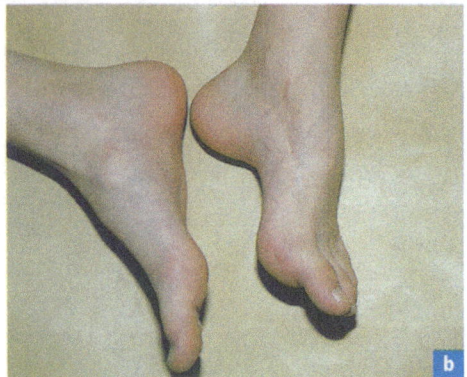

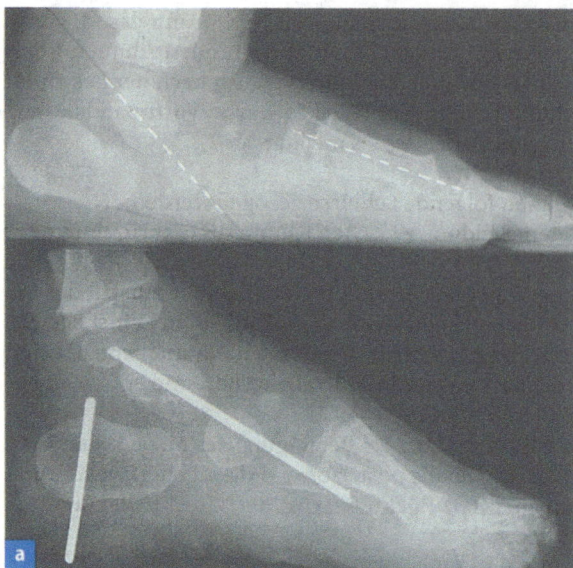

Abb. 2.62 a, b

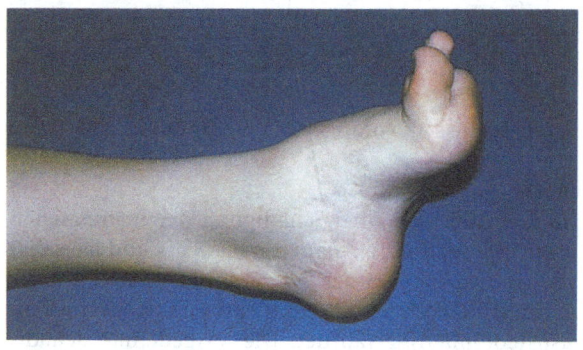

Abb. 2.63

Ausbildung eines schweren Ballenhohlfußes wohl auf dem Boden der Extensorensubstitution gekommen (Abb. 2.62 a, b).

▶ Medialer Ballenhohlfuß bei einem 7-jährigen Jungen nach M.-tibialis-anterior-Transfer bei kongenitalem Klumpfuß (Abb. 2.63).

Klinisches Bild und Diagnostik

Klinisch imponiert der typische Befund einer Extensorensubstitution. Die verpflanzte M.-tibialis-anterior-Sehne ist meist kräftig lateral am Fußrücken tastbar. Die Großzehe steht in typischer Krallenstellung, die bei älterem Befund strukturell fixiert sein kann. Der erste Strahl steht tiefer und kann sekundär ebenfalls kontrakt werden.

Therapeutische Besonderheiten

Die Therapie orientiert sich am jeweils vorliegenden Pathomechanismus. Bei einer stattgehabten Verpflanzung der M.-tibialis-anteror-Sehne kommt nur ein Muskel balancierender Eingriff in Frage, wenn sich bereits strukturelle Deformitäten entwickelt haben ggf. in Kombination mit knöcherner Korrektur.

Die fehlende bzw. ausgefallene M.-tibialis-anterior-Funktion sollte durch eine Rückverlagerung der Sehne des M. extensor hallucis longus auf das Os metatarsale I (Operation nach Jones) wiederhergestellt werden. Eine Zurückverlagerung der M.-tibialis-anterior-Sehne auf ihren ursprünglichen Ansatz am Cuneiforme-Metatarsale-I-Gelenk ist wegen der häufig starken

Verwachsungen des Sehnengleitgewebes nur selten erfolgreich. Wir empfehlen aber in jedem Falle die Ausschaltung der verpflanzten Sehne durch ansatznahe Resektion eines Stücks. Gleichzeitig kann die Sehne im Gesunden in Höhe der distalen Tibia aufgesucht und jeweils zur Hälfte in die funktionstüchtigen Sehnen der Mm. extensor hallucis und digitorum longus eingeflochten werden, um die Kraft des M. tibialis anterior nicht zu verlieren. Strukturelle Ballenhohlfußdeformitäten müssen zusätzlich knöchern korrigiert werden.

Der Ballenhohlfuß als Residuum des kongenitalen Klumpfußes

Eine Hohlfuß- oder Ballenhohlfußdeformität beim kongenitalen Klumpfuß ist immer dann möglich, wenn die Kavuskomponente bei der bisherigen Behandlung nicht oder nur unzureichend beachtet wurde, d. h. wenn primär nur dorsal oder dorsomedial und nicht auch plantar operiert wurde (Abb. 2.64).

Klinisch lässt sich diese Deformität am besten von medial anhand der eingezogenen Hautfalte am Fußinnenrand sowie am steil stehenden Os metatarsale I, das manuell nur teilweise korrigierbar ist, feststellen. Die medialen Strukturen spannen sich bogensehnenartig an. Radiologisch findet man die typische Steilstellung des Os metatarsale I, dessen Längsachse nicht in der Verlängerung des Talus steht, sondern steil nach plantar abknickt.

Therapeutisch kommt bei ausgeprägtem Befund nur ein operatives Vorgehen in Frage. Ein isolierter Vorfußequinus bzw. -kavus kann beim kleineren Kind bis etwa zum 6. Lebensjahr durch eine korrekt durchgeführte Lösung der plantaren Weichteile (Operation nach Steindler) und anschließende Redressionsgipsbehandlung korrigiert werden. Voraussetzung ist jedoch, dass die Rückfußfehlstellung (Varus/Adduktus) vollständig korrigiert wurde. Andernfalls müssen auch diese Komponenten im Rahmen einer pantalaren Arthrolyse mit berücksichtigt werden.

Bei älteren Kindern, insbesondere dann, wenn sich bereits strukturelle Hohlfußdeformitäten des ersten Strahls (medialer Ballenhohlfuß) oder der gesamten Fußwurzel (kompletter Hohlfuß) ausgebildet haben, muss die Operation nach Steindler mit knöchernen Eingriffen kombiniert werden.

Näheres zu Diagnostik und Therapie s. Bd. 1: *Der Klumpfuß*.

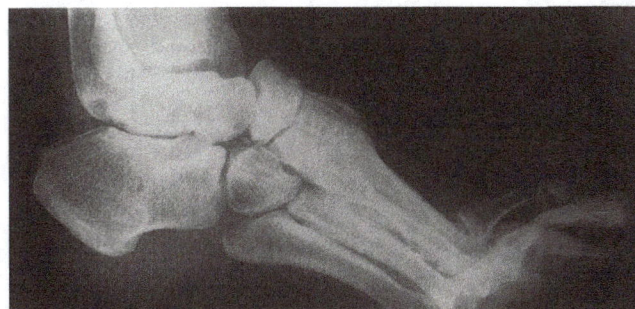

Abb. 2.64. Schwerer residueller Ballenhohlfuß nach insuffizient behandeltem kongenitalem Klumpfuß (28-jährige Patientin

2.4.4 Der rheumatische Ballenhohlfuß

Definition
Rheuma ist ein Sammelbegriff für eine heterogene Gruppe entzündlicher Erkrankungen (300–400 verschiedene Diagnosen), die mit schmerzhaften und funktionsbeeinträchtigenden Zuständen am Stütz- und Bewegungsapparat und an anderen Organsystemen einhergehen.

Je nach Art und Lokalisation der Erkrankung unterscheidet man zwischen entzündlich rheumatischen Gelenkerkrankungen und dem sog. Weichteilrheumatismus der sich an Muskeln, Sehnen, Sehnenscheiden und Bändern manifestiert. Treten die Erkrankungen unterhalb des 16. Lebensjahres auf, werden sie unter der Bezeichnung „juvenile chronische Arthritis" zusammengefaßt.

Epidemiologie
Die chronische Polyarthritis kommt bei ca. 3 % der Bevölkerung vor, Frauen sind dabei 4-mal häufiger betroffen als Männer. In ca. 40–70 % ist der Rückfuß (oberes Sprunggelenk) betroffen und stellt nach dem Kniegelenk den

zweithäufigsten Manifestationsort dar. Die Metatarsophalangealgelenke sind in etwa 9 % der Fälle befallen.

Etwa ein Drittel aller wegen rheumatoider Arthritis durchgeführten Operationen sind Fußoperationen. Ganz im Gegensatz zum Knickplattfuß tritt der Hohlfuß im Zusammenhang mit Erkrankungen des rheumatischen Formenkreises nur selten auf.

Ätiologie und Pathogenese

Die Ätiologie entzündlich rheumatischer Erkrankungen ist im Einzelnen unbekannt. Bei der Mehrzahl der Erkrankungen liegt eine genetische Disposition vor, die sich häufig durch die Bindung an ein Antigen des HLA-Systems nachweisen lässt.

Der Gelenkbefall bei entzündlich rheumatischen Erkrankungen unterscheidet sich von dem degenerativer Erkrankungen durch die ausgeprägten entzündlichen Veränderungen der Membrana synovialis. Im Frühzustand führen diese zu rezidivierenden, schmerzhaften Gelenkergüssen. Im weiteren Verlauf greift die entzündlich veränderte Membrana synovialis auf das Knorpelgewebe über, das vom sog. Pannus überwachsen wird. Die Granulationen führen durch Überdehnung der Kapsel zu Instabilitäten. Im fortgeschrittenen Zustand wird auch der Knochen und das restliche Gelenk zerstört, so dass sich schließlich hochgradige Funktionsbehinderungen, Deformierungen, Subluxationen und Versteifungen einstellen.

Klinisches Bild und Diagnostik

Charakteristisch für chronisch entzündliche Prozesse ist der Ruheschmerz. Rheumatisch entzündliche Veränderungen manifestieren sich auch an anderen Organen.

Die Fußgelenke sind insbesondere im Rahmen der juvenilen Polyarthritis betroffen. Es existieren verschiedene Befallsmuster, bei denen einseitig oder beidseitig entweder einige oder alle Fußgelenke betroffen sein können.

Der Fuß ist durch das Körpergewicht zur Entwicklung von Deformitäten prädestiniert, die aktuelle Fehlstellung kann als Spiegel der betroffenen Gelenke interpretiert werden. Häufiger als an der oberen Extremität kommt es über eine Reflexantwort zum Versuch des Körpers schmerzgeplagte Areale muskulär zu stabilisieren, so dass sich Änderungen im Bewegungs- bzw. Gangablauf geradezu zwangsläufig ergeben.

Die Ballenhohlfußentstehung ist hauptsächlich durch eine Entzündung der Intertarsalgelenke verursacht, es können aber alle anderen Gelenke betroffen sein. Die Entzündung führt wahrscheinlich über die genannten Reflexe zur Tonuserhöhung der plantaren Muskulatur und damit zur Erhöhung des Fußlängsgewölbes.

Eine stärkere Synovialitis der Sehnenscheiden im Tarsalkanal kann aber auch über ein Tarsaltunnelsyndrom zur Atrophie der intrinsischen Fußmuskeln führen, die wiederum Auslöser von Krallenzehen sein kann. Diagnostisch empfehlen wir beim Verdacht dieser Ursache eine neurophysiologische Abklärung.

Die Diagnostik rheumatischer Erkrankungen prüft das Vorliegen sog. ARA-Kriterien (u. a. typische serologische Veränderungen).

Therapeutische Besonderheiten

Im Frühstadium steht der Versuch der antiphlogistischen Behandlung (nichtsteroidale Antiphlogistika) im Vordergrund. Neben Basistherapeutika haben physikalische, schuhtechnische und lokale Maßnahmen (z. B. Radiosynoviorthese, Synovektomie mit Freilegung des Retinakulums etc.) einen festen Platz im therapeutischen Spektrum. Haben sich bereits strukturelle Zehendeformitäten entwickelt, so müssen sie gesondert ggf. in derselben Sitzung operiert werden.

2.4.5 Der lymphatische Ballenhohlfuß

Definition

Schwellungen der Beine durch eine Abfluss-Störung im Lymphgefäßsystem.

Man unterscheidet primäre Lymphödeme durch eine Fehlanlage der Lymphgefäße von sekundären (posttraumatisch, postoperativ, Tumorblockade, Filarien, Erysipel und andere Lokalinfektionen).

Epidemiologie

Die genaue Häufigkeit von Lymphödemen ist unbekannt, sie sind aber selten. Vom primären Lymphödem sind in 9 von 10 Fällen Frauen betroffen. Es manifestiert sich meist zwischen dem 15. und 20. Lebensjahr (Lymphoedema praecox). Lediglich in 17 % der Fälle ist eine Erstmanifestation nach dem 35. Lebensjahr zu verzeichnen (Lymphoedema tardum).

Ätiologie und Pathogenese

Das primäre Lymphödem kommt in der Hälfte der Fälle beidseitig vor. In Folge umfangreicher körpereigener Kompensationsmechanismen bei normal ausgebildetem Lymphgefäßsystem (kollaterale Lymphkreisläufe, lympholymphatische Anastomosen und lymphovenöse Anastomosen) kommt es erst bei tiefgreifenden und ausgedehnten Schäden des subkutanen Fettgewebes zur Ausbildung eines sekundären Lymphödems wie auch nach radikaler Ausräumung von ganzen Lymphknotenstationen. Der hohe Proteingehalt fördert darüber hinaus die Bindegewebsproliferation.

Das Auftreten eines Ballenhohlfußes wird in der Literatur mehrfach erwähnt, der genaue Pathomechanismus bleibt jedoch unklar.

Fallbeispiel

▶ 45-jährige Patientin mit Ballenhohlfüßen auf dem Boden eines chronischen Lymphödems. Trotz vorausgegangener Achillessehnenverlängerung und Plantaraponeurosenablösung konnte keine dauerhafte Korrektur erreicht werden (Abb. 2.65).

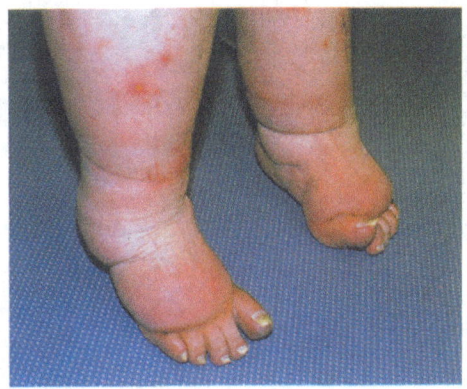

Abb. 2.65

Klinisches Bild und Diagnostik

Die Schwellung zeigt keine besondere Verfärbung und ist nicht schmerzhaft. Das primäre Lymphödem aszendiert im Krankheitsverlauf, von Zehen und Fußrücken beginnend, über die Knöchelregion zum Unter- und schließlich Oberschenkel, das sekundäre deszendiert dagegen von der Leiste aus.

Das lymphatische Ödem beteiligt immer die Zehen (das venöse Ödem spart die Zehen meistens aus)! Typisch für das Lymphödem sind tief einschneidende Querfalten an den Zehen. In Folge von Schwellung und Induration kann die Haut über den Zehen nicht mehr abgehoben werden. In diesem Fall spricht man von einem positiven Stemmer-Zeichen, das wegweisend für die Diagnose eines Lymphödems ist.

Durch Anamnese, Inspektion und Palpation lässt sich die Diagnose sicher stellen. Eine ätiologische Abklärung ist immer dann notwendig, wenn ein sekundäres Lymphödem neoplastischer Genese nicht ausgeschlossen werden kann. Eine direkte Lymphographie ist bei einem primären Lymphödem grundsätzlich nicht indiziert.

Therapeutische Besonderheiten

Wesentlicher Bestandteil der Therapie ist eine fachgerecht durchgeführte manuelle Lymphdrainage. Sie wird begleitet von einer adäquaten Kompressionstherapie, wobei die Verordnung eines Kompressionsstrumpfes oder Armstrumpfes der Kompressionsklasse III–IV notwendig ist. Es ist beim Lymphödem grundsätzlich eine Maßanfertigung indiziert.

Der Erfolg der Fußkorrektur ist an eine suffiziente Verbesserung der Lokalsituation gebunden, andernfalls empfehlen wir ausschließlich konservative Maßnahmen.

2.4.6 Der diabetische Ballenhohlfuß

Definition

Diabetes mellitus ist ein Sammelbegriff für eine heterogene Gruppe von Störungen des Kohlehydratstoffwechsels, die zu einer Hyperglykämie mit Spätschäden an Blutgefäßen und Nerven führen.

Epidemiologie

Diabetes mellitus betrifft zwischenzeitlich ungefähr 15 % der Bevölkerung in den reichen Ländern, wobei zwischen 20 und 50 % der Betroffenen nach über 10 Jahren Krankheitsdauer eine distal-symmetrische Polyneuropathie entwickeln.

Die Bedeutung der diabetesbedingten Fußkrankheiten belegen folgende Zahlen: In den USA betreffen nichttraumatische Amputationen an der unteren Extremität in ungefähr der Hälfte der Fälle Diabetiker. In 20–25 % der Fälle erfolgt die Klinkeinweisung von Diabetikern auf Grund von Fußproblemen.

Ätiologie und Pathogenese

Das atherosklerotische Leiden des Diabetikers scheint am Fuß eine erstaunlich geringe Bedeutung zu haben, da nachweislich zwar die großen Unterschenkelgefäße betroffen, die Fußarterien jedoch ausgenommen zu sein scheinen. Zudem soll nach LoGerfo kein mikrovaskulärer Schaden am Fuß des Diabetikers bestehen.

Obwohl die Neuropathie des autonomen Nervensystems heute als wichtigste Ursache von Haut- und Knochenläsionen angesehen wird, ist die Bedeutung der kontinuierlichen Traumatisierung des polyneuropathisch minder- oder unsensiblen Fußes unbestritten. Außerdem scheint die nichtenzymatische Glykolysierung von Eiweiß die mechanischen Eigenschaften von Bändern und Sehnen negativ zu beeinflussen und an der zunehmenden Bewegungseinschränkung der Gelenke beteiligt zu sein. Der genannte Sensibilitätsverlust bei gestörter Gewebstrophik kombiniert mit paretischer Muskulatur, geschädigten Bändern und Sehnen sowie eingeschränkter Gelenkbeweglichkeit sind denkbar günstige Voraussetzungen für die Entwicklung von Fußdeformitäten.

Im Rahmen der diabetischen Polyneuropathie kann es neben der sensiblen Störung zu muskulären Ausfällen kommen, die durch ihre Verteilung eine Hohlfußstellung auslösen können. Ein Ausfall der intrinsischen Fußmuskulatur sowie die Schwäche des M. tibialis anterior stehen dabei oben an.

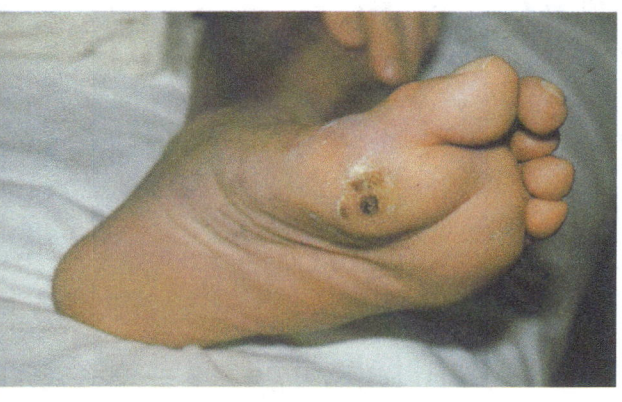

Abb. 2.66

Fallbeispiel

▶ 62-jähriger Patient mit Diabetes mellitus und medialem Ballenhohlfuß: Die starke plantare Prominenz des Os metatarsale I lässt sich schuhtechnisch nicht ausreichend betten, so dass hier eine extendierende Osteotomie und Rückverlagerung der Sehne des M. extensor hallucis longus die Methode der Wahl darstellt (Abb. 2.66).

Klinisches Bild und Diagnostik

Zur Dokumentation der Deformität kommt neben der klinischen und röntgenologischen Untersuchung die Szintigraphie zum Einsatz. Eine Krallenzehenstellung sowie die Prominenz des ersten Strahls können zu Druckstellen im Schuh sowohl über den proximalen Interphalangealgelenken der Zehen dorsal als auch unter den Mittelfußköpfchen führen. Die reduzierte Schmerzempfindung sowie trophische Störungen in Folge der Mikroangiopathie bergen ein erhebliches Risiko der Druckstellenbildung in sich, deren Abheilungstendenz schlecht ist. Es besteht immer die Gefahr des Fortschreitens der Infektion nach proximal mit all ihren nachteiligen Folgen, die bis hin zur Unterschenkelamputation reichen können.

Therapeutische Besonderheiten

Neben der Optimierung der Stoffwechsellage steht die Reduktion von Druckspitzen sowohl von außen (Weichbettung im Schuh) als auch von innen (operative Korrektur prominenter Knochenvorsprünge) an oberster Stelle. Sind die Probleme auf den Vorfuß beschränkt, so können orthopädische Maßschuhe mit ausreichendem Raum für den Vorfuß und retrokapitaler Druckverteilung unter Weichbettung der Metatarsaleköpfchen ggf. mit Tieferlegen des ersten Strahls hilfreich sein. In therapieresistenten Fällen können operative Maßnahmen (proximale Interphalagealgelenksarthrodese, Operation nach Hohmann, basisnahe extendierende Os-metatarsale-I-Osteotomie) erwogen werden. Dabei ist aber die verzögerte Knochenheilung zu berücksichtigen. Die Fixation kann entweder mit perkutanen Kirschnerdrähten, die den Vorteil geringerer Gewebetraumatisierung besitzen, oder mit Schrauben oder Klammern erfolgen. Bei perkutan ausgeleiteten K-Drähten muss der Patient in der Pflege der Drahteintrittsstellen unterrichtet werden. Regelmäßige Kontrollen sind ratsam. Auch postoperativ ist die spezielle Schuhversorgung empfehlenswert.

2.4.7 Der syndromatische Ballenhohlfuß

Der Ballenhohlfuß beim Troyer-Syndrom

Definition

Sehr seltene autosomal-rezessiv erbliche Erkrankung mit spastischer Paraparese der Beine und schlaffen Paresen der intrinsischen Handmuskulatur bereits in früher Kindheit.

Ätiologie und Pathogenese

Das Troyer-Syndrom ist ein autosomal-rezessiv erbliches Leiden. Die Krankheit wurde bei den Amish, den Nachfahren einer kleinen Gruppe von Schweizern, Elsässern und Pfälzern, die Anfang des 18. Jahrhunderts nach Amerika auswanderten, beobachtet. Diese kleine Gemeinschaft von etwa 700 Menschen lebt völlig autark und ohne jeglichen Kontakt mit der übrigen Welt in strenger Endogamie in Ohio und Pennsylvania. Den Namen erhielt das Syndrom nach der ersten Familie, in der es diagnostiziert wurde.

Klinisches Bild und Diagnostik

Es besteht eine verzögerte motorische Entwicklung: Das mühevolle Laufen ist meist erst mit 16–24 Monaten möglich. Durch Entwicklung einer spastischen Paraparese mit gesteigerten Muskeldehnungsreflexen und Babinski-Zeichen ist der Gang nie völlig normal. Bis zum 3. oder 4. Lebensjahr ist die Sprachentwicklung verzögert mit einer monotonen, undeutlichen, näselnden Sprache. Es bestehen leichter Minderwuchs, Paresen und Atrophien der kleinen Handmuskulatur (Thenar und Hypothenar sowie Mm. interossei dorsales) und eine Überstreckbarkeit der Finger. Die Hand- und Fußextensoren sind seltener betroffen. Hohl- oder Klumpfüße sind häufig. Daneben bestehen Zeichen psychischer Auffälligkeit und verminderter Intelligenz.

Therapeutische Besonderheiten

Die Hohlfußtherapie folgt den Prinzipien bei spastischer Spinalparalyse (s. oben).

Der Ballenhohlfuß beim Larsen-Syndrom

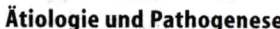

Definition

Hereditäre Bindegewebserkrankung charakterisiert durch multiple Gelenkluxationen und Skelettdysplasie.

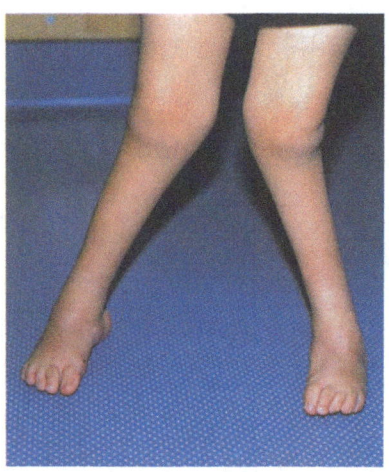

Die Erkrankung ist nach dem amerikanischen Orthopäden Loren Joseph Larsen benannt, der das Krankheitsbild 1950 beschrieb. Eine frühere Publikation stammt von W. Rotter und W. Erb (1948).

Ätiologie und Pathogenese

Es handelt sich um eine Genopathie, bei der sowohl autosomal-dominante als auch autosomal-rezessive Erbgänge beschrieben wurden. Die Pathogenese ist unbekannt.

Fallbeispiel

▶ 2-jähriger Junge mit Larsen-Syndrom und Klumphohlfüßen. Man erkennt die für dieses Krankheitsbild typischen Deformierungen im Kniegelenksbereich (Abb. 2.67).

Abb. 2.67

Klinisches Bild und Diagnostik

Bei der Geburt prägen erkennbare multiple Gelenkluxationen, vor allem der Hüften, Knie und Ellbogen das klinische Bild. Neben Hohl- oder Klumpfüßen finden sich breite Endphalangen und in schweren Fällen auch Kleinwuchs. Kraniofaziale Anomalien mit vorgewölbter Stirn, eingesunkener Nasenwurzel, Hypertelorismus, flachem Gesicht und in ca. 50 % Gaumenspalte sind ebenfalls charakteristisch.

Röntgenologisch können multiple Gelenkluxationen, später Verbiegungen der Wirbelsäule mit zervikaler Kyphose (Gefahr der Rückenmarkskompression!), thorakaler Kyphoskoliose oder Lordose nachgewiesen werden.

Beim Kleinkind findet sich ein überzähliges Ossifikationszentrum des Kalkaneus. In der ersten Lebenszeit kommt es nicht selten zu Atemstörungen durch Weichheit des Epiglottis-, Ary-, Tracheal- und Rippenknorpels oder durch zervikale Rückenmarkskompression mit Apnoen. Werden die Störungen überwunden, ist die Prognose quoad vitam gut. Häufig treten allerdings schwere sekundäre Gelenkdeformitäten mit eingeschränkter Gelenkbeweglichkeit auf (Abb. 2.67).

Therapeutische Besonderheiten

Die Hohlfußdeformität sollte durch Arthrolysen und nachfolgende schuhtechnische bzw. orthetische Stabilisierung im weiteren Wachstum gelenkt werden. Bei Auftreten eines Rezidivs empfehlen wir knöchern zu korrigieren.

Der Ballenhohlfuß beim Weaver-Syndrom

Definition

Großwuchssyndrom unbekannter Ätiologie mit Gesichtsdysmorphien, verbreiterten Metaphysen, dysharmonisch beschleunigter Knochenreifung und leichtem Entwicklungsrückstand.

Die Erstbeschreibung erfolgte 1974 durch David D. Weaver, C. G. Graham, I. T. Thomas und D. W. Smith.

Ätiologie und Pathogenese

Nicht eindeutig geklärt.

Fallbeispiel

▶ Ausgeprägter medialer Ballenhohlfuß eines 17-jährigen Jungen mit Weaver-Syndrom. Die operative Korrektur mit tibiokalkanearer Fusion hat ohne Berücksichtigung des Vorfußes nur eine begrenzte Verbesserung der Fußstellung erbracht (Abb. 2.68 a, b).

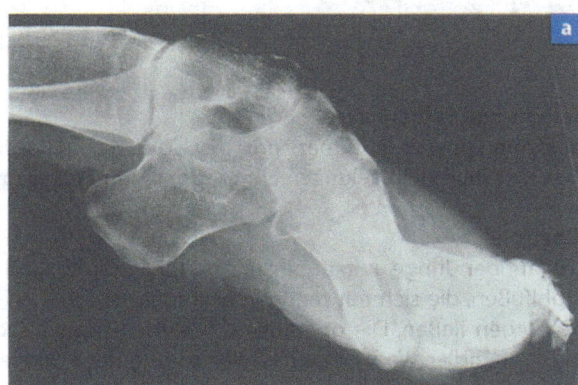

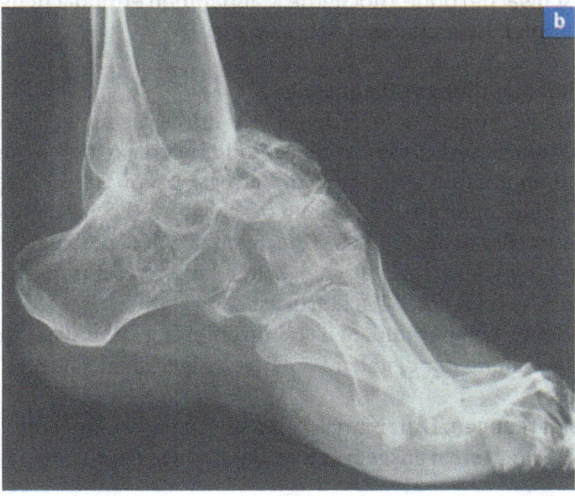

Abb. 2.68 a, b

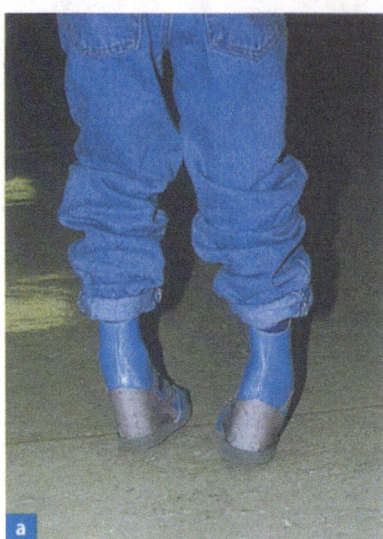

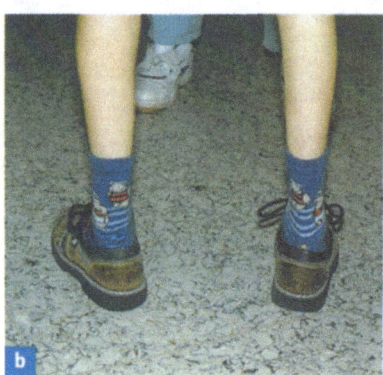

Abb. 2.69 a, b

Klinisches Bild und Diagnostik

Prä-und postnataler Großwuchs mit Muskelhypertonie und Gelenkkontrakturen. Radiologisch zeigt sich eine dysharmonisch beschleunigte Knochenreifung (karpal schneller als phalangeal) mit verbreiterten Metaphysen.

Therapeutische Besonderheiten

Therapeutisch müssen eventuell zusätzlich bestehende Skelettdeformitäten der unteren Extremität (Hüfte/Knie) mit behandelt werden. Ziel ist die achsgerechte Einstellung der Beine bei gleichzeitig möglichst guter Beweglichkeit und Schmerzfreiheit. Leider ist die Knochenqualität schlecht, so dass meist eine längere Gipsruhigstellung notwendig ist.

Der Ballenhohlfuß beim Rubinstein-Taybi-Syndrom

Definition

Distinktes Dysmorphie-Syndrom unbekannter Ätiologie mit den Hauptbefunden: scharfe Nase mit langem Septum und breite, abstehende distale Phalangen der ersten Strahlen.

> Die Erstbeschreibung des Syndroms erfolgte 1963 an 7 Fällen durch den amerikanischen Pädiater J. H. Rubinstein und den Radiologen H. Taybi.

Ätiologie und Pathogenese

Unbekannt, praktisch immer sporadisch auftretend. Trotz intensiver Studien ist es bisher nicht gelungen eine Chromosomenaberration zu finden.

Fallbeispiel

▶ 10-jähriger Junge mit Rubinstein-Taybi-Syndrom und schweren Ballenhohlfüßen, die sich mit maßgefertigten Innenschuhen nicht ausreichend versorgen ließen. Die operative Korrektur (Plantaraponeurosenablösung nach Steindler, Wadenmuskelverlängerung nach Strayer, Transfer der langen Zehenbeuger auf den Fußrücken zur Verbesserung der Fußheberschwäche) ohne knöcherne Maßnahmen ermöglicht heute das Tragen von Konfektionsschuhen (Abb. 2.69 a, b).

Klinisches Bild und Diagnostik

Das Syndrom ist neben Kleinwuchs durch die schwere geistige Behinderung charakterisiert. Dysmorphe Fehlbildungen existieren vor allem am Gesicht und an inneren Organen. Am Bewegungsapparat sind zahlreiche mögliche Fehlbildungen an den Händen beschrieben (breite Daumen mit radialer Deviation der distalen Phalangen, Syndaktylien, präaxiale Polydaktylie, Klinodaktylie V, Vierfingerfurche). Selten kommt es zur Ausbildung einer Kyphoskoliose oder einer Trichterbrust.

Neben einer eventuellen Hohlfußbildung kommt es an den Großzehen zur Abweichung der distalen Phalangen nach tibial.

Bemerkungen. Differentialdiagnostisch ist bei jüngeren Patienten (typische Nase noch nicht ausgeprägt) an das Cornelia-de-Lange-Syndrom zu denken.

Therapeutische Besonderheiten

Auch hier kann so lange konservativ mit orthopädischen Schuhen bzw. bei vorliegender Fußheberschwäche auch mit Unterschenkelorthesen behandelt werden, wie die Fußdeformität noch passiv korrigierbar ist. Eine Progredienz macht jedoch operative korrigierende und muskelbalancierende

Eingriffe erforderlich. Postoperativ sind Unterschenkelnachtlagerungs-schienen während des Wachstums empfehlenswert.

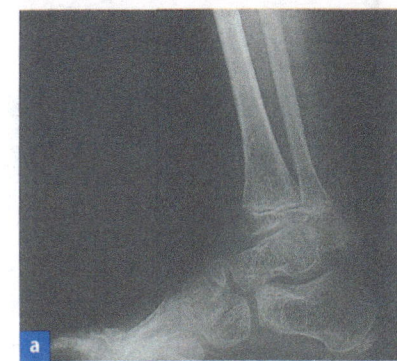

Der Ballenhohlfuß beim Cornelia-de-Lange-Syndrom I und II

Definition

Klinisch ausgeprägt variables Fehlbildungsretardierungssyndrom, das vor allem durch eine charakteristische Fazies gekennzeichnet ist. Sporadisch auftretende kongenitale Muskelhyperplasie bei angeborenem zerebralen Schaden werden auch als Cornelia-de-Lange-II-Syndrom bezeichnet.

Die Erstbeschreibung erfolgte 1916 durch den deutschen Arzt W. Brechmann und 1933 durch die niederländische Kinderärztin Cornelia de Lange (1871–1950). Das Cornelia-de-Lange-II-Syndrom wurde wahrscheinlich durch F. Bruck (1889) erstmals beschrieben.

Ätiologie und Pathogenese

Nicht eindeutig geklärt.

Fallbeispiel

Ausgeprägter einseitiger medialer Ballenhohlfuß bei einem 8-jährigen Mädchen mit Cornelia-de-Lange-Syndrom präoperativ sowie 5 Jahre post-operativ. Ohne knöcherne Korrekturen, allein durch muskelbalancierende Maßnahmen (Operation nach Steindler und Jones sowie kombinierten M.-tibialis-anterior- und -posterior-Transfer) konnte eine physiologische Fußstellung erreicht werden (Abb. 2.70 a, b).

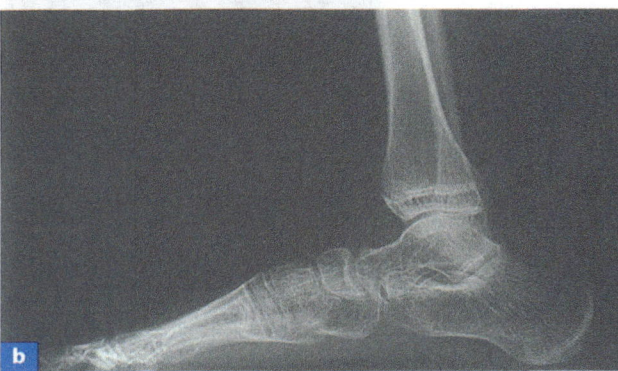

Abb. 2.70 a, b

Klinisches Bild und Diagnostik

Es bestehen eine charakteristische Gesichtsdysmorphie und ein Minder-wuchs häufig kombiniert mit Dystrophie und Extremitätenanomalien. Zahl-reiche weitere Anomalien sind möglich. Häufig besteht ein gesteigerter Mus-keltonus bei zum Teil stark verzögerter statomotorischer Entwicklung, Geh-fähigkeit ist jedoch die Regel.

Beim Cornelia-de-Lange-II-Syndrom besteht eine angeborene allgemeine Muskelhyperplasie und -hypertrophie mit pseudoathletischem Habitus. Muskelbioptisch zeigt sich eine gleichmäßige Hyperplasie und Hypertro-phie ohne sonstige pathologische Anomalien.

Therapeutische Besonderheiten

Die Ballenhohlfußdeformität ist beim Kind dann konservativ zu behandeln, wenn sie flexibel ist und keine stärkere Tendenz zu Umknicktraumata be-steht. Wir empfehlen knöchelhohe schaftverstärkte Schuhe und Einlagen so-wie ggf. eine Schuhaußenrandverbreiterung. Operationen sollten bei Pro-gredienz vor der Entwicklung struktureller Deformitäten stattfinden und muskelbalancierend wirken.

Der Hohlfuß beim Marfan-Syndrom

Definition

Autosomal-dominante, generalisierte Bindegewebserkrankung, charakteri-siert durch Veränderungen des Habitus, der Augen und des kardiovaskulä-ren Systems.

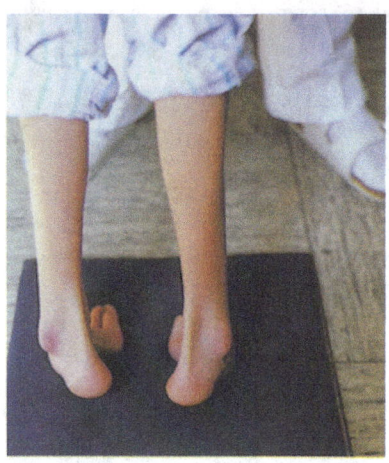

Abb. 2.71

Antoine-Bernard Marfan (1858–1942), Pädiater aus Paris, gab dem pleiotropen Syndrom seinen Namen.

Ätiologie und Pathogenese

Die genaue Ätiologie und Pathogenese sind unbekannt. Lokalisation und Produkt des autosomal-dominanten Gens sind ebenfalls unbekannt. Die Häufigkeit liegt bei ca. 1 : 10 000, wobei alle ethnischen Gruppen gleichmäßig befallen sind. In 75 % tritt es familiär auf, in 25 % durch Neumutation bei durchschnittlich erhöhtem väterlichem Alter (36 vs. 29 Jahre). Das Auftreten eines Ballenhohlfußes ist bei unklarem Pathomechanismus eher selten.

Fallbeispiel

▶ Schwere mediale Ballenhohlfüße bei einem 6-jährigen Jungen mit Marfan-Syndrom (Abb. 2.71).

Klinisches Bild und Diagnostik

Die klinische Expressivität ist variabel. Es gibt keinen spezifischen Labortest.

Charakteristisch ist der Habitus, geprägt durch die Dolichostenomelie (= Langschmalgliedrigkeit) und den dysproportionierten Großwuchs. An relevanten orthopädischen Veränderungen finden sich meist asymmetrische Trichter- oder Hühnerbrust (68 %), Kyphoskoliose (44 %), Flachrücken, überstreckbare Gelenke (56 %), Genua recurvata, gehäufte Distorsionen, habituelle Luxationen, kongenitale Beugekontrakturen, Protrusio acetabuli.

Therapeutische Besonderheiten

Wegen der multiplen Begleiterkrankungen sollte wenn möglich konservativ behandelt werden. Operative Maßnahmen sind bei Therapieresistenz mit knöchernen Korrekturen zu verbinden.

Der Hohlfuß beim Klippel-Feil- Syndrom

Definition

Verkürzung und Fehlbildungen der Halswirbelsäule mit konsekutiven neurologischen Ausfällen.

Die Erstbeschreibung verdanken wir wahrscheinlich Hutchinson (1893). Eine ausführliche Dokumentation erfolgte 1912 durch die Pariser Neurologen Maurice Klippel und Andre Feil.

Ätiologie und Pathogenese

Es handelt sich um eine unklare, wahrscheinlich heterogene Ätiologie (kleine Untergruppe mit autosomal-dominantem Erbgang). Zwei Drittel der schweren Fälle sind weiblichen Geschlechts. Die Pathogenese ist ebenfalls unbekannt.

Die Hohlfußentstehung lässt sich durch das entstehende Muskelungleichgewicht erklären.

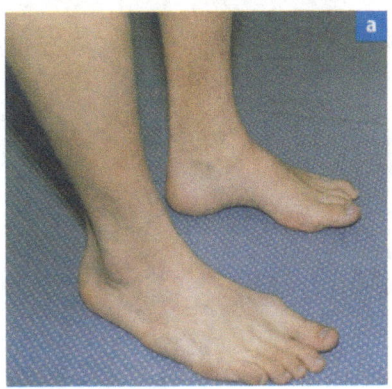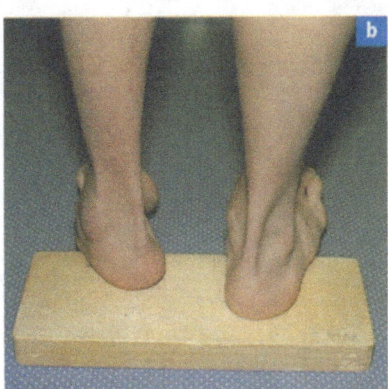

Abb. 2.72 a, b

Fallbeispiel

▶ Fuß eines 17-jährigen Mädchens mit Klippel-Feil-Syndrom von der Seite und von hinten. Auch im Entlastungstest des Vorfußes korrigiert sich der Rückfuß nicht, so dass hier eine korrigierende T-Arthrodese die Methode der Wahl darstellt (Abb. 2.72 a, b).

Klinisches Bild und Diagnostik

Der kurze, breite Hals ist vermindert beweglich. Radiologisch finden sich eine Fusion und Hypoplasie der oberen Halswirbelkörper, Halbwirbel und ein konsekutiver Tortikollis.

Sekundäre neurologische Störungen, wie z. B. Hemi- bzw. Paraplegie, untere Hirnnerven-Ausfälle, Taubheit, geistige Behinderung, etc. sind beschrieben.

Das Syndrom ist Bestandteil verschiedener anderer Fehlbildungskomplexe, u. a. von Inienzephalie, zervikaler Meningomyelozele, Syringomyelie. Auch im Rahmen der Alkoholembryopathie ist es nicht selten.

Therapeutische Besonderheiten

Im Falle rigider Deformitäten sind operative Interventionen indiziert.

Das Auftreten von Ballenhohlfußdeformitäten ist natürlich ebenso bei vielen anderen Syndromen denkbar. Für entsprechende Hinweise sind die Autoren dankbar.

„Far more important as a disability than as a deformity." (Whitman 1901)

Definition

Der Hackenhohlfuß (pes calcaneocavus) stellt eine Fußdeformität dar, die durch gleichmäßige Verstärkung des Fußlängsgewölbes bei Verkürzung des Fußes gekennzeichnet ist. In Folge einer Abschwächung oder eines Ausfalles der Wadenmuskulatur stellt sich der Kalkaneus in Dorsalflexion, der Vorfuß dagegen in Plantarflexionsstellung ein.

Zur prinzipiellen Unterscheidung zwischen dem Hohlfuß/Ballenhohlfuß und Hackenhohlfuß soll nachfolgende Gegenüberstellung dienen (Abb. 3.1 a–d, Tabelle 3.1).

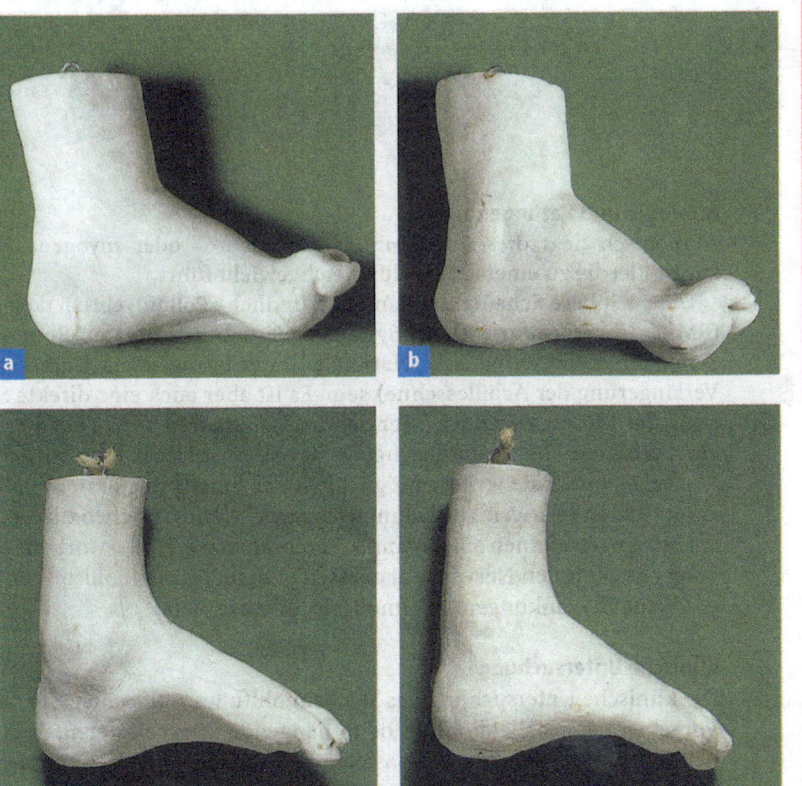

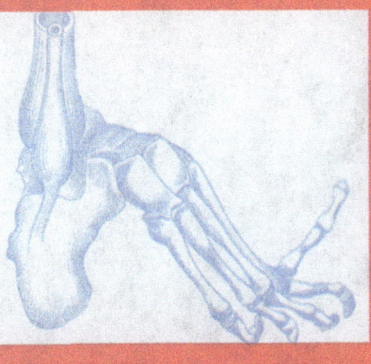

Abb. 3.1. a, b Gipsabgüsse eines medialen Ballenhohlfußes von medial und lateral gesehen, **c, d** Gipsabgüsse eines Hackenhohlfußes von medial und lateral gesehen. Das Gewölbe stellt sich auch lateral dar

Tabelle 3.1 Unterscheidungskriterien bei Hohlfuß/Ballenhohlfuß und Hackenhohlfuß

Anatomie/Therapie	Hohlfuß/Ballenhohlfuß	Hackenhohlfuß
Wadenmuskulatur	normal	abgeschwächt/fehlend
M. peroneus brevis (longus)	abgeschwächt/fehlend	normal
Intrinsische Fußsohlenmuskeln	abgeschwächt/fehlend	erhalten
Fußheber	abgeschwächt	normal
Muskelungleichgewicht	TA/**PL**, TP/PB	Triceps surae/**Fußheber**
Subtalargelenk	eingeschränkt	frei beweglich
Längsgewölbe lateral	fehlend/leicht ausgeprägt	stark ausgeprägt
Vorfuß	equinus/proniert	equinus
Belastete Region	Vorfuß (gesamt/lateral), Ferse	Ferse (Vorfuß)
Funktionseinschränkung*	1, 2, 4	2, 3
Proximale Kompensationen	Schwungphase (Flexion) Standphase (Rekurvation)	Standphase (Beugestellung)
Energieaufwand beim Gehen	wenig erhöht	stark erhöht (Kauergang) durch die Fußdeformität
Operative Therapie	häufig	seltener, meist kombiniert m. Orthesen
Wirksamkeit konservativer Therapie	kaum	gut (Orthesen dorsal gesperrt)
Beginn der Deformität	im Vorfuß	im Rückfuß

* 1 = Stoßdämpfung, 2 = stabile Basis, 3 = Abstoßung, 4 = Bodenfreiheit in der Schwungphase

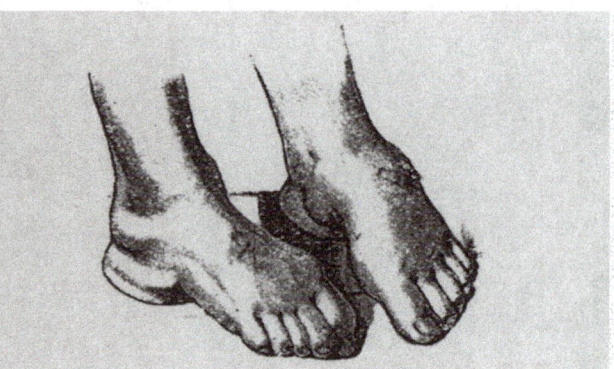

Abb. 3.2. Klinischer Befund schwerer Hackenhohlfüße. Man beachte die extreme Verstärkung des Fersenpolsters. (Nach Tubby-Jones 1903)

Ätiologie und Pathogenese

Ätiologisch liegt dieser Deformität eine neuro- oder myogene Störung zugrunde, die zu einem Muskelungleichgewicht führt.

Die periphere Schädigung kann entzündlich (Poliomyelitis), degenerativ (SMA, Charcot-Marie-Tooth-Syndrom, Friedreich-Ataxie, Roussy-Levy-Syndrom), posttraumatisch (N. tibialis) oder iatrogen (nach übermäßiger Verlängerung der Achillessehne) sein. Es ist aber auch eine direkte Schädigung der Muskulatur oder ihrer Sehnen denkbar. In allen Fällen resultiert ein peripheres Muskelungleichgewicht mit absolutem Überwiegen einer Muskelgruppe. Eine weitere Möglichkeit der Entstehung besteht im zentral verursachten relativen Muskelungleichgewicht. Die Ursachen dieser zentralen Störungen können eine infantile Zerebralparese, eine erworbene Schädigung des zentralen Nervensystems (selten beim Hackenhohlfuß) oder progrediente Erkrankungen (z. B. multiple Sklerose) sein.

Klinische Untersuchung

Die klinische Untersuchung des Hackenhohlfußes sollte entsprechend dem Vorgehen beim Ballenhohlfuß beim hängenden (unbelasteten, in der offenen Gelenkkette) und beim belasteten Fuß (im Stehen, in geschlossener Gelenkkette) erfolgen.

Unbelastet imponiert eine prominente Ferse mit starkem Weichteilpolster. Der Vorfuß ist demgegenüber eher schmal und wenig bis überhaupt nicht beschwielt (Abb. 3.2).

Belastet zeigen sich eine vermehrte Dorsalflexion im oberen Sprunggelenk und eine Plantarflexion der Zehen in Grund und Endgelenken. Beim
seltenen kombinierten Hackenhohlfuß mit Krallenzehen auf Grund ausgefallener intrinsischer Fußmuskeln (typischerweise bei sakraler Spina bifida)
begegnet uns ein extrem verkürzter und gewölbter Fuß mit den typischen
Krallenzehen des Ballenhohlfußes und der eingeschränkten Plantarflexion
des Hackenhohlfußes (Abb. 3.3). Es addieren sich die funktionellen Nachteile einer Schwäche der Wadenmuskulatur und der Verkürzung des Vorfußhebels.

Es schließt sich die Prüfung der aktiven und passiven Beweglichkeit beim
hängenden Fuß an. Diese sollte nacheinander das obere und das untere
Sprunggelenk einschließlich der Beweglichkeit des Chopart-Gelenks, der
Cuneiforme-Metatarsal-Gelenke unter besonderer Berücksichtigung des ersten sowie die Zehengrund-, -mittel- und -endgelenke umfassen. Die Prüfung der aktiven Beweglichkeit mit Kraftbestimmung nach der MRC Skala
in den Stufen von 0–5 muss besonders auf die verbliebenen langen und kurzen Zehenbeuger, die Peronealmuskulatur sowie die Fußheber achten, da
hier eine mögliche Verwendbarkeit für Sehnenverpflanzungen besteht. Die
aktive Fußhebung ist verstärkt möglich, bei aktiver Plantarflexion zeigt sich
das wahre Ausmaß der Deformität. Durch kompensatorische Aktivierung
der langen Zehenbeuger und der intrinsischen Fußmuskeln kommt es zur
Verstärkung des Vorfußspitzfußes bei annähernd unveränderter Fersenstellung (Abb. 3.4).

Es folgt die Untersuchung druckschmerzhafter Regionen (Ferse), eventueller Ulzera und sensibler Ausfälle an. Schließlich sollten gerade beim
Hackenhohlfuß die proximalen Gelenke, die kompensatorisch vermehrt be-
ansprucht sind, nicht vergessen werden.

Röntgenologische Untersuchung

Empfohlen werden primär AP und seitliche Aufnahmen des Fußes im Stehen. Bei geplanter operativer Korrektur kann evtl. noch eine gehaltene Aufnahme in maximaler Plantarflexion des Rückfußes hilfreich sein, um das
Ausmaß einer evtl. Knochenresektion genauer festzulegen.

Auf der Seitaufnahme ist die Bestimmung des Kalkaneusneigungswinkels
(„calcaneal pitch angle") besonders wichtig. Er beträgt im Normalfalle maximal 15–20°, beim Hackenhohlfuß ist er immer größer als 30°. Es sollte nicht
vergessen werden, dass die Kalkaneusapophyse normalerweise erst um das
9.–10. Lebensjahr ossifiziert (Coleman 1982) und damit Fehlbestimmungen
möglich sind. Weitere Winkelmaße sind der Talus-Metatarsale-I-Winkel auf
der seitlichen Aufnahme, der talokalkaneare Winkel in beiden Projektionen
und bei Vorliegen einer Vorfußadduktion der Kalkaneus-Metatarsale-V-
Winkel auf der AP-Projektion (s. auch Kap. 1). Durch Überlagerung der
Rückfußknochen ist eine exakte Darstellung auf der AP-Aufnahme oft nicht
möglich.

Zusatzuntersuchungen wie die plantare Druckverteilungsmessung mittels
dynamischer Pedobarographie und die Videodokumentation können hilfreich sein (Abb. 3.5). Falls verfügbar kann besonders bei dieser Fußdeformität auch eine dreidimensionale instrumentelle Ganganalyse wertvolle Hinweise auf proximale Kompensationsmechanismen (Kauergang) geben.

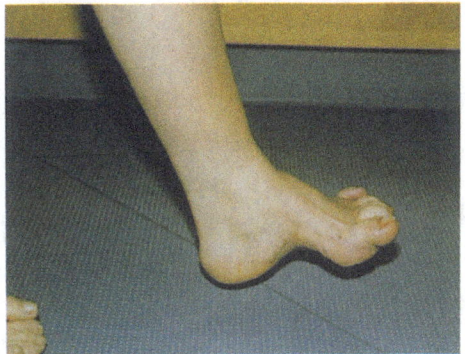

Abb. 3.3. Typische Krallenzehen bei einem Hackenhohlfuß einer 30-jährigen
Patientin mit Spina bifida

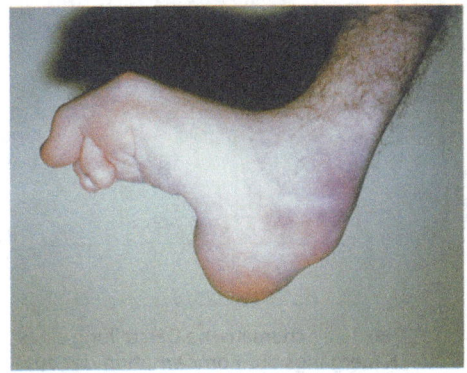

Abb. 3.4. Nach Verlängerung der Achillessehne kommt es zu einem erheblichen
Anspannen der langen Zehenbeuger,
die die Hackenhohlfußdeformität verstärken

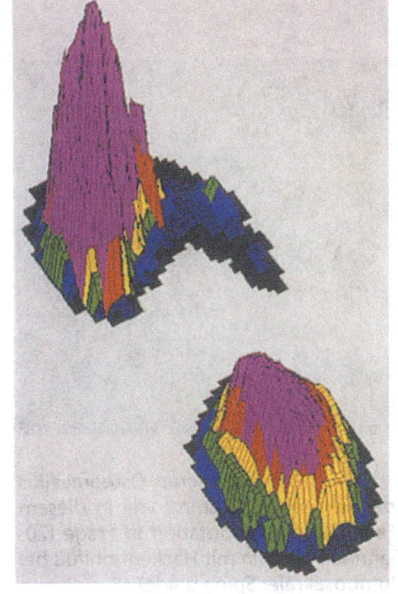

Abb. 3.5. Dynamische Sohlendruckverteilung eines Hackenhohlfußes bei einer
25-jährigen Patientin mit sakraler Spina bifida

Indikation zur Therapie des Hackenhohlfußes

Auf Grund der erheblichen funktionellen Einschränkungen ist nahezu jeder Hackenhohlfuß behandlungsbedürftig. Ist er noch flexibel und ohne Druckstellengefährdung (Fersenpolster), sind schuhtechnische oder orthetische Maßnahmen ausreichend. In anderen Fällen sollte auf operativem Wege eine plantigrade Einstellung und bei Instabilität des Rückfußes oder geplantem Transfer von sprunggelenksübergreifender Muskulatur (M. tibialis posterior, M. peroneus brevis, lange Zehenbeuger) auch eine Rückfußstabilisierung (Chopart- bzw. Tripelarthrodese) überlegt werden. Postoperativ muss man vielfach weiterhin orthopädietechnisch unterstützen.

Konservative Therapie des Hackenhohlfußes

Dunn (1919) und Coleman (1983) sind der Ansicht, dass die konservative Therapie bei jeder Hackenhohlfußdeformität schwierig und im Allgemeinen ohne Wirkung sei. Dies ist sicher richtig, wenn es um die Verhinderung einer Progredienz der Deformität geht. Der funktionelle Ausfall der Wadenmuskulatur lässt sich aber durchaus mit entsprechenden Unterschenkelorthesen kompensieren, wie dies auch bei einer Rückfußamputation möglich ist. Die Versorgung mit Funktionsorthesen sollte bei zunehmender Verkürzungstendenz der Fußheber durch eine Nachtschiene in maximaler Plantarflexion ergänzt werden, um einen Dehnungs- und damit Wachstumsreiz auf die Fußheber auszuüben.

Das Prinzip der konservativen Therapie besteht im Versuch die Insuffizienz der Wadenmuskulatur durch eine hohe Unterschenkelorthese (bis zur proximalen Tibia) zu kompensieren. Sie sollte mit Sprunggelenk in plantarer Freigabe und dorsaler Sperre zur Ausschaltung einer kompensatorischen Beugestellung von Knie- und Hüftgelenk (Abb. 3.6) konstruiert sein. Eine Bettung der steil stehenden Ferse in maximaler Plantarflexion vermag die direkte Lastübertragung auf das Tuber calcanei besonders bei sensibel gestörten Füßen zu vermindern.

Alternativ kommt auch ein hoher orthopädischer Schuh (2/3 Unterschenkellänge) oder Innenschuh mit vorderer Stützlasche in Frage, dessen Nachteil aber die fehlende Sprunggelenksbeweglichkeit darstellt. Durch die feste Winkelstellung im oberen Sprunggelenk wirkt der Schuh zu Beginn der Standphase beugend auf das Kniegelenk. Eine Mittelfußrolle und ein Pufferabsatz erleichtern den Abrollvorgang.

Knöchelhohes, schaft- und zungenverstärktes Schuhwerk stellt die Minimalversorgung des Hackenhohlfußes dar, ein wesentlicher Effekt auf den Kauergang darf damit aber nicht erwartet werden.

Operative Therapie des Hackenhohlfußes

Ziel ist die Schaffung einer möglichst guten Plantarflexion und eines stabilen unteren Sprunggelenks mit verbesserter Kraft der Plantarflektoren. Im Kindesalter kann der Muskeltransfer auf die Kalkaneusapophyse auch eine Wuchslenkung des Kalkaneus nach dorsal und damit eine Reduktion der plantaren Druckspitzen bewirken. Druckstellen am Fersenpolster zählen zu den ernsten Komplikationen dieser Deformität. Sie können unbehandelt über eine Osteomyelitis bis zur Unterschenkelamputation führen (Abb. 3.7). Zur Prophylaxe sollte der Kalkaneus horizontaler eingestellt werden. Dies ist durch die korrigierende Tripelarthrodese nach Hoke, eine dorsalverschiebende Kalkaneusosteotomie nach Galeazzi (die auch den günstigen Effekt einer dorsalen Anschlagsperre am oberen Sprunggelenk besitzt) oder in Extremfällen durch die Astragalektomie mit tibiokalkanearer Arthrodese möglich. Eventuelle plantare Druckstellen sind vorher durch Entlastung zur Abheilung zu bringen. Die Tenodese eines Teils der Achillessehne an die distale Tibia oder Fibula als tendinöse Begrenzung der Dorsalflexion im obe-

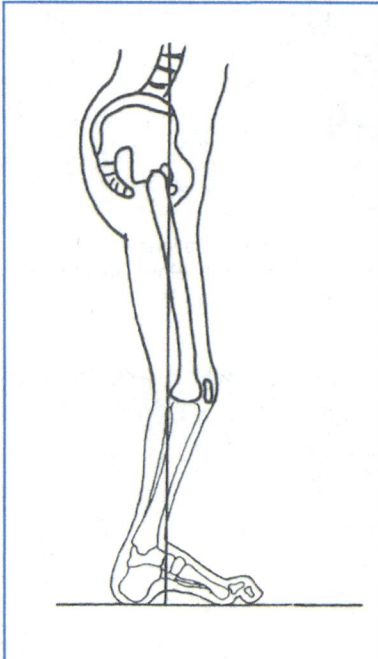

Abb. 3.6. Schematische Darstellung eines Kauergangs zur Kompensation der ausgefallenen Wadenmuskulatur

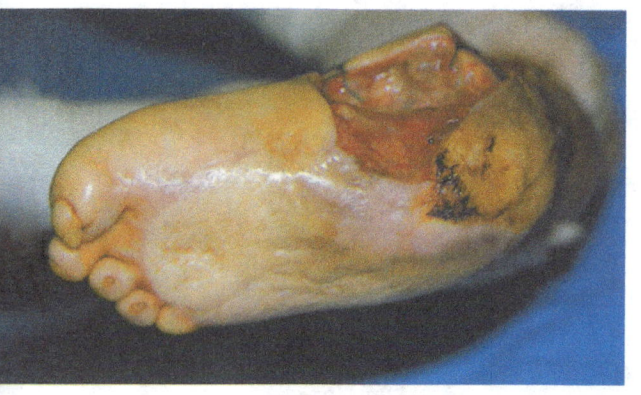

Abb. 3.7. Bei chronischer Osteomyelitis des Fersenbeins kommt wie in diesem Falle nur die Amputation in Frage (20-jährige Patientin mit Hackenhohlfuß bei lumbosakraler Spina bifida)

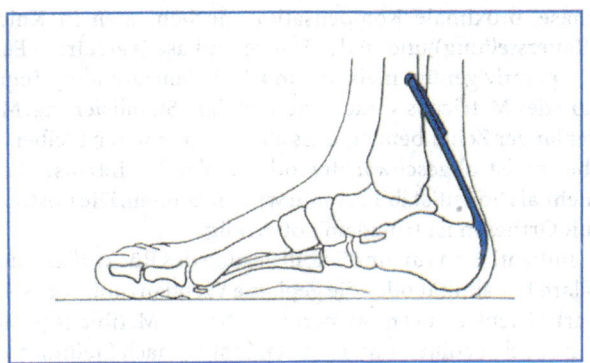

Abb. 3.8. Tenodese der Achillessehne in die distale Tibia zur Begrenzung der passiven Dorsalflexion im oberen Sprunggelenk

ren Sprunggelenk macht wegen der enormen Kräfte beim Gehen nur im Kindesalter Sinn (Abb. 3.8).

3.1 Der Hackenhohlfuß des Wachstumsalters

Diese Deformität ist im klinischen Alltag eher selten. Wegen der für den erwachsenen Patienten gravierenden funktionellen Folgen, die sich teils durch die ursächliche Muskelschwäche, teils aber auch durch die sekundären wachstumsbedingten Veränderungen des Fußes erklären lassen, erscheint eine getrennte Behandlung des Hackenhohlfußes im Wachstumsalter gerechtfertigt. Der behandelnde Arzt sollte die Chance, zumindest teilweise in die gestörten Wachstumsvorgänge einzugreifen, nicht verschenken.

Sherman Coleman (1983) empfiehlt beim *Hackenhohlfuß* folgende Altersgruppen zu unterscheiden:

- Kinder bis zum 5. Lebensjahr,
- Kinder vom 6.–12. Lebensjahr,
- Jugendliche jenseits des 12. Lebensjahres.

Bei der ersten Gruppe werden im Allgemeinen noch keine operativen Maßnahmen empfohlen, da sich meist noch keine strukturelle Deformität ausgebildet hat, das zu Grunde liegende Muskelungleichgewicht wegen der fehlenden Mitarbeit der Patienten nur schwer abzuschätzen ist, und auch die funktionelle Einschränkung wegen der kleinen körperlichen Dimensionen nicht gravierend ist.

Zu den konservativen Maßnahmen gehören Unterschenkelorthesen und die orthopädische Schuh- bzw. Innenschuhtechnik. Außerdem kommen krankengymnastische Methoden (Dehnung der Fußheber, Gehschule) zum Einsatz. Bei einer Kräftigung der verbleibenden Fußsenker (insbesondere Mm. flexor hallucis, digitorum und peroneus longus) ist zu bedenken, dass sie die Deformität u. U. verstärken können. Ziel ist es, den Zeitpunkt für eine später eventuell notwendig werdende operative Korrektur aufzuschieben und die Entwicklung struktureller Fehlstellungen zu bremsen.

Therapie vom 6. bis zum 12. Lebensjahr

In dieser zweiten Gruppe kommt es bereits zu strukturellen Veränderungen. Eine genauere Abschätzung des Muskelungleichgewichtes ist nun möglich. Im Allgemeinen findet sich eine deutliche Hackenhohlfußdeformität mit den charakteristischen funktionellen Veränderungen in der Standphase (überwiegender bzw. ausschließlicher Kontakt über die Ferse, keine Abstoßphase, proximale Kompensationsmechanismen in Knie- und Hüftgelenk (Kauerstellung) und in der Schwungphase (verstärkte Fußhebung).

Operativ genügt meist ein muskelbalancierender Eingriff mit Augmentation des M. triceps surae ohne subtalare Stabilisierung. Mindestens ein aktiver langer Zehenbeuger muss aber noch erhalten bleiben, da die Zehen sonst (bei meist abgeschwächter oder fehlender intrinsischer Funktion) nicht mehr als Vorfußstabilisatoren wirken können. Die postoperative Versorgung mit Orthesen ist trotzdem notwendig.

Indikationen für eine Stabilisierung des Rückfußes sind entweder die subtalare Instabilität oder die geplante Verpflanzung von Muskeln, die das Chopart-Gelenk steuern (M. peroneus brevis, M. tibialis posterior).

Zunächst sollte immer eine Operation nach Steindler vorgenommen werden, um die Form des Längsgewölbes wiederherzustellen. Zur Stabilisierung kommt primär die extraartikuläre subtalare Arthrodese in der Technik nach v. Baeyer-Grice mit autologem Beckenkammspan oder allogenem Knochen in Betracht, der nach sorgfältiger Freilegung des Sinus tarsi in ganzer Breite eingebracht wird (Näheres s. Bd. 3). Das Chopart-Gelenk wird gleichzeitig unter Entknorpelung bei Erhaltung der Gelenkkonturen stabilisiert.

Die Tenodese der Achillessehne an die distale Tibia wirkt als passive Begrenzung der Dorsalflexion im oberen Sprunggelenk.

Therapie jenseits des 12. Lebensjahres

Die Therapie entspricht der in der vorausgehenden Gruppe. Allerdings sind bei dieser Altersgruppe die Skelettdeformitäten meist deutlicher ausgeprägt, so dass die knöcherne Formkorrektur aufwendiger wird. Da der Fuß meist erheblich verkürzt ist, sind durchaus auch additive Osteotomien der Fußwurzel angezeigt, um an Fußlänge zu gewinnen und damit den funktionellen Fußhebel zu vergrößern. Anstelle der extraartikulären Stabilisation nach Grice empfehlen wir die additive Tripelarthrodese unter Erhaltung der Gelenkkonturen, um möglichst wenig Fußlänge zu opfern. Vorausgehend wird aber auch hier die plantare Lösung nach Steindler empfohlen, auch wenn sie weniger Korrektureffekt als in der jüngeren Altersgruppe erwarten lässt.

Prinzipien von Muskeltransfers beim Hackenhohlfuß

1. Wiederherstellung der subtalaren Stabilität und bei älteren Kindern etwa ab dem 8. Lebensjahr eines anatomisch nach dorsal ausgerichteten Kalkaneus. Vor diesem Alter kann bei ausreichend vorhandenem Restwachstum durch die Sehnenverpflanzungen noch eine modellierende Kapazität des Skeletts angenommen werden (Coleman 1983).
2. Nur Muskeln mit einem Kraftgrad von mindestens 4 nach MRC-Skala verpflanzen.
3. Immer möglichst einen langen Zehenbeuger erhalten, damit die Zehen zum Boden kommen und so den Vorfußhebel verlängern können.
4. Wird zusätzlich der M. peroneus longus verpflanzt, sollte das Cuneiforme-Metatarsale-I-Gelenk stabilisiert werden oder die distale Sehne des M. peroneus longus auf die des brevis genäht werden. Andernfalls droht ein Knickfuß durch den Verlust der Stabilität dieses Gelenks (**Cave:** proximale Epiphyse des Os metatarsale I).
5. Beim Transfer des M. tibialis anterior auf die Achillessehne sollte die elevierende Wirkung auf das Os metatarsale I durch eine modifizierte Operation nach Robert Jones vorgenommen werden, da sonst eine neue Deformität durch Überaktivität des M. peroneus longus droht (s. Komplikationen). Ist nur der M. tibialis anterior als Fußheber erhalten, so muss nach seiner Verpflanzung die Fußhebung orthetisch unterstützt werden.
6. Werden anstelle des M. tibialis anterior die langen Zehenstrecker auf die Achillessehne/den Kalkaneus verpflanzt, so empfehlen wir zur Balancie-

rung der Fußheber einen hälftigen M.-tibialis-anterior-Transfer, um das Risiko einer iatrogenen Supinationsdeformität zu minimieren. Wichtig ist zur Erhaltung der Elevationsfunktion auf das Os metatarsale I die Verpflanzung der proximalen M.-tibialis-anterior-Sehnenhälfte nach lateral.

7. Ein Transfer von erhaltenen Plantarflektoren (M. flexor hallucis longus, M. flexor digitorum longus, M. tibialis posterior, M. peroneus longus, M. peroneus brevis) ist als phasischer dem nicht phasischen Transfer eines Fußhebers vorzuziehen, da der Patient nicht umlernen muss.

8. Wichtig ist die postoperative Ruhigstellung in maximal möglicher Spitzfußstellung des oberen Sprunggelenks, um eine Elongation der verpflanzten Sehnen zu verhindern.

Die Aufgaben der Tripelarthrodese sind

- Korrektur des abnorm steilen Längsgewölbes unter Verlängerung des Fußes,
- Abflachung der Steilstellung des Kalkaneus,
- Stabilisierung des Subtalar- und Chopart-Gelenks, um Muskulatur zum Transfer zu erhalten.

Normalerweise korrigiert sich die Steilstellung des Kalkaneus automatisch, wenn der Vorfußspitzfuß beseitigt ist und und eine ausreichende Plantarflexionsfähigkeit im oberen Sprunggelenk besteht. Bei Belastung des steil stehenden Kalkaneus kommt es zu einer Plantarflexion des Vorfußes und damit zu einer korrekten Einstellung des Fußes im oberen Sprunggelenk (Abb. 3.9). Die dorsal verschiebenden Osteotomien des Kalkaneus (Operation nach Samilson bzw. Galeazzi) verstärken die Wirkung der Vorfußequinusstellung. Ihr Sinn kann nicht in einer Korrektur der Deformität liegen sondern ist alleine in der Schaffung eines vorderen knöchernen Anschlags am oberen Sprunggelenk zu sehen. Leider bleibt der Vorfußhebel dabei unverändert kurz. Nur in den Fällen, in denen eine pistolengriffartige Einstellung des Fußes nach plantar vorliegt, können sie als additive Verfahren nach vorausgehender Ablösung der plantaren Weichteile erwogen werden.

▶ Eine alleinige Kalkaneusverschiebeosteotomie ohne Korrektur der Steilstellung des Fußlängsgewölbes führt zum ventralen Anschlagsphänomen im oberen Sprunggelenk mit Beeinträchtigung der Dorsalflexion (Abb. 3.10).

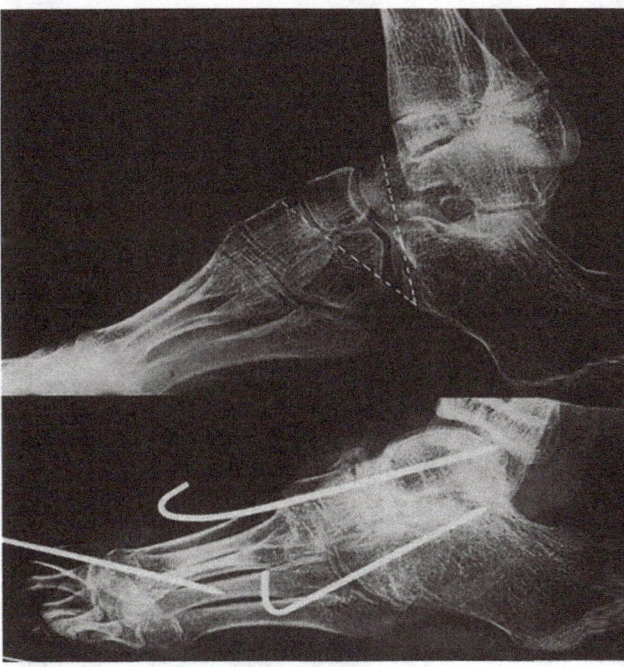

Abb. 3.9. Operative Korrektur eines Hackenhohlfußes durch korrigierende Tripelarthrodese mit dorsalbasiger Resektion des Chopart-Gelenks

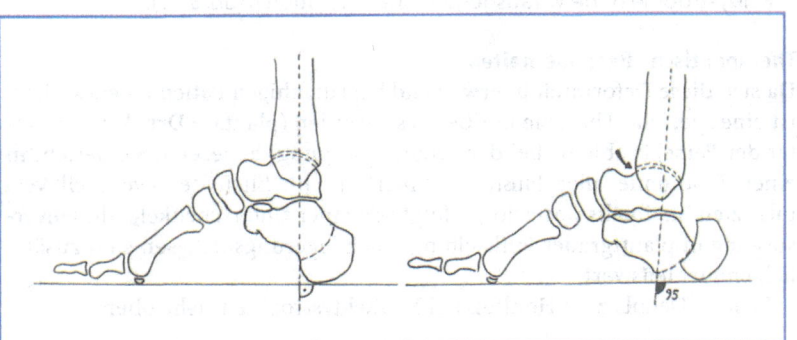

Abb. 3.10. Die Kalkaneusverschiebeosteotomie führt beim Hackenhohlfuß nicht zur befriedigenden Korrektur

Die operative Möglichkeit einer pantalaren Arthrodese bei völlig instabilem Hackenhohlfuß ohne ausreichende Muskulatur stellt eine Alternative zur Orthesenversorgung dar. Diese Option kommt aber erst nach Wachstumsende in Frage. Bei fehlender Sensibilität (z. B. Spina bifida) ist das Risiko einer verzögerten Konsolidierung und einer Refraktur nicht unerheblich. Die fehlende Abrollung muss über eine orthopädische Schuhversorgung mit Rollentechnik und Absatzangleichung kompensiert werden.

Nach Fußsenkerersatz-Operation ist mindestens für ein Jahr die Versorgung mit Funktions- (dorsale Anschlagsperre) und Lagerungsorthesen (in Spitzfußstellung) empfehlenswert.

Es soll auch darauf hingewiesen werden, dass nicht in jedem Fall operative Maßnahmen erforderlich bzw. möglich sind. Dies gilt insbesondere für Deformitäten, bei denen keine ausreichend kräftige Muskulatur zur Verpflanzung vorhanden ist oder bei denen die knöcherne Deformität problemlos orthetisch oder schuhtechnisch versorgbar ist. Ein normaler Wadenmuskel ist mit keiner Maßnahme erreichbar.

(Indikationen und praktische Durchführungen s. Kap. 5.)

3.2 Der Hackenhohlfuß bei progredienten neurologischen Erkrankungen

Die schwere funktionelle Behinderung resultiert sowohl aus der Deformität als auch aus der Grunderkrankung. Muskelbalancierende Operationen haben in diesem Fall meist nur einen temporären Effekt, so dass gerade hier die operativ/orthetische Kombinationstherapie das Mittel der Wahl darstellt. Vielfach ist eine Operation nur zum Zwecke der Erleichterung bzw. der Ermöglichung einer Orthesenversorgung indiziert.

3.2.1 Der Hackenhohlfuß bei Muskeldystrophie

Der Hackenhohlfuß bei Muskeldystrophien ist selten. Er kann sich nach Siegel durch den Ausfall der Wadenmuskulatur in Verbindung mit einer Kontraktur der plantaren Weichteile entwickeln. Eine weitere Ursache besteht durch iatrogene Schädigung nach überkorrigierter Achillessehnenverlängerung in Kombination mit einer Verpflanzung des M. tibialis posterior auf den Fußrücken.

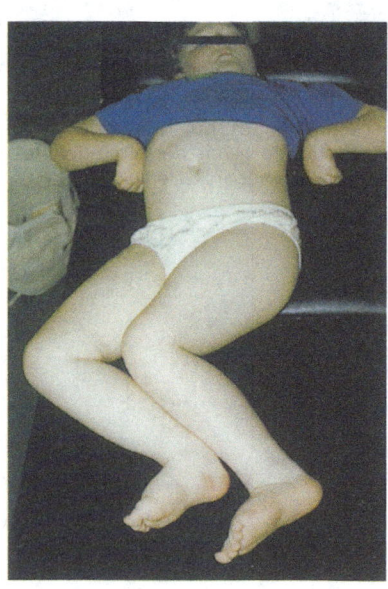

Abb. 3.11

Fallbeispiel
▶ Rechtsseitiger Hackenhohlfuß bei einem 10-jährigen Patienten mit Muskeldystrophie ohne vorausgegangene Operation (Abb. 3.11).

Therapeutische Besonderheiten
Da sich diese Deformität überwiegend bei sitzfähigen Patienten entwickelt, ist eine spezielle Therapie nur bei Beschwerden (plantare Druckstellen unter der Ferse, Probleme bei der Schuhversorgung) angezeigt. Sie besteht in einer Tenotomie aller Fußhebesehnen einschließlich des eventuell verpflanzten M. tibialis posterior, gefolgt von einer Unterschenkelorthesenversorgung in plantigrader Fußstellung. Nachtlagerungsorthesen sind zusätzlich empfehlenswert.

Weitere Details zum Hohlfuß bei Muskeldystrophien siehe oben.

3.2.2 Der Hackenhohlfuß bei HMSN

Die Hackenhohlfußstellung ist bei den progredienten peripheren Neuropathien selten. Es kann zwar zu einer scheinbaren Hackenhohlfußstellung durch kompensatorische Steilstellung des Rückfußes bei struktureller Vor-

fußkavusstellung kommen, eine wesentliche Abschwächung der Wadenmuskulatur liegt dabei im allgemeinen aber nicht vor, so dass diese Deformität
zu den Ballenhohlfüßen zu rechnen ist.

▶ Die abgeschwächte Wadenmuskulatur bei hereditären sensomotorischen
Neuropathien tritt am ehesten als Folge operativer Maßnahmen mit kombinierter (überdosierter) Achillessehnenverlängerung und M.-tibialis-po-
sterior-Transfer auf den Fußrücken auf (Abb. 3.12). Hier wurde der Versuch
unternommen eine überwiegende Vorfußdeformität ausschließlich im
Rückfuß zu korrigieren.

Therapeutische Besonderheiten
Beim gehfähigen Patienten stellt die Deformität eine absolute Behandlungsindikation dar. Sollten konservative (orthetische oder schuhtechnische)
Maßnahmen scheitern, wird man durch eine stabilisierende Rückfußopera-
tion in Kombination mit einer Tenotomie der verpflanzten M.-tibialis-poste-
rior-Sehne und anschließender Unterschenkelorthesenversorgung mit dorsaler Sperre, bei gleichzeitiger Fußheberparese mit zusätzlicher Fußhebe-
feder (Glenzack-Feder) eine befriedigende funktionelle Situation erreichen.
Die Verpflanzung eventuell noch vorhandener Plantarflektoren (M. peroneus longus, M. flexor hallucis longus und digitorum longus) dürfte wegen
des progredienten Krankheitsbildes nur ausnahmsweise in Frage kommen.
Weitere Details zum Hohlfuß bei HMSN s. oben.

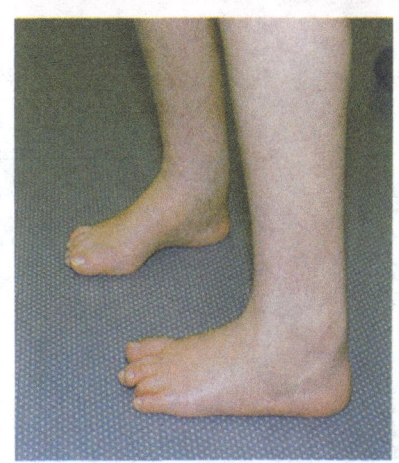

Abb. 3.12. Iatrogene Hackenhohlfüße eines 14-jährigen Mädchens mit HMSN
(Zustand nach Achillessehnenverlängerung beidseits)

3.3 Der Hackenhohlfuß bei nicht progredienten neurologischen Erkrankungen

3.3.1 Der Hackenhohlfuß bei Poliomyelitis

Im Gegensatz zum Ballenhohlfuß tritt der Hackenhohlfuß bei der Poliomyelitis recht häufig auf. Die Hackenhohlfußdeformität gilt sogar als eine der
„klassischen" Fußdeformitäten bei der Poliomyelitis (James 1987).

Ätiologie und Pathogenese
Durch die Lähmung der Wadenmuskulatur bei erhaltener Fußheberfunkti-
on kommt es zu einer progredienten Hackenhohlfußdeformität, selten noch
zusätzlich verstärkt durch eine vorausgehende Achillessehnenverlängerung.
Sie entwickelt sich durch kompensatorische Mehraktivierung der evtl. ver-

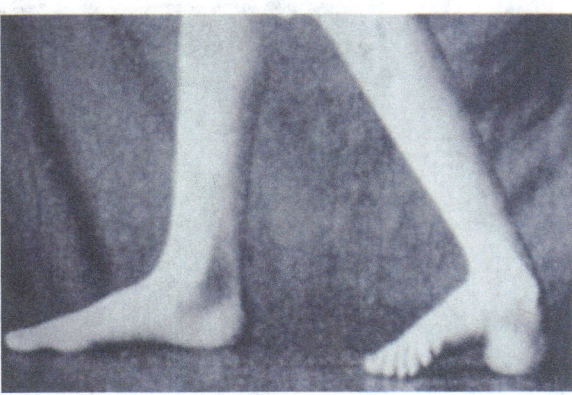

Abb. 3.13. Schwerster Polio-Hackenhohl-
fuß. (Nach Hoffa 1902)

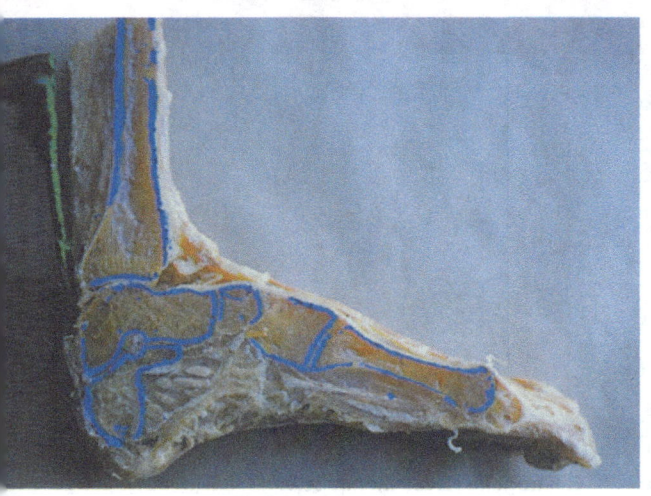

Abb. 3.14. Einstellung der Kalkaneuslängsachse in der Verlängerung der Unterschenkelachse bei einem poliomyelitischen Hackenhohlfuß

bliebenen extrinsischen und intrinsischen Fußmuskeln. Durch den proximal gerichteten Zug an den Ossa metatarsalia und den Zehen kommt es ohne entsprechenden Gegenzug durch den M. triceps surae zu einer Annäherung des Vorfußes an den Rückfuß und damit zu einer Verkürzung des Fußes mit Akzentuierung des Fußlängsgewölbes (Abb. 3.13). Das Muskelungleichgewicht zugunsten der Fußheber und die o. g. Aktivierung vermindert die Funktion eines Vorfußhebels beim Gehen weiter. Gleichzeitig nimmt die Dorsalflexionsfähigkeit zu Ungunsten der Plantarflexion im oberen Sprunggelenk zu. Schließlich kann sich die Kalkaneuslängsachse in der Verlängerung der Unterschenkellängsachse einstellen (Abb. 3.14).

Im Extremfall entspricht der Gang mit einem Hackenhohlfuß dem eines Patienten mit Chopart- oder Pirogoff-Amputation und wird ohne entsprechende Versorgung zum Stelzgang.

Fallbeispiel

▶ Hackenhohlfuß bei einem 32-jährigen Patienten nach Poliomyelitis präoperativ und 4 Jahre postoperativ (Abb. 3.15 a–c).

Klinisches Bild und Diagnostik

Wie bei den meisten Lähmungen ist eine isolierte Betrachtung der Fußdeformität nicht ratsam. Wir empfehlen, zunächst das Gangbild mit all seinen Besonderheiten und Auffälligkeiten zu studieren und zu versuchen, primäre, d. h. durch die Deformität und begleitende Schwäche verursachte Funktionseinschränkungen von Kompensationsbewegungen zu trennen. Hierzu gehört ein Kauergang oder bei gleichzeitig bestehender Kniestreckerschwäche eine Rekurvation im gleichseitigen Kniegelenk. Fehlende oder abgeschwächte vorwärtsbewegende Muskeln können durch Oberkörperbewegungen (z. B. Duchenne-Gang) ausgeglichen werden. Die Verkürzung eines

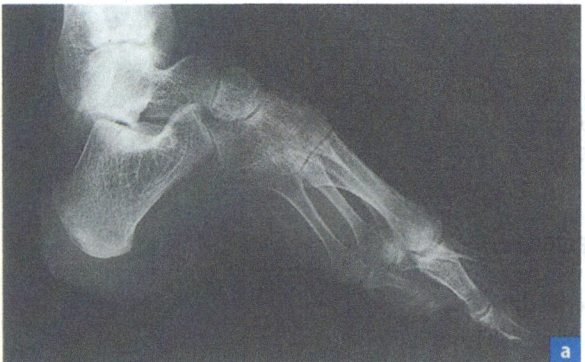
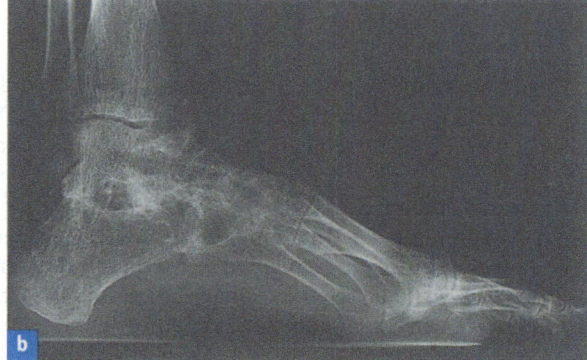
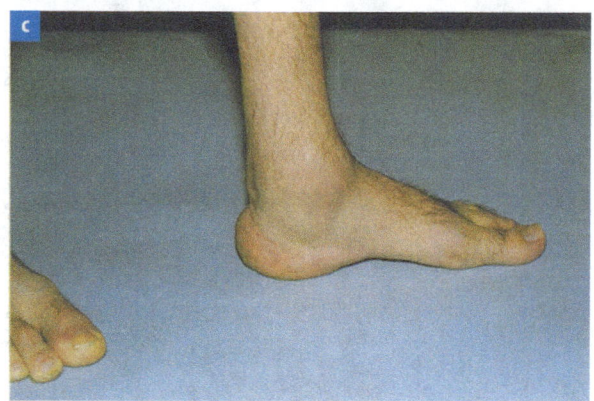

Abb. 3.15 a–c

Beins ist nicht selten. Es schließt sich eine genaue Diagnostik der Fußdeformität sowie des Gelenk- und Muskelstatus der unteren Extremität an. Beweglichkeit bzw. Stabilität sowie strukturelle Deformierungen bestimmen die Indikation zu knöchernen Operationen. Das Ausmaß der verbliebenen aktiven Muskulatur gestattet es, wenn möglich einen Plan zur operativen Muskelbalancierung aufzustellen. Der Patient sollte aber immer auf die bleibende Funktionseinschränkung hingewiesen werden. Eventuell zusätzlich hinderliche Beinverkürzungen sollten ggf. erst nach Korrektur der Fußdeformität im Intervall von etwa 1 Jahr angegangen werden.

Therapeutische Besonderheiten

Die Behandlung dieser Fußdeformität ist anspruchsvoll. Da das Muskelungleichgewicht besonders mit dem Wachstum eine zunehmende Deformierung nach sich zieht, wird eine frühzeitige Behandlung (zwischen dem 6. und 12. Lebensjahr) empfohlen. Muskelbalancierende Operationen haben sich an der verbliebenen Restmuskulatur zu orientieren. Instabile Gelenke (insbesondere das untere Sprunggelenk) müssen operativ (oder orthetisch) gehalten werden. Sind bereits strukturelle Kontrakturen eingetreten wie z. B. eine Einschränkung der Plantarflexion im oberen Sprunggelenk, so müssen sie *vor* eventuellen Muskelverpflanzungen behandelt werden (Abb. 3.16a,b).

In der Polioära geübte Operationen, die eine knöcherne Anschlagsperre am ventralen oberen Sprunggelenk zum Ziele hatten, sind heute weitgehend verlassen bzw. durch die Orthesenversorgung verdrängt worden. In Einzelfällen können sie sicher Nützliches leisten. Die Autoren haben keine Erfahrung mit diesen Methoden.

Eine verbleibende Beinverkürzung kann orthetisch oder schuhtechnisch nach Abschluss der Behandlung korrigiert werden.

Weitere Details zum Hohlfuß bei Poliomyelitis s. oben.

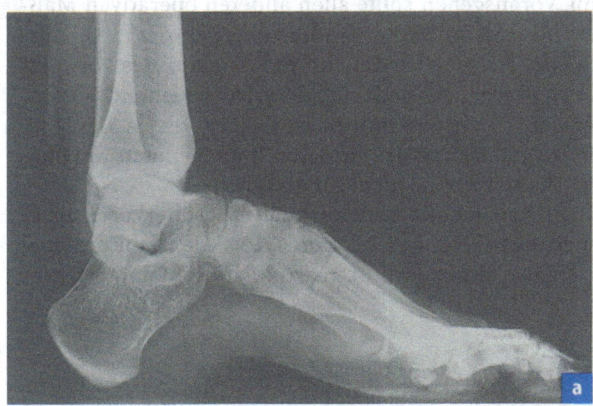 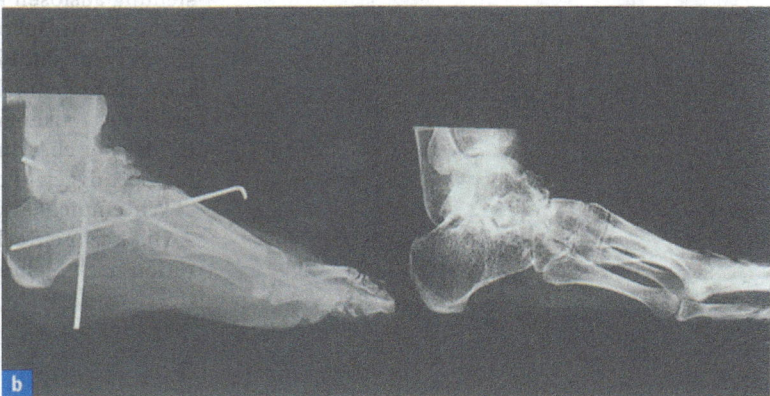

3.3.2 Der Hackenhohlfuß bei der infantilen Zerebralparese

Abb. 3.16 a, b. Operative Korrektur eines Hackenhohlfußes nach Poliomyelitis durch additive subtalare Korrekturarthrodese und Verpflanzung der Mm. tibialis posterior, peroneus brevis und flexor digitorum longus auf den Kalkaneus (27-jährige Patientin)

Ätiologie und Pathomechanik

Die Entwicklung eines Hackenhohlfußes bei der infantilen Zerebralparese ist nahezu stets iatrogen in Folge einer fehlindizierten oder überdosierten Achillessehnenverlängerung beim Vorliegen eines isolierten Vorfußspitzfußes oder einer Kombination aus Vor- und Rückfußspitzfuß. Die exzessive Verlängerung der Achillessehne führt zu einer Kompensation der abgeschwächten Plantarflektoren durch die langen Zehenbeuger, die zusammen mit der ohnehin bestehenden Überaktivität der intrinsischen Fußsohlenmuskulatur die Kavusstellung verstärkt.

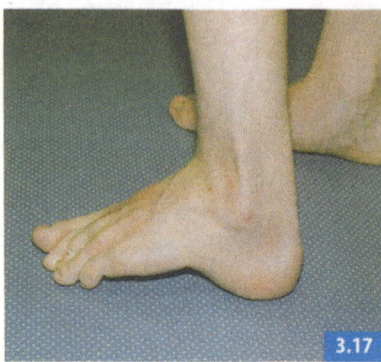

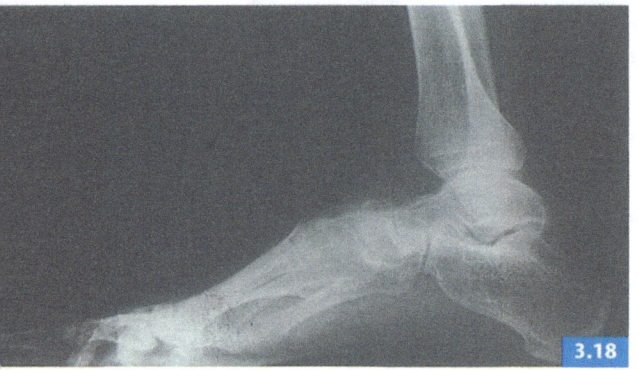

Abb. 3.17, 3.18

Fallbeispiel

▶ Iatrogener Hackenhohlfuß nach Achillessehnenverlängerung bei spastischer Hemiparese links im klinischen und röntgenologischen Befund. Man erkennt die starke Aktivierung der Peroneus-brevis-Muskulatur (Abb. 3.17, 3.18).

Klinisches Bild und Diagnostik

Die klinische Diagnostik zeigt im allgemeinen eine vermehrte Dorsalflexion bei verminderter Plantarflexion. Bei länger bestehenden Deformitäten kann es zu einer Verkürzung der Fußheber und der langen Zehenbeuger kommen (Abb. 3.19). Durch mustergebundene Testung des Streck- und Achillessehnenreflexes lässt sich das Ausmaß der verbliebenen Funktion des M. triceps surae abschätzen. Stets sollten auch eventuelle Verkürzungen der Knie- und Hüftbeuger ausgeschlossen werden. Bleck empfiehlt eine röntgenologische Messung durch Winkelbestimmung zwischen der Längachse des Os metatarsale I und der plantaren Begrenzung des Kalkaneus auf belasteten Aufnahmen. Beim Hackenhohlfuß beträgt dieser Winkel weniger als 140°.

Therapeutische Besonderheiten

Eine alleinige konservative Behandlung ist in der Regel sinnlos. Bleck empfiehlt ebenso wie Coleman die frühzeitige Korrektur durch extraartikuläre subtalare Arthrodese nach Grice und sekundäre Verpflanzung der Plantarflektoren auf den Kalkaneus (Peronealmuskulatur, M. tibialis posterior) (Abb. 3.20). Bei Vorliegen eines spastischen M. tibialis anterior empfiehlt Bleck die Verpflanzung auf den Kalkaneus. Dieser Empfehlung können wir uns aber nicht anschließen, da es einerseits durch den Wegfall des M. tibialis anterior zu einer hohlfußverstärkenden Extensorensubstitution kommen und andererseits ein spastischer Muskel eine Überkorrektur in die Spitzfußstellung auslösen kann. Vorausgehen sollte allen anderen operativen Maßnahmen eine Operation nach Steindler. Bei Kindern oberhalb des 12. Lebensjahres empfiehlt Bleck eine Tripelarthrodese unter Korrektur des Vorfußes (dorsale Keilentnahme) ggf. ergänzt durch eine dorsalverschiebende Osteotomie des Kalkaneus (Operation nach Samilson bzw. Galeazzi). Da diese Methode aber eher zu einer Verstärkung des vorderen Impingements am oberen Sprunggelenk führt, halten wir sie nicht für geeignet.

Wir empfehlen bei der Kalkaneokavusdeformität nach überkorrigierter Achillessehnenverlängerung bei Kindern bis zum 9./10. Lebensjahr die Operation nach Steindler ergänzt durch eine extraartikuläre subtalare Arthro-

Abb. 3.19. Extreme Ausbildungsform eines Hackenhohlfußes bei 11-jährigem Jungen mit Tetraspastik

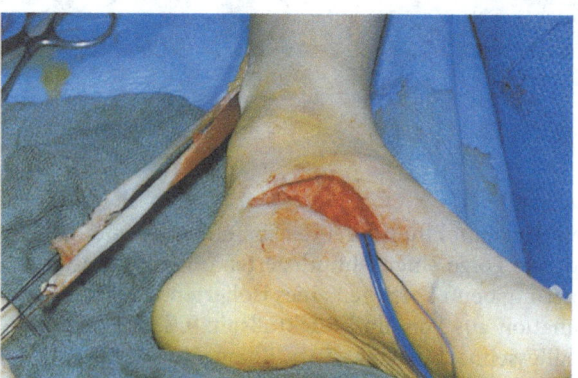

Abb. 3.20. Augmentation der Wadenmuskulatur durch die Sehnen der Mm. tibialis posterior und flexor digitorum longus

dese und die Verpflanzung eines langen Zehenbeugers sowie des M. peroneus brevis und des M. tibialis posterior auf den Kalkaneus. Verkürzte Fußheber sollten gleichzeitig intramuskulär in Höhe des distalen Tibiadrittels verlängert werden. Bei größeren Kindern ab etwa dem 10. Lebensjahr kommen die additive subtalare Korrekturarthrodese mit autologem Beckenkammspan unter Korrektur der Vorfußkavusstellung und zusätzlich die oben beschriebenen Muskelverpflanzungen in Frage. Die zweizeitige subtalare Arthrodese nach Elmslie-Cholmeley stellt eine andere, jedoch aufwendigere Alternative dar. Sie umfasst eine Plantaraponeurosenablösung und dorsale Keilentnahme aus der Fußwurzel sowie eine dorsale Keilentnahme aus dem unteren Sprunggelenk in erster Sitzung, gefolgt von einer Tenodese der Achillessehne an die distale Tibia und der Verpflanzung eventuell noch funktionsfähiger Plantarflektoren auf den Kalkaneus ca. 6 Wochen später. Da die langen Zehenbeuger, der M. tibialis posterior und der M. peroneus brevis durch die subtalare Stabilisierung entbehrlich sind, können sie ohne Funktionsausfall auf den Kalkaneus verpflanzt werden. Zudem sind sie phasengleich.

Weitere Details zum Hohlfuß bei infantiler Zerebralparese s. oben.

3.3.3 Der Hackenhohlfuß bei Spina bifida (Myelomeningozele)

Ätiologie und Pathogenese

Eine Hackenhohlfußdeformität ist bei Spina bifida nicht selten. Sie entwickelt sich bei einem Lähmungsniveau unterhalb von L5 mit komplettem Ausfall der Wadenmuskulatur. Die intrinsischen Fußmuskeln sind normalerweise ebenfalls ausgefallen, einzelne extrinsische Plantarflektoren können aber noch erhalten sein. Die entstehende Hackenhohlfußdeformität lässt sich aus dem Zusammenwirken der Wadenmuskelschwäche/-parese und der Extensorensubstitution als Folge der Schwäche der intrinsischen Muskulatur erklären. Eine Steilstellung des Kalkaneus und der Umwicklungseffekt der Plantaraponeurose addieren sich in ihrer Wirkung und führen zu einer massiven Annäherung von Vorfuß und Kalkaneus (Abb. 3.21 a, b).

Klinischer Befund und Diagnostik

Das Gangbild ist häufig durch einen Kauergang gekennzeichnet. Außerdem läuft der Patient wegen der fehlenden hüftumgreifenden Muskulatur im Duchenne-Muster. Dies führt zu erheblichen Scherkräften auf das Knie- und untere Sprunggelenk in der Transversalebene.

Neben der exakten Gelenk- und Muskelfunktionsbestimmung müssen auch hier die proximalen Gelenke in die klinische Untersuchung miteinbezogen werden.

Radiologisch empfehlen wir neben belasteten Aufnahmen AP-Projektionen der Knöchelgabel, da eine Valgus-Schrägstellung des oberen Sprunggelenks nicht selten ist und ggf. zusätzlich korrigiert werden muss.

Therapeutische Besonderheiten

Die Füße der Patienten mit Spina bifida sind normalerweise kleiner, so dass man mit resezierenden Operationen zurückhaltend sein sollte. Ziel ist ein plantigrader, druckstellenfreier schuh- bzw. orthesenversorgbarer Fuß. Einzelne Autoren (Dias, Dimeglio) raten von einer stabilisierenden Operation bei Patienten mit Spina bifida grundsätzlich ab. Allerdings gelingt es besonders bei größeren Kindern kaum, instabile Füße druckstellenfrei in einer funktionellen Orthese zu betten. Man wird sich aus diesem Grunde mit der Stabilisierung eines instabilen Subtalargelenks und einer Verpflanzung

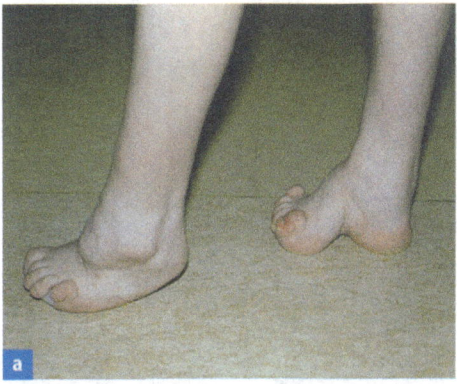

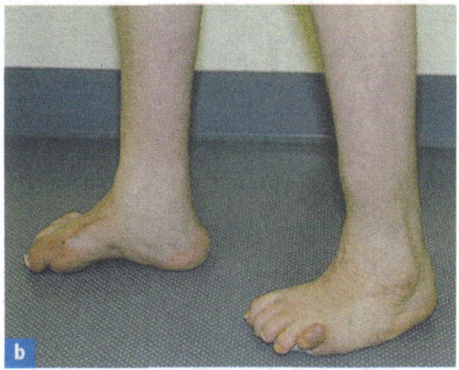

Abb. 3.21 a, b. Prä- und postoperativer Befund eines schweren Hackenhohlfußes bei sakraler Spina bifida

eventuell noch vorhandener funktionstüchtiger Plantarflektoren auf den Kalkaneus behelfen müssen. Bei ausschließlich funktionsfähigen Fußhebern kann der M. tibialis anterior auf den Kalkaneus verpflanzt werden. Er wirkt aber hierbei eher als Tenodese, die das Wachstum der Kalkaneusapophyse stimulieren soll. Bei struktureller Einschränkung der Plantarflexion muss gleichzeitig eine Verlängerung der übrigen Fußheber evtl. kombiniert mit einer ventralen Kapsulotomie des oberen Sprunggelenks vorgenommen werden um eine ausreichende Plantarflexion (wenigstens 10°) zu schaffen. Ist der Kalkaneus bereits sehr steil nach plantar gewachsen, so muss er durch eine zusätzliche Osteotomie nach dorsal verlagert werden, um den Rückfußhebel zu vergrößern und die plantare Druckbelastung auf das Fersenpolster zu reduzieren. Bei Kindern und Jugendlichen kann auch eine Tenodese der Achillessehne an die distale Tibia (oder Fibula) versucht werden. In jedem Falle muss der Fuß aber postoperativ dauerhaft durch eine Unterschenkelorthese mit plantarer Freigabe und dorsaler Anschlagsperre stabilisiert werden. Dabei ist zu bedenken, dass die Knie- und Hüftgelenksbeugung durch den Kauergang zwar reduziert wird, die erheblichen Kräfte in der Transversalebene durch die Kompensationsbewegungen des Rumpfes aber auf das Kniegelenk verlagert werden, das damit einer vermehrten Belastung ausgesetzt wird. Dies kann bei reduzierter Schmerzempfindung zu Problemen führen (Instabilität; Charcot-Gelenk).

3.3.4 Der Hackenhohlfuß beim Tethered-Cord-Syndrom

Beim Tethered-Cord-Syndrom sind uns Hackenhohlfüße als Folge einer fehlindizierten bzw. überdosierten Achillessehnenverlängerung begegnet. Hier wurde wiederum eine Vorfußdeformität ausschließlich im Rückfuß therapiert. Wir empfehlen in diesen Fällen, wenn klinische bzw. funktionelle Probleme vorliegen, die Korrektur der Vorfußdeformität zur Schaffung eines ausreichenden Vorfußhebels und zur Korrektur der Zehen in Kombination mit augmentierenden Muskeltransfers auf den Kalkaneus. Es kommen die Operation nach Steindler, die korigierende Chopart-Arthrodese, die Tripelarthrodese und der Transfer von langen Zehenbeugern, Peronealmuskeln und dem M. tibialis posterior in Frage. Flexible Krallenzehen bessern sich nach dem Transfer der Beuger spontan. Allerdings sollte mindestens ein Beuger für die Zehen erhalten bleiben. Fixierte Krallenzehen erfordern die Arthrodesen der proximalen Interphalangealgelenke. Auch hier ist die postoperative Orthesenversorgung notwendig (Abb. 3.22a,b).

Weitere Details zum Hohlfuß bei Spina bifida s. oben.

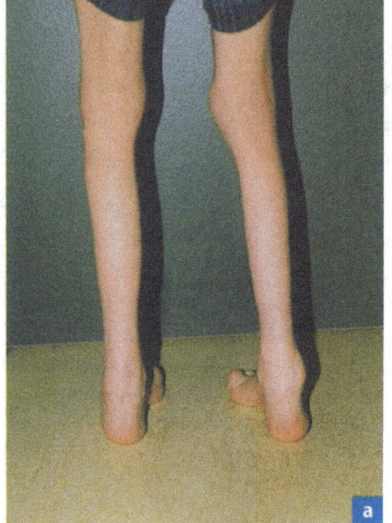
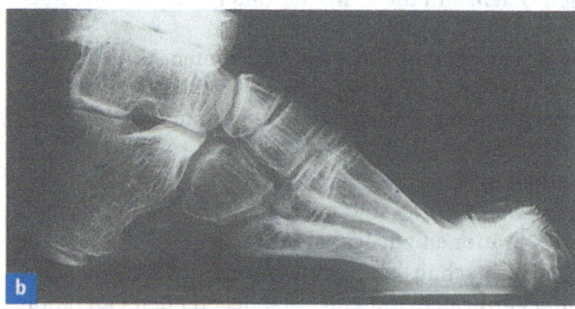

Abb. 3.22 a, b. Iatrogene Hackenhohlfüße eines 10-jährigen Jungen mit Tethered-Cord-Syndrom nach Achillessehnenverlängerung

3.4 Der Hackenhohlfuß bei nichtneurologischen Erkrankungen

3.4.1 Der iatrogene Hackenhohlfuß

Bereits bei Delpech (1823) kann man die Entwicklung eines iatrogenen Hackenhohlfußes nach Achillessehnendurchschneidung finden (Abb. 3.23 a, b).

Der Autor beschreibt die Therapie eines Spitzhohlfußes durch Tenotomie der Achillessehne proximal des Innenknöchels und anschließende Apparateredression. Drei Jahre postoperativ schildert Delpech exakt die Entwicklung des Hackenhohlfußes:

> „Il est manifeste que l'espèce de voûte que le tarse et le métatarse représentent naturellement, est ici fort exagérée. Cette remarque démontre clairement, que les rapports de l'astragale envers le tibia, sont seuls changés par les effets de la section du tendon d'Achille." (Delpech 1823)

Die Autoren beobachteten neben der bereits geschilderten Möglichkeit auch andere iatrogene Hackenhohlfußdeformitäten. So kann z. B. eine zu lockere oder unterlassene Naht der Achillessehne unter Umständen in einen Hackenhohlfuß münden (Abb. 3.24). Die ausschließliche Ruptur oder zu großzügige Verlängerung der Achillessehne oder der Wadenmuskulatur führt primär eher zum Hackenfuß (s. Bd. 4).

Um einen Hackenhohlfuß auszulösen, bedarf es neben der Wadenmuskelschwäche zusätzlicher Faktoren. Diese können in einer Atrophie der intrinsischen Fußmuskulatur, beispielsweise nach Kompartmentsyndrom der Fußsohle, ihre Ursache haben. Es kommt zur oben beschriebenen Extensorensubstitution mit Krallenzehen. Der Hackenhohlfuß stellt sich bei unzureichend behandelten Klumpfüßen oder Kombinationsspitzfüßen, seien sie nun kongenital oder sekundär, dann ein, wenn neben der (obligatorischen Achillessehnenverlängerung) eine gleichzeitig bestehende Vorfußkavusstellung nicht beachtet wurde, d. h. die Vorfußdeformität überwiegend oder ausschließlich im Rückfuß behandelt wurde.

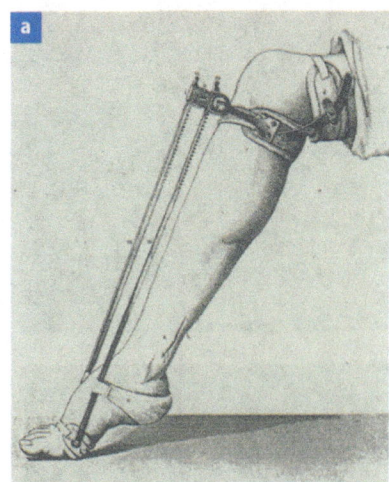
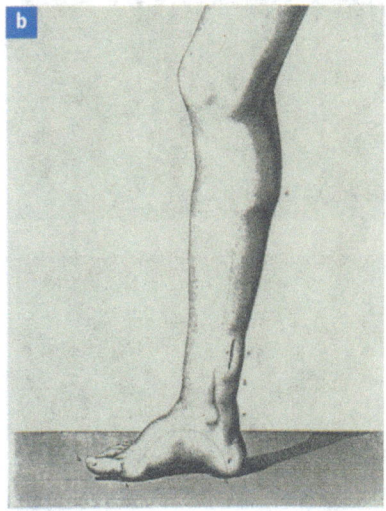

Abb. 3.23 a, b. Darstellung eines iatrogenen Hackenhohlfußes nach Durchtrennung der Achillessehne und Redressionsbehandlung eines Spitzfußes. (Nach Delpech 1823)

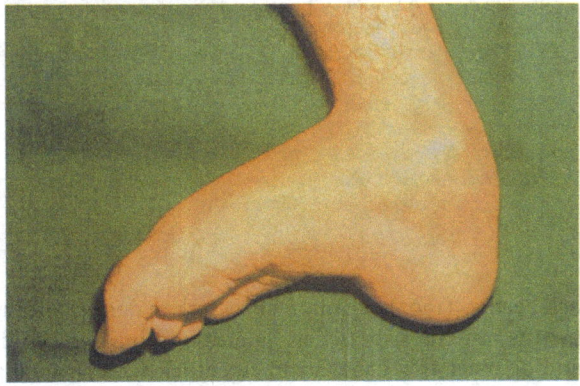

Abb. 3.24. Schwerer Hackenhohlfuß nach zu lockerer Naht einer Achillessehnenverlängerung

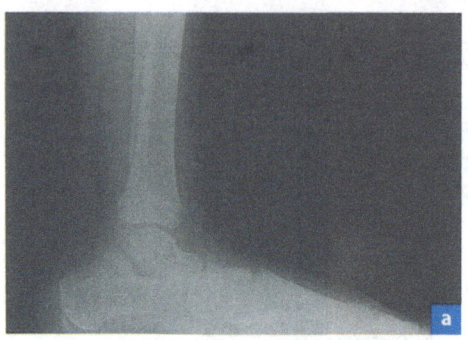

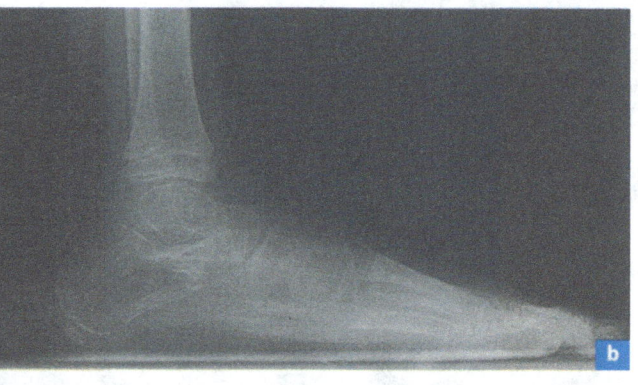

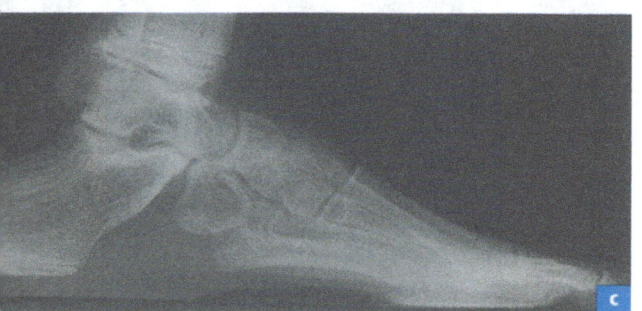

Abb. 3.25 a–c. Entwicklung eines iatrogenen Hackenhohlfußes nach operativer Korrektur eines Knickfußes (Operation nach Evans)

Fallbeispiel

▶ Nach operativer Korrektur von lockeren Knicksenkfüßen in der Kindheit durch eine Kalkaneusverlängerungsosteotomie nach Evans in Kombination mit einer Distalverlagerung des Ansatzes des M. tibialis posterior und Raffung des Lig. calcaneonaviculare plantare kam es mit dem weiteren Wachstum nach anfänglich guter Korrektur zur zunehmenden Hackenhohlfußstellung mit erheblicher Steilstellung des Kalkaneus. Da in diesem Fall eine wesentliche Schwächung des M. triceps surae nicht bestand, muss die großzügige Raffung am Fußinnenrand als wuchshemmende Klammer gewirkt haben (Abb. 3.25a–c).

Klinischer Befund, Diagnostik und Therapie

Die Wadenmuskelschwäche eventuell verbunden mit einem Kauergang sind typische Zeichen. Der Vorfußkavus kann ein vorderes Anschlagsphänomen am oberen Sprunggelenk mit Schmerzen auslösen. Krallenzehen und ein hoher Spann verursachen Schuhprobleme.

Therapeutisch bleibt beim Versagen konservativer Maßnahmen nur die operative Korrektur. Auch in diesen Fällen sind orthetische Versorgung und krankengymnastische Nachbehandlung sinnvoll.

3.4.2 Der Hackenhohlfuß durch äußere Ursache (Chinesinnenfuß)

„Der künstlich verstümmelte Chinesenfuss, der sogenannte schöne Frauenfuss ist das Produkt einer kunstvollen Bandagierung mit welcher der Chinese oder richtiger gesagt die Chinesin – denn es wäre unhöflich von jedem Manne oder Vater, wollte er an der Herstellung dieses Schönheitsattributs beteiligt sein – bei den Kindern schon im fünften Lebensjahre beginnt. Ich habe nicht in Erfahrung bringen können, wie lange die Sitte, dem weiblichen Geschlechte die Füsse zu verkrüppeln, bei den Chinesen besteht. Jedenfalls liegt dieser Brauch schon viele Jahrhunderte zurück. Als die Mandschus die Mingdynastie stürzten, ist es ihnen wohl gelungen, den Chinesen den Zopf aufzuzwingen, aber an der vorgefundenen Unsitte der Fussverkrüppelung scheiterten sie."

„Die vornehme Chinesin geht auf der Strasse überhaupt nicht, sie läßt sich in der Sänfte tragen, weniger Bemittelte fahren in der Rikscha und nur die ärmere Bevölkerung sieht man auf dem oft halsbrecherischen Pflaster umherstelzen."

„Übrigens ist die Kleinheit des Chinesenfusses wie vieles bei diesem Volke Betrug. Der Fuss, bekleidet mit einem Schuh, sieht viel kleiner aus, als er in Wirklichkeit ist, ein Kunststück chinesischer Schuhmacher."

„Die Endphalangen der zweiten bis fünften Zehe tragen keine Nägel, auch nicht einmal die Andeutung eines Nagelbettes ist vorhanden. Die Chinesin ist nicht im Stande, diese Zehen aktiv zu bewegen, sie sind zu unbeweglichen Fleischklümpchen geworden."

„Ich habe weiter versucht, die Chinesin zum Stehen und Gehen mit nackten Füssen zu bewegen, aber es ist mir wegen der ausserordentlichen Schmerzen als unmöglich bezeichnet." (Vollbrecht 1900) Siehe auch Abb. 3.26,27.

Nach Perthes (1902) begann man zwischen dem 12. und 10. Jahrhundert vor Christus mit einer speziellen Bandagentechnik, durch den stetigen Druck und Zug einer straff aber nicht eigentlich schnürend angelegten Binde, im Verlaufe eines Jahrzehntes den Fuß umzuformen.

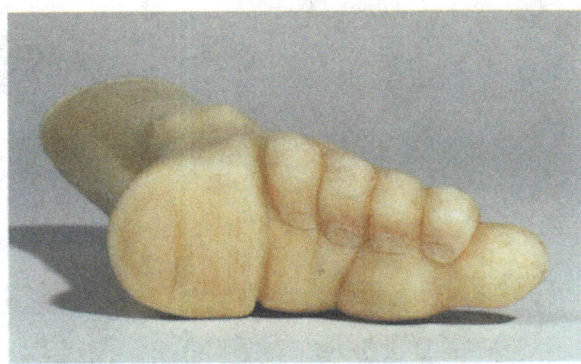

Abb. 3.26. Der so genannte Chinesinnen-Fuß von plantar (Wachsmodell)

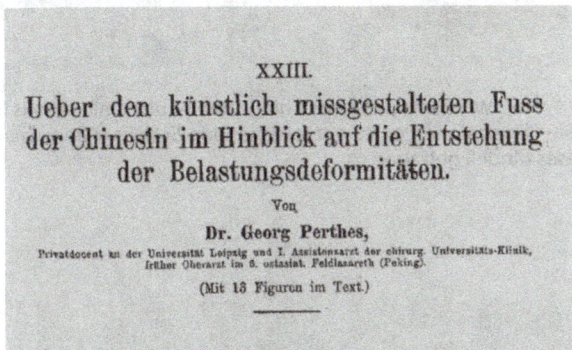

Abb. 3.27. Originalarbeit von Georg Perthes zum Chinesinnen-Fuß (1902)

XXIII.

Ueber den künstlich missgestalteten Fuss der Chinesin im Hinblick auf die Entstehung der Belastungsdeformitäten.

Von

Dr. Georg Perthes,

Privatdocent an der Universität Leipzig und I. Assistenzarzt der chirurg. Universitäts-Klinik, früher Oberarzt im 6. ostasiat. Feldlazareth (Peking).

(Mit 13 Figuren im Text.)

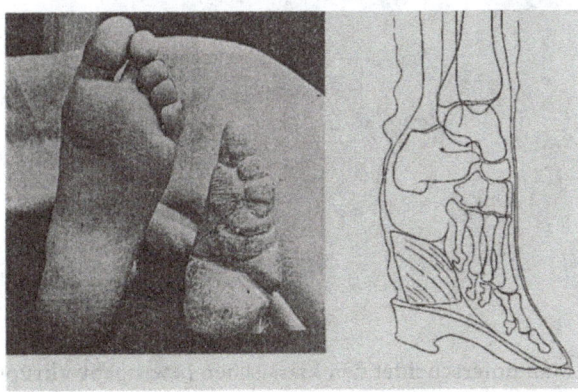

Abb. 3.28. Abbildung aus derselben Arbeit

„Auf jeden Fall kann keine Rede davon sein, daß die Kinder während der ganzen Jahre der Umgestaltung des Fusses am Gehen gehindert sind und im Bett zuzubringen haben, wie ältere Reisebeschreibungen berichten." (Perthes 1902) (Abb. 3.28)
„Die Entstehung des Chinesinnenfußes beruht auf der künstlich ausgenutzten Plastizität des kindlichen Knochens." (Hackenbroch 1926)

Die Wickelung wurde mit 1–2 m langen und 7–8 cm breiten Binden in Achtertouren durchgeführt.

Um die Illusion der Kleinheit zu steigern, verbargen die Chinesinnen ihre an sich häßlichen, klumpartig verkrüppelten Füße geschickt in reich verzierten, spitz zulaufenden Schuhen. Aus demselben Grunde waren die Sohlen der Schuhe gewöhnlich kürzer als der Fuß. Manche Schuhe besaßen einen hohen, andere eine flachen Absatz mit starker gewölbter Einlage zur Anpassung an das erhöhte Fußgewölbe (Abb. 3.29 a–c).

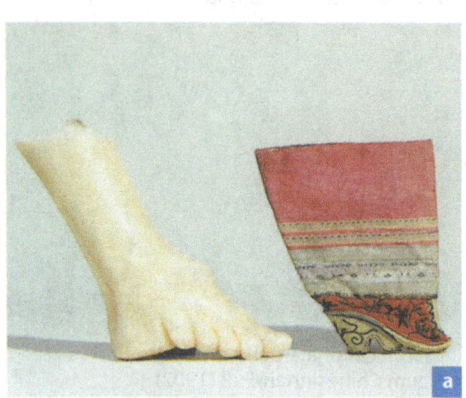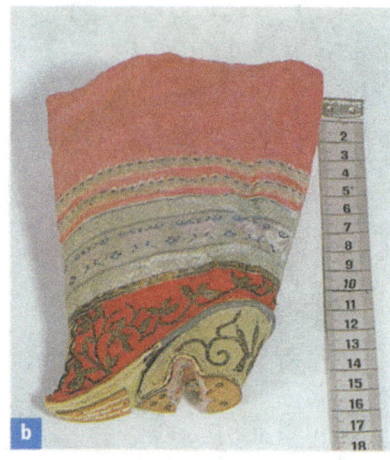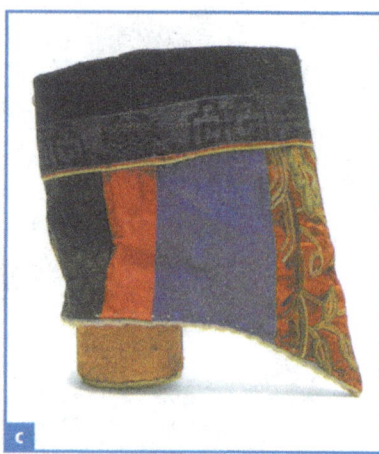

Wachsmodell eines Chinesinnen-Fußes mit damals üblichem Schuhwerk, **b** Die Dimensionen eines entsprechenden Schuhs, **c** Bei schlechtem Wetter wurde dieses Modell getragen

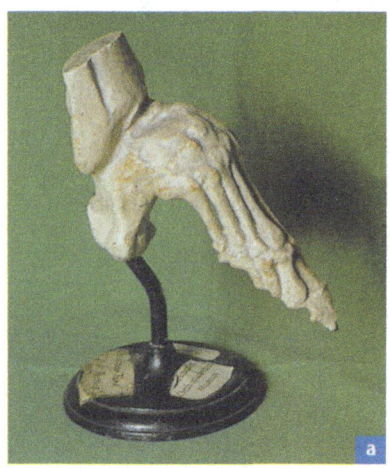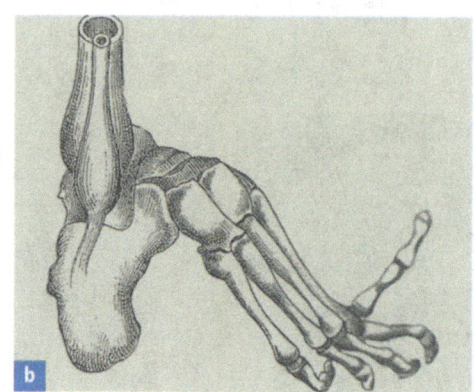

Abb. 3.30 a, b. Präparat und bildliche Darstellung des Skeletts eines Chinesinnen-Fußes

Man unterscheidet den klassischen bzw. hochverkrüppelten vom unvollkommen deformierten sog. Sampans-Chinesinnenfuß.

Die Sampans sind meist erst später begonnen worden, weil die kostspielige Prozedur von frühester Kindheit an nicht durchgeführt werden konnte. Die unvollständigen Chinesinnenfüße weisen nur Deformitäten im Vorfußbereich auf, wohingegen die vollständigen auch den Rückfuß miteinbeziehen. Die Bindungsprozedur verursachte immer Schmerzen. Die Beendigung dieser Prozedur führte zu einer sofortigen Erleichterung.

Im Durchschnitt wurde die Bandagierung 36 Jahre lang durchgeführt (Minimum: 12 Jahre, Maximum 70 Jahre).

Die Ferse wird nach hinten unten, die 2.–5. Zehe unter die Fußsohle geschlagen, so dass die dorsalen Flächen plantarwärts gerichtet sind. Die große Zehe bleibt in ihrer natürlichen Beschaffenheit erhalten. Vollbrecht nannte den Fuß auch Einzehenfuß. Er verfügt über ein außerordentlich dickes Fersenpolster. Der Fußrücken ist erheblich erhöht und stark konvex gekrümmt. Tibia und Fibula sind normal, Kalkaneus, Os cuboideum, Ossa cuneiformia und Os naviculare sind atrophisch. Der Fuß zeigt ein erhöhtes Quergewölbe und atrophische Ossa metatarsalia. Die Phalangen 2–5 sind

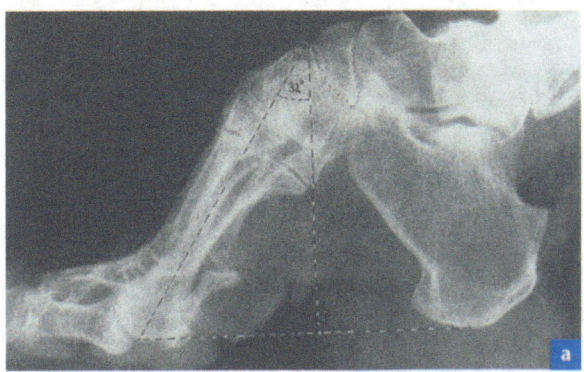
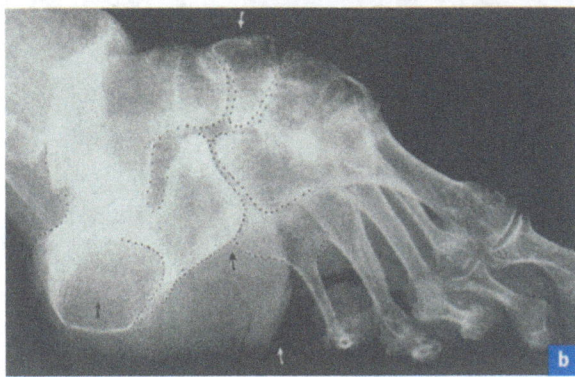

Abb. 3.31 a, b. Röntgendarstellung von Chinesinnenfüßen (Wolf 1959)

atrophisch und meist subluxiert. Im oberen Sprunggelenk findet sich eine normale Beweglichkeit (Abb. 3.30 a, b).

Es gibt wohl kaum ein ähnliches Experiment am Menschen. Vor allem für die Erforschung der Statik des Fußes unter ungünstigen Bedingungen ist es von großem Interesse (Abb. 3.31).

Interessanterweise findet sich auch der Hinweis einer Hohlfußentstehung bei bettlägerigen Patienten durch den Druck der Bettdecke noch in neuester Literatur (Mestdagh et al. 1998), obwohl dieser Mechanismus eigentlich allenfalls für eine Spitzfußkontraktur verantwortlich gemacht werden kann.

Dieses Kapitel erscheint uns besonders wichtig, da gerade bei der Therapie des Hohlfußes Probleme und Komplikationen nicht selten sind.

Da es wegen der Vielfalt der Ursachen kein Patentrezept für die Therapie gibt, existieren in der Literatur recht kontroverse Ansichten bezüglich des Zeitpunktes und der Art des operativen Eingreifens.

Dieses Kapitel soll mögliche Kontroversen beleuchten und zu einem sinnvollen therapeutischen Vorgehen führen.

Bezüglich der Probleme und Komplikationen haben wir uns in erster Linie auf unser eigenes Patientengut gestützt, da man in der Literatur leider nur wenig über diese Themen erfährt. Dass man aber aus seinen Fehlern weitaus mehr lernen kann als aus seinen Erfolgen, ist allgemein bekannt. Probleme lassen sich als Vorkommnisse, die sich auch bei korrekter Indikation und Operationstechnik einstellen können, definieren. Komplikationen sind schwerwiegender und können durch exakte Vorgehensweise eher vermieden werden.

4.1 Kontroversen

In der Literatur besteht Uneinigkeit bezüglich des Operationszeitpunktes (s. Hohlfuß im Wachstumsalter) und der Operationstechniken (Sehnentransfers vs. Verlängerungen, Osteotomien vs. Arthrodesen, simultane Weichteil- und Knochenoperationen vs. zweizeitiges Vorgehen).

Der Operationszeitpunkt sollte sich nicht am Alter des Patienten sondern vielmehr an seiner Funktionseinschränkung, seinen Beschwerden und dem Risiko einer eventuellen Progredienz orientieren. Bei allen operativen Maßnahmen sind auch bei progredienten Erkrankungen eher Sehnentransfers als Sehnenverlängerungen oder Tenotomien ratsam, da sie mit einer geringeren Rezidivgefahr verbunden sind. Osteotomien sind dann angezeigt, wenn Gelenke nicht ausreichend mobil oder muskulär nicht genügend stabilisierbar sind. Dies gilt beim Hohlfuß primär für den Chopart-Subtalar-Komplex. Ein in korrekter anatomischer Stellung stabilisiertes Gelenk ist funktionell wertvoller als ein teilkontraktes, das subluxiert steht.

Die zeitliche Staffelung von Sehnen- und Knochenchirurgie (zuerst Knochen, dann Sehnen oder umgekehrt: Paulos et al. 1980; Jahss 1983) hat u. E. mehr Nachteile für den Patienten als die primär vollständige Korrektur aller Komponenten der Deformität in einer Sitzung. Bezüglich der simultanen Korrektur von Deformität und Muskelungleichgewicht gilt unserer Meinung nach der Leitsatz „mehr ist weniger", allerdings kann die simultane Korrektur schwerer Deformitäten für den Operateur durchaus anstrengend sein.

Es gibt folgende Vor- und Nachteile einer zeitlichen Staffelung bzw. der simultanen Korrektur:

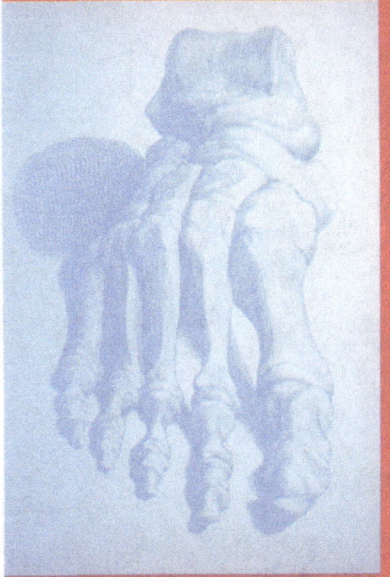

Erst Knochen-, dann Sehnenoperation

(Die umgekehrte Reihenfolge ist unserer Meinung nach wenig sinnvoll, da Weichteileingriffe alleine in den meisten Fällen keine ausreichende Korrektur herbeizuführen vermögen.)

Vorteile:

- nach der zweiten Operation (Sehnen) frühere Mobilisation möglich,
- weniger Gefahr der Verwachsung verpflanzter Sehnen,

Nachteile:

- zwei Eingriffe,
- erneute Rezidivgefahr durch Belassen des Muskelungleichgewichtes,
- nach reiner Knochenoperation weiter Orthesen/orthopädische Schuhe notwendig.

Knochen und Sehnenoperationen simultan

Vorteile:

- nur ein Eingriff,
- komplette Korrektur aller Komponenten der Deformität,

Nachteile:

- größerer Eingriff (höheres Risiko der Wundheilungsstörung),
- Gefahr der Verwachsung verpflanzter Sehnen,
- Frühmobilisation nicht immer möglich (abhängig von der Qualität der Osteosynthesen).

Zu den Kontroversen möchten wir auch veraltete Operationsmethoden zählen, die in früheren Veröffentlichungen empfohlen wurden, in neuerer Zeit aber wieder in Vergessenheit gerieten:

Historisch bedeutsame Operationskonzepte

- Weichteilige Operationen:
  - Sehnenplastik nach O. Stracker (1924): M. flexor hallucis longus auf das Os cuboideum, M. tibialis anterior in Fußrückenmitte, M. tibialis posterior auf M. peroneus brevis, M. extensor digitorum longus auf Os metatarsale III (zit. n. Erlacher 1928),
  - Verlagerung des M. extensor hallucis longus auf den Ansatz des M. tibialis anterior (Gocht u. Debrunner 1925),
  - Verpflanzung der Dorsalextensoren auf die Ossa metatarsalia (Brandes u. Scherb 1926),
  - Lateralverlagerung des Achillessehnenansatzes (Lexer 1929 zit. n. Wachsmuth 1956),
  - Schlingenbildung des M. tibialis posterior mit dem M. fibularis longus (G. Kaiser 1960).
- Knöcherne Operationen:
  - plantarbasige Keileinfügung in Os naviculare und cuboideum (nach Scalone zit. n. Wachsmuth 1956),
  - Chopart-Arthrodese nach Karewski,
  - Arthrodese des unteren Sprunggelenks (Überbrückungsmethode) nach Cramer,
  - Arthrodese aller Tarsalgelenke nach Biesalski,
  - Osteotomie (Keilexzision mit dorsaler Basis) aus dem Os naviculare und Os cuboideum nach Wette,
  - Resektion des Lisfranc-Gelenks nach Hofmann,
  - Resektion des Os naviculare und Os cuboideum nach Laurent,
  - Resektion eines Keils aus dem Tarsus nach Müller.

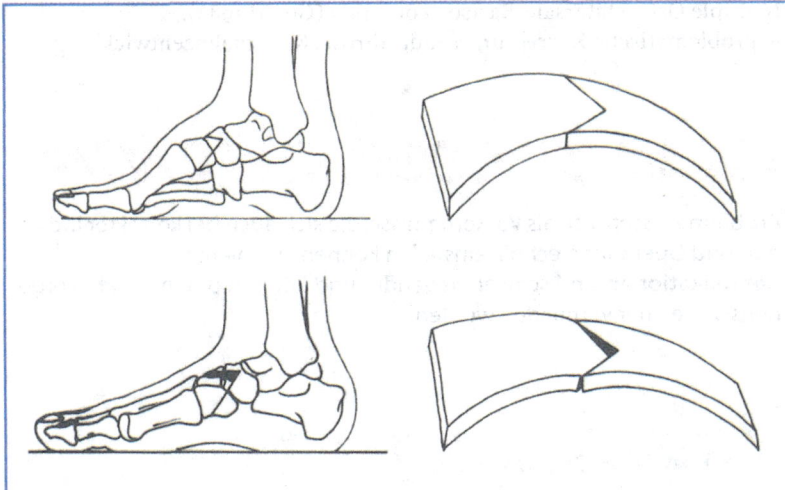

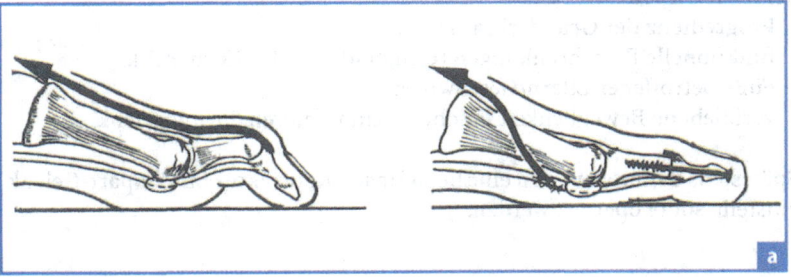

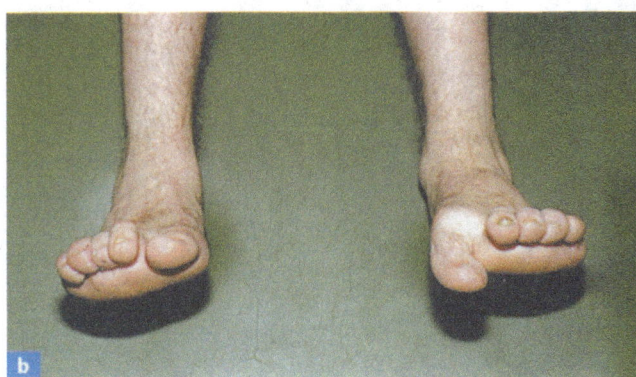

Abb. 4.2 a, b. Die Krallenzehenoperation nach Dickson-Diveley führt zwar zu voller Korrektur der Deformität, bewirkt jedoch eine Funktionseinschränkung des Großzehengrundgelenks beim Abrollen und in der Schwungphase (Patient mit Operation nach Jones jeweils im Bild rechts und Dickson-Diveley links)

Aktuelle, wegen kontroverser Diskussion aber weitgehende verlassene Operationskonzepte

- Denervierung der intrinsischen Fußmuskulatur (Garceau u. Brahms 1956):
  - berücksichtigt nicht die Pathologie, keine positiven Langzeiteffekte.
- Talusluxation beim Hackenhohlfuß nach Marquardt:
  - keine Berücksichtigung der Pathologie, Schuhprobleme.
- Kalkaneusverschiebeosteotomie nach dorsal (Operation nach Galeazzi 1911; Mitchell 1977; Samilson 1976):
  - keine Berücksichtigung des Vorfußspitzfußes/Vorfußkavus, durch dorsal verschiebende Osteotomie des Tuber calcanei kommt es zur Verstärkung des vorderen Impingement am oberen Sprunggelenk (Pseudoequinus), worauf auch T. F. Smith (1992) hingewiesen hat.
- V-Osteotomie der Fußwurzel nach Japas (Abb. 4.1):
  - kleine Kontaktfläche, hohe Pseudarthroserate, Einsteifung des Mittelfußes, nur sagittale Korrekturmöglichkeit.
- Operation der Krallenzehe DI nach Dickson-Diveley (Abb. 4.2a,b):
  - Aufhebung der aktiven Zehenhebung in der Schwungphase (Hallux flexus) und Probleme beim Abrollvorgang in der Standphase durch eingeschränkte Dorsalflexion im Großzehengrundgelenk.
- Resektion der Zehengrundgelenke nach Fowler:
  - völlig funktionsloser Vorfuß, keine Korrektur des Hohlfußes.

- Multiple Os-metatarsale-Basisosteotomien (Gould 1984):
  - problematische Korrektur, Pseudarthrose, Kreuzkallusentwicklung.

4.2 Probleme und Komplikationen

▶ **Probleme** lassen sich als Vorkommnisse, die sich auch bei korrekter Indikation und Operationstechnik einstellen können, definieren.

▶ **Komplikationen** sind schwerwiegender und können durch exakte Vorgehensweise eher vermieden werden.

4.2.1 Probleme

Probleme bei der Indikationsstellung

Wahl des richtigen Operationszeitpunktes. Folgende Parameter können dabei hilfreich sein:
- Progredienz der Grunderkrankung,
- funktionelle Einschränkungen (Gangbild, Schuhe, Kosmetik),
- Füße betroffener Eltern/Geschwister,
- verbliebene Beweglichkeit im oberen und unteren Sprunggelenk.

Spätestens dann, wenn sich eine beginnende Kontraktur im Chopart-Gelenk einstellt, sollte operiert werden.

Probleme bei der Operationsplanung

Hauptproblem bei der Operationsplanung ist die *ausreichende Berücksichtigung aller zur Deformität gehörenden bzw. beitragenden Faktoren.* Wenn man sich an das nachfolgende Schema hält, kann man auch intraoperativ checklistenartig überprüfen, dass man nichts vergessen hat:

Intraoperative Checkliste
- Vorfuß:
  - Muskelgleichgewicht (Zehenbeuger und -strecker),
  - proximales Interphalangealgelenk kontrakt oder flexibel,
  - Os metatarsale I flexibel oder fixiert,
  - Os metatarsale II–V flexibel oder fixiert (Fußinnen- bzw. -außenrand zum Rückfuß),
  - Os-metatarsale-Köpfchen gleichmäßig belastet,
  - Heber und Senker des Cuneiforme-Metatarsale-I-Gelenks im Gleichgewicht,
  - Fußheber ausreichend.
- Fußwurzel:
  - Chopart-Gelenk reponierbar (Taluskopfzeichen negativ),
  - Subtalargelenk evertierbar, bzw. ausreichend stabil (Hackenfuß),
  - Rückfuß mindestens in Neutralstellung (Frontalebene),
  - Ferse in der Tibialängsachse,
  - Fußöffnungswinkel mindestens neutral (Tibiavorderkante in Verlängerung des ersten Interdigitalraumes),
  - Muskelgleichgewicht M. tibialis posterior/M. peroneus brevis und M. tibialis anterior/M. extensor digitorum longus.
- Oberes Sprunggelenk:

– mindestens 10° Dorsalflexion erreichbar, bzw. Plantarflexion über Neutralstellung (Hackenfuß),
– Weichteilhemmung (M. triceps) oder Anschlagsphänomen Navikulare-Innenknöchel bzw. Talus horizontal,
– verstärkter Fußöffnungswinkel nach Korrektur der subtalaren Fehlrotation (nach Imhäuser sehr häufig!),
– Wadenmuskulatur ausreichend kräftig (evtl. augmentieren).

Mögliche intraoperative Probleme und ihre Lösungsmöglichkeiten

Persistierende Krallenzehen nach Korrektur des Rückfußes: Kapsulotomie der Metatarsophalangealgelenke, Tenotomie des M. extensor digitorum brevis, proximale Interphalangealgelenks-Arthrodesen.

Persistierende Vorfußpronation trotz Basisosteotomie des Os metatarsale I: Zuklappende Osteotomie des Os metatarsale II, in schweren Fällen kann auch (nach erfolgter Korrektur des Rückfußes) eine quere Fußwurzelosteotomie distal des Chopart-Gelenks mit nachfolgender supinatorischer Drehung hilfreich sein.

Persistierende Vorfußadduktion: Rezentrierung des Chopart-Gelenkkomplexes unter erneutem Lösen der Osteosynthese, eventuell Lösung der talonavikularen Kapsel, in schweren Fällen Rückkürzen der Os-naviculare-Os-cuboideum-Gelenklinie bis hin zur vollständigen Entfernung des Os naviculare (nach Imhäuser) und subtalare Arthrodese unter Wiederherstellung der talokalkanearen Divergenz.

Korrekturbedingt entstandene Prominenz an der Basis des Os metatarsale V: Abtragung mit der Säge unter Schonung des Ansatzes des M. peroneus brevis.

Persistierender Rückfußvarus trotz korrekter Chopart-Gelenksarthrodese: Öffnen der Chopart-Arthrodese und Erweiterung des Eingriffes zur Tripelarthrodese ggf. unter lateraler Keilentnahme aus dem Talokalkaneargelenk.

Persistierende Doralflexionseinschränkung im oberen Sprunggelenk: Darstellung der Talusrolle anterolateral unter Durchtrennung des Lig. talofibulare anterius, Durchtrennen der ventralen Syndesmose und Versuch der Einstellung der Talusrolle ins obere Sprunggelenk. Wenn nur ein weichteiliger Widerstand besteht, Durchführung einer Achillessehnenverlängerung, wenn er knöchern ist, Arthrodese nach Lambrinudi.

Persistierende Plantarflexionseinschränkung beim Hackenhohlfuß: Intramuskukläre Tenotomie der Fußheber proximal des oberen Sprunggelenks in Höhe des distalen Unterschenkeldrittels, ggf. vordere Kapsulotomie des oberen Sprunggelenks (Cave: Gefäß-Nervenbündel !).

Falsch gewählter Sägescheitel im Rückfuß (Chopart-Gelenk statt querer Fußkeil: Arthrodese der geschädigten Gelenke (Abb. 4.3 a–d).

Keine ausreichend kräftige Transfermuskulatur vorhanden: Resektion der pathologisch wirkenden Sehnen und knöcherne Gelenkstabilisation des Rückfußes, postoperative Orthesenversorgung.

Sehne zum Transfer zu kurz: Umkipp-Plastik zur Verlängerung.

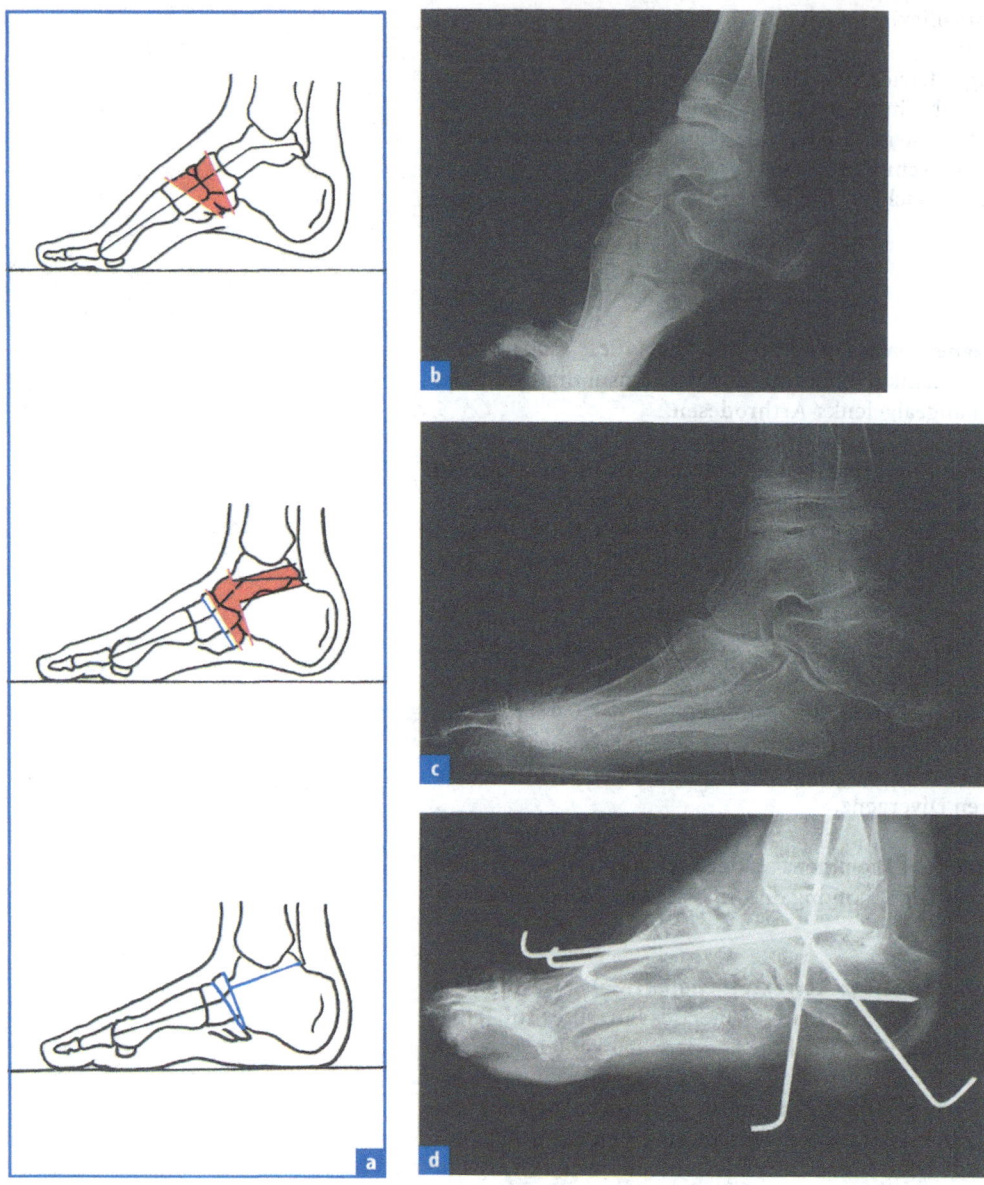

Abb. 4.3 a–d. Bei diesem Patienten mit schwerer Ballenhohlfußdeformität wurde die Korrektur durch teilweise Entfernung des Chopart-Gelenks versucht. Die anschließende vollständige Instabilität nach dorsal und plantar machte einen Zweiteingriff mit Lambrinudi-Arthrodese erforderlich

Mögliche Probleme postoperativ

Knochen und Gelenke

Besonders nach Korrektur fortgeschrittener Ballenhohlfußdeformitäten treten in den bereits präoperativ auf Grund der langjährig bestehenden Varusstellung im Rückfuß vorgeschädigten oberen Sprunggelenken vermehrt *Arthrosen* auf. Aus diesem Grunde muss eine möglichst exakte plantigrade Einstellung der Arthrodese des unteren Sprunggelenks angestrebt werden. Arthrosen im oberen Sprunggelenk sollten bei ausreichender verbliebener Beweglichkeit nach Möglichkeit konservativ physikalisch-medikamentös und durch Schuhzurichtungen behandelt werden. Die pantalare Arthrodese steht als Ultima ratio ganz am Ende des therapeutischen Arsenals.

Auch eine vermehrte Arthroseentwicklung im Fußwurzelbereich (Navikulokuneiformegelenk) nach Tripelarthrodese kann beobachtet werden. Im allgemeinen genügen hier schuhtechnische Maßnahmen (Mittelfußrolle) um Abhilfe zu schaffen.

Bei einer *persistierenden Dorsalflexionseinschränkung* sollte stets primär geprüft werden, ob sie knöchern, weichteilig oder kombiniert ist.

Ein vorderes Anschlagsphänomen (Impingement) des oberen Sprunggelenks kann durch lang bestehende Deformität als Osteophytenbildung am Innenknöchel ventral entstehen. In ähnlicher Weise wirkt eine unvollständige Lösung des Abstandes zwischen Os naviculare und Innenknöchel nach operativer Behandlung eines Klumphohlfußes. Hier kann nur eine erneute Chopart-Gelenkresektion mit Einstellung des Fußes exakt zur Achse des oberen Sprunggelenks helfen (Abb. 4.4a,b). Bei stärkerer *Außenrotationsstellung der Knöchelgabel* muss aber häufig ein Kompromiß bezüglich des Fußöffnungswinkels in Kauf genommen werden. Alternativ kommt eine zusätzliche supramalleoläre Innenrotationsosteotomie in Betracht, die den operativen Aufwand aber nicht unerheblich erhöht.

Fortbestehende *Druckstellen* unter den lateralen Metatarsaleköpfchen können als sogenannte Transfermetatarsalgie auch bei primär korrekter Einstellung des Os metatarsale I durch ein Muskelungleichgewicht vorkommen. Bei Beschwerden sollte eine entsprechende Fußbettung erfolgen. Eine Reoperation wird nur selten erforderlich sein (Os-metatarsale-I-Plantarflexions-Osteotomie oder Cuneiforme-Metatarsale-I-Arthrodese).

Ein weiteres Problem stellt die *Funktionseinschränkung des Großzehengrundgelenks* als Folge einer Operation nach Robert Jones dar. Es kann sich hierbei entweder um eine insuffiziente Großzehenhebung in der Schwungphase handeln, oder es kommt zu einem Hallux limitus oder rigidus mit Einschränkung der Dorsalflexion beim Gehen (Abb. 4.5). Wenn der Patient hierdurch funktionell behindert ist, empfehlen wir eine Hallux-rigidus-Rolle am

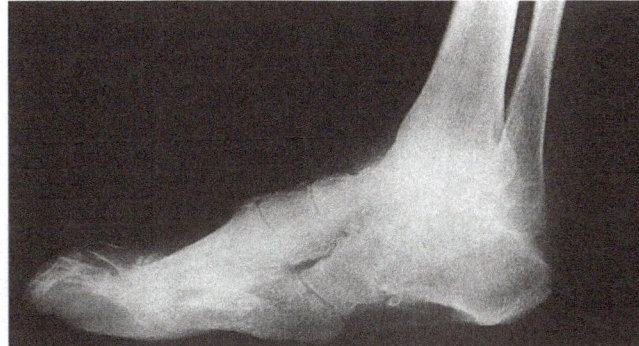
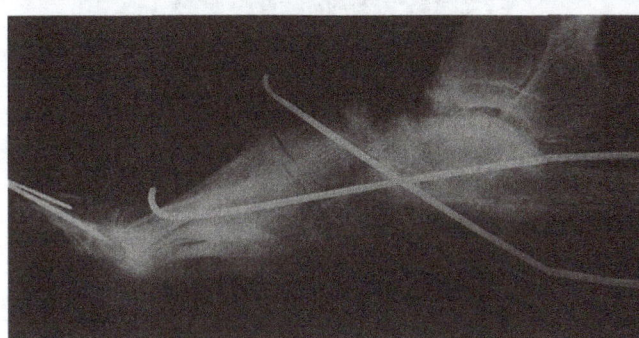

Abb. 4.4a,b. 55-jähriger Patient mit schwerem strukturellem Ballenhohlfuß und vorderem Anschlagsphänomen am oberen Sprunggelenk nach fehlkorrigierter Tripelarthrodese. Auch hier war durch eine Operation nach Lambrinudi die Funktion verbessert worden

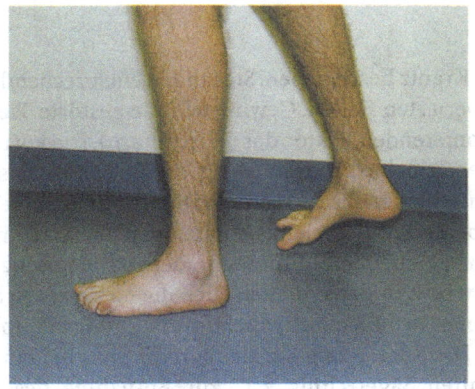

Abb. 4.5. Fehlende Dorsalflexion im Großzehengrundgelenk nach Jones-Operation ohne verbliebene Heber des Zehengrundgelenks

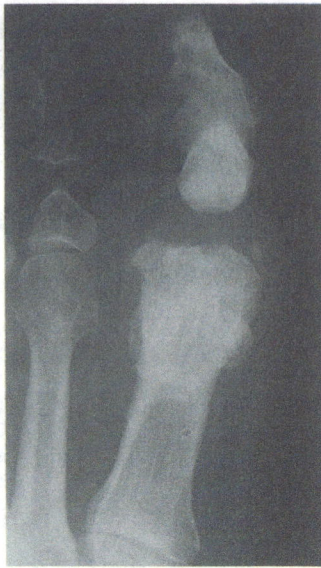

Abb. 4.6. Die Resektionsoperation nach Keller/Brandes stellte bei dieser Patientin mit therapieresistentem Hallux rigidus nach Jones-Operation die Ultima ratio dar

Schuh. Operativ bietet sich die Verpflanzung eines funktionstüchtigen langen Zehenstreckers auf die Grundphalanx DI in Verbindung mit einer dorsalen Cheilektomie an der Grundphalanxbasis an. Beim Hallux rigidus bleiben aber nur die Resektionsarthroplastik nach Keller-Brandes oder die Arthrodese (Abb. 4.6).

Die Entwicklung einer *Bajonettdeformität des Fußes* (Alexander u. Johnson) (Abb. 4.7 a, b) ist dann möglich, wenn der Hohlfuß nicht am Krümmungsscheitel, sondern distal davon korrigiert wurde (insbesondere nach Basisosteotomien der Ossa metatarsalia). Die neu entstandene Deformität ist aber weniger funktionell als kosmetisch und vor allem schuhtechnisch störend. Eine therapeutische Konsequenz, die operativ durchaus anspruchsvoll ist, ergibt sich nur bei gravierenden Problemen, da der Fuß damit noch kürzer wird.

Bei sensibilitätsgestörten Füßen führt eine Versteifung des Rückfußes zu vermehrter plantarer Belastung mit dem Risiko von Druckstellen, insbesondere dann, wenn keine absolut plantigrade Stellung erreicht werden konnte.

Die Korrekturosteotomie der Fußwurzel muss deshalb immer proximal eventuell vorliegender plantarer Druckstellen ausgeführt werden, da man sonst eine Verstärkung der Prominenzen riskiert (Jahss 1983). Dies bedeutet, dass man bei Os-metatarsale-Köpfchenulzera mindestens an der Basis oder in Höhe der Lisfranc-Gelenklinie korrigieren sollte, bei einer Druckstelle an der Basis des Os metatarsale V ist dagegen eine Chopart- oder Tripelarthrodese notwendig.

Die Ausbildung von *destruktiven Veränderungen des Rückfußes* nach Tripelarthrodese bei der Charcot-Marie-Tooth-Erkrankung wurde von Medhat

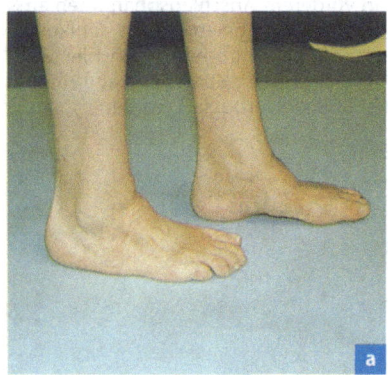
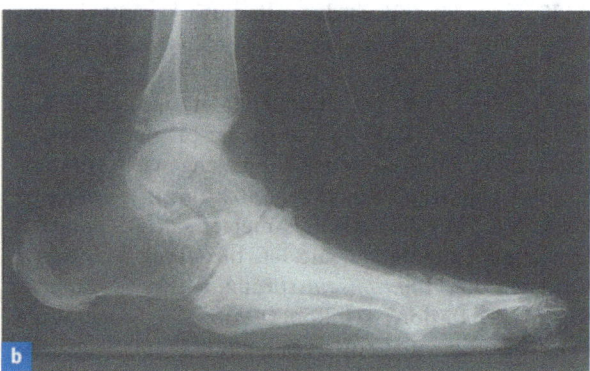

Abb. 4.7 a, b. Bajonettförmige Abknickung im Vorfußbereich nach Lisfranc-Arthrodese einer unvollständig primär korrigierten Hohlfußdeformität klinisch und radiologisch (50-jährige Patientin mit HMSN)

u. Krantz beschrieben. Sie fanden entsprechende Veränderungen bei 2 von 11 operierten Füßen. Gewiß stellt die gestörte Tiefensensibilität einen prädisponierenden Faktor dar (Abb. 4.8 a, b). Die korrekte Stellung des Fußes nach der Tripelarthrodese ist für die Belastung des oberen Sprunggelenks von entscheidender Bedeutung. Die Gefahr einer sekundären Deformierung des oberen Sprunggelenks dürfte bei plantigradem Fuß relativ gering sein. Bei entsprechenden klinischen oder radiologischen Hinweisen werden Orthesen bzw. in Extremfällen auch die pantalare Arthrodese mit anschließender hoher orthopädischer Schuhversorgung empfohlen.

Die *Schädigung des Chopart-Gelenks* bei einer primär unerkannt fehlerhaften Sägetechnik z. B. zur Entnahme des queren Fußkeils stellt eine

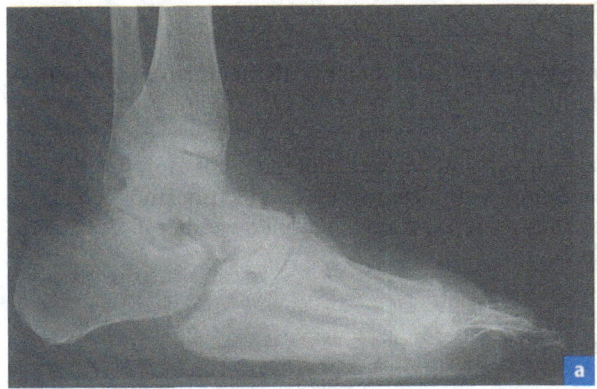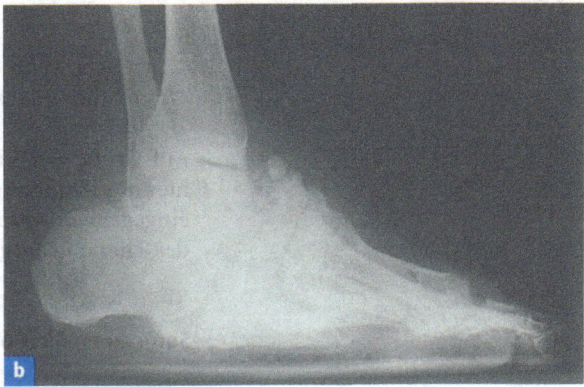

Abb. 4.8 a, b. Nach mehrfacher knöcherner Ballenhohlfußkorrektur haben sich bei diesem Patienten schwere destruktive Veränderungen der Fußwurzel gebildet (44-jähriger Patient mit Charcot-Marie-Tooth-Erkrankung und eingeschränkter Tiefensensibilität)

schwerwiegende Komplikation dar. Es können entweder nur das Talonavikulargelenk oder auch das Kalkaneokuboidgelenk beschädigt sein. Je nach Ausmaß der Beschwerden müssen diese Gelenke später mit stabilisiert werden, was in der Regel zu einer zusätzlichen funktionellen Einbuße führt.

Das Problem einer *Überkorrektur des Ballenhohlfußes* in einen Knickplattfuß nach überkorrigierter Tripelarthrodese oder überdosierter Extensionsosteotomie des Os metatarsale I kann meist schuhtechnisch gelöst werden. Nur bei sogenannten Impingement-Beschwerden zwischen Fibulaspitze und Kalkaneus lateral oder plantaren Druckstellen sollte knöchern revidiert werden.

Weichteile

Die *zunehmende Muskelschwäche* in Folge der Progredienz des Grundleidens erfordert bei entsprechender Funktionsverschlechterung meist eine Erweiterung der orthopädietechnischen Maßnahmen (z. B. Fußheberorthese).

Die *Verwachsung verpflanzter Sehnen* nach zu langer postoperativer Immobilisierung (> 2–3 Wochen) stellt ein wichtiges Problem dar, da die verpflanzte Muskulatur zwar in ihrer pathologischen Wirkung ausgeschaltet wurde, eine eventuell neue Funktion (z. B. Fußhebung) aber nicht oder nur eingeschränkt übernommen werden kann.

Nach M.-tibialis-posterior-Transfer ohne Chopart-Gelenkstabilisierung kann ein *Knickplattfuß* auftreten, wenn z. B. bei der Ablösung der M.-tibialis-posterior-Sehne die talonavikulare Gelenkkapsel verletzt wurde (Abb. 4.9 a, b). Die Therapie kann durch eine Augmentation der M.-tibialis-posterior-Sehne mit der Sehne des M. flexor digitorum longus und einer korrigierenden Kalkaneusosteotomie versucht werden (s. Bd. 3: Der Knickfuß). Vielfach wird jedoch eine Stabilisierung des Talonavikulargelenks notwendig.

Narbenprobleme treten insbesondere bei plantarer Inzision bei der Steindler-Operation auf. Durch einen nach medial versetzten Zugang und sorgfältigen Wundverschluss lassen sie sich minimieren.

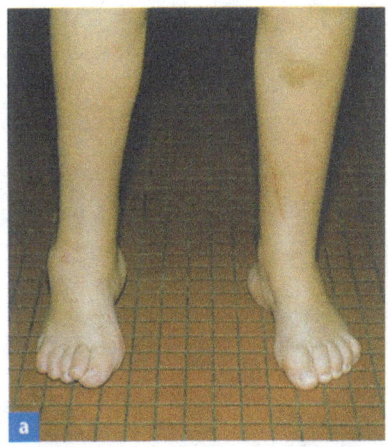

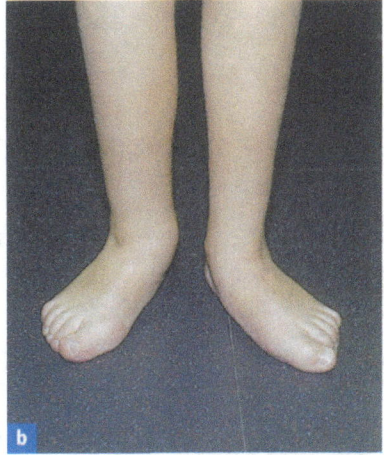

Abb. 4.9 a, b. Die Überkorrektur von medialen Ballenhohlfüßen in Knickplattfüße 1 Jahr postoperativ bei einem 7-jährigen Jungen mit sakraler Spina bifida

4.2.2 Komplikationen

▶ „Ich habe aus meinen Rückschlägen oft mehr gelernt als aus meinen Erfolgen." (Boris Becker)

Auf Grund der Vielzahl unterschiedlicher Ätiologien des Hohlfußes kann hier nur auf häufig vorkommende allgemeine Komplikationsmöglichkeiten eingegangen werden. Die speziellen Komplikationen werden in der Praxis der Therapie dargestellt.

Sofortkomplikationen
(innerhalb der ersten 2 Wochen postoperativ bis zur Wundheilung)

Wundrandnekrose
Bei ausgedehnten kombinierten Operationen kann es bei unachtsamer Behandlung der Haut zu Wundrandnekrosen kommen.

Tips zur Vermeidung: Wir empfehlen die sorgfältige Planung, das Einzeichnen der geplanten Inzisionen sowie die Verwendung von Haltefäden anstelle scharfer Wundhaken.

Weichteilspannungen
Bei erheblichem Korrekturzug können Blutgefäße und Nerven hinter dem Innenknöchel sowie die Haut am Fußinnenrand unter Spannung kommen, was einer ausreichenden Korrektur entgegenstehen kann.

Tips zur Vermeidung: Intraoperativ festgestellte Spannungszustände der Weichteile müssen durch adäquate Knochenresektionen (Kuboidektomie, Tripelarthrodese, Astragalektomie) berücksichtigt werden. Entweder sollte knöchern entlastet (insbesondere bei gleichzeitigem Sehnentransfer) oder zuerst in Unterkorrektur gegipst werden. Nachfolgend kann durch schrittweises Umgipsen die volle Korrektur erreicht werden (analog dem primären Klumpfuß).

Komplikationen durch die Blutsperre
Die Blutsperre darf möglichst nicht länger als 2 h liegen.

Management: Da die Operation durchaus länger dauern kann, ist das sorgfältige Planen der Eingriffe notwendig, für die eine Blutsperre absolut erforderlich ist. Hierzu gehören alle Osteotomien sowie das Vorbereiten der Sehnentransfers. Die Sehnennähte können dann auch ohne Blutsperre vorgenommen werden.

Gefäß- und Nervenverletzungen
Ihre Schädigung durch die Osteotomien oder auch durch fehlerhafte Technik bei der Ablösung der plantaren Weichteile nach Steindler ist möglich.

Tips zur Vermeidung: Durch exakte Technik und gute Assistenz kann ihr Risiko minimiert werden.

Management: Eine Verletzung des Gefäß-Nervenbündels erfordert in jedem Falle die sofortige operative Revision möglichst unter mikrochirurgischen Bedingungen. Der begonnene Eingriff muss auf einen späteren Zeitpunkt verschoben werden.

Erhöhte Infektionsgefahr
Sie besteht insbesondere bei Reoperationen.

Tips zur Vermeidung: Bei Reoperationen ist neben atraumatischer Operationstechnik eine Antibiotikaprophylaxe empfehlenswert.

Sonstige allgemeine Komplikationen bestehen u. a. im Risiko von Thrombose, Embolie, oder von Narkoseproblemen, auf die nicht näher eingegangen werden soll.

Frühkomplikationen (bis 6 Monate postoperativ)

Ruptur verpflanzter Sehnen
Denkbar bei Naht unter zu starker Spannung oder bei zu früher oder unsachgemäßer Beübung. Die Ruptur einer verpflanzten Sehne erfolgt auch durch unachtsame postoperative Gipstechnik, meist nach Fußheberersatzoperation.

Tips zur Vermeidung: Striktes Einhalten der Korrekturstellung insbesondere beim Wechseln des Gipsverbandes. Postoperatives Mobilisierungsprogramm und Nachtlagerungsorthesen.

Management: Operative Revision mit Reinsertion bei entsprechendem Funktionsausfall.

Talusnekrose
Sie kann selten bei exzessiver Resektion z. B. im Rahmen einer Lambrinudi-Arthrodese vorkommen.

Tips zur Vermeidung: Erhaltung eines ausreichenden Teils des Taluskopfes um die Durchblutung nicht zu gefährden.

Management: Bei ausgeprägtem Befund und Schmerzen kann eine pantalare Arthrodese erwogen werden.

Spätkomplikationen (ab 7. Monat postoperativ)

Die oben beschriebenen Frühkomplikationen können sich, abhängig von der Grunderkrankung und vom verbleibenden Wachstum, auch erst später einstellen. Die therapeutischen Empfehlungen gelten auch dafür.

Pseudarthrotisch geheilte Arthrodesen unter Korrekturverlust
Pseudarthrosen sind bei sorgfältiger Beachtung der Technik selten. Primär betreffen sie das ehemalige Talonavikulargelenk oder auch das proximale Interphalangealgelenk der Großzehe.

Tips zur Vermeidung: Anfrischen aller zu versteifenden Gelenkkompartimente und suffiziente Fixierung. Normalerweise benötigen Arthrodesen der Fußwurzel mindestens 4–6 Wochen Entlastungszeit, die eingehalten werden sollte.

Management: Im allgemeinen erfordern sie keine Revision. Nur bei anhaltenden Beschwerden oder Korrekturverlust sollte mit autologer Spongiosa revidiert werden. Ein Korrekturverlust kann auch durch zu frühe Belastung einer Arthrodese auftreten.

Charcot-Gelenke

Bei sensiblen Störungen im Rahmen einer HSMN oder Spina bifida können sie nach versteifenden Eingriffen des Rückfußes eintreten und stellen eine schwerwiegende Komplikation dar.

Tips zur Vermeidung: Eine primär plantigrade Korrektur des Fußes sollte angestrebt werden. Außerdem ist ein suffizienter Schutz durch entsprechendes Schuhwerk notwendig.

Management: Nur bei ausgeprägter Deformität oder Instabilität sind Osteotomien/Arthrodesen zur Erleichterung der schuhtechnischen bzw. orthetischen Versorgung indiziert. Die Entlastung muss dabei in Analogie zur diabetischen Arthropathie mindestens 3–4 Monate andauern. Anschließend sollte bis zur sicheren Konsolidierung mit einem Gehgips versorgt werden, was im Einzelfall bis zu einem Jahr Behandlungszeit in Anspruch nehmen kann.

Die Überkorrektur

Knickhackenfuß: Die folgenschwerste Komplikation einer Überkorrektur stellt der Knickhackenfuß dar.

Tips zur Vermeidung. Korrekte Dosierung von Sehnen und Muskelverlängerungen (Achillessehne: Vorsicht vor perkutanen Techniken wie zum Beispiel Operation nach Hoke). Die Equinuskomponente darf nur bis zur Neutralstellung im oberen Sprunggelenk korrigiert werden. Wenn möglich sollte die Operation nach Strayer oder Baumann (besonders bei Gehfähigen) der Z.-förmigen Achillessehnenverlängerung vorgezogen werden. Eine M.-tibialis-posterior-Verpflanzung muss beim spastischen Hohlfuß gut überlegt werden. Die Kombination einer Achillessehnenverlängerung mit der Verpflanzung des M. tibialis anterior *und* posterior auf den Fußrücken ist wenn möglich zu vermeiden.

Management: Beim gehfähigen Patienten sollte erneut operativ korrigiert werden: Therapeutisch muss der überwertige M. tibialis posterior am Fußrücken durchtrennt, das Subtalargelenk knöchern stabilisiert und wenn möglich die Achillessehne durch einen oder mehrere Beuger (M. flexor hallucis longus, M. flexor digitorum longus, M. peroneus longus oder M. peroneus brevis) unterstützt werden. Beim Sitzfähigen (z. B. Muskeldystrophie vom Typ Duchenne) hat diese Überkorrektur nur selten eine funktionelle Konsequenz und muss nur in diesem Falle therapiert werden.

Das Rezidiv: Das Rezidiv ist ähnlich ungünstig. Es stellt die häufigste Komplikation dar und macht die operative Therapie des Ballenhohlfußes so problematisch. Es kann entweder als Folge einer primären Unterkorrektur oder bei primär guter Stellung durch die Progredienz des Grundleidens auftreten. Besonders bei den progredienten neuromuskulären Erkrankungen muss mit einem Rezidiv gerechnet werden, wenn keine muskelbalancierenden Operationen durchgeführt wurden, bzw. wenn nicht alle Faktoren der Deformität bei der Erstoperation berücksichtigt werden konnten (Abb. 4.10 a–d).

Tips zur Vermeidung

- Primär vollständige Korrektur (auch ein noch so gut funktionierender Muskeltransfer kann eine Unterkorrektur insbesondere des Chopart-Gelenks nicht kompensieren),
- Balancierung der Muskulatur (Supinatoren und Pronatoren),

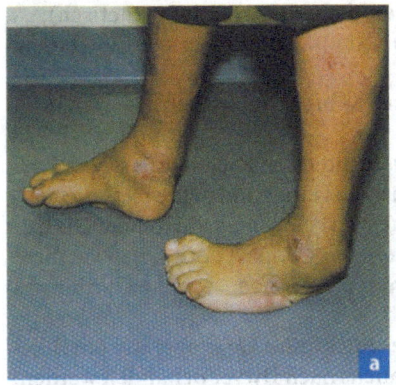

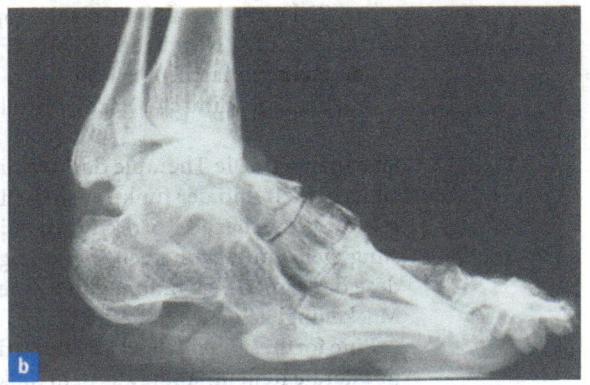

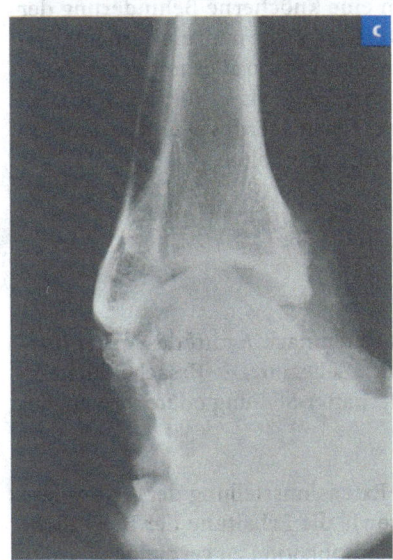

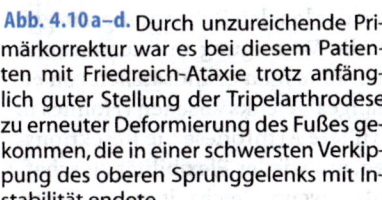

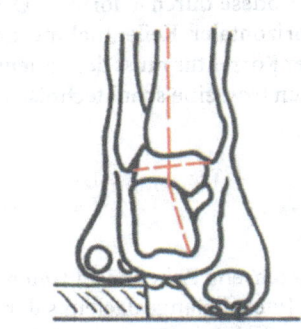

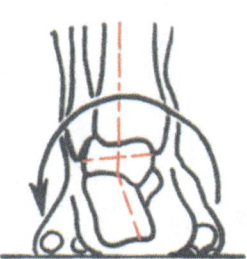

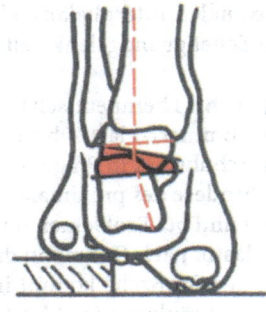

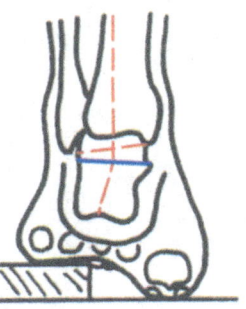

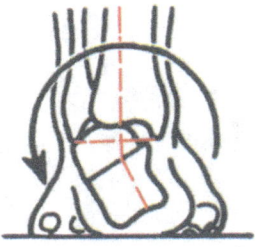

Abb. 4.10 a–d. Durch unzureichende Primärkorrektur war es bei diesem Patienten mit Friedreich-Ataxie trotz anfänglich guter Stellung der Tripelarthrodese zu erneuter Deformierung des Fußes gekommen, die in einer schwersten Verkippung des oberen Sprunggelenks mit Instabilität endete

- Stabilisierung instabiler Gelenke (operativ knöchern oder orthetisch),
- konsequente Nachbehandlung (Funktions- und Lagerungsorthesen, Krankengymnastik),
- regelmäßige klinische Nachkontrollen (6- bis 12-monatlich).

Management: Die Therapie des Rezidivs richtet sich nach der passiven Korrigierbarkeit und der funktionellen Einschränkung und sollte stets die vollständige knöcherne Korrektur und eine Muskelbalance anstreben. Die Lösung stellt im allgemeinen die korrigierende Chopart- oder Tripelarthrodese dar, ggf. in Verbindung mit Sehnenverpflanzungen, wenn weiterhin ein Muskelungleichgewicht besteht.

Eine fortbestehende Varusstellung des Rückfußes kann operativ durch eine laterale Keilentnahme aus dem Kalkaneus nach Dwyer behandelt werden. Nur in schweren Fällen, wenn zusätzlich eine knöcherne Behinderung der Dorsalflexion im oberen Sprunggelenk vorliegt, sollte man eine erneute Tripelarthrodese durch T-förmige Osteotomie des Rückfußes mit ventralbasiger horizontaler Keilentnahme nach Lambrinudi durchführen. Nach erreichter Korrektur muss der Patient immer Nachtlagerungs- und Funktionsorthesen bzw. eine schuhtechnische Versorgung erhalten.

Weitere Komplikationen

Vorfuß

Eingewachsene Zehennägel treten nicht selten nach Arthrodese des proximalen Interphalangealgelenks der 1. und 5. Zehe auf. Die Ursache dürfte in der aufgehobenen Beweglichkeit, in fehlerhafter Stellung oder in zu engem Schuhwerk liegen.

Tips zur Vermeidung: Vermeidung einer Extensionsstellung der Arthrodese im proximalen Interphalangealgelenk, sowie die Erhaltung der Beweglichkeit im Zehengrundgelenk helfen diese Komplikation zu vermeiden.

Management: Therapeutisch kommt neben der lokalen Behandlung, die ggf. in einer Emmert-Plastik bestehen kann, die Versorgung mit ausreichend weitem Schuhwerk in Frage. An der 5. Zehe sollte man grundsätzlich von einer Arthrodese des proximalen Interphalangealgelenks absehen (Holmes u. Hansen) und bei Problemen durch eine frühere Arthrodese die Resektionsarthroplastik nach Hohmann durchführen, um wieder Flexibilität zu schaffen. An der Großzehe kommt im Extremfall, wenn gleichzeitig eine Bewegungseinschränkung im Metatarsophalangealgelenk vorliegt, die Resektionsarthroplastik nach Keller-Brandes oder die Arthrodese in Frage.

> „Study principles rather than methods. A mind that grasps principles will devise its own methods." (A. Bruce Gill 1930)

Dieses praxisorientierte Kapitel soll je nach vorliegender Befundsituation effektiv über die korrekte technische Durchführung der konservativen oder operativen Behandlung informieren. Wo es notwendig ist, weisen instruktive Ergänzungen auf Details zur jeweiligen Therapie hin. Natürlich können nicht alle Techniken ausführlich dargestellt werden. Wir beschreiben bewußt Methoden, die sich bei uns bewährt haben. Selbstverständlich gibt es verschiedene Modifikationen, seien es die Zugänge, die Fixationstechniken von Sehnentransfers oder die Osteosynthesen. Hier sollte der Leser seiner eigenen Philosophie folgen.

5.1 Konservative Therapiemethoden

Orthopädische Schuheinlagen

Behandlungsprinzip ist eine Erweiterung der stark reduzierten Belastungsfläche.

Die klassische Hohlfußeinlage, deren Wirkung über eine Dehnung der Plantaraponeurose in einer Streckung des Längsgewölbes gesehen wird, ist bezüglich dieser Funktion umstritten. Die stufenförmige Brückenbettung versucht über zwei schiefe Ebenen (eine hinter den Mittelfußköpfchen, die andere vor der Fersenauftrittsfläche) eine theoretische Abflachung des Längsgewölbes zu bewirken und den darauf liegenden Fuß zu verlängern (Abb. 5.1).

Sinnvoller und vor allem für den Patienten angenehmer ist die Weichbettungseinlage mit einem tiefer gelegten Os-metatarsale-I-Köpfchen, um die Steilstellung des ersten Strahls und die kompensatorische Wirkung auf den Rückfuß zu reduzieren.

Marquardt empfiehlt die Hohmann-Einlage im Torsionsschnitt mit einer Verlängerung über das 4. und 5. Zehengrundgelenk unter Freilegen des Os-metatarsale-I-Köpfchens. Eventuelle plantare Druckstellen unter dem Os metatarsale können auch durch retrokapitale Pelotten auf der Einlage entlastet werden. Durch probeweises Unterlegen des Rückfußes mit erhöhenden bzw. vorfußpronierenden Keilen lässt sich der Effekt von Einlagen bzw. Fußbettungen im Voraus abschätzen. Muss das Os-metatarsale-I-Köpfchen entlastet werden, so kann der äußere Einlagensporn noch weiter vorgeführt, und das Querfußpolster bis unter das II. Mittelfußköpfchen vorgezogen werden.

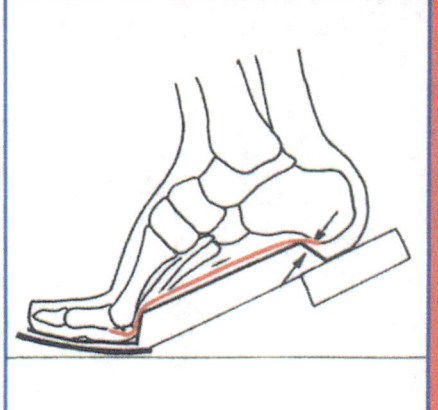

Abb. 5.1. Das Prinzip der sogenannten Brückenbettung beim Ballenhohlfuß: Man erkennt, dass es hierbei eher zu einem Anspannen als zu einem Dehnen der Plantaraponeurose kommt

Besonders bei sensibilitätsgestörten Füßen ist eine optimale Druckverteilung wichtig.

Bei Einlagen sind verschiedene Ausführungen möglich: Die mediane oder durchgehend quere retrokapitale Abstützung, die retrokapitale Abstützung mit Stütze des inneren Längsgewölbes (Gefahr der Kompression plantarer Weichteile) oder die Ausführung mit zusätzlicher Abstützung der Grundphalangen.

Die Einlage sollte einen medialen Vorder- und Hinterlappen und einen lateralen Seitenlappen aufweisen.

Der Hackenhohlfuß bietet einlagentechnisch keine speziellen Lösungsmöglichkeiten. Man kann allenfalls versuchen, durch eine Bettung in leichter Spitzfußstellung in Kombination mit dem Schuh eine gewisse Lastverminderung im Fersenbereich zu erzielen.

Schuhzurichtungen beim Hohlfuß

Behandlungsprinzip ist die Verbesserung der Standstabilität.

Neben der Schaftverstärkung an knöchelhohen Konfektionsschuhen bieten sich Absatz- und Sohlenzurichtungen an. Beim Ballenhohlfuß mit der Varustendenz im Rückfuß kann eine Schuhaußenrandverbreiterung mit lateralem Flügelabsatz eine bessere Loteinstellung erreichen, solange die Deformität noch flexibel ist. Eine laterale Versteifung des Schuhbodens und ein nach lateral verbreiterter Absatz wirken der oft vorliegenden Supinationstendenz entgegen und können auch als Zurichtung verordnet werden.

In jedem Falle sollte man knöchelhohe Schuhe bevorzugen, die genügend Raum für den Vorfuß und die Zehen freigeben und auch am Rist ausreichend nachgeben können (Abb. 5.2). Eine rückversetzte Abrollung (Mittelfußrolle) hilft, die Belastung der Metatarsaleköpfchen zu reduzieren.

Der Abrollvorgang lässt sich durch eine rückversetzte Ballenrolle erleichtern, die aber nicht zu hoch sein sollte, weil sie zusätzlich durch die weitere Herabsetzung der Sohlenbelastungsfläche zur Gehunsicherheit führen kann. Ist auch der Lotaufbau gestört, dann sollten ggf. Schuhboden und Absatz nach den Regeln des Lotaufbaus nach lateral versetzt werden.

Beim Hackenhohlfuß ist die Versorgung mit schaftverstärkten knöchelhohen Kaufschuhen in der Regel nicht ausreichend. Nur in leichten Fällen kann dies in Verbindung mit einer Absatzverlängerung versucht werden.

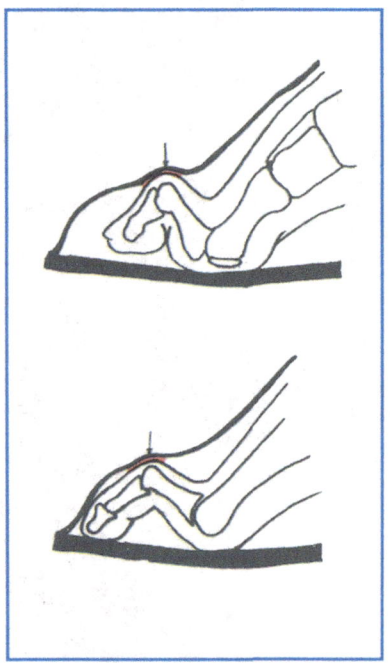

Abb. 5.2. Die Problematik der Krallenzehen im konventionellen Schuhwerk

Orthopädische Maßschuhversorgung

Die Behandlungsprinzipien bestehen neben der Stabilität in einer lotrechten Einstellung und optimierten plantaren Druckverteilung.

Ballenhohlfuß

Obwohl ein orthopädischer Schuh bei schwereren Ballenhohlfüßen zum Gehen unabdingbar ist, kann die korrigierende Operation doch in den meisten Fällen mehr leisten und vor allem die anschließende Schuhversorgung reduzieren oder sogar wieder Kaufschuhe ermöglichen.

Prinzipien der Schuhversorgung bei schweren Deformitäten sind die Stufenbettung (und nicht die Brückenbettung), um den tiefer liegenden Vorfuß abzufangen und gleichzeitig auch an der Ferse zu Last aufzunehmen. Die Pronationskontraktur des Vorfußes muss mit berücksichtigt werden. Eine Bettung ist oft auch am Os metatarsale V notwendig. Der äußere Rand der Bettung sollte so stark wie möglich versteift werden. Der Schuh wird im Lotaufbau in Frontal- und Sagittalebene gestaltet. Eine Einschränkung der Dor-

salflexion im oberen Sprunggelenk kann durch eine entsprechend zurückversetzte Abrollung ausgeglichen werden. Besonders bei rigiden Füßen sind
versteifte Knöchelkappen notwendig.

Die Versorgung schwerster Deformitäten stellt auch den geübten Schuhmacher vor oft kaum lösbare Aufgaben, so dass auch hier eher operative
Maßnahmen erwogen werden sollten (Abb. 5.3 a, b).

Marquardt empfiehlt den Feststellabrollschuh nach Carl Rabl oder einen
orthopädischen Schuh mit stark zurückversetzter Abrollung. Meistens wird
jedoch wegen der enormen Kräfte am oberen Sprunggelenk beim Gehen
eine Versorgung mit Unterschenkelorthesen erforderlich. Eine evtl. gleichzeitig bestehende Beinverkürzung lässt sich durch eine Einstellung im Spitzfuß korrigieren. Alternativ kommt ein Innenschuh mit stabilem (steifem)
Schaft in Frage, dessen Nachteil aber ebenso wie beim orthopädischen
Schuh die fehlende Sprunggelenksbeweglichkeit ist. Durch die feste Winkelstellung im oberen Sprunggelenk wirken beide zum Beginn der Standphase
beugend auf das Kniegelenk. Deshalb ist ein Pufferabsatz am Schuh sinnvoll.

Die Stufenbettung wird abstützend konstruiert. Ein Metatarsalbuckel sollte nur eingebaut werden, wenn keine stärkere Spitzfußstellung besteht. Mit
dem Anbringen von Rollen muss man vorsichtig sein, weil sie die Gangsi-
cherheit herabsetzen. Der Schaft ist durch Hinterkappen zu verstärken. Der
I. Strahl darf nicht tiefer gebettet werden, sondern das 3.–5. Mittelfußköpfchen sind anzuheben (nach Rabl).

Der äußere Schuhboden soll auch hier versteift werden. Das gelingt funktionell am günstigsten durch eine Außenranderhöhung der Laufsohle, die
auch als Höhenausgleich ihren Effekt hat. Ein Pufferabsatz wirkt Beschwerden im Bereich der Ferse entgegen.

Ist der Lotaufbau gestört, dann sind Absatz und Schuhboden nach lateral
zu versetzen (Abb. 5.4 a, b). Den Krallenzehen muss genügend Platz durch
einen erweiterten Zehenraum gegeben sein. Die Ballenfläche ist möglichst
zu polstern, und schließlich muss der Schuh gerade hier genügend lang sein.

Bei der Auswahl des Leistens beachte man, dass der Ballenhohlfuß, wenn
er in normaler Weise gestreckt wäre, mindestens vier bis fünf Nummern länger wäre. Sind die Zehen zu Krallenzehen zurückgezogen, gestaltet sich der
Längenverlust noch größer. Wird ein Leisten nach der Fußlänge ausgewählt,
so ist die Gelenkpartie viel zu kurz. Der Orthopädieschuhmachermeister
wird am besten von der Lotlinie, die durch die Absatzkante führen soll, aus-
gehen. Wenn er dann mit einiger Phantasie den Leisten hinten und vorne genügend lang überstehen lässt und vom Breitenmaß des Vorfußes auf die Lei-
stenlänge schließt, wird er richtig liegen. Dann kann er den Leisten an der
Ferse und am Vorfuß kürzen und zurichten. Die Gelenkpartie kann dann befriedigend lang werden (modifiziert nach Marquardt 1965).

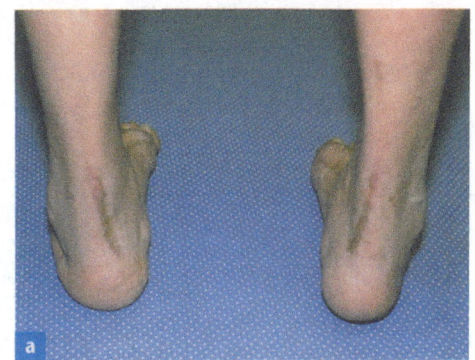

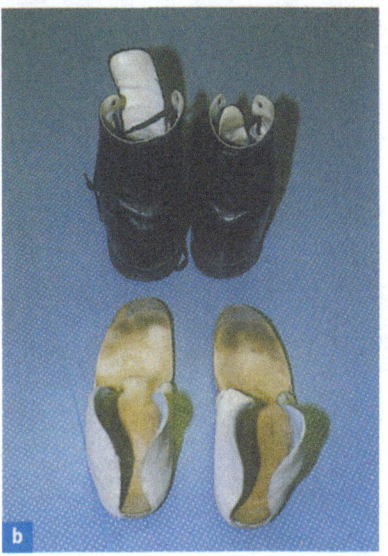

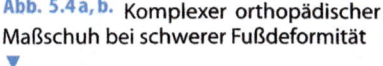

Abb. 5.3 a, b. Beispiel der orthopädischen
Schuhversorgung eines 21-jährigen Patienten, der an mehrfach unterkorrigier-
ten medialen Ballenhohlfüßen leidet

Abb. 5.4 a, b. Komplexer orthopädischer
Maßschuh bei schwerer Fußdeformität
▼

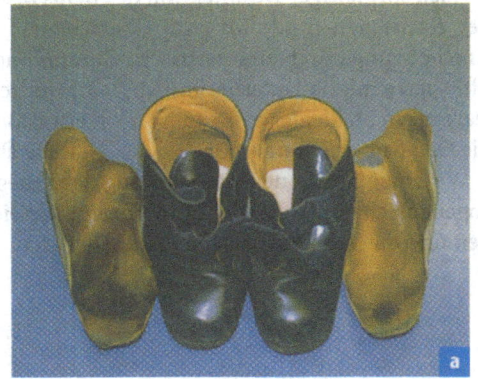

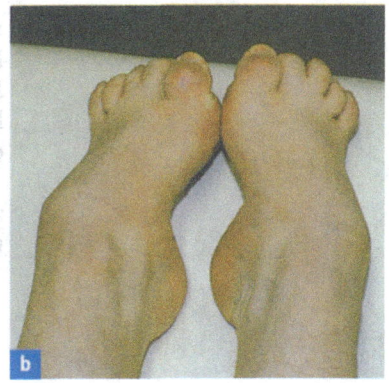

Hackenhohlfuß

Aus versorgungstechnischen Gründen soll hier der kontrakte Hackenhohlfuß vom passiv noch korrigierbaren getrennt werden.

Kontrakter Hackenhohlfuß. Der Abrollschuh besteht aus vier Elementen: der Mittelfußrolle, einer Absatzrolle (Abrollabsatz), dem Keilabsatz und einer rutschfesten Sohle. Wegen der erhöhten Rutschgefahr empfiehlt sich hier an Stelle des Keilabsatzes der nach vorn verlängerte Absatz. Der Abrollschuh ist aber hier vor allem deshalb wenig vorteilhaft, weil der Vorfuß recht hoch unterbaut werden muss, was die Abrollfähigkeit beeinträchtigt und den Schuh insgesamt plump erscheinen lässt. Die Ferse sollte man tief betten, der Absatz ist niedrig zu halten.

Korrigierbarer Hackenhohlfuß. In diesem Fall wird der Schuh oft als Halbschuh gebaut.

Da häufig eine Sensibilitätsstörung an der Fußsohle besteht, sollte der Fuß wegen der bestehenden Druckstellengefahr möglichst weich gebettet werden.

Die Verstärkung der Plantarflexion übernimmt ein Schleppenabsatz. Eine gewisse Korrektur der Fersenbeinstellung kann die Stufenbettung bewirken, dabei sollte man aber darauf achten, dass hinter der Ferse genügend Raum bleibt, damit das Fersenbein auch ausreichend weit durch die Bodenreaktionskraft nach hinten hochgehebelt werden kann. Ein Pufferkissen von 2–3 cm Dicke hinter der Ferse lässt dieses gewisse Bewegungsspiel zu und bietet darüber hinaus auch noch den Vorteil, dass es zusätzlich den hinteren Hebelarm verlängert. Die Verkürzung des vorderen Hebelarmes übernimmt eine Mittelfußrolle.

5.2 Operative Therapiemethoden

Allgemeines zur Operation

Für Kinder ist wegen der Gefahr der Auskühlung eine höhere Temperatur im Operationssaal wichtig. Eine Wärmematte hält dabei die Temperatur für den Operateur in erträglichen Grenzen. Die intraoperative Temperaturmessung ist sinnvoll.

Operiert wird im allgemeinen in Rücken- oder Halbseitenlage des Patienten unter Intubationsnarkose, ggf. mit zusätzlicher kaudaler Periduralanästhesie, um die postoperativen Schmerzen zu reduzieren.

Nach sorgfältiger Desinfektion des Beins bis zur Leiste wird dieses mit einer elastischen Binde bis zum Oberschenkel ausgewickelt und unter 90° Kniebeugung durch eine elastische Gummibinde oder sterile pneumatische Blutsperre mit darunterliegendem Baumwollschutz eine Oberschenkelblutleere erreicht. Idealerweise sollte noch etwas Blut im Bein verbleiben, damit die Gefäße besser vom umgebenden Gewebe abgrenzbar sind.

Wir empfehlen eine Unterlagerung des Kniegelenks mit einer steril überzogenen Schaumstoffrolle, das vorherige Anzeichnen der geplanten Inzisionen und die Verwendung von Hauthaltefäden.

Empfohlene Reihenfolge der Hohlfußkorrektur

- Ballenhohlfüße:
  - Korrektur der Großzehe,
  - Sehnentransfers vorbereiten (durchflechten, ablösen, mobilisieren, deponieren),
  - knöcherne Korrektur Rückfuß,
  - knöcherne Korrektur Vorfuß,
  - evtl. Öffnen der Blutsperre,
  - evtl. Wadenmuskelverlängerung,
  - Zehenkorrektur,
  - Naht und Verankerung der Sehnentransfers.
- Hackenhohlfüße:
  - Mobilisation des oberen Sprunggelenks,
  - Sehnentransfers vorbereiten (durchflechten, ablösen, mobilisieren, deponieren),
  - knöcherne Korrektur Rückfuß,
  - knöcherne Korrektur Vorfuß,
  - evtl. Öffnen der Blutsperre,
  - Zehenkorrektur,
  - Naht und Verankerung der Sehnentransfers.

5.2.1 Operationen an den Weichteilen

Sehnenverpflanzungen

Die Operation nach Robert Jones (1916)

Indikation

- Funktionelle Beschwerden durch eine Krallenzehenfehlstellung der ersten Zehe in Folge einer Überaktivität (eines Übergewichtes) der extrinsischen (M. extensor hallucis longus und M. flexor hallucis longus) über die intrinsische Muskulatur; abgeschwächter M. tibialis anterior.

Bei flexiblem Großzehenendgelenk (proximalem Interphalangeal-Gelenk) kann eine Tenodese gewählt werden, bei Beugekontraktur muss das proximale Interphalangealgelenk versteift werden. Die alleinige Operation nach R. Jones ist nur bei flexibler Steilstellung des Os metatarsale I wirksam, bei fixierter Steilstellung muss sie mit einer extendierenden Basisosteotomie kombiniert werden. Voraussetzung für diese Operation ist ein normaler oder fast normaler Kraftgrad des M. extensor hallucis longus (mindestens Kraftgrad 3, besser Grad 4 oder 5 MRC-Skala).

Wirkungsprinzip (Abb. 5.5 a, b)

- Ausschaltung der pathologischen Wirkung der extrinsischen Zehenmuskulatur (Extension im Grundgelenk, Flexion im Endgelenk) und Schaffung einer aktiven Elevationswirkung auf das Os metatarsale I.

Gleichzeitig wird durch eine Stabilisierung des proximalen Interphalangealgelenks (Tenodese oder Arthrodese) eine beugende Wirkung des M. flexor hallucis longus auf das Grundgelenk geschaffen.

Vorbereitung

- Rückenlage, pneumatische Blutsperre am distalen Oberschenkel oder am proximalen Unterschenkel.

Abb. 5.5 a, b. Prinzip der Operation nach R. Jones

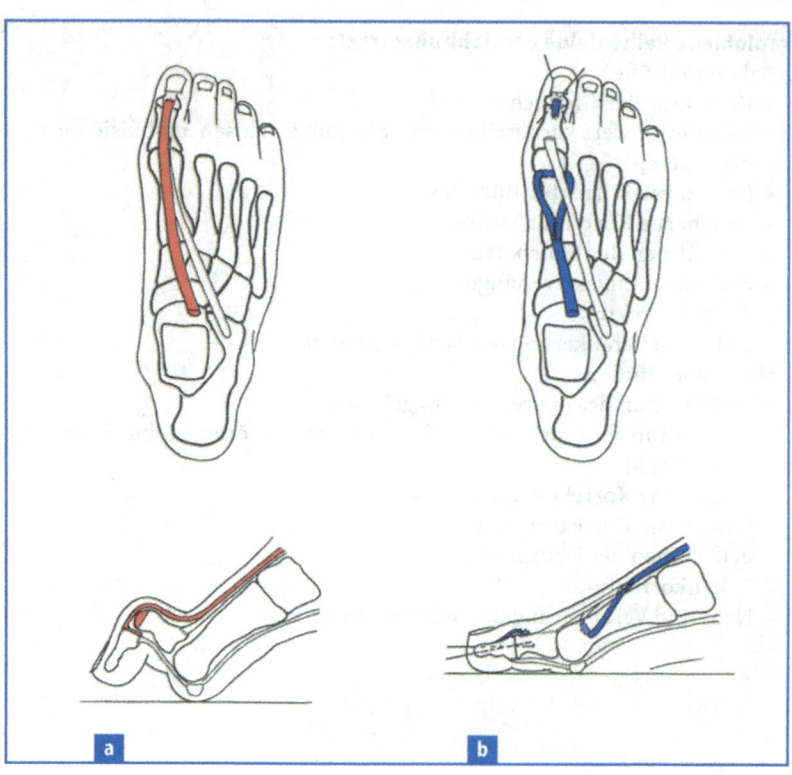

Technische Durchführung

1. Schritt: Quergestellt S-förmige Inzision über dem Großzehenendgelenk, wobei der mediale Schenkel nach proximal reichen sollte und bis zur Mitte des Os metatarsale I verlängert wird (Abb. 5.6).

Haltefäden an den Wundrändern oder Verwendung von Gillis-Hauthäkchen zur Vermeidung einer Wundrandnekrose.

Darstellen der Sehne des M. extensor hallucis longus und Anschlingen mit atraumatischem Vicrylfaden der Stärke 0 (Kinder) oder I (Erwachsene) in durchflechtender Technik. Distal davon wird die Sehne ca. 5 mm proximal ihres Ansatzes an der Basis der Endphalanx durchtrennt (Abb. 5.7). Die angeschlungene Sehne des M. extensor hallucis longus wird bis zur Mitte des Os metatarsale zurückpräpariert, wobei auf eine atraumatische Behandlung des Haut-Subkutislappens möglichst unter Schonung der Saphenus-Endäste medial geachtet werden sollte. Die Sehne des M. extensor hallucis brevis, die von lateral in die Basis der Grundphalanx einstrahlt, muss dargestellt und geschont werden, da sonst die Zehe keinen aktiven Hebemuskel mehr besitzt. Bei lang bestehenden Deformitäten mit Dorsalflexionskontrakturen im Grundgelenk muss diese Sehne evtl. Z-förmig verlängert werden und ggf. die Grundgelenkskapsel dorsal und lateral eingekerbt werden, um eine ausreichende Plantarflexion zu erreichen. In diesem Fall kann eine Augmentation der M.-extensor-hallucis-brevis-Sehne mit der Sehne des M. extensor digitorum longus der 2. Zehe nötig werden, um die Hebefunktion auf das Grundgelenk zu erhalten.

In seltenen Fällen kann man auch einen atavistischen Gelenkkapselspanner als Abspaltung der Sehne des M. extensor hallucis longus finden (Abb. 5.8 *Pfeil*), dieser sollte erhalten bleiben.

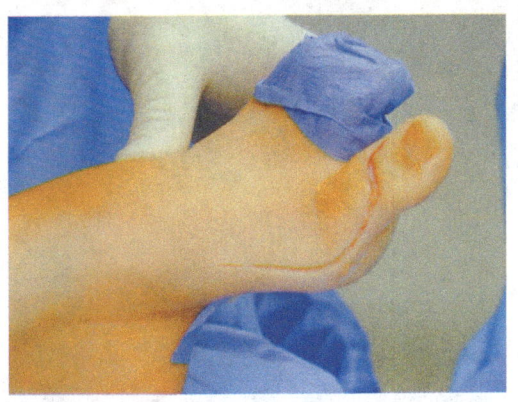

Abb. 5.6

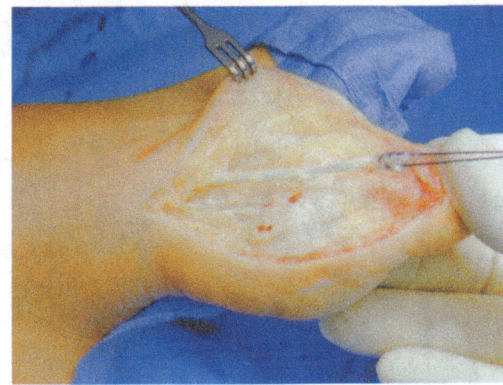

Abb. 5.7

Abb. 5.8

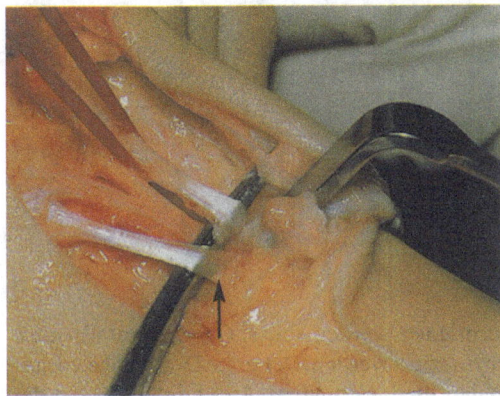

2. Schritt: Nun wird das Periost des Os metatarsale I vom proximalen Ende der Gelenkkapsel bis etwa zum mittleren Drittel des Os-metatarsale-Schaftes etwa auf eine Länge von 3 cm exakt in Längsrichtung des Os metatarsale inzidiert und mit einem feinen Raspatorium nach dorsal und plantar abgeschoben. Es werden Fibula-Hohmannhebel zum Schutz der Weichteile eingesetzt (Abb. 5.9) und anschließend in senkrechter oder querer Richtung exakt in der Mitte des Os metatarsale I wird ein Kanal aufsteigend von 2,0–3,2 mm Durchmesser gebohrt. Mittels einer vorgebogenen feinen Drahtschlinge wird nun eine Fadenschlinge von medial nach lateral durch diesen Kanal eingeführt, im ersten Interdigitalraum mit einer feinen Klemme gefaßt und die Drahtschlaufe wieder entfernt. Die Anschlingfäden der Sehne des M. extensor hallucis longus werden nun in die Fadenschlaufe gelegt und nach medial proximal herausgezogen. Nun lässt sich die Sehne durch den Knochenkanal ziehen (Abb. 5.10).

3. Schritt: Unter Beiseitehalten des M.-extensor-hallucis-longus-Sehnenstummels wird das Großzehenendgelenk komplett eröffnet und mit einem Lüer beginnend am Köpfchen der Grundphalanx sowie an der Basis der Endphalanx entknorpelt, bis die subchondrale Spongiosa freiliegt (Abb. 5.11). Zwei doppelt angespitzte Kirschner-Drähte der Stärke 1,4 (Kinder) bzw. 1,8 (Erwachsene) werden gekreuzt zunächst retrograd durch die Basis der Endphalanx eingebohrt und so weit zurückgezogen, bis ihre Spitzen eben aus der Knochenfläche herausragen. Anschließend wird das Gelenk reponiert, wobei eine zu starke Extension wegen möglicher späterer

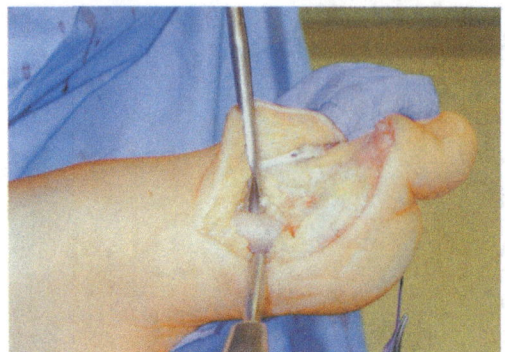 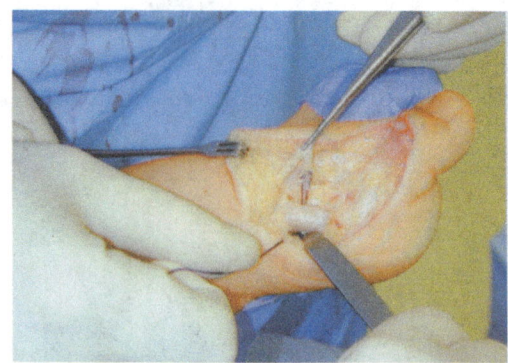

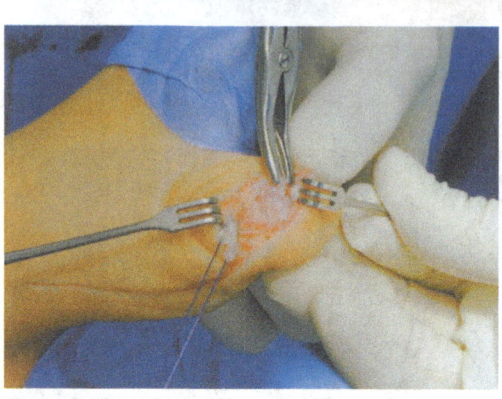

Abb. 5.9–5.11

Schuhprobleme unbedingt vermieden werden muss. Gegebenenfalls muß proximal nochmals etwas nachreseziert werden. Der erste Draht wird vorgetrieben, bis er aus der proximalen Phalanx austritt. Anschließend wird die Rotationsstellung der Arthrodese nochmals überprüft und der zweite Draht vorgebohrt. Beide Drähte müssen die proximale Phalanx fassen. Eventuell verbliebene Spongiosastückchen werden noch in die Knochenlücken eingestopft, anschließend können die Drähte über der Haut umgebogen und gekürzt werden. Die Verwendung einer Schraube, die durch die Zehenkuppe eingebracht wird, hat sich bei uns nicht bewährt. Neben der fehlenden Rotationsstabilität sind lassen Probleme an der Zehenkuppe sowie die oft mäßige Kompression der Arthrodese diese Technik eher ungünstig erscheinen. Alternativ kann bei gut beweglichem Zehenendgelenk auch eine Tenodese des Stummels des M. extensor hallucis longus an die Grundphalanx in Extensionsstellung des Gelenks durchgeführt werden. Diese Technik empfiehlt sich besonders bei Kindern, bei denen es durch eine Arthrodese leicht zur Schädigung der proximal gelegenen Wachstumsfuge der Endphalanx kommen kann. Die transossäre Naht und das Verwenden nichtresorbierbarer Fäden (Nylon oder Mersilene) sowie der temporäre Schutz durch einen transfixierenden Kirschner-Draht reduzieren die Gefahr einer späteren Beugestellung des Endgelenks.

4. Schritt: Stabile Naht der M.-extensor-hallucis-longus-Sehne, die durch den Kanal im Os metatarsale I geführt wurde, mit sich selbst. Am besten gelingt dies, wenn man das Sehnenende nach Art einer Lassoschlinge um die proximale Sehne führt und mit Vicrylfäden durchflechtend vernäht. Der überstehende Anschlingfaden kann zur Verstärkung der Zehenhebung als Tenodese auf die Basis der Grundphalanx aufgesteppt werden.

Besteht ein fixiert plantar flektierter erster Strahl, so kann die Inzision leicht nach proximal bis zur Os-metatarsale-I-Basis verlängert werden. Es empfiehlt sich in diesem Fall, zunächst die Basisosteotomie durchzuführen und erst dann die Sehne definitiv zu vernähen, da es sonst zu einem Spannungsverlust kommt.

Nachbehandlung: Initial postoperativ und bis zur gesicherten Wundheilung Unterschenkelliegegipsverband. Der Operationsgips sollte gespalten werden.

Für weitere 4 Wochen wird ein wenig gepolsterter gut anmodellierter Unterschenkelgehgipsverband mit Schutzkappe für die Großzehe angelegt. Nach 6 Wochen ist eine Röntgen-Kontrolle erforderlich, um die Durchbauung zu kontrollieren. Anschließend können die Drähte entfernt werden. Nach dieser Zeit wird der Fuß ohne Gips weiterbehandelt und erhält noch für mindestens ein halbes Jahr eine Unterschenkellagerungsorthese und Therapieschuhe mit orthopädischen Schuheinlagen oder Unterschenkelfunktionsorthesen (bei gleichzeitig durchgeführten Sehnentransfers).

Gegebenenfalls muss eine Thromboseprophylaxe durchgeführt werden.

Wurde die Operation nach Jones mit einer zuklappenden Basisosteotomie des Os metatarsale I kombiniert, so verlängert sich die Gipsruhigstellungsdauer auf 4 Wochen Unterschenkelliegegipsverband und 4 Wochen Unterschenkelgehgipsverband. Die weitere Nachbehandlung bleibt dieselbe.

Komplikationen: Einschränkung der Extension des Zehengrundgelenks im Sinne eines Hallux limitus oder rigidus, die erhebliche Gehprobleme beim Abrollen in der Standphase verursachen können. Wir haben für diese funktionelle Einschränkung den Begriff des "roll over avoidance gait" geprägt, der besagen soll, dass der Patient versucht, durch vorzeitiges Abheben der Ferse die Bewegungseinschränkung zu kompensieren. Die Einschränkung der Dorsalflexion im Großzehengrundgelenk kann evtl. mit einer sog. Hallux-flexus-Stellung kombiniert sein. Besonders wenn der M. peroneus longus als Plantarflektor des ersten Strahls auf den M. peroneus brevis verlagert wurde, kommt diese iatrogene Deformität vor. In der Schwungphase des Ganges kann es ebenfalls zu Problemen kommen, die durch eine Plantarflexionsstellung im Großzehengrundgelenk geprägt sind. Dies hat eine erhöhte Verletzungsgefahr mit Hängenbleiben der Zehe zur Folge und muss durch eine vermehrte Hüft- und Kniebeugung ähnlich einem Steppergang kompensiert werden. Insbesondere bei progredienten neurodegenerativen Erkrankungen wirkt sich eine begleitende Fußheberschwäche zusätzlich störend aus. Durch Transfer der Belastung vom ersten auf die lateralen Ossa metatarsalia können Ermüdungsfrakturen entstehen (Abb. 5.12).

Abb. 5.12

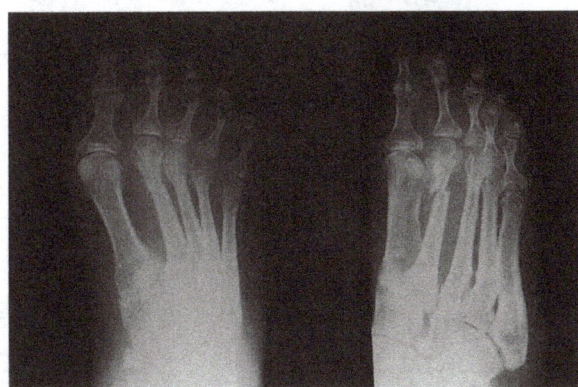

Die Operation nach Russel Hibbs (1919)

Indikation

- Krallenzehenfehlstellung durch ein Übergewicht der extrinsischen langen Zehenmuskulatur (M. extensor digitorum longus und M. flexor digitorum longus) über die intrinsische Zehenmuskulatur. Extensorensubstitution (McGlamry) mit dem Versuch der langen Zehenstrecker, die Fußheberschwäche auszugleichen, was retrograd zur Vorfußkavusstellung führt.

> „Die Anheftung des Extensor digitorum communis longus, eines Muskels, dessen Mitwirkung zur Beugung des Fusses gegen den Unterschenkel (= Dorsalflexion, Anm. der Autoren) in gerader Richtung nothwendig ist, an die Zehenphalangen, ist ein Anlass der Schwäche bei der Vollführung dieser Bewegungen und verursacht unter gewissen Umständen eine Verunstaltung der Zehen. Es wäre vielleicht besser gewesen, wenn seine Sehnen am vorderen Ende der Mittelfussknochen ihr Ende gefunden hätten." (Duchenne 1885)

Mit dieser Aussage formuliert Duchenne auch nebenbei das Prinzip einer Rückverlagerung des langen Zehenstreckers auf die Ossa metatarsalia bzw. auf den Tarsus (Operation nach Daubenspeck, Operation nach Hibbs).

Wirkungsprinzip (Abb. 5.13 a, b)

- Rückversetzung der langen Zehenstrecker auf die Fußwurzel, damit diese effektiver als Fußheber wirksam sind und gleichzeitig die pathologische Krallenzehenstellug mit Plantarflexionswirkung auf die Os metatarsale-Köpfchen ausgeschaltet wird. Zusätzlich muss die Zehenstellung durch eine Arthrodese des proximalen Interphalangealgelenks korrigiert werden, damit die langen Zehenbeuger auf die Grundgelenke wirken können.

Abb. 5.13 a

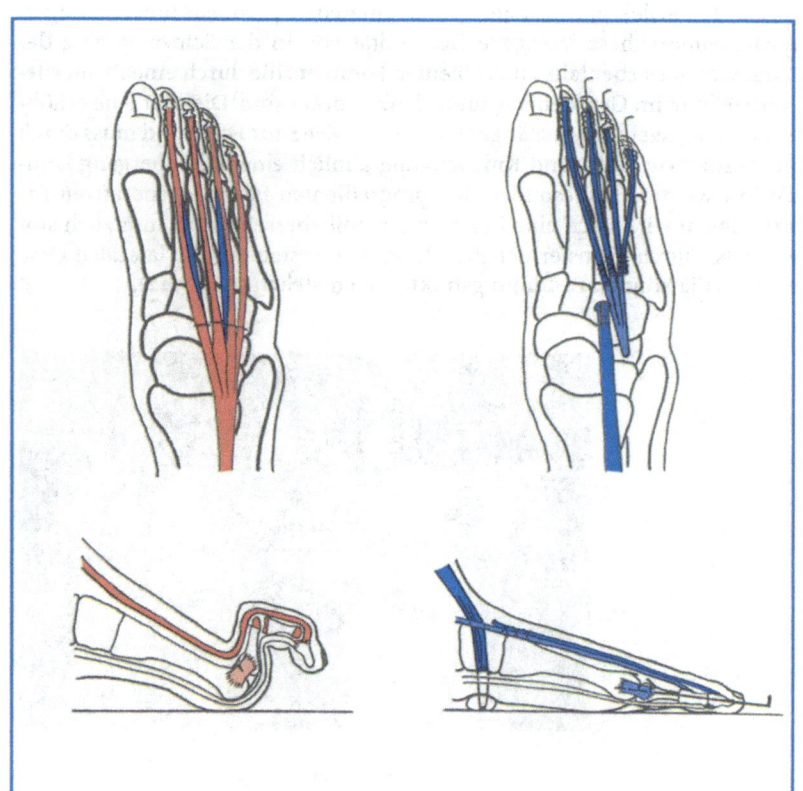

Vorbereitung

- Rückenlage, pneumatische Blutsperre am distalen Oberschenkel oder am proximalen Unterschenkel.

Technische Durchführung

1. Schritt: Ca. 4 cm lange leicht bogenförmige Inzision am Fußrücken lateral konvex etwa in Verlängerung des 4. Os metatarsale von dessen Basis bis zum Kalkaneokuboidgelenk. Haltefäden an den Wundrändern zur Vermeidung einer Wundrandnekrose.

Darstellung der Äste des N. peroneus superficialis, die mit einem Vessel-Loop angeschlungen und zur Seite gehalten werden.

Es werden nun alle Endsehnen des M. extensor digitorum longus ohne einen evtl. vorhandenen M. peroneus tertius mit einer Klemme unterfahren und doppelt im Abstand von etwa 0,5 cm mit Vicrylfäden der Stärke 0 (bei Kindern) oder 1 (bei Erwachsenen) durchflochten. Zwischen den Anschling-fäden werden die Sehnen durchtrennt. Die distalen Enden werden entweder in die Sehne des M. extensor digitorum brevis oder am Ende der Operation als Tenodese wieder in die nach proximal verlagerte Sehne des M. extensor digitorum longus eingenäht. Die gemeinsame proximale M.-extensor-digi-torum-longus-Sehne wird zusätzlich mit einem PDS-Faden der Stärke 0 bzw. 1 durchflochten (Abb. 5.13 b).

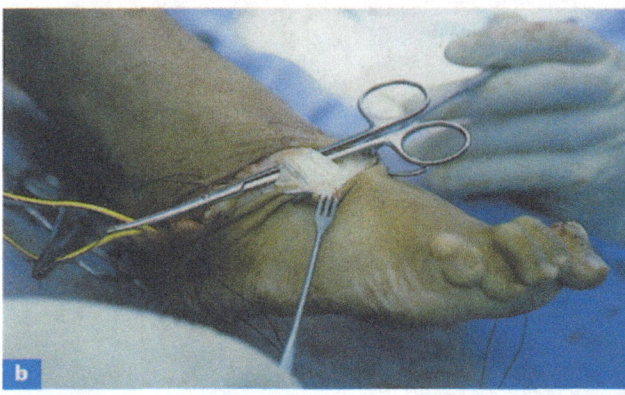

2. Schritt: Nun wird der Muskelbauch des M. extensor digitorum brevis ent-weder vorsichtig im Faserverlauf längs gespalten oder von medial nach late-ral abgeschoben, bis der Bereich des Os cuneiforme laterale und Os cuboide-um dargestellt werden kann. Dabei muss auf die Innervation des M. exten-sor digitorum brevis durch einen Ast des N. peroneus profundus geachtet werden. Nun kann die Sehne entweder periostal unter Bildung von 2 türflü-gelartigen Periostkapsellappen vernäht werden (bei Kindern) oder es wird mit dem Pfriem ein Kanal schräg durch die Fußsohle in Richtung auf den Scheitel des Längsgewölbes gebohrt (bei Erwachsenen). Mit einem umge-drehten Redonspieß, der durch den Kanal vom Fußrücken aus nach plantar vorgeschoben wird, kann nach Gegeninzision plantar eine Fadenschlinge von plantar nach fußrückenwärts gezogen werden, die zum Aufnehmen der Anschlingfäden der M.-extensor-digitorum-longus-Sehne dient und diese nach plantar ausziehen lässt (Abb. 5.13 c).

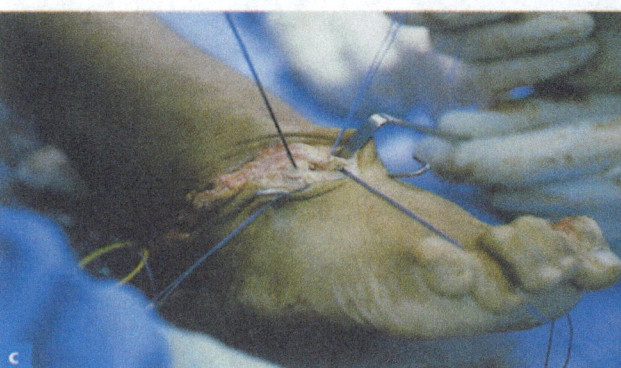

Abb. 5.13 b, c

3. Schritt: Die Anschlingfäden werden an der Fußsohle gespannt und es wird darauf geachtet, dass die Sehne in den vorbereiteten Knochenkanal an der Fußwurzel eintaucht, ggf. muss der Eingang noch mit einem stumpfen In-strument (z.B. anatomische Pinzette) nachbearbeitet werden, damit die Seh-ne sicher im Knochen verschwindet. Sie wird nun an der Eintrittsstelle in den Knochen zusätzlich mit kräftigem Vicrylfaden und runder Nadel gesi-chert. Die Ausziehfäden werden plantar über einem nicht zu kleinen Tupfer (halbe aufgerollte Kompresse) geknotet. Die Spannung sollte so gewählt wer-den, dass der Fuß spontan in Neutralstellung steht, eine Überkorrektur in die Hackenfußstellung muss vermieden werden. Anschließend wird der Mus-kelbauch des M. extensor digitorum brevis wieder über die verpflanzte Seh-ne genäht und die Haut verschlossen.

Nachbehandlung: Postoperativ richtet sich die Dauer der Gipsruhigstellung nach der Art der begleitenden Operationen. Es ist darauf zu achten, dass der plantare Tupfer, über dem die Ausziehfäden geknotet sind, im Gips weich ab-gepolstert wird, damit es nicht zu Druckulzera oder gar Nekrosen kommt. Dies gilt im Besonderen für die Behandlung im Gehgipsverband.

Bei reinen Sehnenoperationen genügt ein Unterschenkelliegegipsverband für 2 Wochen, anschließend muss ein Unterschenkelgehgipsverband für weitere 3 Wochen angelegt werden. Dann kann der Ausziehfaden plantar entfernt und der Patient mit Unterschenkelnachtlagerungsschienen für mindestens 6 Monate und knöchelhohen Therapieschuhen mit Einlagen bzw. bei ausgeprägter Fußheberschwäche auch Fußheberorthesen versorgt werden.

Bei gut kooperativen Patienten kann der Unterschenkelgehgipsverband bereits nach 3 Wochen geschalt werden, und es kann mit Innervationsübungen begonnen werden. Zum Gehen muss aber der Gipsverband mit Deckel konsequent angelegt werden, um ein Ausreißen des Transfers zu verhindern.

Komplikationen: Es muss während der gesamten Ruhigstellungsdauer darauf geachtet werden, dass der Fuß nicht in Plantarflexion kommt, um ein Ausreißen des Transfers zu verhindern. In seltenen Fällen lösen sich die Ausziehfäden vorzeitig. In diesen Fällen muss der Fuß natürlich weiter konsequent für insgeamt 5 Wochen in Neutralstellung des oberen Sprunggelenks gehalten werden. Nach dieser Zeit ist der Transfer soweit eingewachsen, dass er nicht mehr ausreißen sollte. Durch eine zu weit laterale Fixierung der Sehne ist es theoretisch möglich, dass sich ein Knickfuß ausbildet. Wir haben diese Komplikation bisher noch nicht gesehen, man sollte aber in jedem Falle darauf achten, dass die Sehne nicht weiter lateral als in Verlängerung des dritten Interdigitalraumes verankert wird.

Das Hängen der Zehen kann ebenfalls eine theoretische Komplikation darstellen. Durch Tenodese der distalen Sehnen an die M.-extensor-digitorum-brevis-Sehne oder an die M.-extensor-digitorum-longus-Sehne ist diese Gefahr zu vermeiden.

Eine Insuffizienz des Transfers erfordert die Reinsertion (frühestens nach 3–4 Monaten).

Der M.-peroneus-longus-auf-brevis-Transfer. (Nach Schulze-Gocht 1927)

Indikation. Diese Operation wurde primär 1927 von Schulze-Gocht beschrieben und 1939 ausführlich von Snori Halgrimsson behandelt. Sie nimmt ein primäres Übergewicht des M. peroneus longus über den M. tibialis anterior als ursächlich an, das über eine Steilstellung des ersten Os metatarsale zur Hohlfußdeformität führt.

Wirkungsprinzip (Abb. 5.14)

• Über eine Verpflanzung des M. peroneus longus auf den in der Regel geschwächten M. peroneus brevis wird die plantar flektierende Wirkung auf das Os metatarsale I ausgeschaltet und der M. peroneus brevis gleichzeitig augmentiert.

Insbesondere wenn zusätzlich eine Beschwerdesymptomatik durch Mehrbelastung des Os metatarsale I vorliegt, bietet sich diese Methode an. Voraussetzung bleibt aber, dass die Steilstellung des Os metatarsale I dynamisch ist, andernfalls muss zusätzlich eine dorsalflektierende Basisosteotomie vorgenommen werden.

Interessant ist in diesem Zusammenhang ein Artikel von De Luca u. Banta (1985), in dem die Autoren über die Entstehung eines Ballenhohlfußes nach traumatischer Ruptur der M. peroneus longus Sehne berichten (s. traumatischer Ballenhohlfuß).

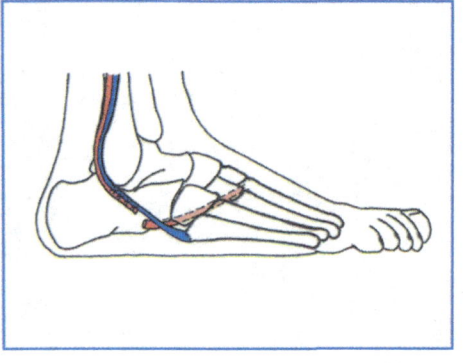

Abb. 5.14

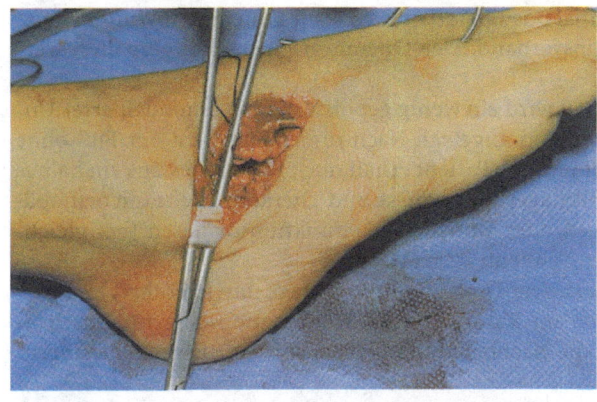
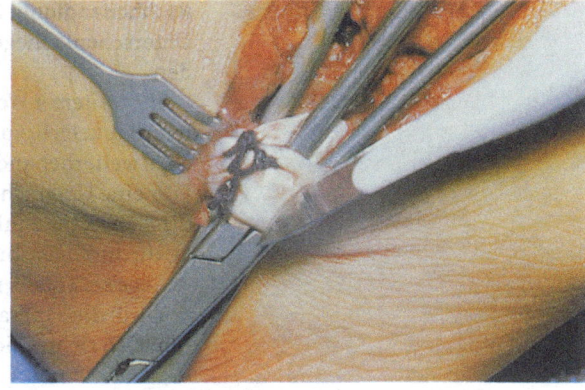

Abb. 5.15–5.17

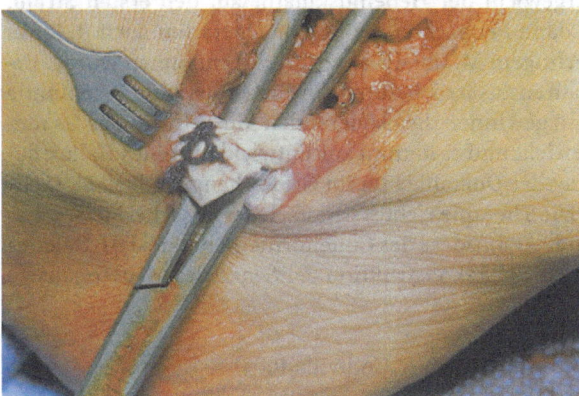

Vorbereitung

- Rückenlage, pneumatische Blutsperre am distalen Oberschenkel oder am proximalen Unterschenkel.

Technische Durchführung

1. Schritt: Leicht S-förmige Hautinzision am Fußaußenrand, unterhalb der Außenknöchelspitze beginnend und bis zur Basis des Os metatarsale V reichend. Nach Identifizierung und Anschlingen des N. suralis werden die Sehnenscheiden des M. peroneus brevis und darunter die des M. peroneus longus längs inzidiert. Die Sehne des M. peroneus longus liegt weiter plantar und verschwindet am Os cuboideum nach plantar. Sie kann durch Plantar- und Dorsalbewegung des Os metatarsale I identifiziert werden (Abb. 5.15).

2. Schritt: Nach Anschlingen der M.-peroneus-longus-Sehne werden beide Sehnen nun Seit-zu-Seit mit nicht resorbierbaren Mersilene- oder PDS-Fäden der Stärke 1 vernäht (Abb. 5.16). Anschließend wird die M.-peroneus-longus-Sehne distal davon durchtrennt (Abb. 5.17). Eine alternative Methode besteht darin, die Sehne des M. peroneus longus zu durchflechten, distal davon zu durchtrennen und in der sicheren Technik nach Pulvertaft in die M.-peroneus-brevis-Sehne einzuflechten. Die Sehnenscheiden sollten nicht komplett rekonstruiert werden, um eine Verwachsung beider Sehnen am Fußaußenrand zu fördern.

Nachbehandlung: Initial postoperativ und bis zur gesicherten Wundheilung Unterschenkelliegegipsverband. Der Operationsgips sollte gespalten werden.

Für weitere 2 Wochen wird ein wenig gepolsterter gut anmodellierter Unterschenkelgehgipsverband angelegt. Nach dieser Zeit wird der Fuß ohne Gips weiterbehandelt und der Patient erhält noch für mindestens ein halbes Jahr eine Unterschenkellagerungsorthese und Therapieschuhe mit orthopädischen Schuheinlagen oder Unterschenkelfunktionsorthesen (bei gleichzeitig durchgeführten Sehnentransfers).

Gegebenenfalls muss eine Thromboseprophylaxe durchgeführt werden.

Wird die Operation im Rahmen eines Kombinationseingriffs durchgeführt, so richtet sich die Nachbehandlung nach den knöchernen Verfahren.

Komplikationen: Übergewicht der Hebemuskulatur auf den ersten Strahl. Dies wird besonders dann beobachtet, wenn eine Operation nach R. Jones bei noch funktionstüchtigem M. tibialis anterior vorgenommen wurde. Ergänzt man diese Verfahren zusätzlich durch eine extendierende Osteotomie des Os metatarsale I, so gewinnen die elevierenden Muskeln auf das Os metatarsale I das Übergewicht und es kommt zur Entwicklung eines Hallux flexus mit Einschränkung der Dorsalflexion im Großzehengrundgelenk (Hallux flexus et limitus). Die Therapie richtet sich nach der Ursache. Meist muss eine plantar flektierende Arthrodese des Cuneiforme-Metatarsale-I-Gelenks durchgeführt werden, da die Rekonstruktion der Sehne des M. peroneus zu aufwendig wäre.

M.-tibialis-posterior-Transfer. (Nach A. Codivilla 1903)

Indikation: Beim medialen Ballenhohlfuß in Folge progredienter Erkrankungen (z. B. Friedreich, HMSN) kommt es in der Regel zu einem Muskelungleichgewicht der M.-tibialis-posterior/M.-peroneus-brevis-Kopplung. Der kräftige M. tibialis posterior zieht das Os naviculare nach medial und verursacht so eine mediale Subluxation im Chopart-Gelenk. Zusätzlich sind in der Regel auch die Fußheber abgeschwächt, so dass die Indikation ein Übergewicht des M. tibialis posterior bei gleichzeitiger Schwäche/Ausfall der Fußheber und Pronatoren darstellt.

Wirkungsprinzip

- Die pathologische Zugwirkung des M. tibialis posterior soll aufgehoben werden und gleichzeitig zugunsten der Fußhebung umverteilt werden. Beim hälftigen Transfer soll der abgeschwächte M. peroneus brevis „Tenodese-artig" augmentiert werden.

Vorbereitung

- Die Operation wird in der Regel in Kombination mit weiteren Eingriffen vorgenommen. Rückenlage und Oberschenkelblutsperre sind empfehlenswert.

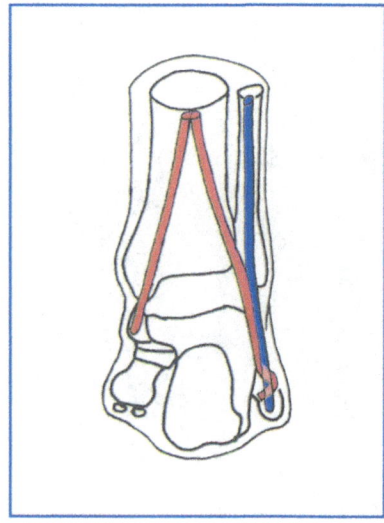

Abb. 5.18

Hälftiger Transfer: Technische Durchführung (Abb. 5.18)

1. Schritt: Zugang über eine ca. 3–4 cm lange Längsinzision im Ansatzbereich der M.-tibialis-posterior-Sehne zwischen Innenknöchelspitze und Os naviculare. Darstellung und Separieren der Sehne in zwei gleiche Hälften mit einem Moskito-Klemmchen und Anschlingen der dorsalen Hälfte mit Vicryl der Stärke 0 oder I in Durchflechttechnik. Ansatznahes Ablösen der angeschlungenen M.-tibialis-posterior-Sehnenhälfte mit dem Skalpell. Dabei sollte man auf die zahlreichen Faserbündel, die sich nach plantar hin ausdehnen, achten.

Unter Zug an der Sehnenhälfte wird diese soweit als möglich nach proximal von der anderen Hälfte separiert.

2. Schritt: 3–4 Querfinger oberhalb des oberen Sprunggelenks hinter der Tibiahinterkante Längsinzision der Haut auf einer Länge von etwa 3 cm. Längsinzision der Unterschenkelfaszie in gleicher Höhe. Nach Beiseitehalten der M.-flexor-digitorum-longus-Sehne Identifikation der M.-tibialis-posterior-Sehne durch Zug am distalen angeschlungenen Sehnenende. Unterfahren der Sehne mit einer Klemme. Nun wird eine stumpfe Kornzange von der proximalen Wunde nach distal streng innerhalb der Sehnenscheide bleibend vorgeschoben, bis die Spitze der Kornzange im Ansatzbereich der Sehne aus der Wunde herausragt.

3. Schritt: Mit der Kornzange wird der Anschlingfaden gefasst und durch die proximale Wunde herausgezogen. Hierdurch lässt sich die Sehne unter Zug der Länge nach stumpf aufspleißen. Kontrolle der Sehne auf ausreichende Stärke und vollständige Kontinuität. Sichern der Sehne gegen das Austrocknen durch Einpacken in eine feuchte Kompresse.

4. Schritt: Dritte, leicht gebogene, etwa 3–4 cm lange Inzision im Bereich des lateralen Unterschenkels hinter der Außenknöchelspitze. Präparation des N. suralis und Anschlingen des Nervs zum Beiseitehalten.

Darstellung der peronealen Retinakula und teilweise Eröffnung (bei kompletter Eröffnung droht die Luxation der Peronealsehnen). Präparation und Anschlingen der ventral gelegenen Sehne des M. peroneus brevis.

5. Schritt: Vorführen einer Kornzange von dieser Wunde exakt hinter der Fibula und möglichst nahe an der Tibiarückfläche bleibend in Richtung der zweiten Inzision. Bei diesem Manöver ist sorgfältig darauf zu achten, dass das Gefäß-Nerven-Bündel nicht verletzt oder zwischen Kornzange und Tibia eingeklemmt wird. Alternativ kommt unter Umständen auch eine prätibiale Verpflanzung, bei der die Sehnenhälfte durch die Membrana interossea verläuft, in Frage.

Mit der Kornzange wird der Anschlingfaden gefaßt, und durch Zug die Sehne aus der lateralen Wunde herausgeführt.

6. Schritt: Bei ausreichender Länge der Sehnenhälfte wird diese in durchflechtender Technik nach Pulvertaft mit nicht resorbierbarem Nahtmaterial der Stärke 0 oder 1 unter Verziehen der M.-peroneus-brevis-Sehne nach proximal in diese eingenäht, so dass nun beide Sehnenhälften einen von dorsal wirkenden steigbügelartigen Effekt auf das Chopart-Gelenk ausüben (Abb. 5.18).

Ist die Sehne relativ lang, empfiehlt sich eine zusätzliche Inzision im Bereich des Fußaußenrandes zwischen der Basis des Os metatarsale V und dem Processus anterior calcanei. Durch Fassen der Anschlingfäden wird die Sehnenhälfte in diese Wunde gezogen und in durchflechtender Technik nach Pulvertaft unter Spannung in die M.-peroneus-brevis-Sehne eingenäht.

Bei stärkerer Spannung der medialen Sehnenhälfte muss diese noch im Ansatzbereich Z-förmig verlängert werden (Vicryl der Stärke 0 oder 1)

Nachbehandlung: Initial postoperativ und für insgesamt 2 Wochen Unterschenkelliegegipsverband. Nachfolgend werden für 3–4 Wochen Unterschenkelgehgipsverbände empfohlen. Für die gesamte Zeit der Gipsruhigstellung muss eine Thromboseprophylaxe durchgeführt werden.

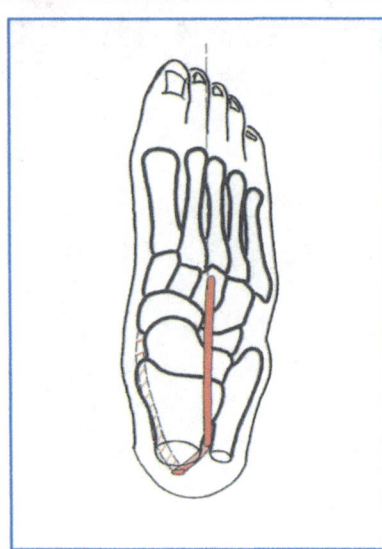

Abb. 5.19

Nach Ablauf dieser Zeit werden dann für ca. 6 Monate (ggf. bis zum Wachstumsabschluss, je nach Grundkrankheit) Nachtlagerungs- und Funktionsorthesen oder aber Therapieschuhe mit orthopädischen Schuheinlagen empfohlen.

Komplikationen

- Unterkorrektur (Reoperation, ggf. Chopart-Arthrodese oder Kalkaneusosteotomie in der Technik nach Dwyer),
- Überkorrektur (Schuhtechnik, ggf. Reoperation).

Kompletter Transfer (Abb. 5.19)

Indikation

- Dynamische, passiv redressierbare Adduktionsstellung im Chopart-Gelenk bei Muskelungleichgewicht mit Übergewicht der Invertoren (selten spastisch, meistens schlaff), überwiegend in der Standphase. Kombination mit knöchernen Korrekturen bei strukturellen Deformitäten.

Es besteht das Risiko einer Überkorrektur in den Knickhackenfuß insbesondere bei gleichzeitiger Achillessehnenverlängerung anstelle der Operation nach Strayer.

Technische Durchführung

1. Schritt: Im Ansatzbereich des M. tibialis posterior ca. 3–4 cm lange Längsinzision in Verlaufsrichtung der Sehne. Eröffnen der Sehnenscheide über der Sehne des M. tibialis posterior mit den quer verlaufenden Faserstrukturen des Retinaculum extensorum; Aufladen der kompletten M.-tibialis-posterior-Sehne mit einer stumpfen Klemme. Anschlingen der kompletten Sehne so ansatznah wie möglich. Ablösen distal davon mit einem Skalpell. Schonung des Lig. calcaneonaviculare plantare (Pfannenband).

2. Schritt: 3–4 Querfinger proximal des oberen Sprunggelenks direkt hinter der Tibiahinterkante wird eine 3 cm lange Längsinzision angelegt.

Nach Inzision der Unterschenkelfaszie und Beiseitehalten der Sehne des M. flexor digitorum longus Identifikation der M.-tibialis-posterior-Sehne durch Zug am distalen angeschlungenen Sehnenende. Unterfahren der Sehne mit einer Klemme, mit deren Hilfe eine feuchte ausgezogene Kompresse unter der Sehne hindurchgezogen wird (Abb. 5.20).

Unter Zug an der feuchten Kompresse lässt sich die Sehne mühelos aus der proximalen Wunde herausziehen. Bei Problemen muss man ggf. distal noch verbliebene Ansatzsehnenbündel durchtrennen. Kontrolle der Sehne auf ausreichende Stärke und vollständige Kontinuität (Abb. 5.21). Sie wird nun zusätzlich mit einem PDS-Faden der Stärke 0 (Kinder) oder 1 (Erwachsene) durchflochten.

Einschlagen der Sehne in die Kompresse, um sie vor einem Austrocknen zu schützen.

3. Schritt: Weitere 3–4 cm lange Längsinzision in gleicher Höhe (3–4 Querfinger proximal des oberen Sprunggelenks) lateral vor der Fibula.

Nach Inzision der Unterschenkelfaszie und Schonung der in diesem Bereich möglicherweise verlaufenden Äste des N. peroneus superficialis wird vor den peronealen Muskeln auf die Membrana interossea präpariert. Mit einer stumpfen Kornzange wird die Membran durchbohrt.

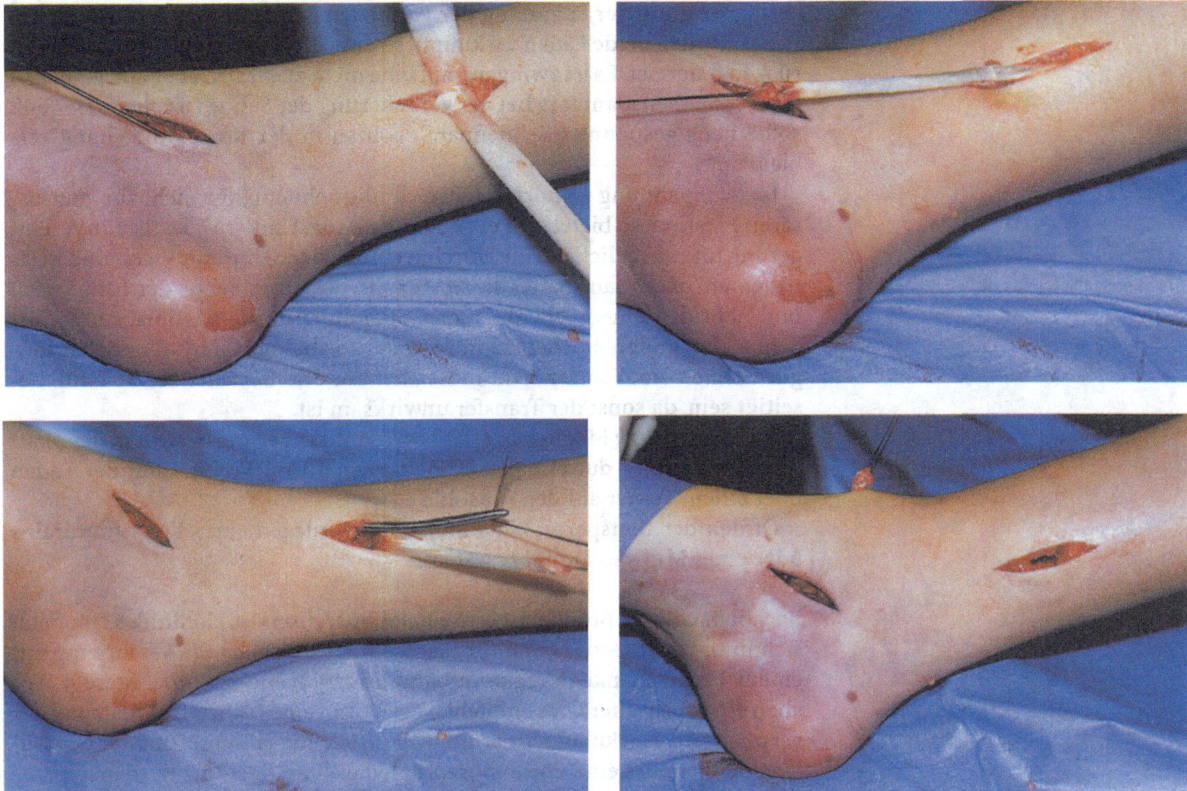

Die Kornzange wird direkt an der Tibiahinterkante in die mediale Wunde oberhalb des Innenknöchels vorgeschoben. Der Anschlingfaden wird gefaßt und die Sehne durch die Membrana interossea aus der lateralen proximalen Wunde herausgezogen. Die Sehne kann auch direkt um die Tibia herum zum Fußrücken geführt werden (Abb. 5.22).

Abb. 5.20–5.23

4. Schritt: Nun wird genau in Fußrückenmitte in Verlängerung des zweiten Interdigitalraumes bei Neutralstellung des Fußes in Höhe des Os naviculare eine Längsinzision von ca. 3 cm angelegt. Die Sehne des M. extensor hallucis longus wird präpariert und zusammen mit den Gefäß-Nervenstrukturen (A. dorsalis pedis, N. cutanaeus dorsalis intermedius) nach medial weggehalten. Da die Gefahr einer Überkorrektur durch zu weit laterale Fixierung der Sehne besteht, sollte als Fixationspunkt keinesfalls über den zweiten Interdigitalraum nach lateral hinausgegangen werden.

5. Schritt: Eine stumpfe Kornzange wird durch die Fußrückenwunde unter dem Retinaculum extensorum in Spitzfußstellung in die proximale, laterale Wunde vorgeschoben, bis die Spitze der Kornzange aus der proximalen Wunde herausragt. Nach Fassen der Anschlingfäden der Sehne des M. tibialis posterior wird die Sehne mit der Kornzange in die Fußrückenwunde zurückgezogen. Überprüfen der Länge der Sehne (Abb. 5.23).

6. Schritt: Über dem Os cuneiforme intermedium oder Os cuneiforme laterale doppel-T-förmige Spaltung des Periostes am Fußrücken. Es werden zwei konvergierende Kanäle angelegt, mit Vicrylfäden besetzt um die Sehne damit am Knochen zu fixieren. Zusätzlich sollte der PDS-Anschlingfaden an Periost und Gelenkkapseln der Fußwurzel geknüpft werden.

Überprüfung der Spannung der versetzten Sehne. In Neutralstellung des Fußes werden beide Fäden verknüpft, so dass die Sehne zuverlässig am Fußrücken fixiert ist. Es ist zwingend auf eine nicht zu straffe, aber auch nicht zu lockere Sehnenspannung bei der Verankerung der Sehne zu achten. Der Fuß sollte nach gespannter Sehnennaht spontan in der Korrekturstellung verbleiben.

Ist die Spannung zu hoch oder reicht die Sehnenlänge nicht zur transossären Fixation, so bietet sich entweder eine sog. Umkipp-Plastik zur Verlängerung und anschließend die Durchflechtung der Sehne mit Vicryl und PDS-Fäden an, oder man spaltet die M.-tibialis-posterior-Sehne der Länge nach und näht den einen Schenkel unter Spannung in die M.-tibialis-anterior-Sehne, den anderen Schenkel in M.-extensor-hallucis und -digitorum-longus-Sehnen ein. Vor der Naht muss aber ein evtl. bestehender Spitzfuß beseitigt sein, da sonst der Transfer unwirksam ist.

Eine alternative Möglichkeit der ossären Verankerung besteht in der plantaren Ausleitung durch einen Knochenkanal und Verknotung der Fäden über einem Tupfer auf der Fußsohle.

Öffnen der Blutsperre, Blutstillung, ggf. Einlegen eines Kunststoffdrains oder eines Minivac-Drainagesystems

Nachbehandlung: Bei alleiniger Weichteiloperation des Hohlfußes empfiehlt sich initial postoperativ und für insgesamt 2–3 Wochen die Versorgung mit einem Unterschenkelliegegipsverband. Nachfolgend ist für weitere 3 Wochen ein gedeckelter Gips empfehlenswert, um eine frühzeitige Beübung der verpflanzten Muskulatur zu ermöglichen. Für die gesamte Zeit der Gipsruhigstellung muss eine Thromboseprophylaxe durchgeführt werden.

Nach Ablauf dieser Zeit werden dann für ca. 6 Monate (ggf. bis zum Wachstumsabschluss, je nach Grundkrankheit) Funktions- und Nachtlagerungsorthesen oder aber Therapieschuhe mit orthopädischen Schuheinlagen empfohlen.

Wurde die Operation mit knöchernen Verfahren kombiniert, so verlängert sich die Gipsruhigstellung auf 4–5 Wochen geschlossener Unterschenkelliegegipsverband und weitere 4–5 Wochen gedeckelter Unterschenkelgehgipsverband. Anschließend erfolgt dieselbe Nachbehandlung.

Komplikationen

Eine der häufigeren Komplikationen ist das fehlende Umlernen des Transfers, d.h. der Muskel bleibt weiter nur in der Standphase aktiv. Dieses Problem haben wir besonders dann gesehen, wenn noch eine (schwache) Restfunktion der Fußhebemuskulatur verblieben war. Der Effekt der Operation war dann lediglich eine Ausschaltung der pathologischen Wirkung auf das Chopart-Gelenk, der Patient benötigte aber weiterhin Fußhebeorthesen.

Eine weitere Komplikation ist das Abweichen des Fußes in Knickfußstellung durch Fehlen der stabilisierenden M.-tibialis-posterior-Funktion. Aus diesem Grunde empfehlen wir bei eher lockerem unterem Sprunggelenk die Kombination mit einer subtalaren Stabilisationsoperation (Chopart- bzw. Tripelarthrodese).

Der Nachteil der hälftigen Transfers ist sowohl beim M. tibialis anterior wie auch beim M. tibialis posterior die Tenodese des unteren Sprunggelenks, wodurch In- und Eversionsbewegungen behindert sind. Da diese Bewegungen aber ohnehin bei Patienten mit schlaffen und spastischen Bewegungsstörungen eingeschränkt sind, hat dies für die Fußfunktion keine Einbußen zur Folge.

Die Autoren empfehlen besondere Vorsicht bei der Verlängerung des meist gleichzeitig verkürzten M. triceps surae. Hier ist die Methode nach Strayer oder die proximale Z-Plastik weitaus sicherer als die distale oder perkutane Achillessehnenverlängerung.

De Luca (in Drennan 1992) gibt den wichtigen Tipp, dass man bei der Durchführung der hälftigen M.-tibialis-posterior-Verpflanzung meist auch den medialen Schenkel der Sehne verlängern sollte, um die deformierende Kraft zu reduzieren.

M.-tibialis-anterior-Transfer: Hälftiger oder kompletter Transfer

Indikation. Inversionsstellung in der Schwungphase, meist in Kombination mit dem oben beschriebenen M.-tibialis-posterior-Transfer.

Da diese Operation hauptsächlich zur Korrektur des Klumpfußes ihre Anwendung findet, wurde sie ausführlich in Band 1: Der Klumpfuß behandelt.

Die Augmentation des M. peroneus brevis mit der Sehne des M. flexor digitorum longus. (Nach O. Stracker 1924)

Indikation
- Dynamisches Muskelungleichgewicht mit Überwiegen des M. tibialis posterior bei abgeschwächtem/ausgefallenem M. peroneus brevis und kräftigem M. flexor digitorum longus. Das Chopart-Gelenk muss noch reponierbar sein (Taluskopfzeichen negativ).

Wirkungsprinzip (Abb. 5.24)
- Wiederherstellung der M.-tibialis-posterior-/M.-peroneus-brevis-Kopplung; wegen der Plantarflexionswirkung der Mm. peroneus brevis und flexor digitorum brevis ist ein Umlernen nicht erforderlich.

Vorbereitung
- Rückenlage, Oberschenkelblutsperre.

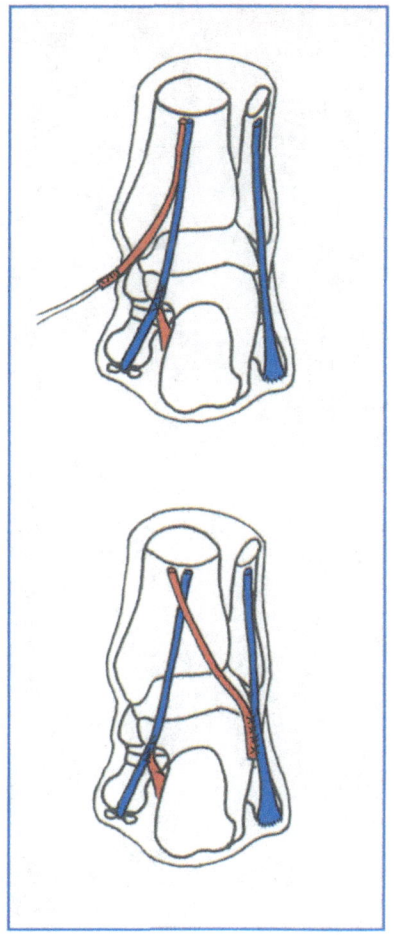

Abb. 5.24

Technische Durchführung

1. Schritt: Ca. 5 cm lange mediale Inzision am Fußinnenrand zwischen Os naviculare und Os metatarsale I, Ablösung der Muskelfasern des M. abductor hallucis vom Fußinnenrand und Präparation der Kreuzungsstelle der Sehnen des M. flexor digitorum und hallucis longus („master knot of Henry").

2. Schritt: Vernähen beider Sehnen distal der Durchtrennungsstelle der Sehne des M. flexor digitorum longus, damit der M. flexor hallucis longus alle Zehen beugen kann und Durchtrennen der Sehne des M. flexor digitorum longus proximal davon. Durch eine weitere Inzision hinter der Tibiahinterkante proximal des oberen Sprunggelenks wird die Sehne herausgezogen und mit einem Vicryl-Faden der Stärke 0 oder 1 armiert.

3. Schritt: Eine weitere Inzision wird am Fußaußenrand im Verlauf der Sehne des M. peroneus brevis angelegt. Der N. suralis wird präpariert und angeschlungen. Mit einer stumpfen Kornzange wird hinter Fibula und Tibia in die mediale proximale Wunde tunneliert und die angeschlungene Sehne des M. flexor digitorum longus gefaßt. Die Sehne wird nach lateral herausgezogen und unter Spannung in Pulvertaft-Technik in die Sehne des M. peroneus brevis eingeflochten (nichtresorbierbares Nahtmaterial).

Nachbehandlung: Abhängig von Begleiteingriffen, bei reinen Sehnenoperationen 2 Wochen Unterschenkelliege- und 4 Wochen Unterschenkelgehgipsverband, dann Versorgung mit Schuhen und Nachtlagerungsorthesen.

Komplikationen

Transfer funktioniert nicht bzw. die Deformität nimmt zu (Chopart-Arthrodese).

Die Augmentation der Achillessehne mit Plantarflektoren beim Hackenhohlfuß. (Nach C. Nicoladoni 1881, Abb. 5.25)

Indikation

- Abgeschwächte oder ausgefallene Plantarflektoren bei kräftigen Mm. peronei, tibialis posterior, flexor hallucis und digitorum longus.

Wirkungsprinzip (Abb. 5.25)

- Verbesserung des Wirkungsgrades der verbliebenen Plantarflektoren durch Dorsalverlagerung auf den Kalkaneus. Gegebenenfalls muss gleichzeitig der Kalkaneus durch verschiebende Osteotomie oder durch knöcherne Korrektur der Hackenhohlfußdeformität nach dorsal verlagert werden, um den Hebelarm zu vergrößern.

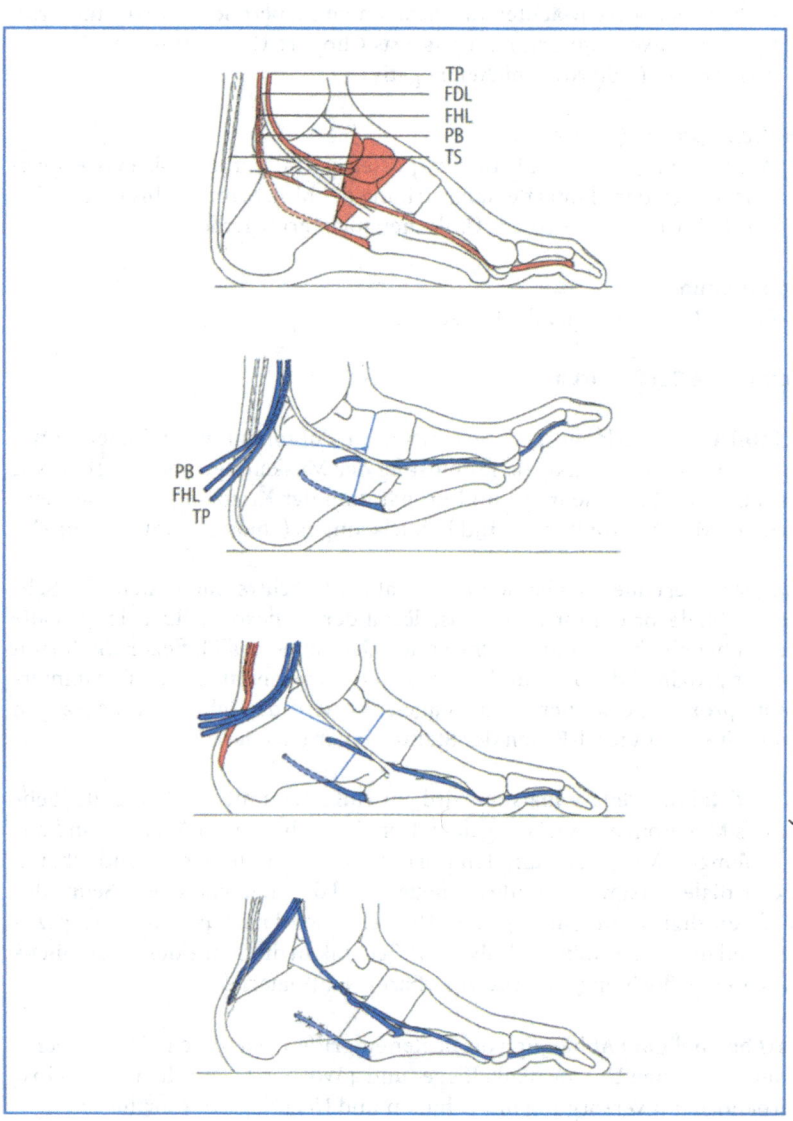

Abb. 5.25

Ein Transfer des M. tibialis posterior bzw. des M. peroneus brevis erfordert die Stabilisierung des Chopart-Gelenks. Ein funktionsfähiger langer Zehenbeuger sollte in seiner ursprünglichen Funktion erhalten bleiben.

Vorbereitung
• Siehe Tripelarthrodese: vorausgehende Korrektur der Fußstellung bei struktureller Deformität.

Technische Durchführung (Abb. 5.26)

1. Schritt: Längsinzision am Fußinnenrand vom Innenknöchel zur Basis des Os metatarsale I. Darstellen des M. tibialis posterior und eines langen Zehenbeugers proximal des Chiasma plantare. Anschlingen und Durchtrennen beider Sehnen.

2. Schritt: Lateral werden beide Peronealsehnen distal des Außenknöchels aufgesucht (Cave: N. suralis), miteinander vernäht und die kräftigere der beiden (meist die des M. peroneus longus) proximal davon durchtrennt.

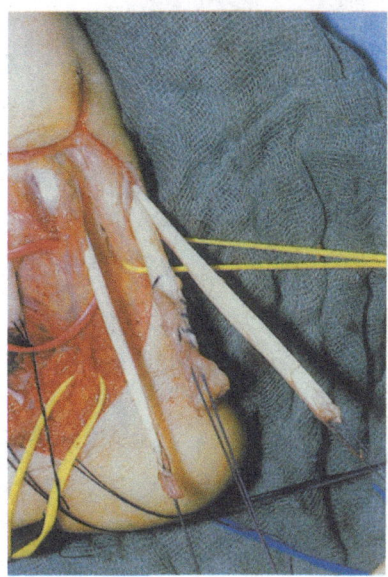

Abb. 5.26

3. Schritt: Etwa 3 Querfinger oberhalb des oberen Sprunggelenks wird jeweils hinter der Tibia bzw. hinter der Fibula eine 3 cm lange Inzision angelegt und die Sehnen werden nach Spalten der Unterschenkelfaszie aus der Wunde herausgezogen. Die Sehnen werden mit Vicryl-Fäden armiert und in feuchte Kompressen eingeschlagen.

4. Schritt: Ca. 4 cm lange Längsinzision direkt über dem Ansatz der Achillessehne am Kalkaneus. Die Achillessehne wird dargestellt, längs gespalten. Mit einer stumpfen Kornzange werden nun die medialen und lateralen Sehnen nacheinander durch diesen Schlitz gezogen (Abb. 5.26). In maximaler Plantarflexionsstellung (ggf. vorher noch Verlängerung der langen Fußheber und ventrale Kapsulotomie des oberen Sprunggelenks) werden die Sehnen nun in die Achillessehne mit nichtresorbierbaren Fäden eingenäht. Anschließend wird das Kalkaneusperiost längs gespalten, eine knöcherne Rinne angelegt und die Sehnen auch hier eingenäht. Auf atraumatische Nahttechnik und spannungsfreien Hautverschluss sollte geachtet werden.

Nachbehandlung: Unterschenkelliegegipsverband in maximal möglicher Plantarflexionsstellung (mindestens jedoch in Nullstellung des oberen Sprunggelenks) für 4–6 Wochen, dann (abhängig von evtl begleitenden knöchernen Operationen) Gehgipsverband in leichter Spitzfußstellung (5–10°) für weitere 4–6 Wochen, wenn möglich als geschalter Gips mit der Möglichkeit der krankengymnastischen Beübung der Sehnenverpflanzungen. Anschließend für 1 Jahr Unterschenkelfunktionsorthesen mit dorsaler Anschlagsperre und plantarer Freigabe sowie Unterschenkelnachtlagerungsorthesen in neutraler oder leichter Spitzfußstellung.

Komplikationen: Insuffizienz der Transfers (selten Revision, konsequentes Tragen von Unterschenkelfunktionsorthesen oder orthopädischen Schuhen.

Sehnen-/Muskelablösungen

Operation (Plantaraponeurosenablösung) nach Arthur Steindler (1920)

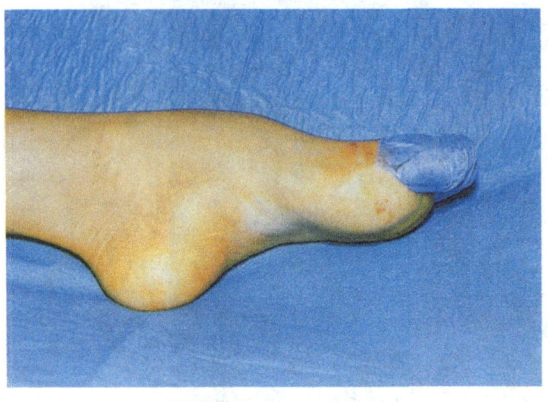

Abb. 5.27

Die Ablösung bzw. Durchschneidung der Plantaraponeurose wurde bereits von J. F. Dieffenbach in seiner ausführlichen Monographie beschrieben:
„Der Pferdehändler L., ein großer kräftiger Mann, 36 Jahre alt, war mit Pferdefüßen geboren … Ich durchschnitt die Achillessehnen und legte dann den gewöhnlichen Verband an. Die Wunden waren nach einigen Tagen geheilt und da keine bedeutende Reaction eingetreten war, konnten die Maschinen angelegt werden. Schon nach einigen Wochen waren beide Fersen zwei Zoll tiefer hinabgezogen, doch stellten sich bei fortgesetzter Extension so heftige Schmerzen in dem ligamentösen Apparat des Fußrückens und eine heftige Spannung in der Sohle ein, dass ich die Beuger der Zehen und die Aponeurosis plantaris zu durchschneiden für nöthig hielt." (Dieffenbach 1841)

Indikationen

● Primäre und sekundäre Vorfußspitzfußstellung beim Kind (bis etwa zum 8.–10. Lebensjahr), die noch elastisch nachgibt (Abb. 5.27). Dynamischer Vorfußadduktus durch Verkürzung des M. abductor hallucis.

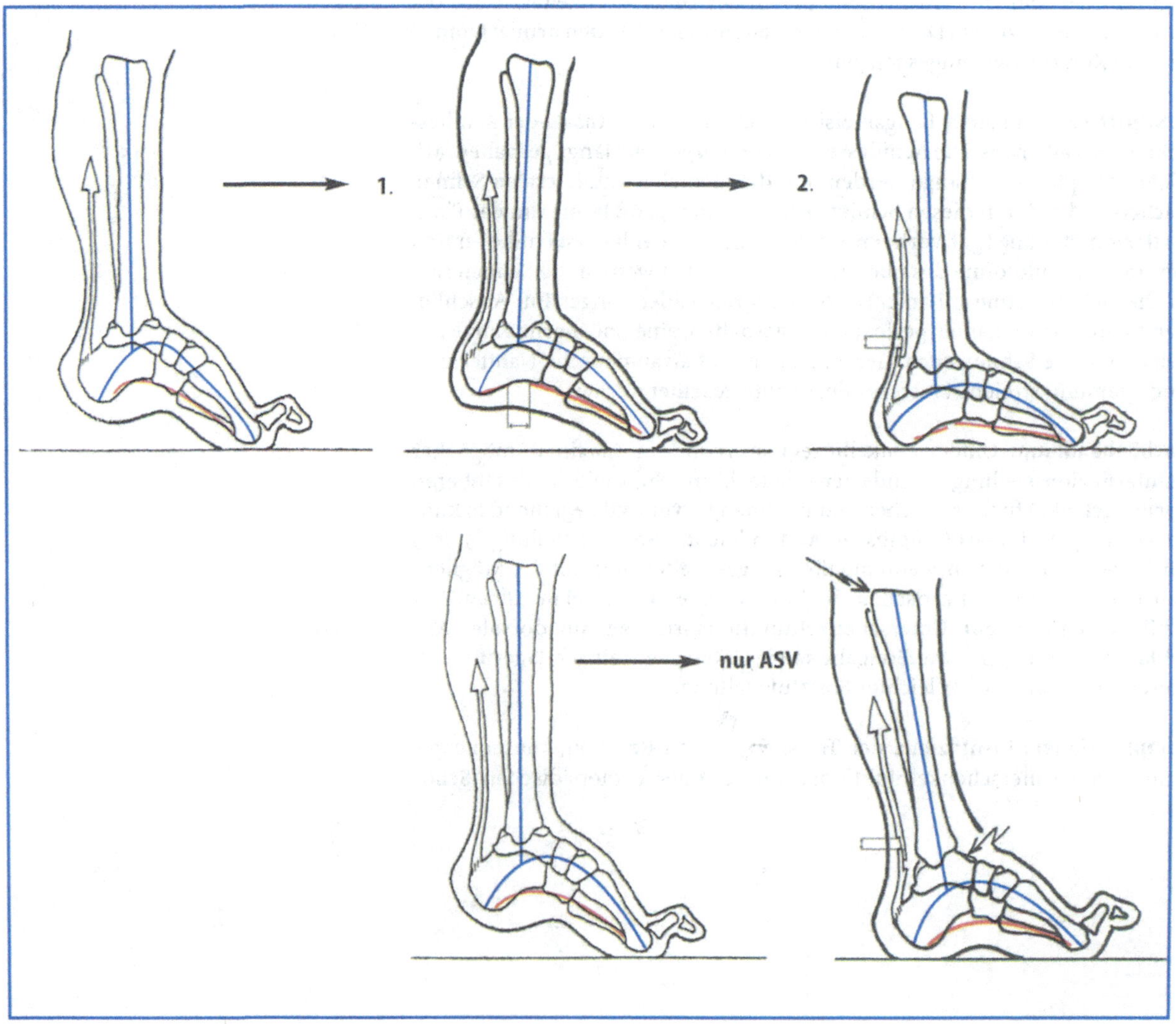

1.   2.

nur ASV

Abb. 5.28

In Adolf Bardelebens Lehrbuch der Chirurgie (1861) wird die Indikation zur Durchtrennung der Plantaraponeurose näher klassifiziert. Der Autor widmet dieser Technik ein ganzes Kapitel und schließt mit der wichtigen Aussage:

> „Läßt sich voraussehen, daß sowohl die Achillessehne als auch die Plantaraponeurose in einer Sitzung durchschnitten werden müssen, so beginnt man nach den in Deutschland allgemein bestätigten Erfahrungen Dieffenbachs am besten mit der letzteren Operation. Dieses Verfahren empfiehlt sich schon deshalb, weil man an dem Fuss, an welchem der Plantarschnitt gemacht ist, noch recht gut die Spannung der Achillessehne bewirken, dagegen die Dehnung der Plantaraponeurose nicht gut auszuführen vermag, wenn die Ferse nicht mehr fest steht." (Abb. 5.28)

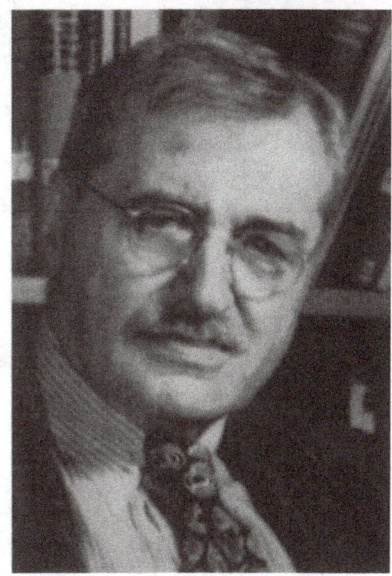

Abb. 5.29. A. Steindler, 1878–1959

Steindler (Abb. 5.29) selbst gibt für diese Operation folgende Indikationen an: Kontrakter Krallenfuß oder Hohlfuß. Er betont ausdrücklich, dass dieses Verfahren nur in den leichtesten Fällen zur Anwendung kommen sollte. Bei allen schwereren Fällen ist eine vorausgehende Korrektur durch Redression oder knöcherne Keilentnahme, abhängig von der Rigidität, erforderlich.

Wir sehen diese Operation stets nur als Teilkomponente der Korrektur an, wenn eine teilfixierte Hohlfußstellung beim wachsenden Patienten vorliegt. Beim Erwachsenen ist es im allgemeinen bereits zu einer strukturellen Anpassung der Fußwurzel gekommen, so dass diese Operation kaum Wirkung zeigt und somit nur sehr selten indiziert ist.

Wirkungsprinzip (Abb. 5.30). Lösung der plantaren Weichteile, die an der Verstärkung des Längsgewölbes beteiligt sind. Dies sind neben der Plantaraponeurose die kurzen Fußsohlenmuskeln sowie die plantaren Bänder. Durch die Lösung der Strukturen wird der Abstand zwischen dem Kalka-

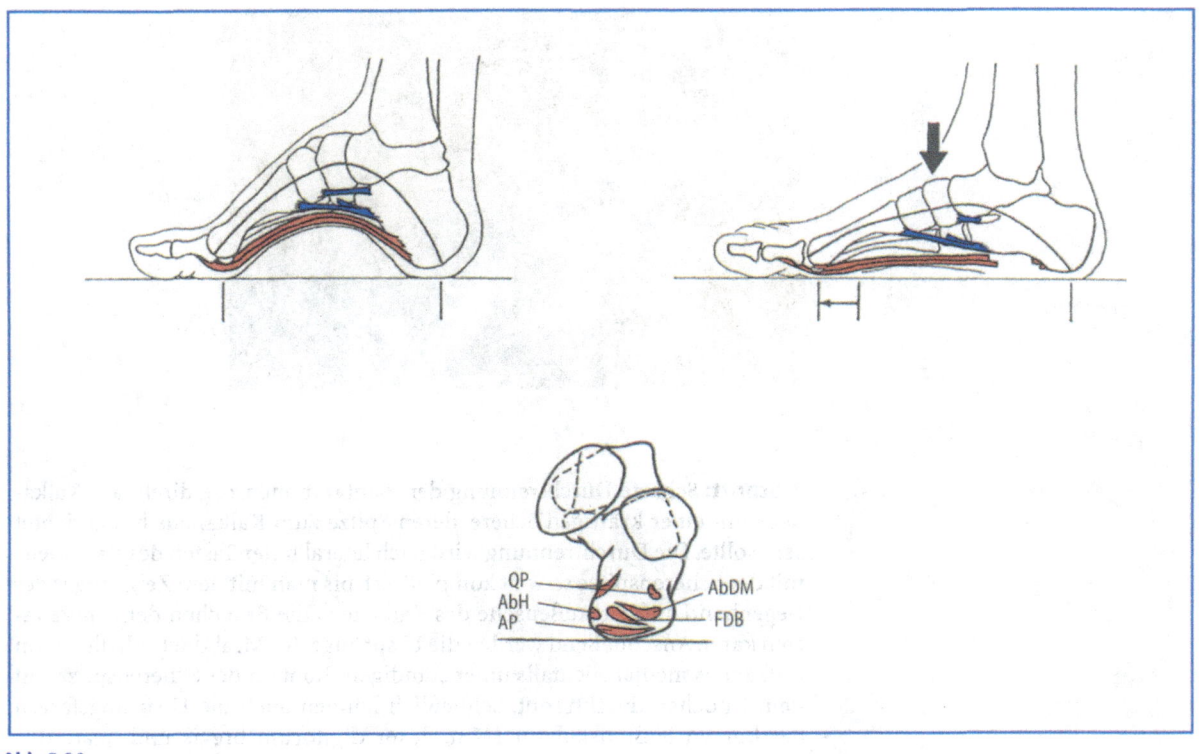

Abb. 5.30

neus (Tuber calcanei) und den Metatarsaleköpfchen vergrößert. Die Lösung des Muskelursprungs des M. abductor hallucis und M. abductor digiti minimi macht ebenfalls Sinn, da die Insertionspunkte beider Muskeln bei der Krallenzehenstellung nach dorsal verlagert sind. Die Lösung der Mm. flexor digitorum brevis und quadratus plantae, die ebenfalls Bestandteil der Operation sind, kann die Krallenzehenkomponente auf die proximalen und distalen Interphalangealgelenke beeinflussen.

> Steindler warnt 1940 ausdrücklich davor, zu viel von dieser Operation zu erwarten:
> „We warn against expecting too much of this operation."

Vorbereitung

- Rückenlage, pneumatische Blutsperre am distalen Oberschenkel oder am proximalen Unterschenkel.

Technische Durchführung

1. Schritt: Ca. 3–4 cm lange, leicht dorsal konvexe Hautinzision am Fußinnenrand am Übergang von der Fersenhaut zur Haut des medialen Fußrandes. Präparation zunächst der Unterfläche der Plantaraponeurose möglichst ursprungsnah am Kalkaneus bis zum Fußaußenrand. Das septierte Fersenfettpolster sollte dabei möglichst schonend behandelt werden. Es werden Langenbeck-Haken zwischen Plantaraponeurose und Fersenfett eingesetzt, die die Wundränder nach proximal, distal und plantar verziehen, um so eine gute Übersicht über die Plantaraponeurose zu gewinnen (Abb. 5.31). Nun wird der Ursprung des M. abductor hallucis am Kalkaneus sorgfältig dargestellt.

Abb. 5.31

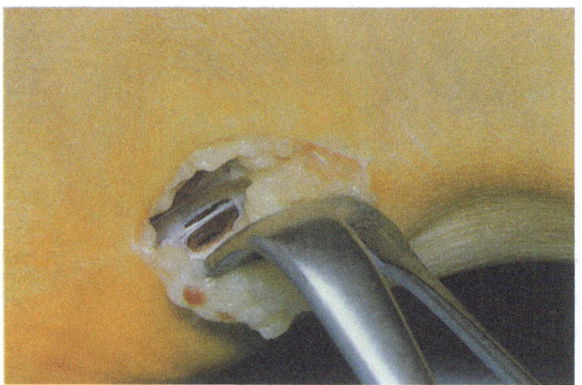

2. Schritt: Scharfe Durchtrennung der Plantaraponeurose direkt am Kalkaneus mit einer kräftigen Schere, deren Spitze zum Kalkaneus hin gerichtet sein sollte. Die Durchtrennung wird nach lateral unter Tasten des Kalkaneus mit der Scherenspitze so weit komplettiert, bis man mit dem Zeigefinger der Gegenhand auf der Außenseite des Kalkaneus die Branchen der Schere tasten kann. Anschließend werden die Ursprünge des M. abductor hallucis am Kalkaneus medial ebenfalls unter ständigem Kontakt der Scherenspitze mit dem Knochen durchtrennt. Schließlich können auch die Ursprungsfasern der kurzen Fußmuskulatur (Mm. flexor digitorum brevis und quadratus plantae) stumpf mit der geschlossenen Schere vom Kalkaneus abgeschoben werden. Mit dem tastenden Finger sollte man nun die komplette Ablösung der plantaren Weichteilstrukturen am Kalkaneus überprüfen, ggf. müssen noch einzelne sich anspannende Stränge direkt am Kalkaneus durchtrennt werden.

Wir verzichten im Gegensatz zu A. Steindler auf die Durchtrennung des für die Fußstabilität wichtigen Lig. plantare longum. Die komplette Ablösung dieses Bandes kann in Verbindung mit kraftvoller Redression besonders beim wachsenden Fuß zu einem Einbrechen des Fußgewölbes mit nachfolgender Überkorrektur in den Knickplattfuß führen.

3. Schritt: Nach der Ablösung der Plantaraponeurose kann der Fuß im Dreipunktemanöver durch Druck von plantar an der Ferse und am Vorfuß sowie von dorsal über dem Gewölbescheitel aufgebogen werden, wobei man besonders bei Kindern ein Nachgeben des Hohlfußes bemerkt.

Die Wadenmuskulatur mit der Achillessehne muss dabei immer intakt bleiben, da sonst der Gegenzug bei der nachfolgenden Gipsbhandlung fehlt und der Korrektureffekt wieder verloren geht.

Im allgemeinen stellt diese Operation nur den ersten Schritt einer Hohlfußbehandlung dar, so dass mit den weiteren Maßnahmen fortgefahren wird.

Nachbehandlung: Bei alleiniger Operation (selten): Unterschenkelliegegipsverband für 1 Woche, dann unter wöchentlichem Umgipsen (weitere Korrektur) Unterschenkelgehgipsverband für weitere 4 Wochen.

Nach dieser Zeit wird der Fuß ohne Gips weiterbehandelt und erhält noch für mindestens ein viertel Jahr eine Unterschenkellagerungsorthese und Therapieschuhe mit orthopädischen Schuheinlagen. Bei einer Kombination mit anderen Eingriffen richtet sich die Nachbehandlung nach diesen.

Komplikationen
- Unvollständige Korrektur entweder durch insuffiziente Ablösung der plantaren Strukturen (Fehler in der OP-Technik), unzureichende Redression und Gipsbehandlung (Fehler in der Nachbehandlung) oder wenn es sich bereits um eine strukturell fixierte Hohlfußstellung handelte (Fehler in der Indikation).
- Versehentliche Durchtrennung der plantaren Gefäß-Nervenstrukturen, wenn man sich bei der Ablösung zu weit vom Ursprung entfent. Deshalb sollte man mit den Scherenspitzen immer in Kontakt mit dem Kalkaneus bleiben.
- Ossifikationen am Kalkaneus können durch versehentliche Ablösung des Periosts von knöchernen Teilen des Kalkaneus entstehen. Wenn sie zu Gehbeschwerden führen, die sich konservativ nicht beherrschen lassen, ist die Reoperation angezeigt.
- Die Überkorrektur in den Knickplattfuß nach gewaltsamer Redression erfordert die stabilisierende Reoperation.
- Die Korrektur des Ballenhohlfußes durch eine Plantaraponeurosenablösung nach Steindler in Kombination mit einer Kalkaneusosteotomie nach Dwyer liefert nach Levitt et al. (1974) sowie Larivière et al. (1985) keine zuverlässigen Resultate.

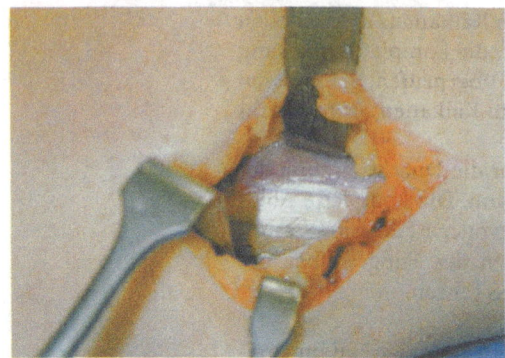
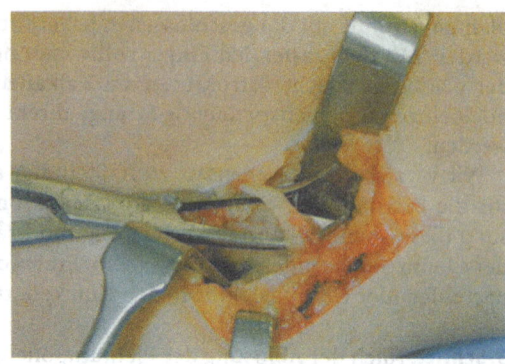

Abb. 5.32 a–c

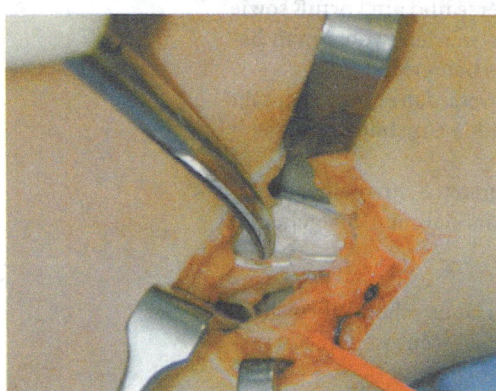

Muskel-/Sehnenverlängerungen

Intramuskuläre Wadenmuskelverlängerung
(Operation nach Strayer; Abb. 5.32a–c)

Indikation
- Leichtgradige strukturelle Wadenmuskelverkürzung.

Perkutane Achillesehnenverlängerung
(Operation nach Hoke; Abb. 5.33a–c)

Indikation
- Mittelgradige strukturelle Wadenmuskelverkürzung (Vorsicht bei Spastik wegen der Gefahr der Überkorrektur!)

Z-förmige Achillessehnenverlängerung (Abb. 5.34a, b)

Indikation
- Schwere strukturelle Wadenmuskelverkürzung.

Die detaillierte Darstellung der verlängernden Techniken der Wadenmuskulatur/Achillessehne werden in Band 4 dargestellt.

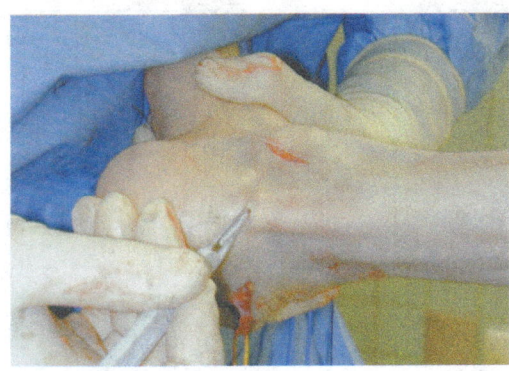
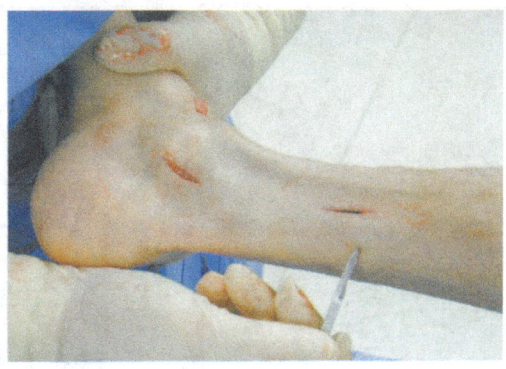
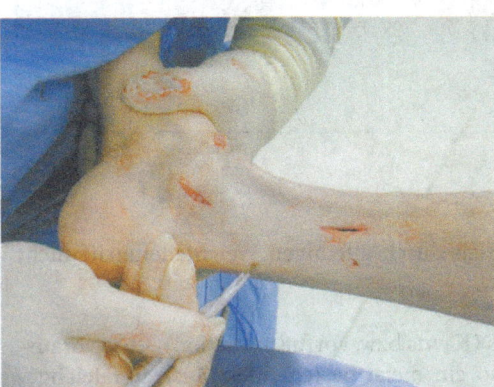

Abb. 5.33 a–c

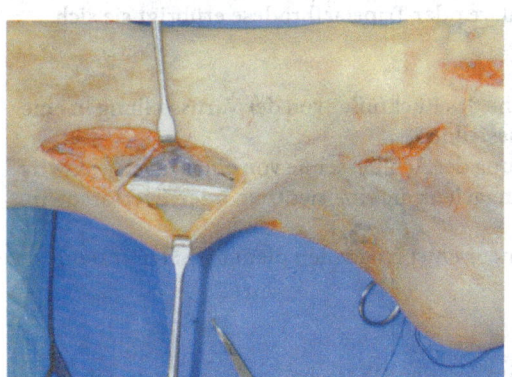
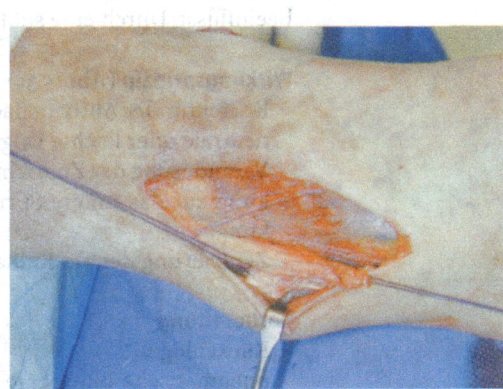

Abb. 5.34 a, b

5.2.2 Operationen am Knochen

Osteotomien

Kalkaneusosteotomie nach Dwyer (1959)

Zu beachten ist hierbei, dass zwei Typen der Dwyer-Operation existieren. Der Typ I (medial aufklappend) wurde wegen der hohen Rate an Wundheilungsstörungen komplett verlassen. Wir beschränken uns deshalb in unseren Ausführungen auf den Typ II (lateral zuklappend). Anstelle der lateral zuklappenden Osteotomie des Fersenbeins empfehlen Fixsen und Giannini auch die laterale Verschiebeosteotomie. Der Vorteil besteht in der Erhaltung der Fersenbeinlänge. Natürlich können zuklappende und verschiebende Osteotomien auch kombiniert angewendet werden.

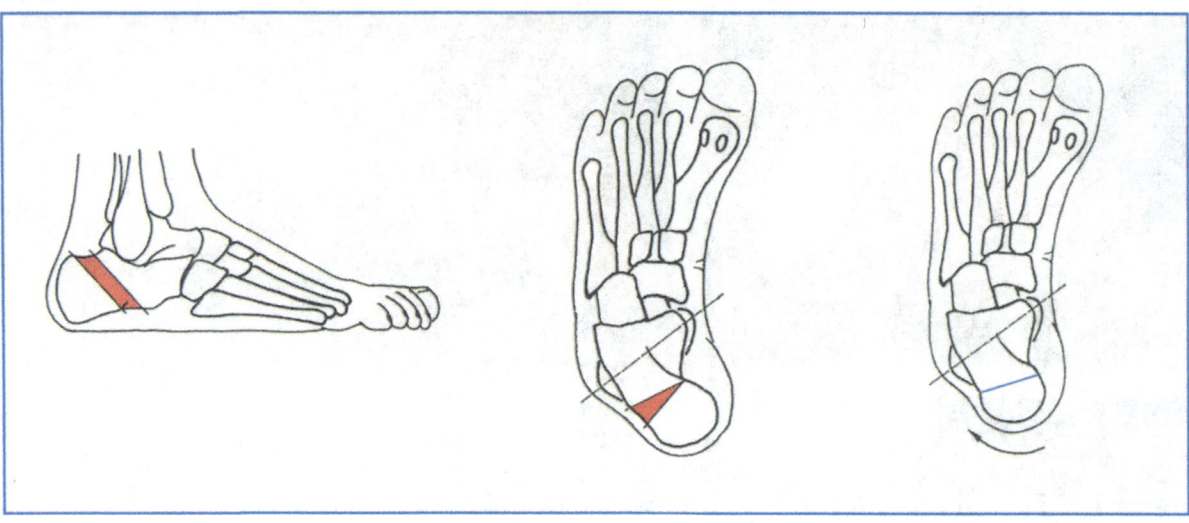

Abb. 5.35 **Indikation**

- Rückfußvarusstellung, die sich durch alleinigen Weichteileingriff nicht vollständig korrigieren lässt.

Eine Fehlstellung des Vorfußes (Kavus bzw. Vorfußpronation) muss vorausgehend korrigiert sein, ebenso ein meist bestehendes Muskelungleichgewicht (M. tibialis posterior/M. peroneus brevis). Die pathologische Rückfußanatomie wird durch die extraartikuläre Kalkaneusosteotomie meist nicht beeinflusst. Durch eine subtalare oder Tripelarthrodese erübrigt sie sich.

Wirkungsprinzip (Abb. 5.35)

- Korrektur der Auftrittsfläche des Rückfußes von der Varusstellung in eine neutrale oder leichte Valgusstellung,
- Veränderung der Zugrichtung der Achillessehne von einer Invertorenwirkung auf das untere Sprunggelenk in eine neutrale oder Evertorenwirkung,
- Zentrierung der am Kalkaneus entspringenden plantaren Strukturen.

Vorbereitung

- Rückenlage,
- pneumatische Blutsperre am distalen Oberschenkel oder am proximalen Unterschenkel,
- evtl. sterile Röntgendokumentation.

Technische Durchführung

1. Schritt: Exakt senkrecht zur Kalkaneuslängsachse ca. 5 cm lange Längsinzision direkt hinter den Peronealsehnen. Präparation des N. suralis und Anschlingen des Nerven zum Beiseitehalten. Durchtrennung des Periosts in einem Schnitt bis auf den Knochen; Abschieben des Periosts mit dem Raspatorium auf eine Breite von ca. 1 cm nach ventral und dorsal. Darstellung der Kalkaneusober- und -unterfläche mit dem Raspatorium epiperiostal und Einbringen von Retraktionshebeln (Hohmann-Hebel). Durch 2 Hohmann-Hebel und 2 scharfe Haken kann eine optimale Übersicht erzielt werden.

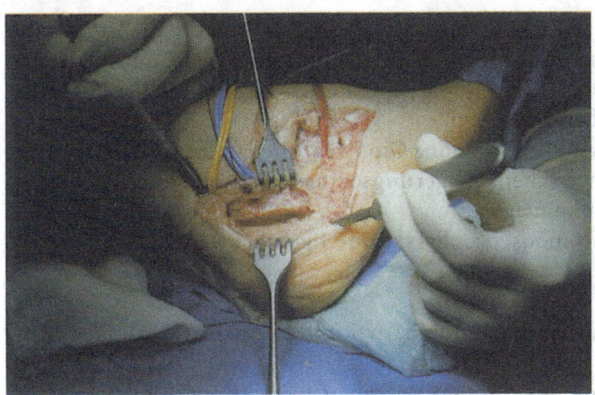 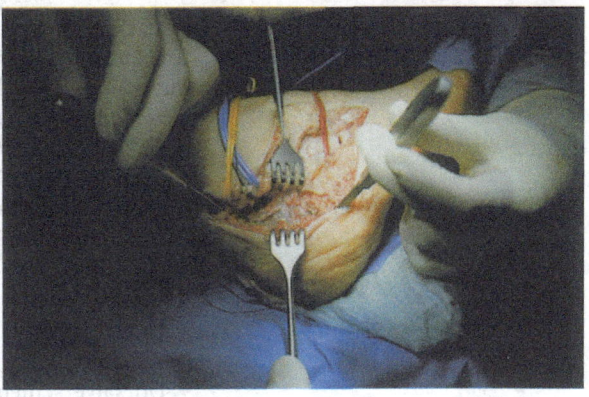

2. Schritt: Abhängig vom Ausmaß der Varusstellung des Rückfußes wird die Basisstärke der Sägeosteotomie bestimmt (mind. 5 mm, max. 10 mm) (Abb. 5.36). Zunächst wird unmittelbar hinter den Peronealsehnen, senkrecht zur Kalkaneuslängsachse mit der Säge der Kalkaneus lateral, dorsal und plantar bis zur medialen Corticalis durchtrennt.

Das mediale Periost sollte belassen werden, um beim Zuklappen der Osteotomie einen Scharniereffekt zu bilden (Abb. 5.37). In Abhängigkeit des vorberechneten Keils wird 0,5–1 cm dorsal der ersten Osteotomie die Säge erneut angesetzt und keilförmig bis zur Spitze der ersten Inzision vorgetrieben.

Es ist darauf zu achten, dass dorsale und plantare Anteile des Keils komplett entfernt werden, da sonst das Zuklappen der Osteotomie Schwierigkeiten bereiten kann. Nun wird mit der Säge vorsichtig die mediale Corticalis Stück für Stück geschwächt, bis das distale Kalkaneusfragment mit dem Achillessehnenansatz mobil ist.

3. Schritt: Einbohren eines kräftigen Kirschner-Drahtes der Stärke 2,0–2,5 mm durch das dorsale Kalkaneusfragment, bis die Spitze in der Osteotomie erscheint. Durch Zuklappen der Osteotomie, die bei sauberer Entfernung des Keils keine Probleme bereiten sollte, ist die Rückfußvarusstellung voll korrigiert. Durch Dorsalflexion im oberen Sprunggelenk kann die Osteotomie geschlossen werden. Der Kirschner-Draht wird dann bis zum proximalen Kalkaneus weitergebohrt.

Überprüfung der Stellung, danach Einbringen eines zweiten Kirschner-Drahts in leicht konvergierender Richtung ebenfalls durch die Ferse in den proximalen Kalkaneusanteil.

Im allgemeinen genügen 2 Kirschner-Drähte, um die Osteotomie stabil zu fixieren. Die Kirschner-Drähte werden bei befriedigender Stellung 1 cm über der Haut umgebogen und gekürzt. Die Drähte sollten idealerweise nicht direkt von dorsal, sondern von dorsolateral und -medial zur Schonung des Fersenpolsters eingebracht werden. Alternativ kann man auch 2 Knochenklammern (sog. „staples") verwenden.

Sind Knochenlücken verblieben, so können diese problemlos durch Spongiosa aus dem entnommenen Keil aufgefüllt werden. Nach Öffnen der Blutsperre wird das Periost mit einzelnen Nähten verschlossen und eine Drainage eingelegt. Schichtweiser Wundverschluss.

Abb. 5.36, 5.37

Nachbehandlung
Initial postoperativ und für insgesamt 4 Wochen Unterschenkelliegegipsverband. Der Operationsgips sollte gespalten werden.

Nach 4 Wochen ist eine Röntgenkontrolle erforderlich, um die Durchbauung zu kontrollieren. Anschließend können die Drähte ggf. entfernt werden. Für weitere 4 Wochen wird ein wenig gepolsterter gut anmodellierter Unterschenkelgehgipsverband angelegt.

Nach dieser Zeit wird der Fuß ohne Gips weiterbehandelt und erhält noch für ein Jahr eine Unterschenkellagerungsorthese und Therapieschuhe mit orthopädischen Schuheinlagen.

Ggf. muss eine Thromboseprophylaxe durchgeführt werden.

Komplikationen

- Unterkorrektur (dann Reoperation, evtl. mit zusätzlicher lateraler Verschiebung),
- Dorsalverschiebung des distalen Kalkaneusteiles (im allgemeinen ohne Konsequenz),
- Verletzung des N. suralis oder des medial verlaufenden Gefäß-Nervenbündels (Revision).

Basisosteotomie des Os metatarsale I. (Nach A. H. Tubby 1912)

Indikation

- Korrektur einer strukturellen Steilstellung des ersten Mittelfußknochens als Teilkomponente der Vorfußpronation.

Weichteilige Maßnahmen sowie die Korrektur einer evtl. strukturellen Fehlstellung des Rückfußes (Varusstellung) müssen dieser Operation vorausgehen (mindestens Steindler-Operation), so dass wir diese Technik stets an das Ende einer Hohlfußoperation stellen.

Wirkungsprinzip

- Wiederherstellung einer korrekten Mittelfußausrichtung durch Einstellung aller Metatarsalköpfchen parallel zur Auftrittsfläche (Wiederherstellung der physiologischen Vorfußpronation). Das Muskelgleichgewicht des Cuneiforme-Metatarsale-I-Gelenks (M. tibialis anterior/M. peroneus longus) sollte stets zuvor ggf. durch Sehnentransfers) wiederhergestellt werden.

Dieser Eingriff wird meist in Kombination mit anderen Operationen durchgeführt (Hohlfußprogramm).

Vorbereitung

- Rückenlage, pneumatische Blutsperre am distalen Oberschenkel oder am proximalen Unterschenkel

Technische Durchführung

1. Schritt: Dorsalkonvexer Hautschnitt vom Os naviculare bis zur Mitte des Os metatarsale I reichend, am Unterrand des medialen Längsgewölbes. Nun wird eine evtl. im Wundgebiet befindliche V. saphena mit ihrem Begleitnerv nach dorsal mobilisiert und die proximale Hälfte des Os metatarsale I dargestellt.

2. Schritt: Das Periost wird längs bis zur Basis in einem Schnitt inzidiert und nach dorsal und plantar mit dem Raspatorium abgeschoben. Zum Schutz der Weichteile wird nach plantar ein Fibula-Hohmann-Hebel, nach dorsal ein Finger-Hohmann-Hebel eingesetzt (Abb. 5.38). Bei Kindern muss die

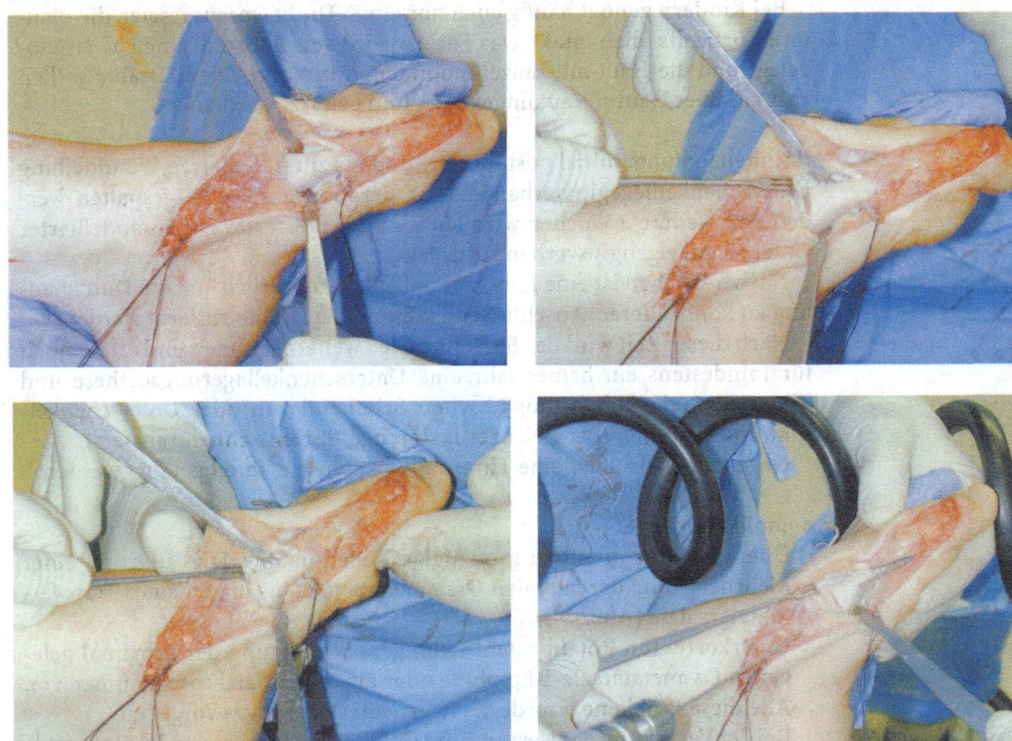

Abb. 5.38–5.41

proximal gelegene Epiphyse des Os metatarsale I unbedingt dargestellt werden.

Nun wird mit der feinen Säge zunächst die proximale Inzision in querer Richtung durchgeführt. Diese sollte exakt senkrecht zur Os-metatarsale-I-Längsachse und beim Erwachsenen mindestens 0,5 cm distal des Cuneiforme-Metatarsale I-Gelenks, bei Kindern 0,5 cm distal der Epiphysenfuge liegen und die dorsalen 2/3 des Metatarsaledurchmessers durchtrennen. Um einen späteren Rotationsfehler auszuschließen, sollte die plantare Corticalis des Os metatarsale I intakt bleiben. Die zweite Osteotomie wird distal zur ersten konvergierend mit einer Basisstärke entsprechend dem Korrekturwinkel vorgenommen und sollte ebenfalls nicht die plantare Corticalis durchtrennen. Normalerweise beträgt die Keilstärke nicht mehr als 2–3 mm und wir raten eher dazu, nachzusägen als primär zu stark zu korrigieren. Der Keil wird in toto entnommen, wobei insbesondere auf eine ausreichende Entfernung der lateralen Corticalis zu achten ist (Abb. 5.39).

3. Schritt: Prüfung, ob sich die Osteotomie durch Druck auf das Os-metatarsale-I-Köpfchen von plantar her schließt. Ist dies nicht der Fall, so muss die Osteotomie vorsichtig noch etwas nach plantar vertieft werden, aber ohne die plantare Corticalis vollständig zu durchtrennen.

Es gelingt nun meist mühelos einen wasserdichten Schluss der Osteotomie zu erreichen. (Abb. 5.40). Anschließend muss der Korrektureffekt durch Überprüfung der Stellung des Metatarsaleköpfchens I zu den übrigen Metatarsalia gesichert werden. Gegebenenfalls ist hierbei entweder nachzusägen oder eine evtl. Überkorrektur durch Einfügen von Spongiosa wieder auszugleichen. Die Fixierung wird am einfachsten durch 2 gekreuzte Kirschnerdrähte gehalten, die von distal und proximal der Osteotomie möglichst fußrückenwärts eingebracht werden (Zuggurtungseffekt) (Abb. 5.41). Alternativ kann auch eine Zuggurtung mit Schrauben angelegt werden (nach R. Mann 1993).

Bei Kindern genügt häufig auch nur ein K-Draht, vorausgesetzt, die plantare Corticalis blieb intakt. Das Periost wird verschlossen, eine Lasche eingelegt und die Haut mit Einzelknopfnähten versorgt. Die K-Drähte sollten ca. 1 cm über Hautniveau umgebogen und gekürzt werden.

Nachbehandlung: Initial postoperativ und bis zur gesicherten Wundheilung Unterschenkelliegegipsverband. Der Operationsgips sollte gespalten werden. Für weitere 4 Wochen wird ein wenig gepolsterter gut anmodellierter Unterschenkelgehgipsverband angelegt.

Nach 6 Wochen ist eine Röntgenkontrolle erforderlich, um die Durchbauung zu kontrollieren. Anschließend können die Drähte entfernt werden.

Nach dieser Zeit wird der Fuß ohne Gips weiterbehandelt und erhält noch für mindestens ein halbes Jahr eine Unterschenkellagerungsorthese und Therapieschuhe mit orthopädischen Schuheinlagen oder Unterschenkelfunktionsorthesen (bei gleichzeitig durchgeführten Sehnentransfers).

Gegebenenfalls muss eine Thromboseprophylaxe durchgeführt werden.

Komplikationen

- Überkorrektur durch zu großzügige Keilentnahme. Dies führt zu einer Mehrbelastung der lateralen Ossa metatarsalia bis hin zu einer Transfer-Metatarsalgie (Abb. 5.12).
- Unterkorrektur, Rotationsfehlstellungen, Schädigung der proximal gelegenen Os-metatarsale-I-Epiphyse oder auch Pseudarthrose kommen vor. Alle diese Probleme erfordern ein erneutes operatives Vorgehen.
- Bei der Verletzung des Nerven- und Gefäßbündels im ersten Intermetatarsalraumes drohen wegen der guten Vaskularisierung des Vorfußes normalerweise keine gravierenden Folgen, sieht man von der Gefühlsstörung im ersten Zehenzwischenraum ab.

Basisosteotomien der Ossa metatarsalia II–V. (Nach Lexer 1920, Abb. 5.42)

Indikation

- Hohlfüße mit persistierender Vorfußsteilstellung in Höhe der tarsometatarsalen Gelenklinie (Lisfranc) nach befriedigender Rückfußkorrektur (subtalare Reposition)

Wirkungsprinzip

- Ausgleich der Kavusstellung des Vorfußes durch extendierende Osteotomien der Ossa metatarsalia. Durch frühzeitiges Belasten im Gipsverband sollen sich die Ossa metatarsalia von selbst in einer Ebene einstellen.

Nachteile dieser Methode sind der nur begrenzte Korrekturumfang und die bajonettartige Abknickung des Vorfußes. Die zuklappende Osteotomie der Basen der Ossa metatarsalia ist in der Literatur von Lelièvre, Swanson, Gould und Watanabe empfohlen worden.

Technische Durchführung

1.Schritt: 3 cm langer Längsschnitt im I. Intermetatarsalraum nach proximal auslaufend. Sorgfältige Präparation auf die Metatarsalknochen, möglichst unter Schonung der hier verlaufenden Hautnerven wird zunächst das Os metatarsale I dargestellt. Da die Epiphyse proximal liegt, sollte die Osteotomie distal davon angelegt werden. Das Periost über dem Os metatarsale I wird längs inzidiert und mit einem Raspatorium nach medial und lateral ab-

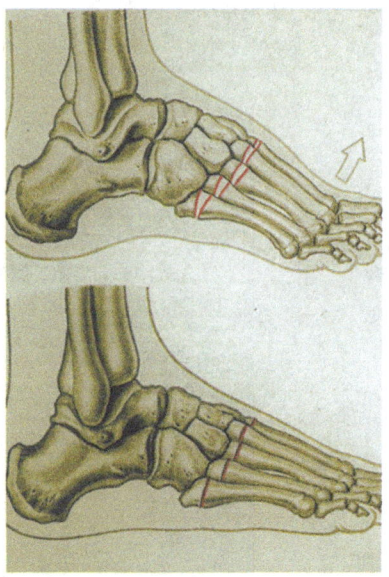

Abb. 5.42

geschoben. Es gelingt nun ohne größere Probleme sog. Finger-Hohmann-Hebel um das Os metatarsale einzubringen.

2. Schritt: Die Osteotomie soll bei offener Os-metatarsale-I-Epiphysenfuge mindestens 0,5 cm von der Epiphyse entfernt bleiben, um diese nicht zu schädigen. Es genügt das quere Durchtrennen des Os metatarsale und die anschließende Entnahme eines etwa 2–3 mm starken dorsalbasigen Keils aus dem distalen Anteil. Die plantare Corticalis sollte zur Rotationssicherung erhalten bleiben.

3. Schritt: Nach Entfernung der Finger-Hohmann-Hebel analoges Vorgehen am Os metatarsale II mit exakt querer Durchtrennung. Die Entnahme eines Keils ist hier ebenfalls erforderlich, die Periosthülle sollte wegen der besseren Konsolidierung erhalten bleiben.

4. Schritt: Im Allgemeinen kann das Os metatarsale III von dieser Inzision nicht erreicht werden, so dass eine zweite Hautinzision über dem Os metatarsale IV ebenfalls von etwa 3–4 cm Länge notwendig wird. Auch hier soll eine Schonung der subkutan verlaufenden Hautnerven und Venen und natürlich auch der langen und kurzen Zehenbeugesehnen durch atraumatische Präparationstechnik beachtet werden.

5. Schritt: Darstellung der Basis des Os metatarsale III, IV und V nach Längsspaltung des Periosts, subperiostaler Umfahrung mit Finger-Hohmann-Hebeln und Keilentnahme mit einer schmalen Säge. Da die Epiphysenfugen der Metatarsalknochen II–V distal liegen, besteht hier kein Risiko einer Wachstumsstörung.

6. Schritt: Nach kompletter Durchtrennung aller Metatarsalbasen und Keilentnahmen wird der Fuß nun manuell durch Fixieren des Rückfußes und Dorsalflexion des Vorfußes in Korrekturstellung gebracht. Bei starker Vorfußadduktion kann es zusätzlich erforderlich sein, aus dem Os metatarsale V und ggf. auch IV einen lateralbasigen Keil zu entfernen, um die volle Korrektur zu erreichen. Nach erfolgter Korrektur genügt eine Transfixierung der Osmetatarsale-I- und -V-Osteotomie mit jeweils einem Kirschner-Draht in Korrekturstellung, der von distal nach proximal eingebohrt und durch die Haut ausgeleitet wird. Einlage von Redondrainagen bzw. Silikonlaschen. Schichtweiser Wundverschluss.

Nachbehandlung: Initial postoperativ und für insgesamt 5 Wochen Unterschenkelliegegipsverband. Der Operationsgips sollte gespalten werden. Nach 5 Wochen ist eine Röntgenkontrolle erforderlich, um die Durchbauung zu kontrollieren. Anschließend können die Drähte entfernt werden.

Für weitere 2–3 Wochen wird ein wenig gepolsterter gut anmodellierter Unterschenkelgehgipsverband angelegt. Nach dieser Zeit wird der Fuß ohne Gips weiter behandelt und erhält noch für ein Jahr eine Unterschenkellagerungsorthese und Therapieschuhe mit orthopädischen Schuheinlagen.

Gegebenenfalls muss eine Thromboseprophylaxe durchgeführt werden.

Komplikationen

- Unterkorrektur (Reoperation),
- Pseudarthrose (Reoperation, wenn symptomatisch),
- Metatarsalgien (konservative Therapie durch Fußbettung, selten Reoperation).

Entnahme eines queren Fußkeils (Operation nach Cole 1940)

(Tarsectomie anterieure, Tarsal wedge resection, Cole osteotomy, midfoot wedge).

Indikation

- Persistierender Vorfußkavus beim kompletten Hohlfuß nach weichteiliger Korrektur, weitgehend bzw. vollständig reponierbares Talonavikular und Kalkaneokuboidgelenk (Chopart-Gelenklinie) „Taluskopfzeichen" negativ, Dorsalflexionseinschränkung im oberen Sprunggelenk durch vorderen Anschlag.

Wirkungsprinzip (Abb. 5.43, 5.46)

- Korrektur der Hohlfußstellung durch Entnahme eines dorsal- (dorsolateral-) basigen Keils aus der Fußwurzel etwa in Höhe des Krümmungsscheitels ohne Verletzung des subtalaren Gelenkkomplexes. Durch die frontale Osteotomieebene ist zusätzlich eine pronierende oder supinierende Korrektur der Vorfußstellung möglich, ebenso kann durch eine dorsolaterale Keilentnahme die Adduktionsstellung des Vorfußes beeinflusst werden (Korrekturmöglichkeit in Sagittal-, Frontal- und Transversalebene).

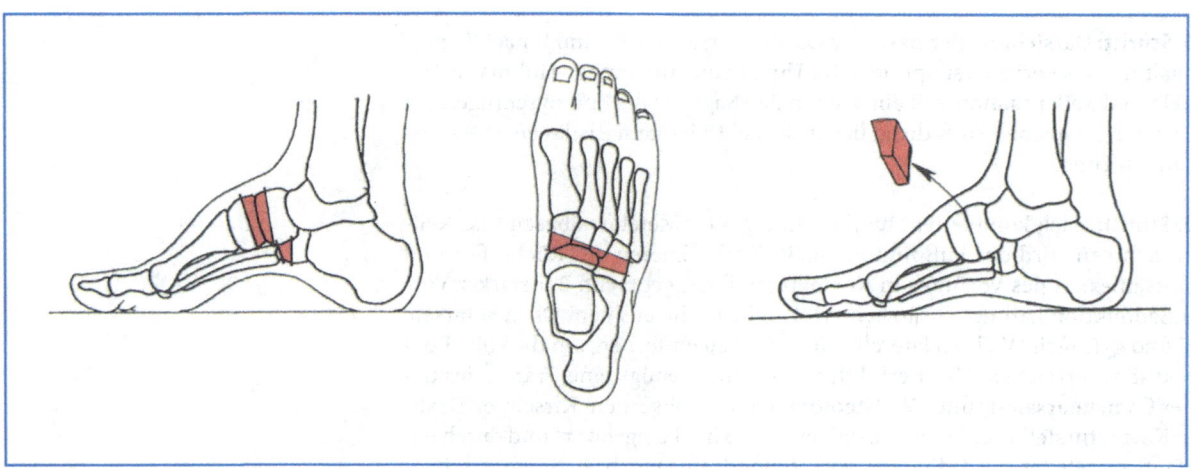

Abb. 5.43   **Vorbereitung**

- Rückenlage, pneumatische Blutsperre am distalen Oberschenkel oder am proximalen Unterschenkel.

Technische Durchführung

1. Schritt: Quergestellte, leicht S-förmige Hautinzision am Fußrücken lateral („lazy s-incision") distal des Außenknöchels beginnend und bis zur Basis des Os metatarsale III reichend. Haltefäden an den Wundrändern zur Vermeidung einer Wundrandnekrose.

Darstellung des N. suralis und des N. cutaneus dorsalis intermedius. Der Nerv wird angeschlungen und zur Seite gehalten. Darstellung der M.-peroneus-brevis-Sehne, Eröffnung seiner Sehnenscheide im Bereich des Retinakulum inferius. Die Peronealsehnen werden zur Seite gehalten.

2. Schritt: Darstellung des Intervalls zwischen der M.-peroneus-brevis-Sehne und dem Unterrand des M. extensor digitorum brevis. Mit einem Schnitt

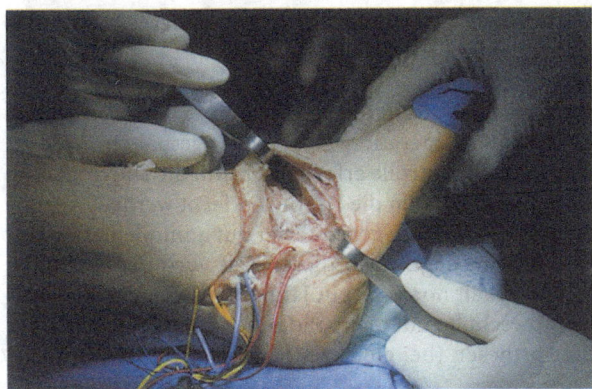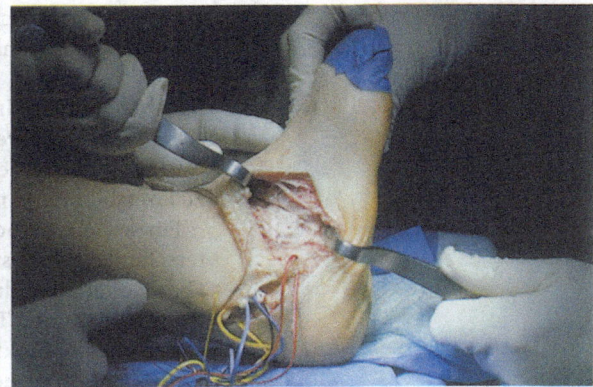

Abb. 5.44, 5.45

wird das Retinakulum gespalten und der Muskel ursprungsnah subperiostal abgeschoben.

Der M. extensor digitorum brevis wird mit einer Knochenschuppe vom vorderen Kalkaneus weiter abgelöst und unter Zuhilfenahme eines Raspatoriums oder Hohlmeißels nach distal umgeklappt und angeschlungen. Hierbei wird meist das Kalkaneokuboidgelenk miteröffnet. Nun lässt sich das Os cuboideum in ganzer Breite darstellen. Zwischen Bändern und Kapseln der Fußwurzel und den dorsal davon liegenden Sehnen und Gefäßnervenstrukturen wird in Höhe der Navikulare- und Kuneiforme-Gelenkreihe nach medial ein Retraktor (Viernstein-Hebel) eingesetzt und schützt alle wichtigen dorsalen Strukturen. Ein zweiter Viernstein-Hebel wird nach plantar um das Os cuboideum herum oberhalb der Peronealsehnen eingesetzt und schützt diese und die lateral gelegenen plantaren Weichteile.

3. Schritt: Die Osteotomien werden nun mit einem scharfen Meißel lateral und dorsal angezeichnet, wobei sie idealerweise durch die Mitte des Os cuboideum und exakt durch die Navikulokuneiforme-Gelenkreihe gehen sollte. Zuerst Durchführung der proximalen Osteotomie, die vorsichtig unter exakter Identifizierung des Os naviculare vorgenommen werden muss, um nicht ins Talonavikulargelenk zu sägen. Es muss wenigstens 0,5 cm Dicke vom Os naviculare erhalten bleiben. Nun wird die Osteotomie mit einer Säge (langes Sägeblatt) in querer Richtung durch die Fußwurzel vervollständigt. Man sollte dabei nicht plantarwärts sägen, sondern die Säge immer quer zur Längsachse des Fußes halten. Die zweite Osteotomie sollte die Navikulokuneiforme-Gelenkreihe beinhalten und ebenfalls mitten durch das Os cuboideum reichen. Die dorsale Basis sollte primär nicht größer als 1 cm sein. Nach Komplettierung wird die Osteotomie mit einem mittelbreiten Meißel aufgespreizt und die Knochen-Knorpelscheiben werden nacheinander komplett entfernt. Unter Zuhilfenahme eines Knochenspreizers gelingt dies normalerweise mühelos, ohne zusätzliche mediale Inzision (Abb. 5.44). Man prüft nun den Korrektureffekt durch Dorsalflexion des Vorfußes (Abb. 5.45).

Nur bei ausgeprägten Kavusdeformitäten sollte weiter aus der distalen Osteotomie nachgesägt werden. In seltenen Fällen muss die Osteotomie medial zusätzlich dargestellt werden.

4. Schritt: Schließlich werden nach Entfernung aller Knochen- und Knorpelstücke die spongiösen Kontaktflächen mit dem schmalen Hohlmeißel fischschuppenartig angefrischt und die Osteotomie unter Korrekturstellung des Fußes mit zwei Kirschner-Drähten (bei Kindern 2,2 mm, bei Erwachsenen 2,5 mm) durch Talonavikular- und Kalkaneokuboidgelenk fixiert. Die Verwendung von Knochenklammern wird wegen der Verletzungsgefahr für das Talonavikulargelenk nicht empfohlen.

Nachbehandlung: Initial postoperativ und für insgesamt 5 Wochen Unterschenkelliegegipsverband. Der Operationsgips sollte gespalten werden. Nach 5 Wochen ist eine Röntgenkontrolle erforderlich, um die Durchbauung zu kontrollieren. Anschließend können die Drähte entfernt werden.

Für weitere 3 Wochen wird ein wenig gepolsterter gut anmodellierter Unterschenkelgehgipsverband angelegt. Nach dieser Zeit wird der Fuß ohne Gips weiterbehandelt und erhält noch für ein Jahr eine Unterschenkellagerungsorthese und Therapieschuhe mit orthopädischen Schuheinlagen oder Unterschenkelfunktionsorthesen (bei gleichzeitig durchgeführten Sehnentransfers) (Abb. 5.46 a,b).

Gegebenenfalls muss eine Thromboseprophylaxe durchgeführt werden.

Komplikationen

- Verletzungen des Talonavikulargelenks durch falsche Sägetechnik (in diesem Fall muss eine Chopart-Gelenksarthrodese oder gar eine Tripelarthrodese angeschlossen werden) (Abb. 4.3),
- Pseudarthrose (bei Symptomen Reoperation, Anfrischung und evtl. Spongiosaplastik),
- Unterkorrektur (evtl. Reoperation),
- Überkorrektur (Schuhversorgung oder selten Reoperation).

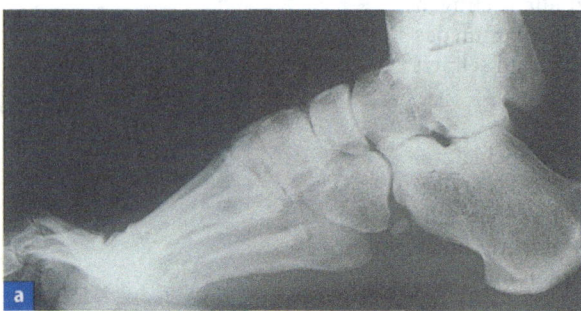 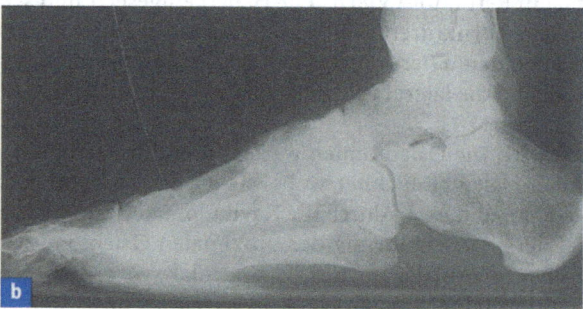

Abb. 5.46 a, b. Korrektur eines kompletten Hohlfußes durch quere Fußkeilentnahme

Arthrodesen

Resektionsarthrodese der Lisfranc-Gelenklinie (Tarsometatarsale-Arthrodesen I–V)

Indikation

- Kompletter Hohlfuß mit Steilstellung aller Metatarsalia und Scheitel in Höhe der Lisfranc-Gelenklinie beim Adoleszenten oder Erwachsenen nach Verschluss der Os-metatarsale-I-Epiphysenfuge. Ausreichende Reponierbarkeit des Chopart-Gelenks (Taluskopfzeichen negativ) ohne strukturellen Rückfußvarus.

Wirkungsprinzip (Abb. 5.47, 5.48)

- Korrektur der Deformität am Krümmungsscheitel. Nachteil ist die begrenzte Korrekturmöglichkeit und die eventuell entstehende Bajonettstellung des Vorfußes.

Vorbereitung

- Rückenlage bzw. Halbseitlagerung, Oberschenkelblutleere.

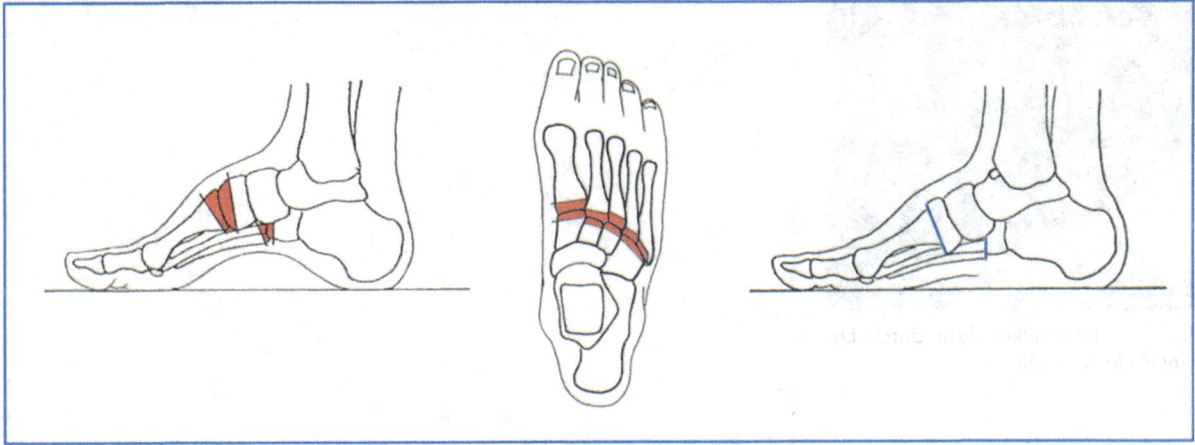

Technische Durchführung

Abb. 5.47

1. Schritt: Leicht nach distal konvexer bogenförmiger Hautschnitt in Höhe der Lisfranc-Gelenklinie. Darstellung der langen Zehenstrecker sowie der Hautnerven und Anschlingen.

Präparation unter Schonung der A. dorsalis pedis und des N. peroneus profundus.

2. Schritt: Durch Verschieben der angeschlungenen Sehnen und Nerven und schonendes Auseinanderdrängen bzw. Beiseitehalten der Sehnen- und Muskelfasern des M. extensor digitorum brevis gelingt es, die Gelenke der Lisfranc-Linie darzustellen. Nach Durchtrennung der dorsalen Bänder lassen sich die Gelenke plantarwärts aufklappen und entknorpeln sowie anfrischen. Das erste Tarsometatarsalgelenk reicht weit nach plantar und muss entsprechend großzügig angefrischt werden. Hier kann besonders bei stärkeren Deformitäten eine Zusatzinzision am Fußinnenrand notwendig werden, um einen ausreichenden Überblick zu gewinnen. Das zweite Tarsometatarsalgelenk ist proximal des ersten lokalisiert. Entscheidend für ein gutes Ergebnis ist nach der Gelenkresektion die gleichmäßige plantare Einstellung aller Ossa metatarsalia, die peinlich genau beachtet werden sollte. Gegebenenfalls muss in einzelne Abschnitte wieder Spongiosa eingebracht werden, um die korrekte Stellung zu erhalten.

3. Schritt: Die Gelenke können mit Kirschner-Drähten der Stärke 2,0, die von distal her eingebracht werden, durch Knochenklammern oder durch Corticalisschrauben stabilisiert werden. Nach Einlegen einer Drainage erfolgt der atraumatische Hautverschluss.

Nachbehandlung: Unterschenkelliegegipsverband für 5 Wochen, anschließend ggf. Drahtentfernung und Unterschenkelgehgipsverband für weitere 3 Wochen, dann Versorgung mit orthopädischen Schuheinlagen und Therapieschuhen.

Komplikationen: Hauptkomplikation dieser Operation ist die ungleichmäßige Druckverteilung im Bereich der Metatarsaleköpfchen durch unterschiedliche Gelenkresektionen. Sie muss durch schuhtechnische Maßnahmen oder durch erneute Osteotomien korrigiert werden. Durch die ungünstige Schnittführung kann eine persistierende Vorfußschwellung in Folge einer Lymphstauung auftreten. Lymphdrainage und Kompressionstherapie können dann hilfreich sein.

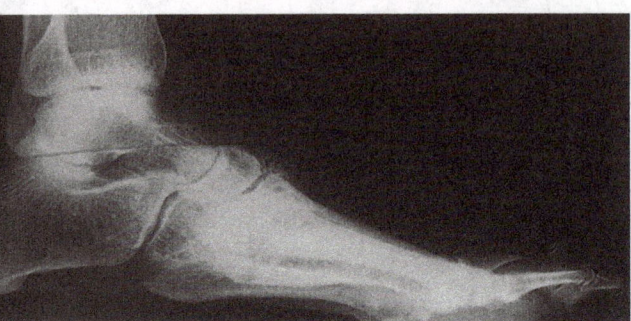

Abb. 5.48. Hohlfußkorrektur durch Lisfranc-Gelenksresektion

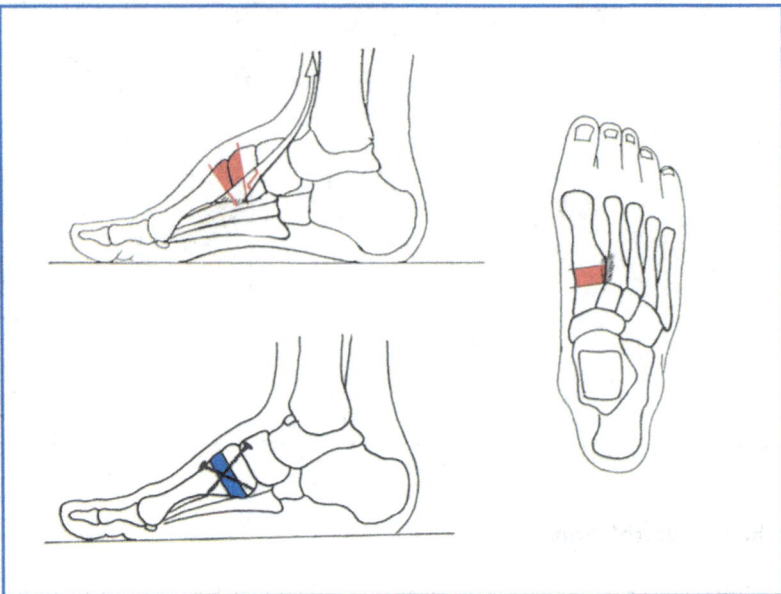

Abb. 5.49

Alternativ zum bogenförmigen Hautschnitt können auch zwei Inzisionen in Höhe des 1. und des 3. Intermetatarsaleraums angelegt werden. Die Übersicht ist damit aber deutlich schlechter.

Arthrodese des Cuneiforme-Metatarsale-I-Gelenks

Indikation
- Fixierte Steilstellung des Os metatarsale I, hypermobiles Os metatarsale I (insbesondere nach Transfer der Sehne des M. peroneus longus auf die des peroneus brevis); Nur bei geschlossener Os-metatarsale-I-Epiphyse möglich; Die Indikation zu dieser Operation stellt eine Ausnahme dar, da die basisnahe Os-metatarsale-I-Extensionosteotomie technisch einfacher und zuverlässiger ist.

Wirkungsprinzip (Abb. 5.49)
- Stabilisierung des ersten Strahls in korrekter plantigrader Einstellung, ein aktiver Hebemuskel bei ausgefallenem M. tibialis anterior ist nicht mehr erforderlich, allerdings besteht bei fehlenden intrinsischen Muskeln weiterhin die Extensorensubstitution. Es kommt meist zu einer Verkürzung des ersten Strahls, es sei denn, man operiert augmentierend mit einem autologen Span.

Vorbereitung
- Rückenlage, Blutsperre am Oberschenkel oder proximalen Unterschenkel.

Technische Durchführung

1. Schritt: Medialer längs verlaufender Hautschnitt von der Mitte des Os metatarsale I zum Os naviculare. Schonung der N.-saphenus-Äste. Darstellung des M.-tibialis-anterior-Ansatzes, der Z-förmig durchtrennt wird. Die Sehnenenden werden angeschlungen und zurückgeklappt.

2. Schritt: Das Cuneiforme-Metatarsale-I-Gelenk wird dargestellt und vollständig (insbesondere plantar) mit dem gebogenen Meißel oder einer Säge entknorpelt. Dabei müssen die kräftigen Bandverbindungen zum Os metatarsale II gelöst werden, da sonst die Osteotomieflächen nicht aufeinander gestellt werden können.

3. Schritt: Nach großzügiger Anfrischung der Spongiosa wird das Gelenk provisorisch reponiert und mit einem K-Draht (2,0) transfixiert. Man überprüft nun, ob die Metatarsaleköpfchen exakt in einer Linie liegen und kann anschließend die Arthrodese durch 2 gekreuzte Schrauben von proximal und distal (ggf. als kanülierte Schrauben) fixieren. Die Fixierung mit gekreuzten Kirschner-Drähten ist nur bei schlechter Knochenqualität ratsam. Spongiosa wird in evtl. verbliebene Lücken gestopft, die M.-tibialis-anterior-Sehne rekonstruiert, eine Lasche eingelegt und die Wunde schichtweise verschlossen. Bei Reoperationen empfehlen wir die Fixation mit einer Platte.

Nachbehandlung: 4 Wochen Unterschenkelliegegipsverband, dann Röntgenkontrolle, Unterschenkelgehgipsverband für weitere 4 Wochen, dann erneute Röntgenkontrolle, Mobilisation, einlagen- und schuhtechnische Versorgung mit Abrollung, ggf. mit Versteifung des ersten Strahls.

Komplikationen

- Verkürzung des Os metatarsale I,
- reduzierte Belastung des Os metatarsale I mit Transfer-Metatarsalgie und Mehrbelastung der lateralen Os-metatarsale-Köpfchen (ggf. Reoperation),
- Pseudarthrose, Korrekturverlust, Metallbruch (Revision).

Arthrodese der proximalen Interphalangealgelenke. (Nach Campbell 1938)

Indikation

- Fixierte oder teilfixierte Krallenstellung der Zehen, die sich bei Plantarflexion des Fußes nicht vollständig ausgleichen lassen und Schuhprobleme (Clavusbildung) verursachen.

Wirkungsprinzip (Abb. 5.50)

- Durch Stabilisierung der proximalen Interphalangealgelenke wird die Fehlstellung korrigiert und gleichzeitig die Funktion der langen Zehenbeuger auf das Grundgelenk wirksam. Die Zehen kommen nun wieder zum Boden und nehmen an der Lastaufnahme beim Stehen und Gehen teil.

Alternativ bietet sich die Verpflanzung der langen Zehenbeugesehne in die Streckaponeurose nach Girdlestone-Taylor oder die transossäre Fixation der langen Zehenbeugesehne in die Basis der Grundphalanx an. Allerdings müssen diese Methoden mit einer guten Beweglichkeit des proximalen Interphalangealgelenks verbunden sein. Die Operation nach Hohmann mit Resektion des proximalen Interphalangealgelenks stellt keine Alternative dar, da sie höchstens einen kosmetischen Effekt hat, die Zehe aber instabil und damit funktionslos bleibt.

Vorbereitung

- Rückenlage, pneumatische Blutsperre am distalen Oberschenkel oder am proximalen Unterschenkel.

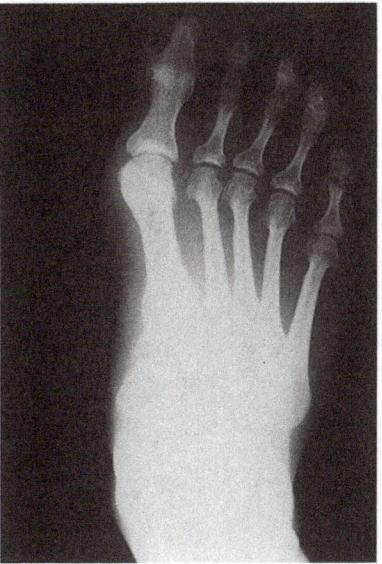

Abb. 5.50

Technische Durchführung

1. Schritt: Längsinzision der Haut über den proximalen Interphalangealgelenken, nach proximal bis zum Grundgelenk reichend. Längsspaltung der Strecksehne und subperiostales Darstellen der Grundphalanx sowie des proximalen Interphalangealgelenks. Bei struktureller Dorsalflexionsstellung des Grundgelenks muss eine quere Kapsulotomie eventuell unter Durchtrennung der Strecksehne vorgenommen werden, bis das Gelenk vollständig reponiert werden kann. Die Strecksehne regeneriert sich spontan wieder.

2. Schritt: Das proximale Interphalangealgelenk wird nun durch quere Inzision der Seitenbänder eröffnet, bis beide Gelenkflächen sichtbar sind. Mit einem feinen Lüer kann nun der Knorpel komplett entfernt und das Gelenk provisorisch reponiert werden. Gegebenenfalls muss etwas nachreseziert werden, um eine korrekte Länge zu erhalten. Nun wird ein doppelt angespitzter K-Draht der Stärke 1,4 (bei Kindern: Vorsicht, basisnahe Epiphyse der Mittelphalanx) bzw. 1,8–2,0 (bei Erwachsenen) zuerst durch die Mittelphalanx eingebohrt, bis er nach distal durch die Zehenkuppe austritt. Durch Umsetzen der Bohrmaschine kann der Draht dann so weit zurückgezogen werden, dass die Gelenkpartner exakt aufeinander gestellt werden können. Der Draht wird nun zentral in den Schaft der Grundphalanx eingebohrt, die Zehe gerade ausgerichtet und der Draht soweit vorgetrieben, bis er auch das Grundgelenk in Streckstellung transfixiert. Umbiegen und Kürzen des Drahts über der Zehenkuppe.

Nachbehandlung: Initial postoperativ und bis zur gesicherten Wundheilung Unterschenkelliegegipsverband. Für weitere 3 Wochen wird ein wenig gepolsterter gut anmodellierter Unterschenkelgehgipsverband angelegt.

Nach dieser Zeit (5 Wochen) werden die Drähte entfernt und der Fuß ohne Gips weiterbehandelt. Der Patient erhält noch für mindestens ein halbes Jahr eine Unterschenkellagerungsorthese und Therapieschuhe mit orthopädischen Schuheinlagen oder Unterschenkelfunktionsorthesen (bei gleichzeitig durchgeführten Sehnentransfers).

Gegebenenfalls muss eine Thromboseprophylaxe durchgeführt werden.

Wird die Operation im Rahmen eines Kombinationseingriffs durchgeführt, so richtet sich die Nachbehandlung nach den knöchernen Verfahren.

Komplikationen

- Ausbleibende Fusion, nur bei Symptomen behandlungsbedürftig (Reoperation), Fehlstellung (Reosteotomie), Einschränkung der Zehengrundgelenksbeweglichkeit (Mobilisation, ggf. Abrollsohle-Ballenrolle am Schuh).

Resektionsarthrodese des Chopart-Gelenks (nach Imhäuser/Cramer 1925) und Tripelarthrodese (nach Hoke 1921)

Indikation

- Standardeingriff beim Ballenhohlfuß mit struktureller Deformität im Chopart-Gelenk, bei der das Talonavikular- und das Kalkaneokuboidgelenk passiv nicht mehr reponierbar sind (Taluskopfzeichen positiv). Sekundär besteht eine Varusstellung im Rückfuß, die ebenfalls strukturell ist.
- Eine weitere Indikation kann ein schwerer Vorfußkavus sein, der aber alternativ durch eine quere Fußwurzelosteotomie distal des Chopart-Gelenks angegangen werden kann.

- In Fehlstellung verheilte vorausgegangene Tripelarthrodese mit verbliebener Vorfußadduktion.

Bei unklaren Fällen kann diese Technik erst intraoperativ entschieden werden. Wenn sich z. B. das Talonavikulargelenk nach Ablösung der M.-tibialis-posterior-Sehne (zum Transfer) reponieren lässt, ist eine Arthrodese u. U. entbehrlich. In jedem Falle empfiehlt sich aber zur Rezidivprophylaxe ein Transfer des M. tibialis posterior (bei gleichzeitigem Vorliegen einer Vorfuß-supinationsstellung auch des M. tibialis anterior) in Fußrückenmitte.

Wirkungsprinzip (Abb. 5.51)
- Komplette Reposition der Deformitäten im Chopart- und unteren Sprunggelenk und Einstellung des Fußes in Neutralposition zum oberen Sprunggelenk (Korrektur des Rück- und Vorfußes in allen 3 Ebenen des Raumes möglich).

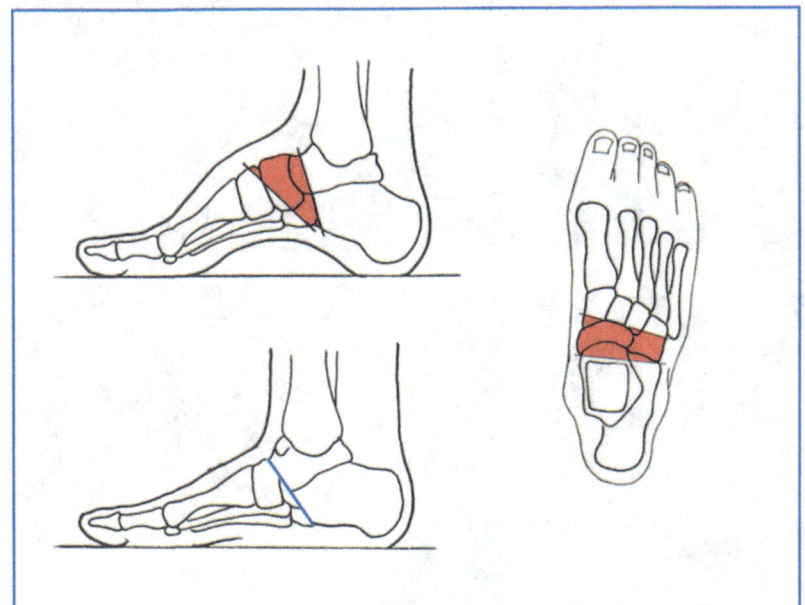

Abb. 5.51. Prinzip der Chopart-Arthrodese

Vorbereitung
- Rückenlage bzw. Halbseitenlage, Polster unter das Gesäß, Oberschenkelblutleere.

Technische Durchführung

1. Schritt: Lateraler Zugang über einen quer gestellt S-förmigen Hautschnitt ca. 2 cm distal und dorsal des Außenknöchels beginnend mit bogenförmigem Verlauf zum Os naviculare, etwas distal des tastbaren Taluskopfes. Haltefäden an den Wundrändern zur Vermeidung einer Wundrandnekrose.

2. Schritt: Darstellung des N. suralis und des N. cutaneus dorsalis intermedius. Der Nerv wird angeschlungen und zur Seite gehalten (Abb. 5.52).
   Darstellung der Peronealsehnen, Eröffnung ihrer Sehnenscheiden im Bereich des Retinaculum inferius. Die Peronealsehnen werden zur Seite gehalten. Darstellung des Raumes zwischen der M. peroneus brevis-Sehne und dem Unterrand des M. extensor digitorum brevis. Mit einem L-förmigen

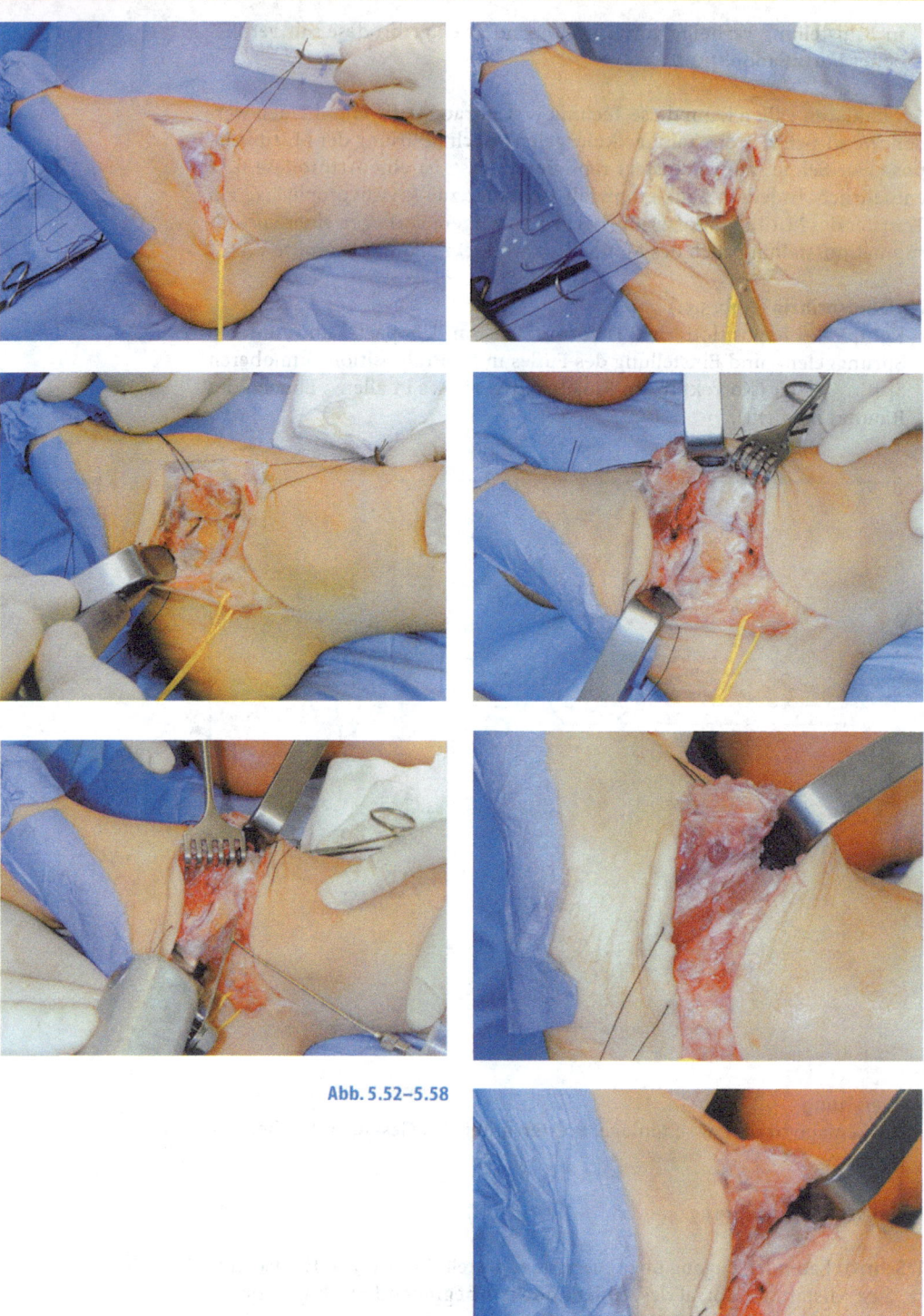

Abb. 5.52–5.58

Schnitt wird das Retinakulum gespalten und der Muskel ursprungsnah subperiostal etwas abgeschoben.

Der M. extensor digitorum brevis wird mit einer Knochenschuppe ventral
am Kalkaneus abgelöst und unter Zuhilfenahme eines Raspatoriums oder
Hohlmeißels nach distal umgeklappt und angeschlungen (Abb. 5.53).

3. Schritt: Einsetzen von Retraktoren (Viernstein-Hebel) im Bereich des
Chopart-Gelenks zwischen der talonavikularen Gelenkkapsel und dem Gefäß-Nervenbündel sowie den Sehnenstrukturen am Fußrücken nach medial und zwischen Fußwurzel und Peronealsehnen zur Planta pedis nach lateral.

Freilegen des Kalkaneokuboidgelenks durch weiteres Abschieben des M.
extensor digitorum brevis nach distal (Abb. 5.54). Eröffnung der kompletten
Gelenkkapsel nach plantar, medial und dorsal.

Resektion der Kapsel des Talonavikulargelenks, wobei der Taluskopf und
das stark nach medial dislozierte Os naviculare dargestellt werden können
(Abb. 5.55).

4. Schritt: Entknorpelung des Kalkaneokuboidgelenks durch Entnahme
zweier exakt parallel gesägter Scheiben (Abb. 5.56) oder mit dem Meißel unter Erhaltung der Gelenkkonturen.

Entfernung einer etwa 3–4 mm dicken Scheibe aus dem Talonavikulargelenk (Abb. 5.57). Durch Einsetzen eines Spreizers gelingt es, auch plantare
Anteile des Os naviculare zu entfernen. Gegebenenfalls muss beim Vorliegen
einer Vorfußkavuskomponente noch zu gleichen Teilen aus dem Talonavi-
kular- und Kalkaneokuboidgelenk nachreseziert werden, jedoch sollte bei
der primären Gelenkresektion nie zu großzügig verfahren werden, da die
Fußlänge dadurch gemindert wird. Eine Resektion des gesamten Os naviculare mit Arthrodese des Talus und der Ossa cuneiformia, wie Imhäuser sie
vorschlägt, ist nach unserer Erfahrung nicht immer erforderlich.

Nach kompletter Lösung des Chopart-Gelenks gelingt es meist, die Hohlfußstellung zu reponieren und das Os naviculare auf den Taluskopf zu zen-
trieren. Überprüfung auf vollständige Korrektur (Abb. 5.58). Anschließend
Transfixation mit K-Drähten (2,0–2,5 mm) oder Knochenklammern (staples).

▶ Wenn durch die Resektion des Chopart-Gelenks keine vollständige Korrektur der Fußwurzel erreichbar ist, insbesondere wenn ein Rückfußvarus verbleibt, muss sie zur Tripelarthrodese (Abb. 5.59 a, b) erweitert werden.

6. Schritt: Befreiung des Sinus tarsi von sämtlichen Weichteilstrukturen
(Fett, Lig. interosseum). Nach Durchtrennung des Lig. talocalcaneum interosseum lässt sich ein Wundspreizer in den Sinus tarsi einsetzen und das untere Sprunggelenk aufspreizen. Einsetzen eines Viernstein-Hebels unter den
Peronealsehnen und unter der Außenknöchelspitze.

Eröffnung der Gelenkkapsel des unteren Sprunggelenks im dorsalen und
ventralen Abschnitt komplett lateral mit einem Skalpell, einschließlich dem
Lig. calcaneofibulare.

7. Schritt: Entknorpelung des hinteren und vorderen Abschnittes des unteren Sprunggelenks. Nach Umsetzen der Viernstein-Hebel Resektion des
Knorpels zunächst der Talusunterfläche und nachfolgend der Kalkaneus-
oberfläche in konvex-konkaver Technik mit einem mittelbreiten Hohlmeißel bis nach medial. Gleichzeitig Aufspreizen des unteren Sprunggelenks mit

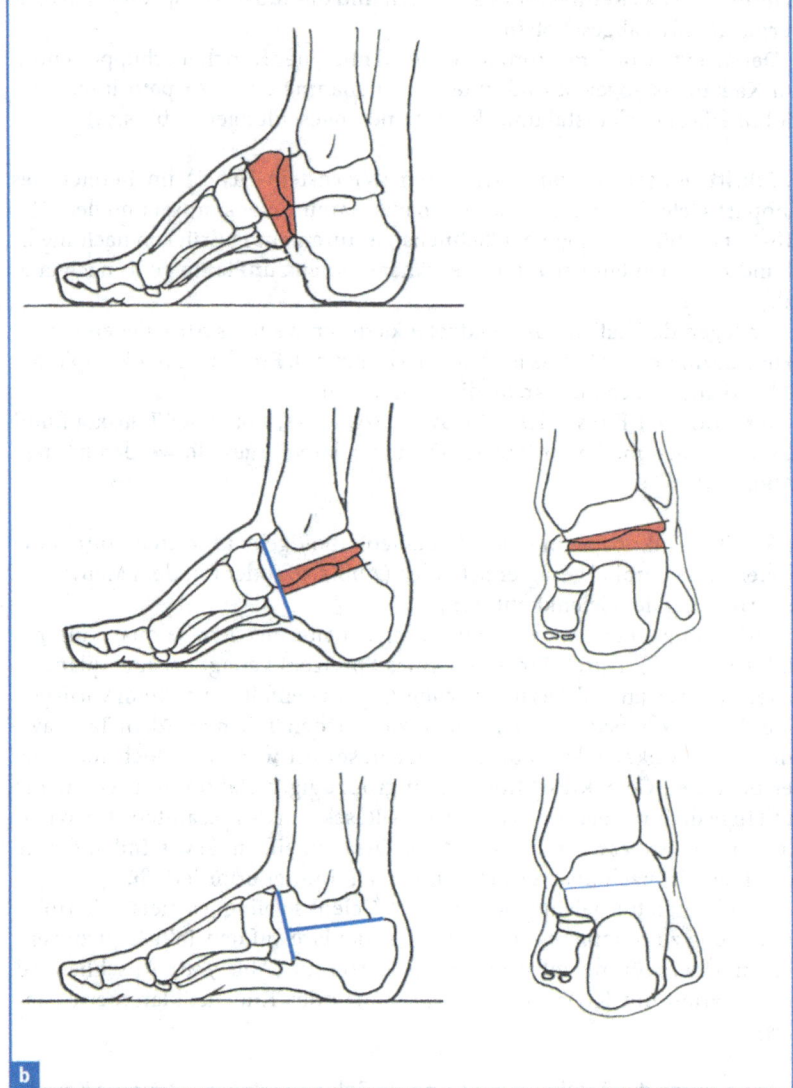

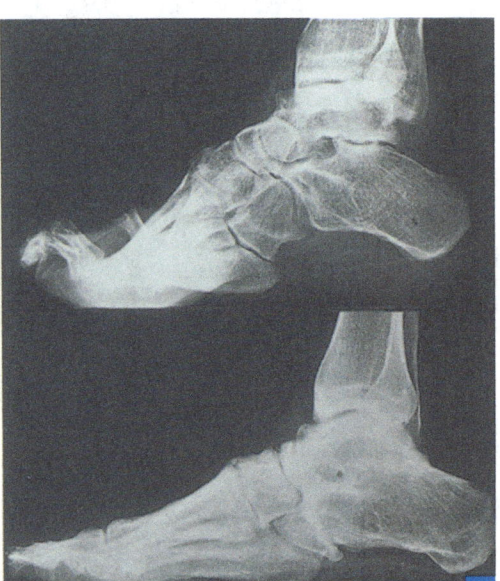

Abb. 5.59 a, b Knochenspreizer zur besseren Übersicht. Medial sind die Sehnen der langen Zehenbeuger und das Gefäß-Nervenbündel sorgfältig zu schonen.

Durch Umsetzen des Spreizers im Sinus tarsi gelingt die Darstellung des vorderen unteren Sprunggelenks, welches ebenfalls sorgfältig, einschließlich des Sustentaculum tali entknorpelt wird. Nachdem alle Weichteile aus dem Sinus tarsi und alle Knorpelflächen aus dem unteren Sprunggelenk entfernt sind, wird nun mit dem schmalen Hohlmeißel das gesamte untere Sprunggelenk sowie der Sinus tarsi großzügig, „fischschuppenartig" angefrischt. Mit dem Talonavikular- und dem Kalkaneokuboidgelenk wird ebenso verfahren.

8. Schritt: Nach Entfernung des Spreizers und der Viernsteinhebel wird nun überprüft, ob sich der Fuß in die gewünschte Korrekturstellung überführen lässt. Ist dies nicht möglich, so muss schonend millimeterweise nachreseziert werden, bei Rückfußvarusstellung aus dem Kalkaneus.

Andernfalls wird das Talonavikular- und das Kalkaneokuboidgelenk mit zwei kräftigen Kirschner-Drähten (Stärke mindestens 2,5 mm) transfixiert. Dies erfolgt am günstigsten durch retrogrades Bohren eines doppelt angespitzten Kirschner-Drahtes, der von ventral in den Taluskopf eingebohrt und nach dorsal ausgeleitet wird. Durch Umsetzen der Bohrmaschine wird der Draht so weit zurückgezogen, dass das Talonavikulargelenk exakt reponiert werden kann. Nun wird der Draht wieder vorgebohrt, so dass er am Fußrücken meist in Höhe des 2. Intermetatarsalraums austritt. Durch erneutes Umsetzen der Maschine kann der Draht dann so weit zurückgezogen werden, dass er vollständig im Talus verschwindet.

Einbringen eines zweiten Kirschner-Drahtes durch den 4. Intermetatarsalraum exakt durch das Kalkaneokuboid-Gelenk. Ein dritter Kirschner-Draht wird anschließend schräg ansteigend durch das Talokalkaneargelenk von lateral durch den Kalkaneus nach medial in den Talushals gebohrt. Durch diese drei Kirschner-Drähte ist die Tripelarthrodese stabil fixiert. Eine Klammern- oder Schraubenfixation ist nur bei instabilen Verhältnissen empfehlenswert. Ihre Nachteile bestehen in der vermehrten Weichteiltraumatisierung und der später notwendig werdenden Metallentfernung.

Nach Öffnung der Blutsperre Einbringen von Eigenspongiosa in den Sinus tarsi sowie in eventuell bestehende Knochenlücken, insbesondere am Talonavikulargelenk. Sorgfältige Readaptation des M. extensor digitorum brevis. Die Kirschner-Drähte werden etwa 1 cm über dem Hautniveau umgebogen und gekürzt und die Eintrittstellen inzidiert.

Einlage einer Redondrainage. Schichtweiser Wundverschluss. Eine eventuell notwendig werdende Wadenmuskel- bzw. Achillessehnenverlängerung sollte erst jetzt vorgenommen werden.

Nachbehandlung: Initial postoperativ und für insgesamt 5 Wochen Unterschenkelliegegipsverband. Der Operationsgips sollte gespalten werden.

Nach 5 Wochen ist eine Röntgenkontrolle erforderlich, um die Durchbauung zu kontrollieren. Anschließend können die Drähte ggf. entfernt werden. Für weitere 5 Wochen wird ein wenig gepolsterter gut anmodellierter Unterschenkelgehgipsverband angelegt. Bei gleichzeitig durchgeführten Sehnentransfers sollte der Gipsverband nach 3–4 Wochen geschalt, also zum Üben abnehmbar, gemacht werden. Letzteres setzt allerdings eine gute Compliance des Patienten voraus.

Nach dieser Zeit (10 Wochen) wird der Fuß ohne Gips weiterbehandelt und erhält noch für ein Jahr eine Unterschenkellagerungsorthese und Therapieschuhe mit orthopädischen Schuheinlagen oder orthopädische Maßschuhe.

Gegebenenfalls muss eine Thromboseprophylaxe durchgeführt werden.

Komplikationen

- Korrekturverlust oder Pseudarthrose (Abb. 5.60) durch vorzeitige Belastung (Revision),
- Fehlstellung durch unvollständige Korrektur insbesondere des Rückfußvarus (Revision),
- Fußverkürzung durch zu großzügige Resektion (Schuhversorgung, selten Reoperation).
- Bewegungseinschränkung des oberen Sprunggelenks durch vorderen Anschlag (Reoperation).

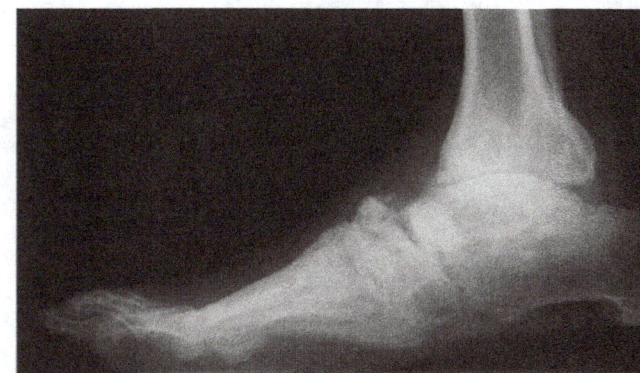

Abb. 5.60

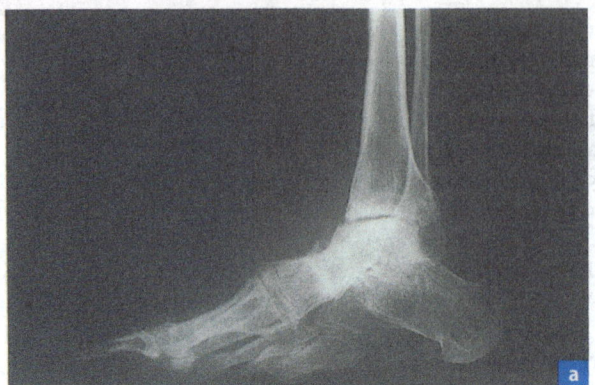 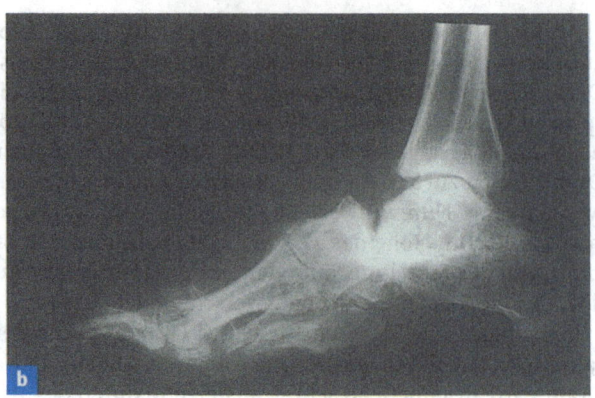

Abb. 5.61 a, b

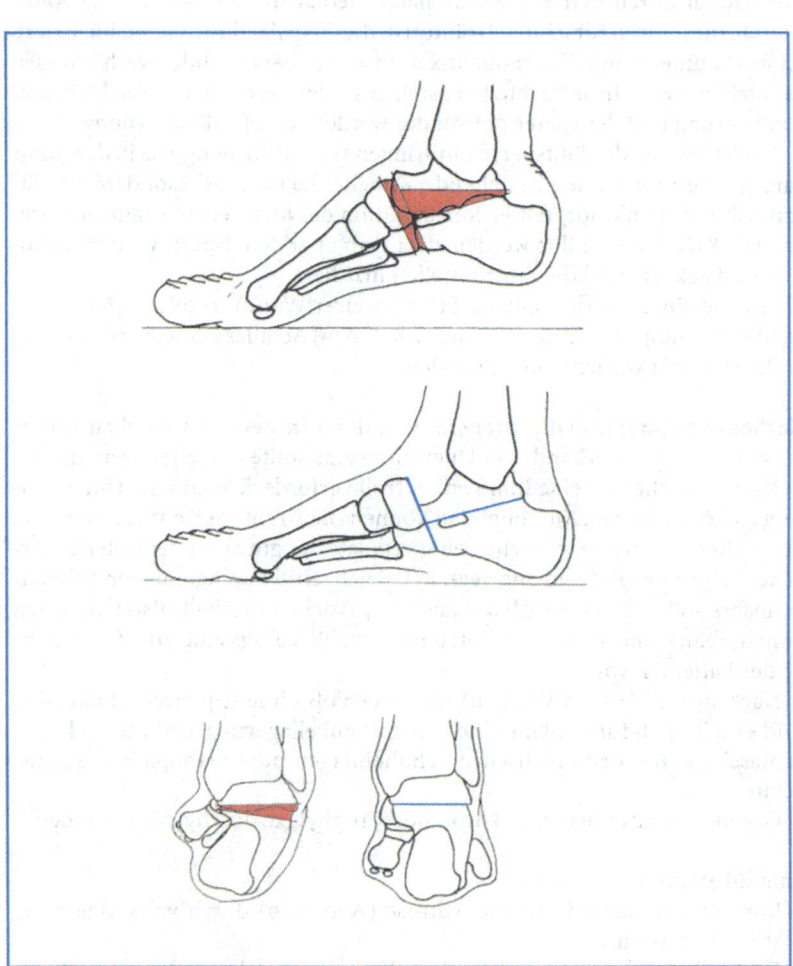

Abb. 5.62

Lambrinudi-Arthrodese (1927)

Indikation (Abb. 5.61 a, b)
- Hohlfüße mit knöchernem Dorsalflexionsanschlag im oberen Sprunggelenk, bei denen eine weichteilige Korrektur alleine nicht zum Ziel führt.

Wirkungsprinzip (Abb. 5.62)
- Ventralbasige Keilentnahme aus dem unteren Sprunggelenk.

Technische Durchführung

Dieser Eingriff entspricht bis zum 7. Schritt (einschließlich) dem Vorgehen bei der Chopart-Gelenk- bzw. Tripelarthrodese (s. oben).

8. Schritt: In horizontaler Ebene (parallel zum unteren Sprunggelenk) wird von ventral nach dorsal ein Keil mit ventraler Basis aus dem Taluskopf herausgesägt. Man muss dabei auf eine absolut plane Osteotomiefläche achten, die Basis des Keils sollte nicht mehr als den halben Durchmesser des Taluskopfes umfassen. Die Spitze dieses Keils liegt dorsal in Höhe des hinteren unteren Sprunggelenks. Nach Entfernung dieser Knochenscheibe wird erneut durch Reposition des Talokalkanear- und des Chopart-Gelenks überprüft, ob sich durch Hochklappen des Fußes die plantigrade Stellung erreichen lässt. Bei diesem Manöver kommt es stets zu einem Höhertreten des Os naviculare über das Niveau des Taluskopfes, entsprechend der Keilentnahme. Gelingt die Dorsalflexion immer noch nicht bis etwas über die 90°-Stellung hinaus, so kann nochmals eine kleine Scheibe abgetragen werden, wobei aber darauf geachtet werden sollte, dass der Taluskopf wenigstens noch einen halben Zentimeter misst, da sonst die Fixierung des Talonavikulargelenks schwierig wird.

Normalerweise gelingt nun eine gute Einstellung des Fußes in allen 3 Ebenen, so dass mit der Drahtfixierung fortgefahren werden kann.

9. Schritt und Nachbehandlung: Siehe ab 8. Schritt bei der Tripelarthrodese.

Komplikationen

- Talusnekrose (selten) die entweder eine Reoperation (pantalare Arthrodese) oder die schuhtechnische Versorgung erfordern kann.

Pantalare Arthrodese

Indikation (Abb. 5.63 a, b)

- Schwere strukturelle Fehlstellung des oberen und unteren Sprunggelenks in Folge langjähriger Deformität mit ungünstigen medialen Weichteilverhältnissen,
- Schmerzen im oberen Sprunggelenk,
- degenerative Veränderungen im oberen Sprunggelenk.

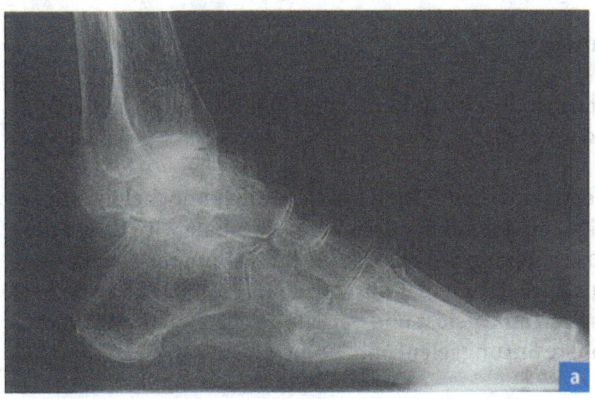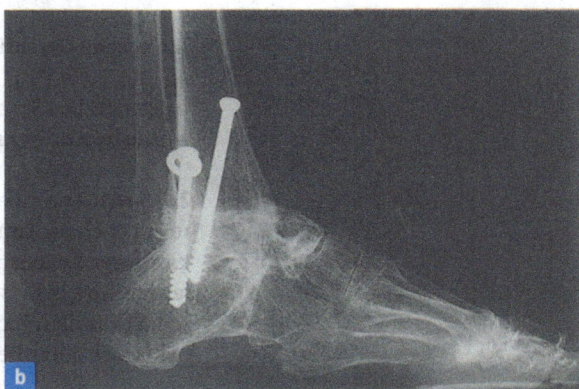

Abb. 5.63 a, b. Pantalare Arthrodese bei destruiertem oberen Sprunggelenk

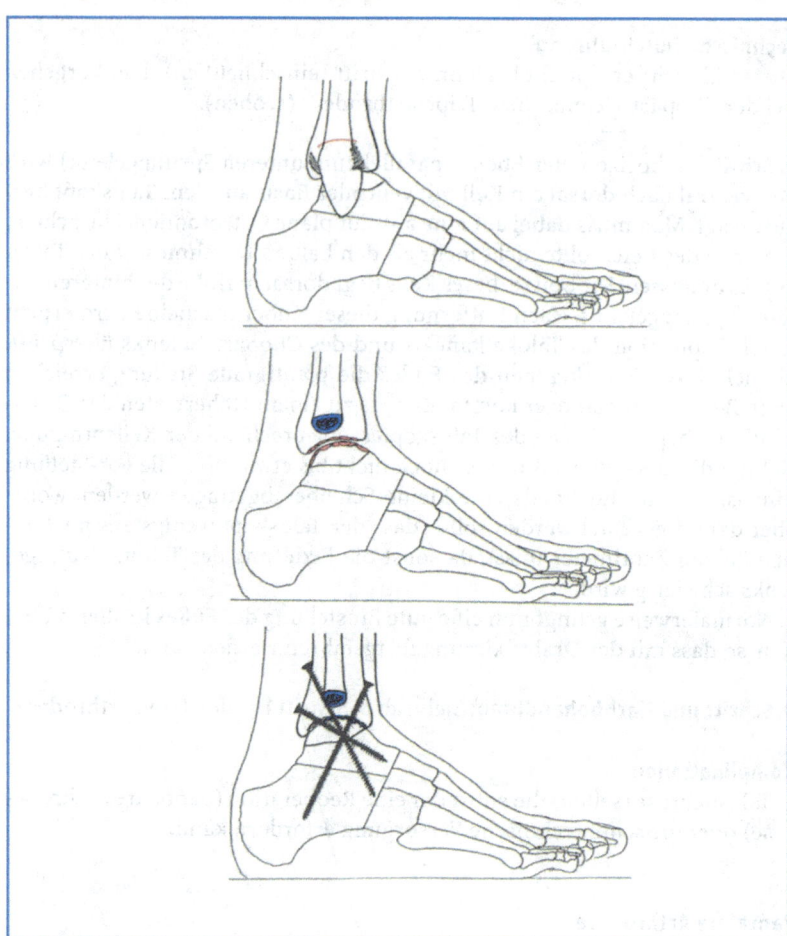

Abb. 5.64

Wirkungsprinzip (Abb. 5.64)

- Korrektur der Fußdeformität und der Inkongruenz im oberen Sprunggelenk, wenn keine Reposition mehr möglich ist. Der Fuß sollte in allen 3 Ebenen des Raumes physiologisch eingestellt werden.

Vorbereitung

- Rückenlage bzw. Halbseitenlage. Oberschenkelblutsperre.

Technische Durchführung

1. Schritt: Die Tripelarthrodese stellt den ersten Teil des Eingriffs dar und wurde bereits oben dargestellt.

2. Schritt: Anschließend wird die Inzision um den Außenknöchel herum ca. 10 cm nach proximal hinter der Fibula verlängert. Die Fibula wird direkt proximal der Syndesmose subperiostal dargestellt, mit Hohmann-Hebeln umfahren und schräg nach distal medial durchtrennt. Anschließend wird sie scharf aus dem Kapselverbund gelöst und beiseite gelegt. Es gelingt nun mühelos, das gesamte obere Sprunggelenk einzusehen.

3. Schritt: Schrittweise wird nun der Knorpelüberzug der distalen Tibia einschließlich des Innenknöchels und anschließend der Talusrolle mit gebogenen Meißeln abgetragen. Die Arthrodese wird dann provisorisch reponiert, störende Knochenteile werden entfernt und alle Spongiosaflächen angefrischt. Alternativ kann auch planparallel eine ca. 1 cm dicke Scheibe aus dem oberen Sprunggelenk gesägt werden. Der Innenknöchel bleibt erhalten.

4: Schritt. Bei befriedigender Stellung (Neutralstellung des Fußes in allen 3 Ebenen) wird das obere Sprunggelenk nun provisorisch mit einem von plantar her eingebrachten Kirschner-Draht fixiert und es werden mindestens 2 kanülierte Spongiosa-Zugschrauben durch die distale Tibia (gesonderte Stichinzisionen) von ventral lateral und ventral medial bis in den Kalkaneus eingebracht und ihr Verlauf durch den Bildwandler kontrolliert. Alternativ kann auch von distal (Kalkaneus) nach proximal (Tibia) geschraubt werden. Wenn keine absolute Stabilität erreicht wurde, muss eine weitere Spongiosaschraube von dorsal medial eingedreht werden. Die lateralen Flächen von Talus und distaler Tibia können nun angefrischt und ein kortikospongiöser Span aus der resezierten Fibula angeschraubt werden. Dies ist aber nicht unbedingt notwendig. Nach Einbringen von verbliebenen Spongiosaresten in die Knochenlücken wird die Blutsperre geöffnet, eine Drainage eingelegt und die Wunde schichtweise verschlossen.

Nachbehandlung: Strikte Ruhigstellung in Unterschenkelliegegipsverband für 6 Wochen. Anschließend Röntgenkontrolle und je nach Durchbauung Entfernung der transfixierenden Kirschner-Drähte sowie Unterschenkelgehgipsverband für weitere 6–8 Wochen. Danach Versorgung mit orthopädischen Arthrodesenschuhen für 1 Jahr, anschließend je nach Befund wieder Kaufschuhe mit Abrollsohle.

Komplikationen

- Pseudarthrose, diese erfordert meist die Reoperation mit Spongiosaplastik und Osteosynthese, ggf. unter Verwendung eines äußeren Spanners.
- Die fortbestehende Fehlstellung erfordert entweder eine spezielle schuhtechnische Versorgung oder ebenfalls die Reoperation mit orthograder Positionierung des Fußes.
- Verletzungen des N. suralis müssen nur selten operativ angegangen werden.
- Wundheilungsstörungen heilen meist unter konservativer Therapie ab und müssen nur selten revidiert werden.

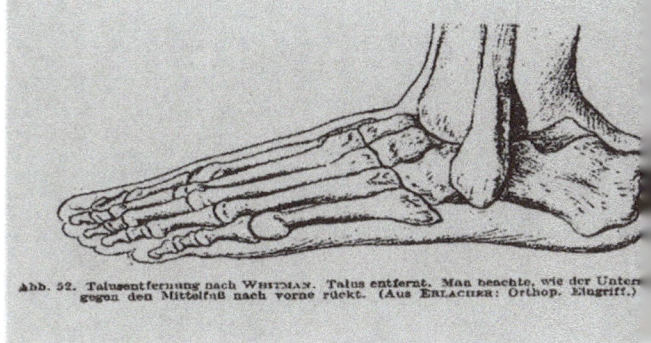

Abb. 52. Talusentfernung nach WHITMAN. Talus entfernt. Man beachte, wie der Unterschenkel gegen den Mittelfuß nach vorne rückt. (Aus ERLACHER: Orthop. Eingriff.)

Abb. 5.65

Tibiokalkaneare Arthrodese unter Astragalektomie.
(Nach R. Whitman 1922, Abb. 5.65)

Indikation

- Schwere Hohlfüße im Erwachsenenalter mit extremen Fehlstellungen (Abb. 5.66), wenn die Haut- und Gefäßspannung zu groß wäre, um eine konventionelle Korrektur zu erreichen.
- Nach erfolglosen Voroperationen oder bei Problemen mit dem Wundverschluss.
- Bei schmerzhafter Talusnekrose nach zu ausgedehnter Tripelarthrodese.

Im Falle des Verlustes des Knorpelüberzugs von Talusrolle und Taluskopf ist die pantalare Arthrodese die bessere Alternative, da sie die die Fußhöhe erhält.

Wirkungsprinzip (Abb. 5.67)

- Entfernung des Talus und knöcherne Fusion des Rückfußes unter dreidimensionaler Korrektur der Fehlstellung und weitgehender Erhaltung der

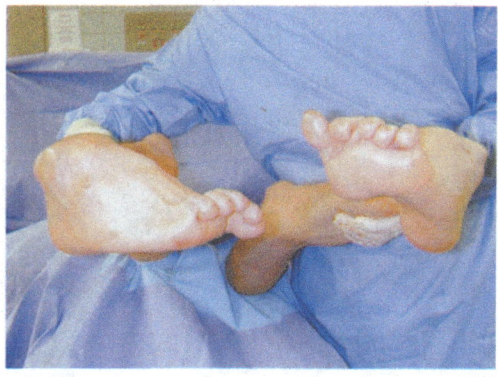

Abb. 5.66

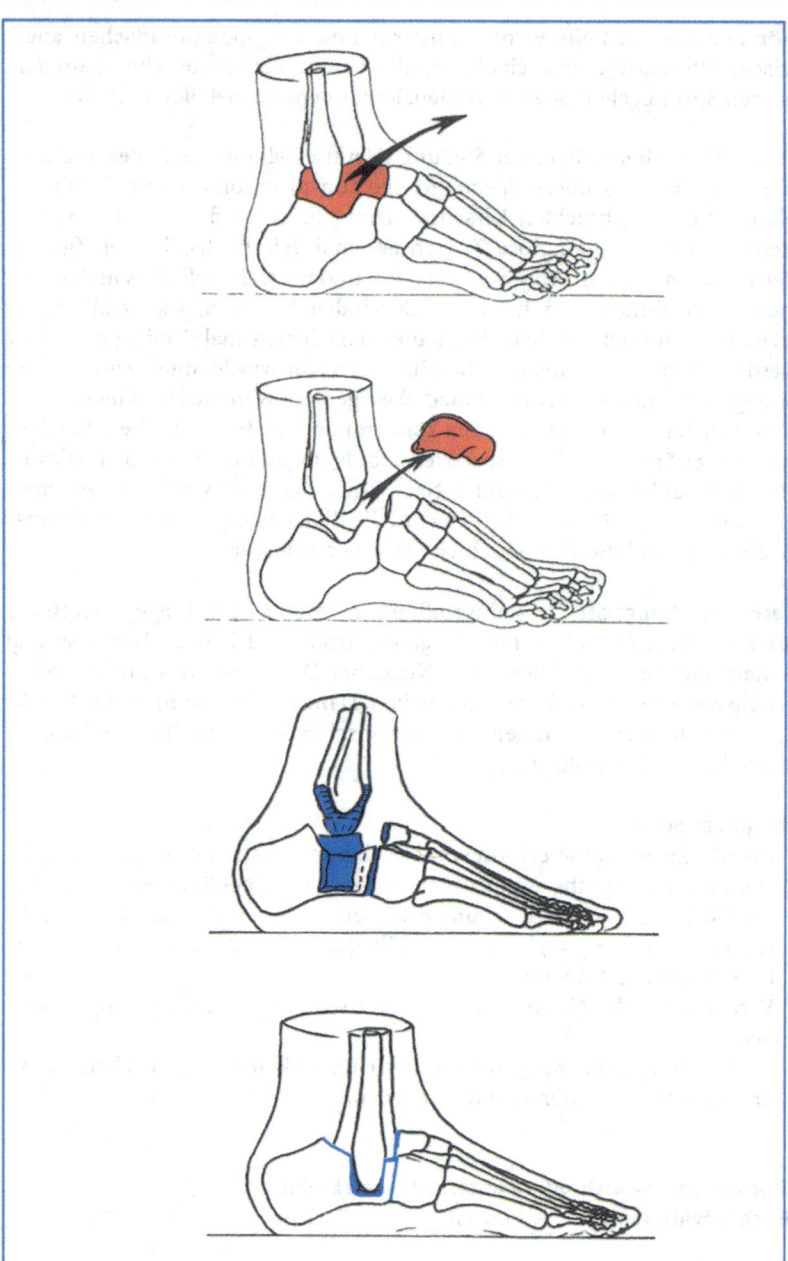

Abb. 5.67

Fußlänge. Wegen der Talus-Exstirpation ist mit einer Beinverkürzung von ca. 3–4 cm zu rechnen.

Vorbereitung
- Rückenlage bzw. Halbseitlagerung, Oberschenkelblutsperre.

„Die Exstirpation des Talus ist eine in die Mechanik des Talo-crural-Gelenkes allerdings sehr eingreifende Operation, aber die Erfolge der Operation sind günstig (Ried, Rupprecht, Panzeri, Gohl) und da die Operation meist nur in veralteten Fällen ausgeführt wird, so kommt die Beeinträchtigung des Talo-crural-Gelenkes nicht in Betracht, im Gegentheil, die Gehfähigkeit des Kranken wird viel besser." (Tillmanns 1897)

Vorteile

- Korrektur an günstigerer Stelle (keine Vornarben),
- sicherer Zugang von dorsolateral,
- gute Hautverhältnisse (keine Spannung beim Wundverschluss).

Nachteile

- Verminderung der Fußhöhe (Knöchel prominent/Schuhversorgung problematisch,
- lange Konsolidierungszeit – Risiko einer Pseudarthrose.

Technische Durchführung

1. Schritt: Inzision hinter dem Außenknöchel beginnend und bis zum Fußrücken etwa zur Basis des Os metatarsale II ziehend (Abb. 5.68). Unbedingtes Verwenden von Hauthaltefäden. Darstellung des Chopart-Gelenks analog dem Vorgehen bei der Chopart-/Tripelarthrodese (Abb. 5.69). Die patho-

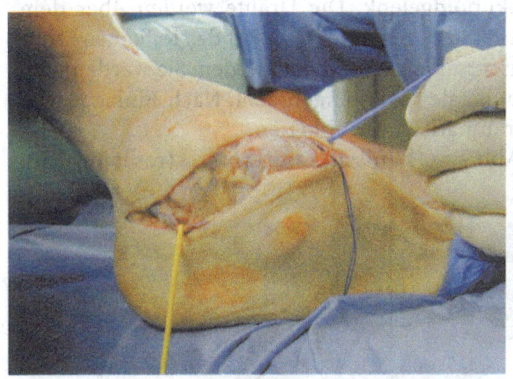 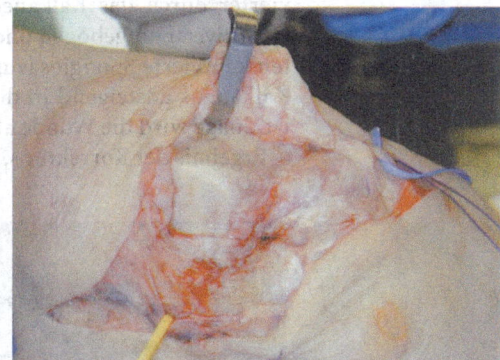

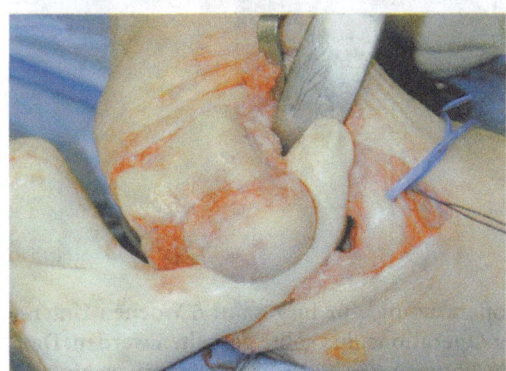 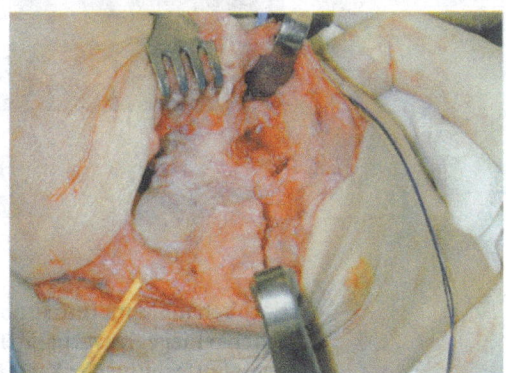

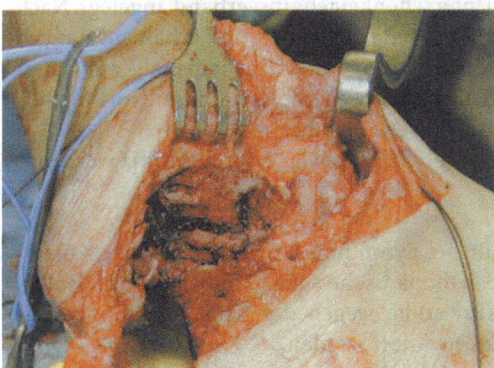

Abb. 5.68–5.72

logisch wirkenden Sehnen (M. tibialis posterior, M. triceps surae, Mm. Flexor hallucis und digitorum longus) werden durchtrennt oder reseziert.

2. Schritt: Anschließend wird das obere Sprunggelenk durch komplette scharfe Lösung aller lateralen Bandverbindungen dargestellt und aufgeklappt. Der Talus kann so schrittweise von allen ventralen, dorsalen und medialen Verbindungen befreit und entfernt werden (Abb. 5.70, 71). Die Knöchelgabel wird großzügig entknorpelt, eine laterale Rinne in den Kalkaneus zur Einpassung des Außenknöchels gemeißelt und die ventrale Tibia angefrischt (Abb. 5.72). Das Chopart-Gelenk wird entsprechend der Deformität reseziert und angefrischt.

3. Schritt: Der Fuß kann nun in die Knöchelgabel eingepasst werden. Reichlich Spongiosa aus dem entfernten Talus füllt den tibiokalkanearen, talonavikularen und kalkaneokuboidalen Spalt aus. Zwei kräftige Kirschner-Drähte transfixieren Kalkaneus und Tibia, ein weiterer wird durch den ersten Interdigitalraum durch das Os naviculare in die distale Tibia eingebohrt, ein vierter durch das Kalkaneokuboidgelenk. Die Drähte werden über dem Hautniveau umgebogen und gekürzt. Bei guter Qualität des Kalkaneus sollten kanülierte Spongiosazugschrauben verwendet werden. Sie werden vom Kalkaneus ansteigend in die distale Tibia eingebracht. Nach Einlage einer Drainage wird die Wunde atraumatisch verschlossen.

Ergebnis der Korrektur s. Abb. 5.73 (klinisch) und Abb. 5.74 (radiologisch).

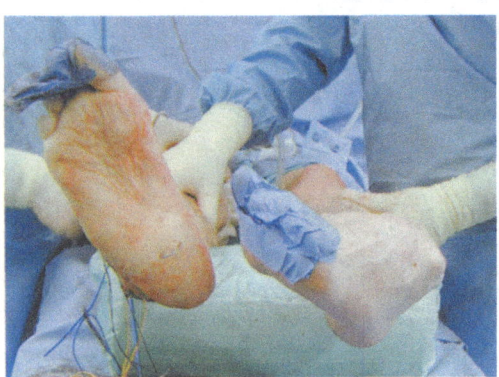
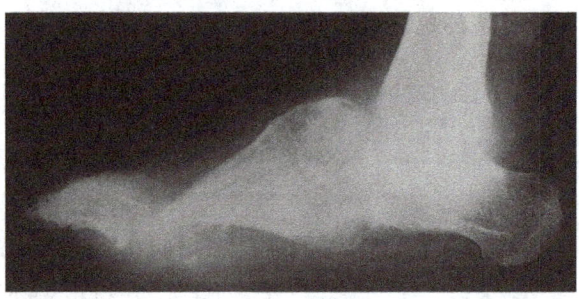

Abb. 5.73, 5.74

Nachbehandlung: Initial postoperativ und für insgesamt 6 Wochen Unterschenkelliegegipsverband. Der Operationsgips sollte gespalten werden. Danach Entfernung der K-Drähte. Für weitere 6–8 Wochen wird ein wenig gepolsterter gut anmodellierter Unterschenkelgehgipsverband angelegt. Nach dieser Zeit wird der Fuß ohne Gips weiterbehandelt und erhält auf danach für 1 Jahr hohe und steife orthopädische Schuhe. Gegebenenfalls auf Dauer eine Unterschenkellagerungsorthese und Therapieschuhe mit orthopädischen Schuheinlagen oder orthopädische Schuhe.

Gegebenenfalls muss eine Thromboseprophylaxe durchgeführt werden.

Komplikationen

- Eine Pseudarthrose muss nur bei Symptomen revidiert werden. Ansonsten genügen stabilisierende orthopädische Schuhe mit einer Abrollsohle.
- Eine unvollständige Korrektur sollte wegen der fehlenden Kompensationsmöglichkeiten des Fußes revidiert werden.

Sonstige knöcherne Operationen

Die Glättung der Basis des Os metatarsale V

Indikation

- Nach vollständiger Korrektur der Fußdeformität fortbestehende Prominenz der Basis des Os metatarsale V. Diese ist durch eine langjährige Überlastung des Fußaußenrandes in Folge der Varusstellung zu erklären. Die Resektion kann primär in Verbindung mit der Fußkorrektur oder sekundär bei fortbestehenden Beschwerden vorgenommen werden.

Wirkungsprinzip (Abb. 5.75 a, b)

Vorbereitung

- Rückenlage bzw. Halbseitenlage, Polster unter das Gesäß, Oberschenkelblutsperre.

Technische Durchführung

1. Schritt: Bei primärer Resektion muss die Hautinzision so gewählt werden, dass die Basis des Metatarsale V erreicht werden kann. Dies erfordert im Allgemeinen eine längere quer gestellt S-förmige Inzision am Fußaußenrand bis etwa zur Mitte des 4 Intermetatarsalraumes.

2. Schritt: Das Talonavikulargelenk muss in diesem Fall durch eine gesonderte mediale Inzision dargestellt werden. Bei sekundärer Resektion genügt eine dorsalkonvexe Inzision um die Basis des Os metatarsale V. Der Knochen wird mit dem Ansatz der M.-peroneus-brevis-Sehne möglichst subperiostal bis nach plantar hin dargestellt und die plantare Prominenz mit dem Hohlmeißel oder mit feiner Säge abgetragen. Selten muss bei ausgedehnter Resektion die M.-peroneus-brevis-Sehne transossär reinseriert werden.

Nachbehandlung: Bei primärer Operation richtet sich die Ruhigstellungsdauer bzw. die Mobilisation nach den übrigen Eingriffen. Bei sekundärer Resektion kann der Fuß nach Wundheilung wieder belastet werden. Nur bei Reinsertion des M. peroneus brevis sollte ein Gehgipsverband für 4 Wochen angelegt werden.

Arthroplastik des oberen Sprunggelenks lateral

Indikation

- Laterales Herauskippen des Talus aus dem oberen Sprunggelenk bei schwerem Ballenhohlfuß (Abb. 4.10).

Wirkungsprinzip

- Nach Korrektur des Fußes Versuch der Wiederherstellung der Kongruenz des oberen Sprunggelenks. Scheitert sie, so muss der Eingriff zur pantalaren Arthrodese erweitert werden.

Vorbereitung: Siehe Tripelarthrodese.

Technische Durchführung

Inzision bogenförmig um den Außenknöchel herum nach ventral bis zum Navikulokuneiformegelenk auslaufend. Darstellung des oberen Sprunggelenks von lateral durch Inzision des elongierten Kapselbandapparates. Die

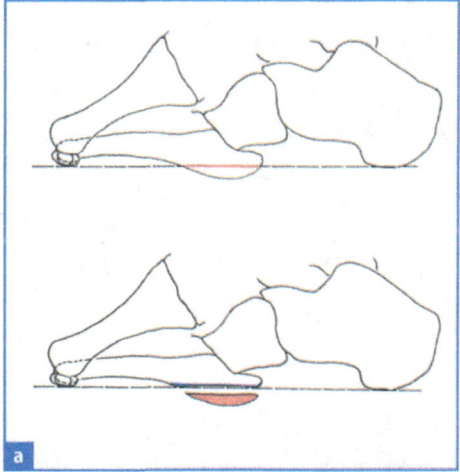

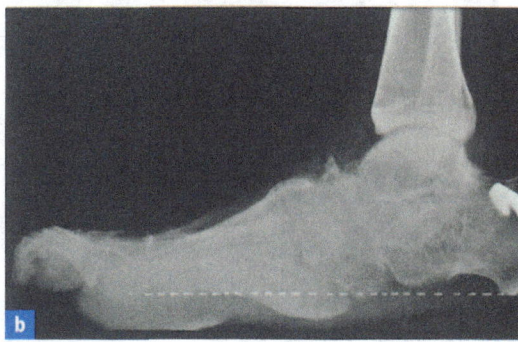

Abb. 5.75 a, b

Talusrolle ist im ventrolateralen Abschnitt meist knorpelfrei. Nach Achillessehnenverlängerung wird versucht, die Talusrolle in die Knöchelgabel einzustellen. Gelingt dies nicht, wird die vordere Syndesmose komplett durchtrennt, worauf sich die Knöchelgabel um einige Millimeter auseinanderdrängen lässt. Gelingt die Talusreposition, so wird der laterale Kapselbandapparat genäht und mit Periostreifen oder einer Hälfte der distal gestielten Sehne des M. peroneus brevis stabilisiert. Sicherheitshalber empfehlen wir die temporäre (2 Wochen) Transfixation des unteren und oberen Sprunggelenks in Neutralstellung.

Nachbehandlung. Siehe Tripelarthrodese.

Komplikationen
* Persistierende Instabilität (Reoperation oder Orthesenversorgung),
* Schmerzen durch Arthrose (Schuhtechnik oder Fusion).

Dorsalverschiebung des Kalkaneus. (Nach Galeazzi 1911)

Indikation
* Zur Schaffung eines vorderen Anschlags beim schweren Hackenhohlfuß selten indiziert.

Wirkungsprinzip (Abb. 5.76)
* Dorsalverlagerung des Tuber calcanei.

Technische Durchführung
Die technische Durchführung entspricht im Wesentlichen der bei der Operation nach Dwyer beschriebenen. Statt der Keilentnahme wird der distale Kalkaneus um halbe Höhe verschoben. Vorausgehend sollte immer eine Operation nach Steindler durchgeführt werden.

Fixation und Nachbehandlung.
Sie entsprechen ebenfalls der Operation nach Dwyer.

Teil-Sesamoidektomie
Dieser Eingriff ist ausnahmsweise indiziert bei persistierenden schmerzhaften Schwielen nach Tarsektomie und wenn sich die Schwielenbeschwerden rein auf ein Sesambein isolieren lassen (meist das mediale). Röntgenologisch können dabei plantar unregelmäßige hypertrophische knöcherne Veränderungen sichtbar sein. In den meisten Fällen führt jedoch die schuhtechnische Bettung mit Entlastung zum Ziel.

Zur Ilisarov-Korrektur der Hohlfüße (Abb. 5.77)
Die Korrektur schwerer Fußdeformitäten mit der Ilisarov-Methode hat einen festen Platz in der Fußchirurgie.

Beim schweren Ballenhohlfuß stellt sie jedoch ein Verfahren der zweiten Wahl dar, da es mit ihr nicht gelingt, das ursächliche Muskelungleichgewicht zu berücksichtigen. Theoretisch ist zwar ein zweizeitiges Vorgehen denkbar mit primärer ossärer Korrektur der Deformität durch den Ilisarov-Apparat und sekundären muskelbalancierenden Maßnahmen. Dies wäre aber vom zeitlichen und operativen Aufwand für den Patienten erheblich größer als die einzeitige Korrektur durch kombiniert knöchern-weichteilige Operationen.

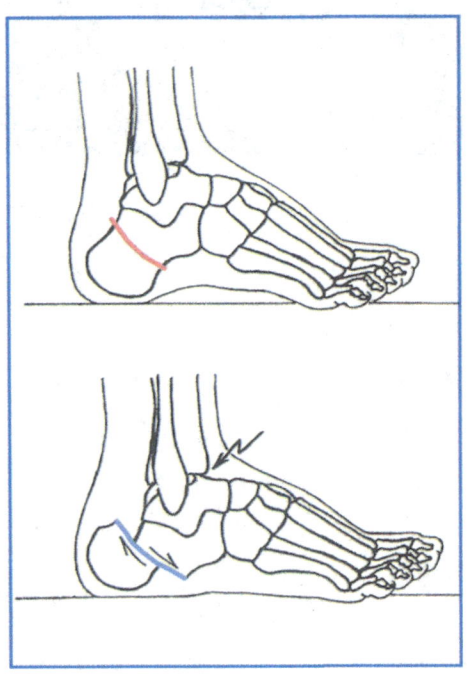

Abb. 5.76

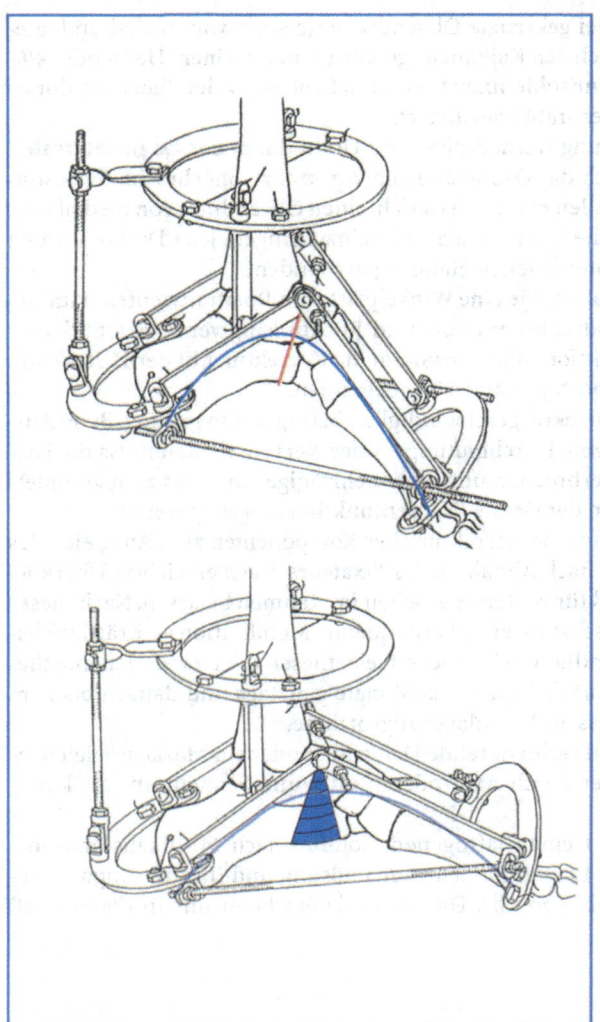 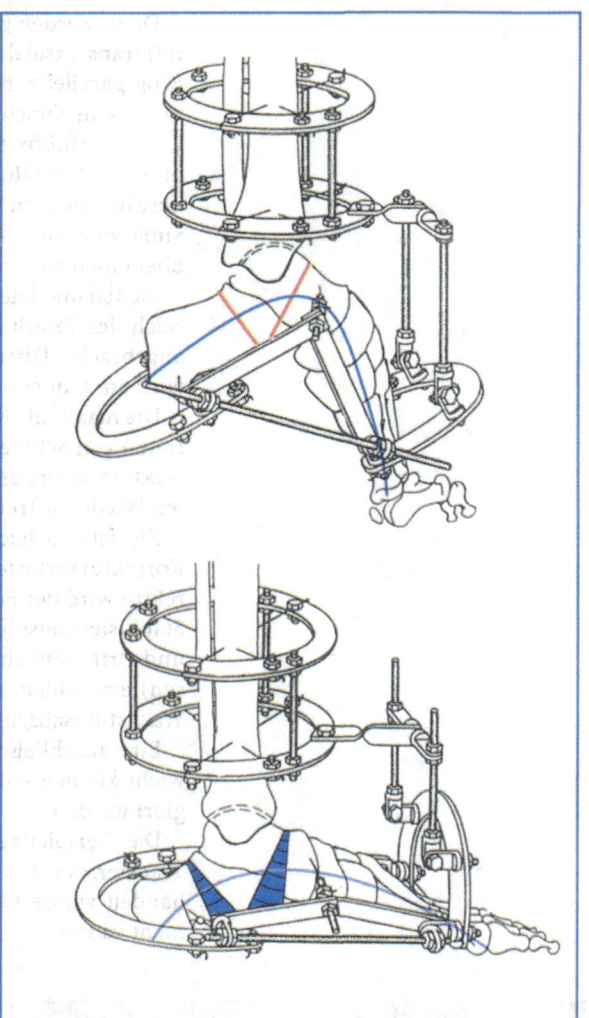

Abb. 5.77, 5.78

Allenfalls zur simultanen Korrektur von Begleitdeformitäten wie Achsfehlstellungen oder Beinverkürzungen (posttraumatisch oder lähmungsbedingt) kommt diese Methode unserer Meinung nach in Betracht.

Typische Montageprinzipien. Allgemein wird nach Querosteotomie auf Höhe des Krümmungsscheitels der Kavusdeformität mittels Kallusdistraktion ein Korrektureffekt erzielt. Im Gegensatz zu den subtraktiven Keilosteotomien mit dorsalbasiger Keilentnahme handelt es sich hier um ein additives Verfahren mit Verlängerung um einen plantarbasigen Keil auf Höhe des Scheitels der Deformität. In besonders schweren Fällen kann eine den steil stehenden Kalkaneus zusätzlich korrigierende V-Osteotomie durchgeführt werden (Abb. 5.78).

Vor oder nach Querosteotomie wird der Tibia-Rahmen angebracht: Es werden zwei Paar Drähte in der Transversalebene am Übergang proximales/ mittleres und mittleres/distales Drittel in die Tibia eingebracht. (Die Fibula kann transfixiert werden, um während der Distraktionsphase eine Dislokation im distalen Tibiofibulargelenk zu vermeiden.) Anschließend wird der vormontierte Tibiarahmen, bestehend aus zwei Ringen, die über drei oder vier Stäbe verbunden sind, angebracht.

Dann werden zwei gekreuzte Olivendrähe (je einer von medial und lateral) transversal durch den Kalkaneus gebohrt und mit einem Halb- oder 5/8-Ring parallel zur Fußsohle fixiert. Anschließend wird der Talushals dorsal mit einem Kirschnerdraht transfixiert.

Zur Vorfußfixierung werden distal ein Draht durch das Os metatarsale I und ein Draht durch das Os metatarsale V gekreuzt eingebracht. Insbesondere in schweren Fällen empfiehlt es sich, einen Olivendraht von medial proximal quer durch die Ossa metatarsalia einzubringen. Jene Drähte werden über einen nach unten offenen Halbring verbunden.

Medial und lateral wird je eine Winkelplatte mit Rotationszentrum im Bereich des Talushalsdrahtes am Vor- und Rückfußring verschraubt. Plantar angebrachte Distraktionsstäbe bewirken die Korrektur. Mit der Distraktion wird am 5. oder 6. postoperativen Tag begonnen.

Die maximale Korrekturgeschwindigkeit beträgt 1 mm pro Tag. Beim Auftreten von Schmerzen, Durchblutungs- oder Nervenschäden muss die Distraktion sofort unterbrochen und eine mehrtägige Pause bis zum kompletten Wiederauftreten der Gefäß-/Nervenfunktion eingelegt werden.

Ziel ist eine leichte Überkorrektur aller Komponenten zum Ausgleich des Korrekturverlustes nach Abnahme des Fixateurs. Nach erreichter Überkorrektur wird der Fuß für weitere 6 Wochen im Rahmen belassen. Nach dieser Stabilisierungsphase wird eine konsequente Mobilisations-, Kräftigungs- und Orthesenbehandlung (Unterschenkelorthesen oder Zweischalenorthesen) empfohlen, zunächst für sechs Monate ganztags und danach bis zum Wachstumsabschluss als Nachtlagerungsorthese.

Eine anschließend rezidivierende Deformität oder ein Muskelungleichgewicht können später durch Arthrodesen oder/und Sehnentransfers korrigiert werden.

Das Beispiel zeigt einen iatrogenen Hohlfuß nach M.-tibialis-anterior-Transfer, der durch Plantaraponeurosenablösung und Ilisarov-Apparat behandelt wurde (Abb. 5.79 a, b). Die Therapie erscheint uns in diesem Fall nicht kausal.

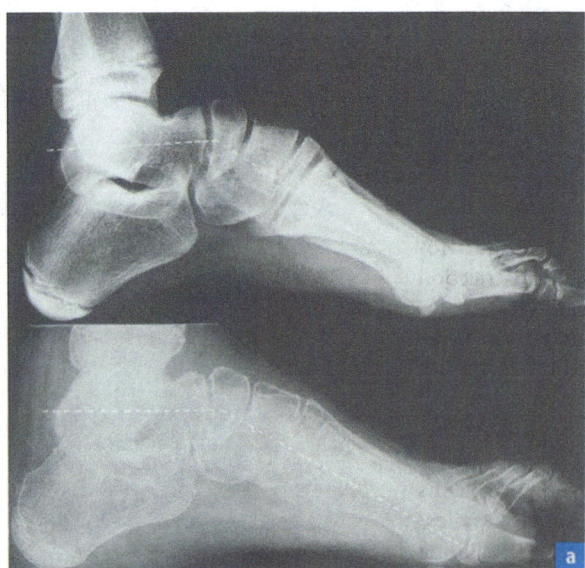
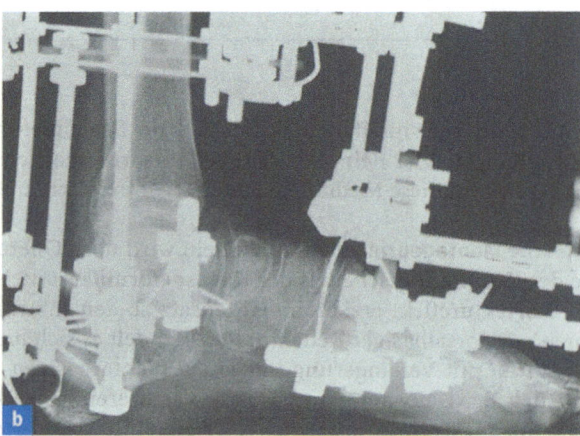

Abb. 5.79 a, b

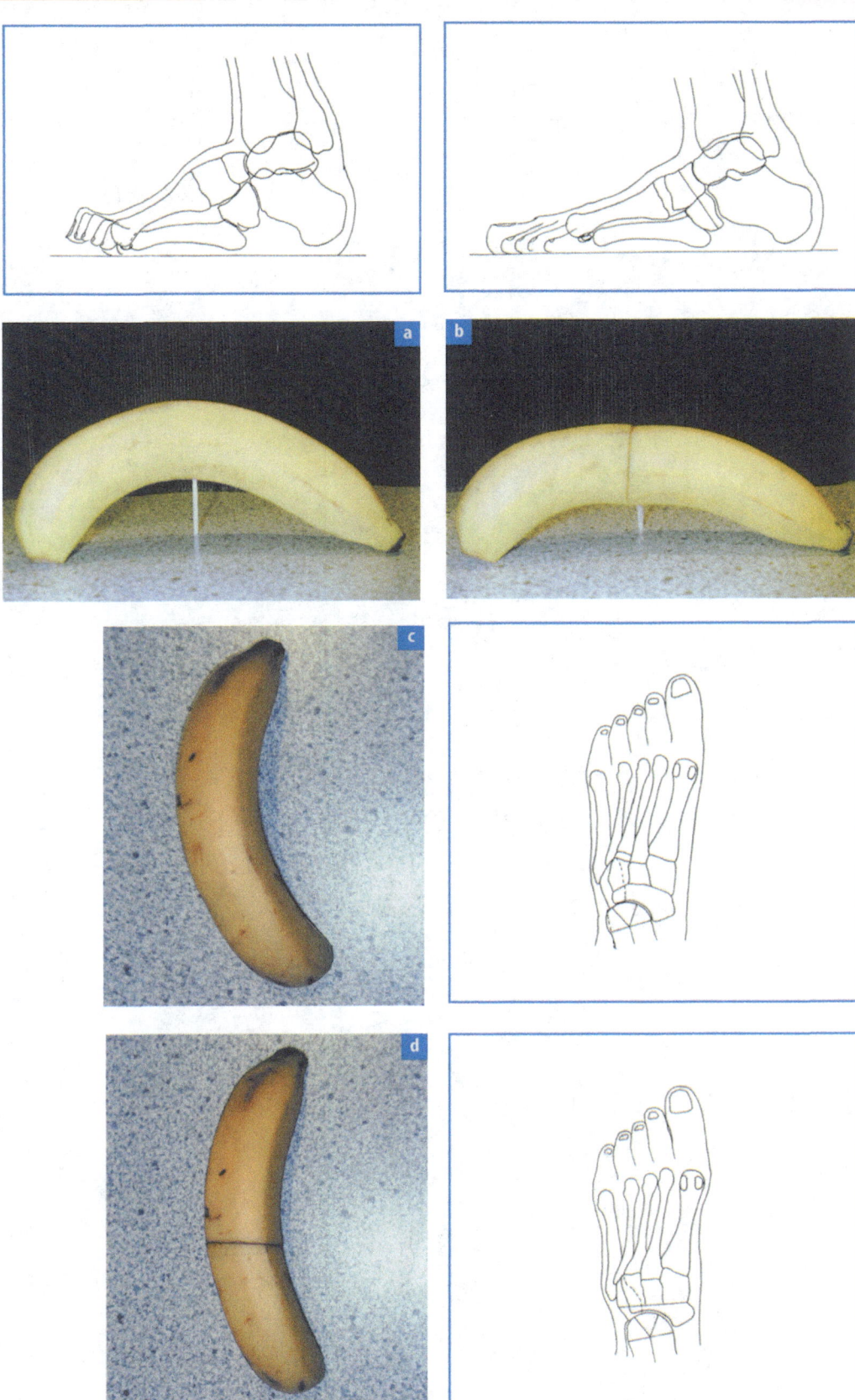

Abb. 5.80 a–d

Der Tipp zum Schluss

▶ Einfache Planung in OP-Pausen, zum Verzehr geeignet … und er hat doch drei Ebenen! (Abb. 5.80 a–d)

6

Therapiealgorithmen

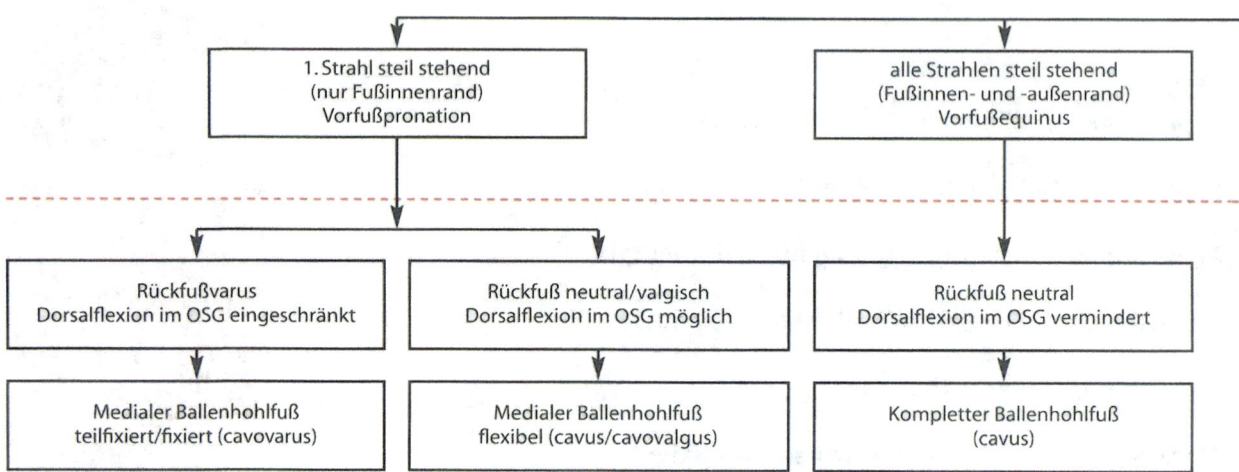

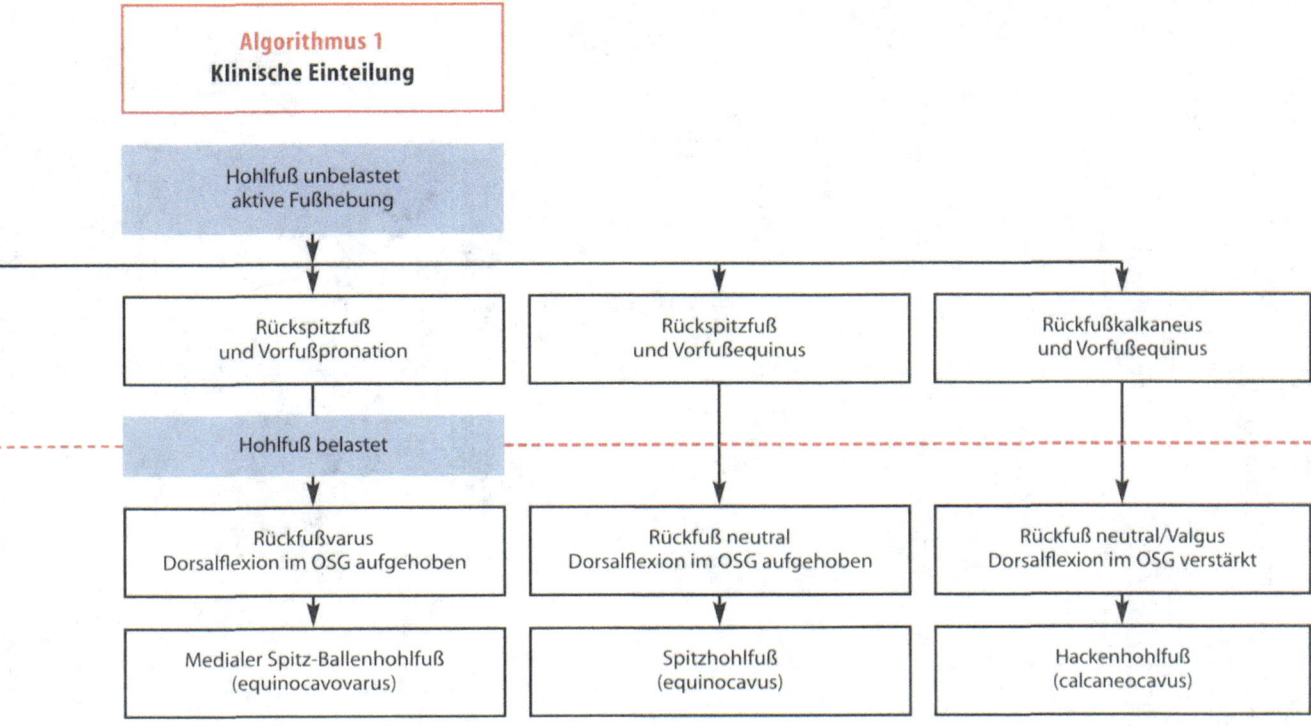

Algorithmus 1
Klinische Einteilung

Hohlfuß unbelastet
aktive Fußhebung

| Rückspitzfuß und Vorfußpronation | Rückspitzfuß und Vorfußequinus | Rückfußkalkaneus und Vorfußequinus |

Hohlfuß belastet

| Rückfußvarus Dorsalflexion im OSG aufgehoben | Rückfuß neutral Dorsalflexion im OSG aufgehoben | Rückfuß neutral/Valgus Dorsalflexion im OSG verstärkt |

| Medialer Spitz-Ballenhohlfuß (equinocavovarus) | Spitzhohlfuß (equinocavus) | Hackenhohlfuß (calcaneocavus) |

Anmerkung:
OSG: Oberes Sprunggelenk

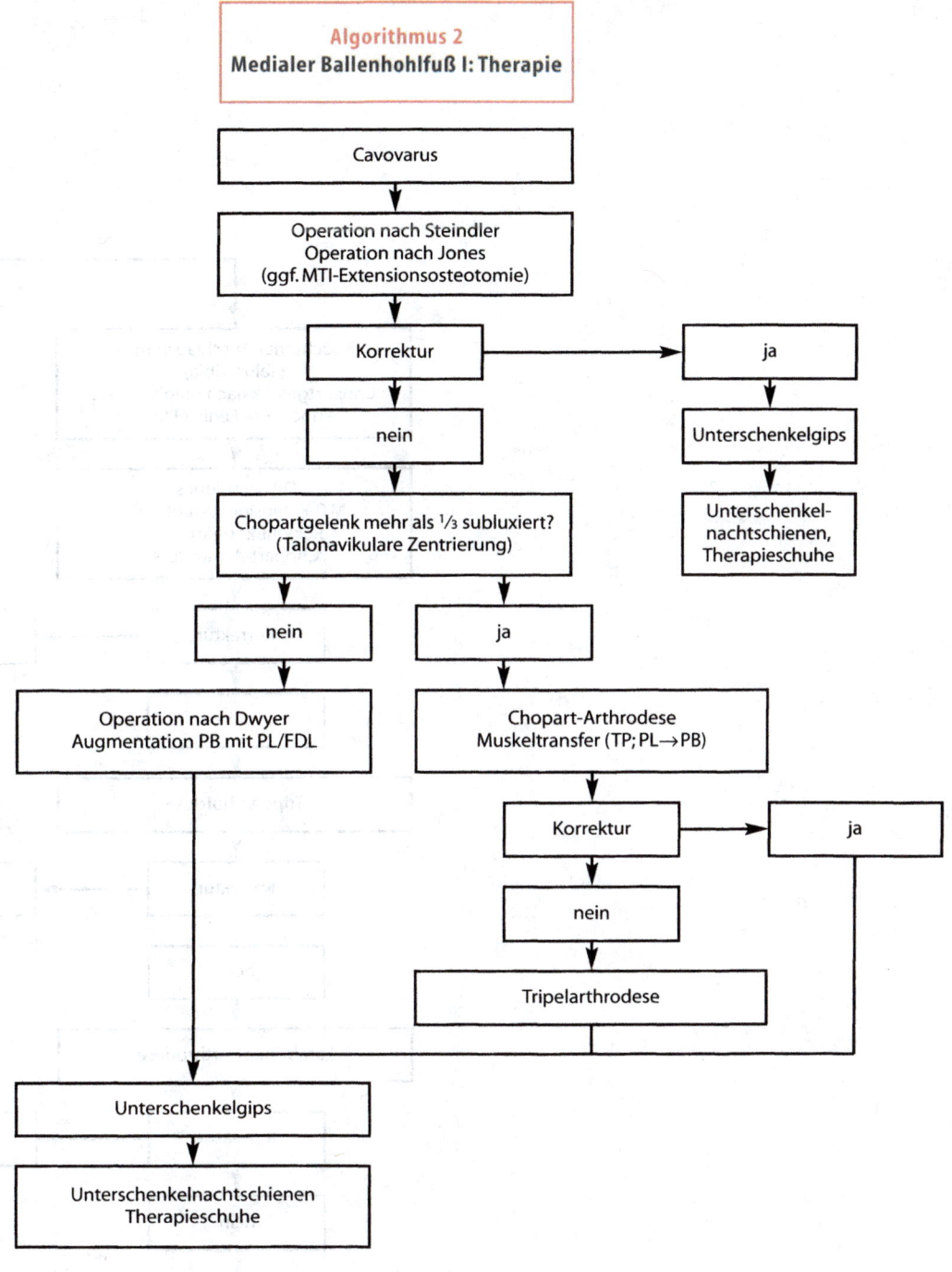

**Algorithmus 2
Medialer Ballenhohlfuß I: Therapie**

Cavovarus

Operation nach Steindler
Operation nach Jones
(ggf. MTI-Extensionsosteotomie)

Korrektur → ja → Unterschenkelgips → Unterschenkel-nachtschienen, Therapieschuhe

nein

Chopartgelenk mehr als ⅓ subluxiert?
(Talonavikulare Zentrierung)

nein → Operation nach Dwyer
Augmentation PB mit PL/FDL

ja → Chopart-Arthrodese
Muskeltransfer (TP; PL→PB)

Korrektur → ja

nein

Tripelarthrodese

Unterschenkelgips

Unterschenkelnachtschienen
Therapieschuhe

Anmerkungen:
TP: M. tibialis posterior
PL: M. peroneus longus
PB: M. peroneus brevis
FDL: M. flexor digitorum longus

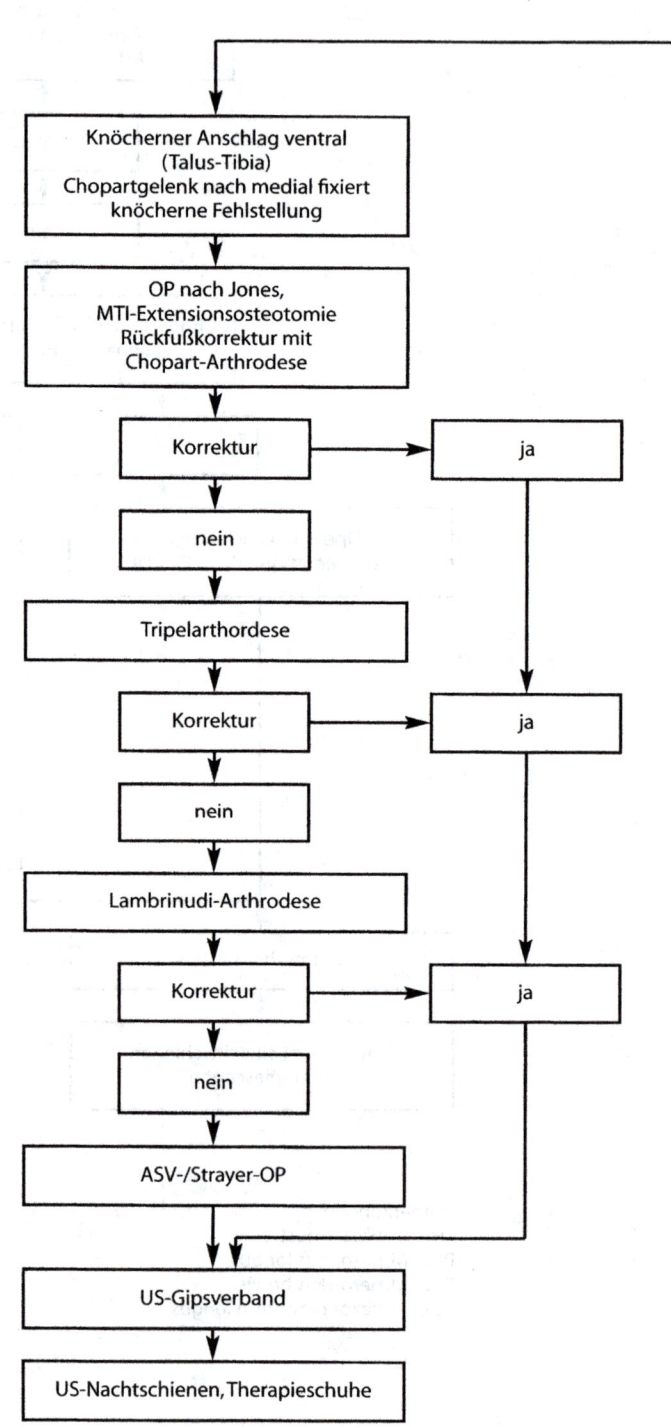

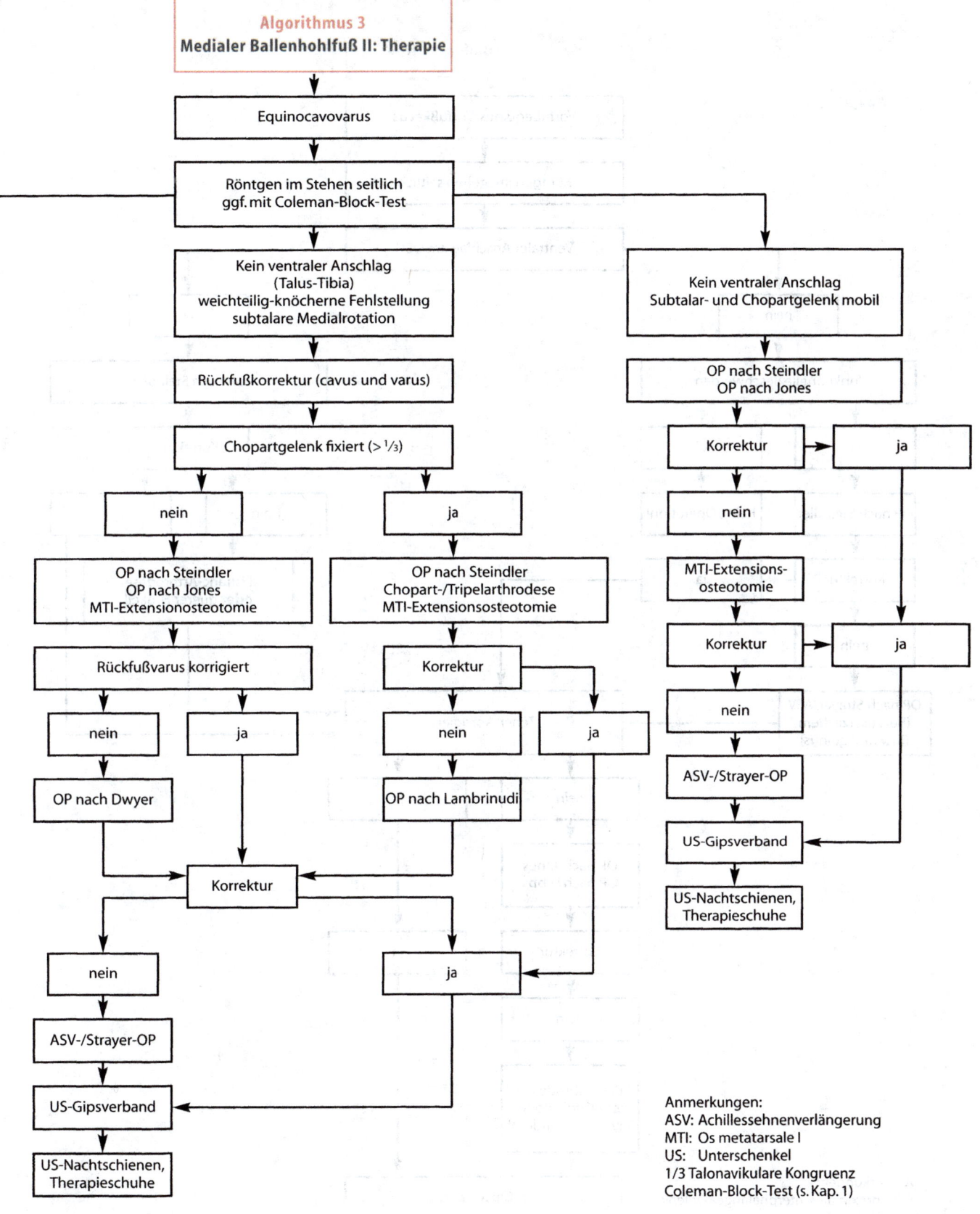

Algorithmus 3
Medialer Ballenhohlfuß II: Therapie

Equinocavovarus

Röntgen im Stehen seitlich
ggf. mit Coleman-Block-Test

Kein ventraler Anschlag
(Talus-Tibia)
weichteilig-knöcherne Fehlstellung
subtalare Medialrotation

Kein ventraler Anschlag
Subtalar- und Chopartgelenk mobil

Rückfußkorrektur (cavus und varus)

OP nach Steindler
OP nach Jones

Chopartgelenk fixiert (> ⅓)

Korrektur → ja

nein   ja

nein

OP nach Steindler
OP nach Jones
MTI-Extensionosteotomie

OP nach Steindler
Chopart-/Tripelarthrodese
MTI-Extensionsosteotomie

MTI-Extensions-
osteotomie

Rückfußvarus korrigiert

Korrektur

Korrektur → ja

nein   ja

nein   ja

nein

OP nach Dwyer

OP nach Lambrinudi

ASV-/Strayer-OP

Korrektur

US-Gipsverband

nein   ja

US-Nachtschienen,
Therapieschuhe

ASV-/Strayer-OP

US-Gipsverband

US-Nachtschienen,
Therapieschuhe

Anmerkungen:
ASV: Achillessehnenverlängerung
MTI: Os metatarsale I
US: Unterschenkel
1/3 Talonavikulare Kongruenz
Coleman-Block-Test (s. Kap. 1)

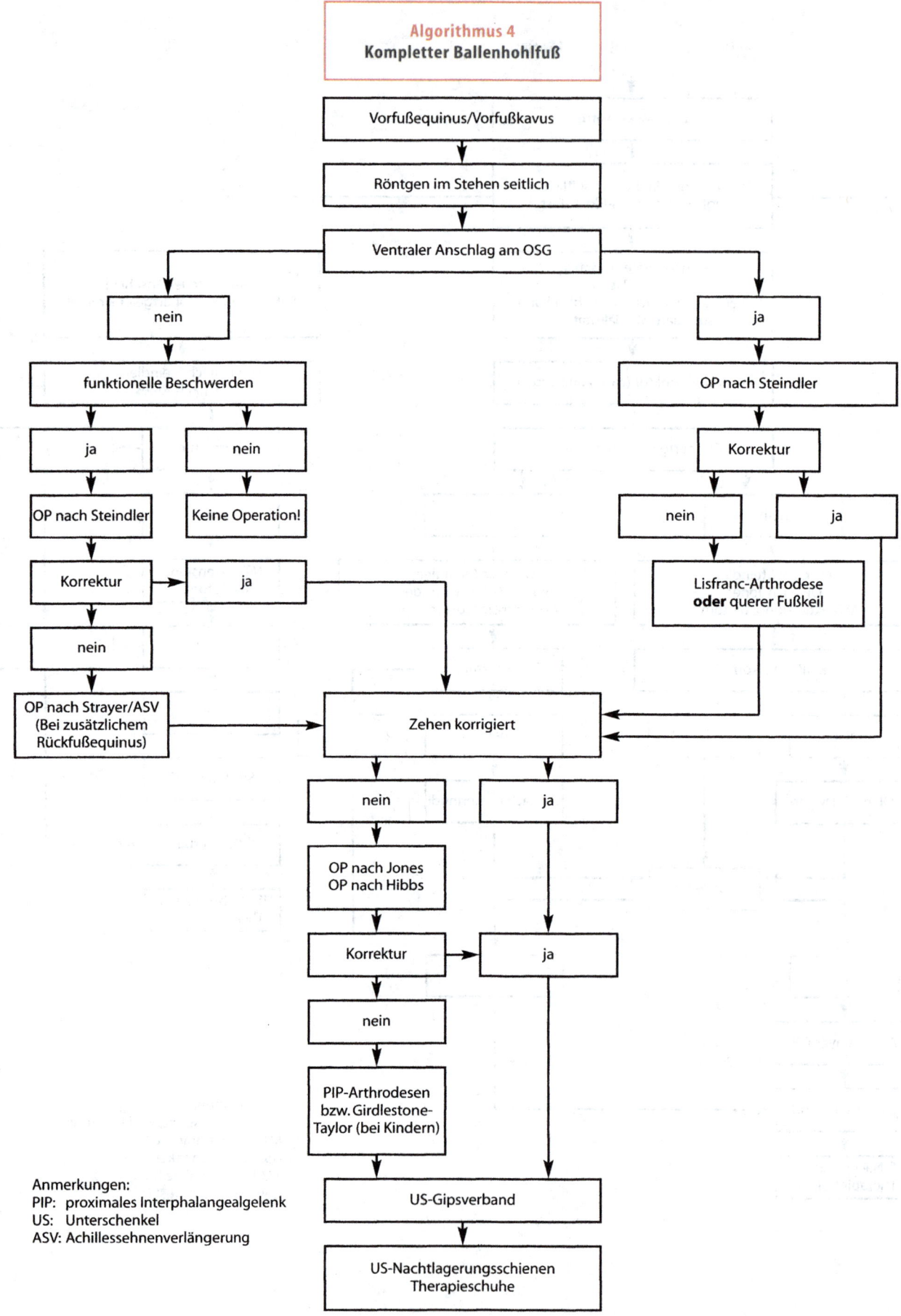

Algorithmus 4
Kompletter Ballenhohlfuß

Vorfußequinus/Vorfußkavus

Röntgen im Stehen seitlich

Ventraler Anschlag am OSG

nein

ja

funktionelle Beschwerden

OP nach Steindler

ja

nein

Korrektur

OP nach Steindler

Keine Operation!

nein

ja

Korrektur

ja

Lisfranc-Arthrodese **oder** querer Fußkeil

nein

OP nach Strayer/ASV
(Bei zusätzlichem
Rückfußequinus)

Zehen korrigiert

nein

ja

OP nach Jones
OP nach Hibbs

Korrektur

ja

nein

PIP-Arthrodesen
bzw. Girdlestone-
Taylor (bei Kindern)

US-Gipsverband

US-Nachtlagerungsschienen
Therapieschuhe

Anmerkungen:
PIP: proximales Interphalangealgelenk
US: Unterschenkel
ASV: Achillessehnenverlängerung

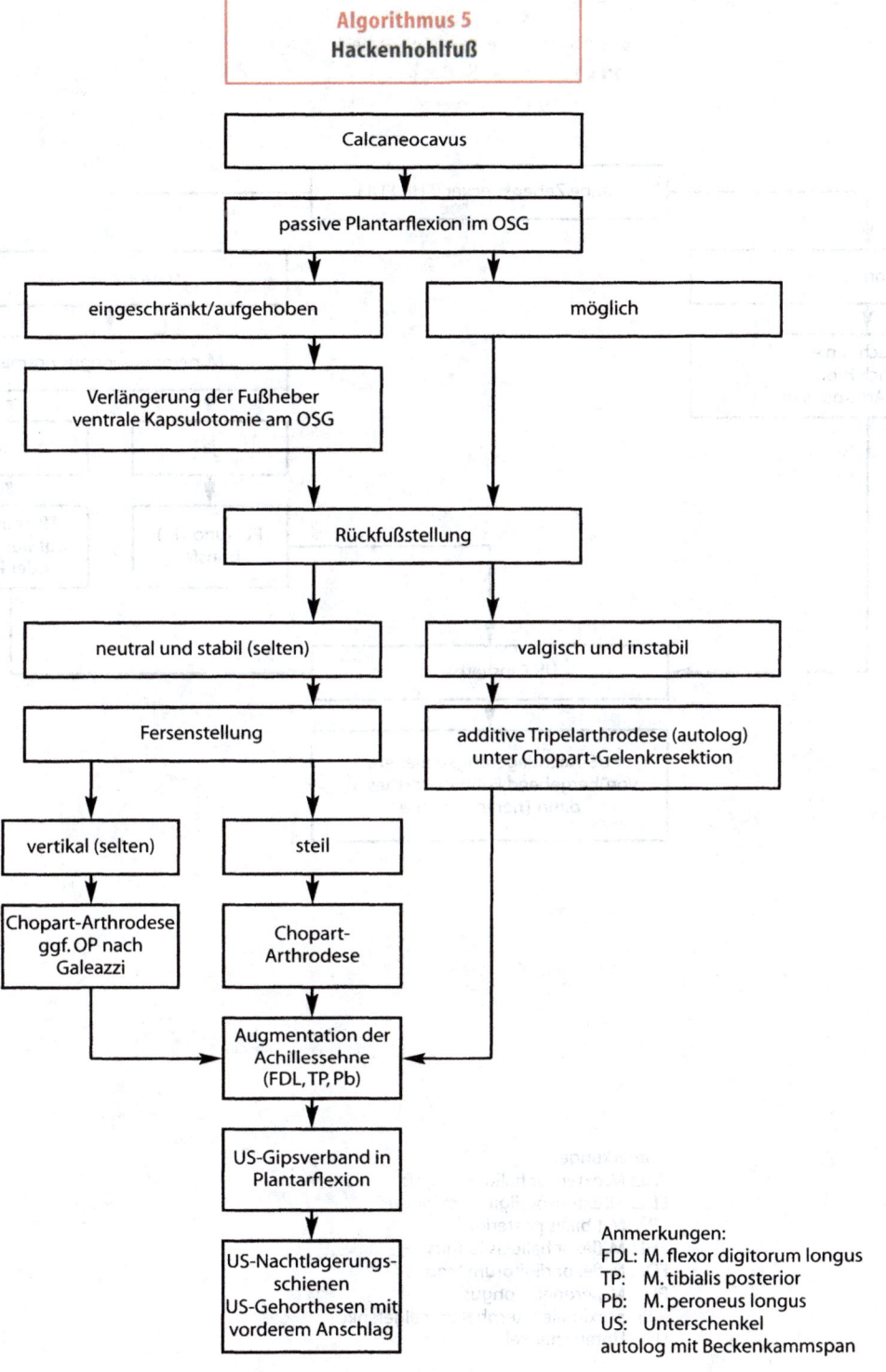

Algorithmus 5
Hackenhohlfuß

Calcaneocavus

↓

passive Plantarflexion im OSG

↓

| eingeschränkt/aufgehoben | möglich |

eingeschränkt/aufgehoben →

Verlängerung der Fußheber
ventrale Kapsulotomie am OSG

↓

Rückfußstellung

↓

| neutral und stabil (selten) | valgisch und instabil |

neutral und stabil (selten) →

Fersenstellung

valgisch und instabil →

additive Tripelarthrodese (autolog)
unter Chopart-Gelenkresektion

| vertikal (selten) | steil |

vertikal (selten) →

Chopart-Arthrodese
ggf. OP nach
Galeazzi

steil →

Chopart-
Arthrodese

↓

Augmentation der
Achillessehne
(FDL, TP, Pb)

↓

US-Gipsverband in
Plantarflexion

↓

US-Nachtlagerungs-
schienen
US-Gehorthesen mit
vorderem Anschlag

Anmerkungen:
FDL: M. flexor digitorum longus
TP: M. tibialis posterior
Pb: M. peroneus longus
US: Unterschenkel
autolog mit Beckenkammspan

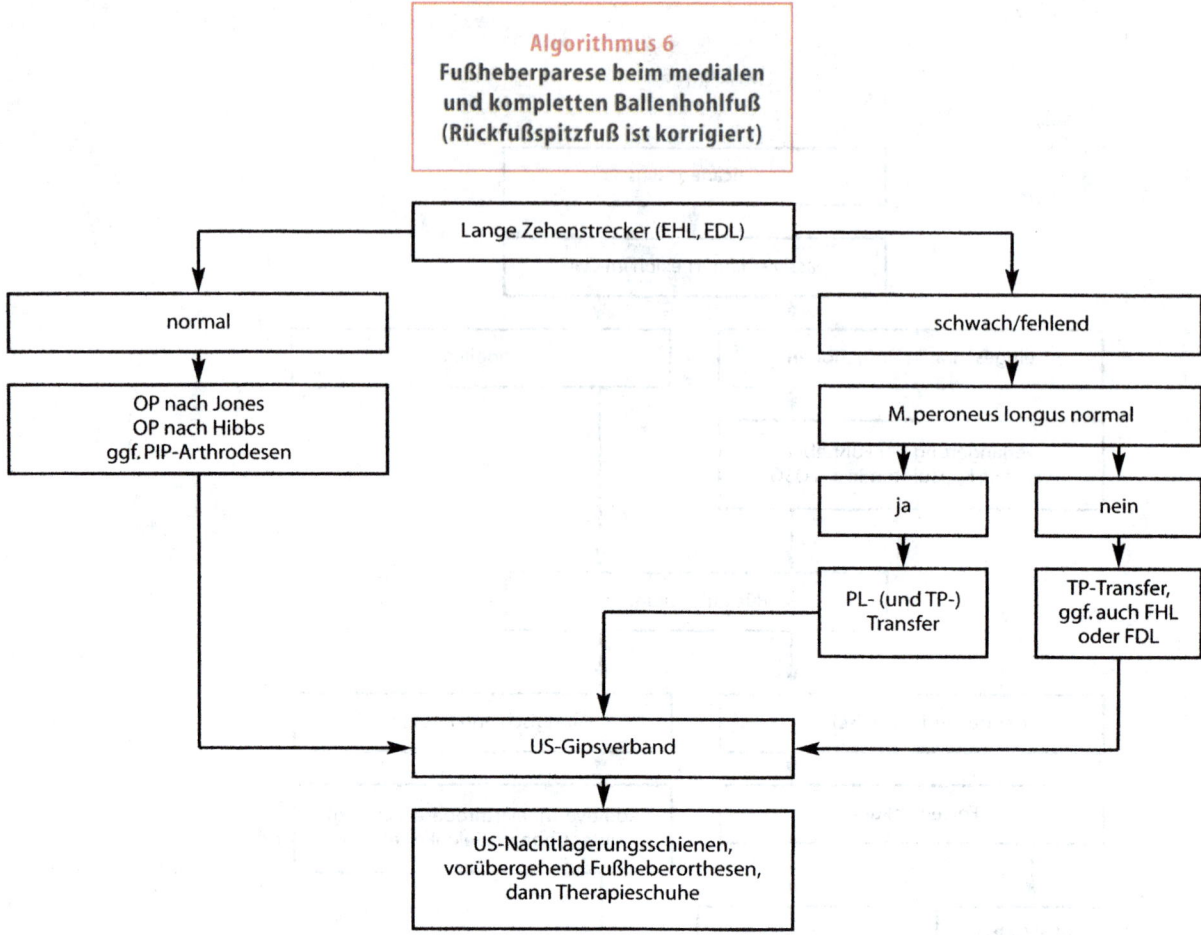

Algorithmus 6
Fußheberparese beim medialen
und kompletten Ballenhohlfuß
(Rückfußspitzfuß ist korrigiert)

Lange Zehenstrecker (EHL, EDL)

normal → schwach/fehlend

OP nach Jones
OP nach Hibbs
ggf. PIP-Arthrodesen

M. peroneus longus normal

ja → nein

PL- (und TP-) Transfer

TP-Transfer, ggf. auch FHL oder FDL

US-Gipsverband

US-Nachtlagerungsschienen, vorübergehend Fußheberorthesen, dann Therapieschuhe

Anmerkungen:
EHL: M. extensor hallucis longus
EDL: M. extensor digitorum longus
TP: M. tibialis posterior
FHL: M. flexor hallucis longus
FDL: M. flexor digitorum longus
PL: M. peroneus longus
PIP: proximale Interphalangealgelenke
US: Unterschenkel

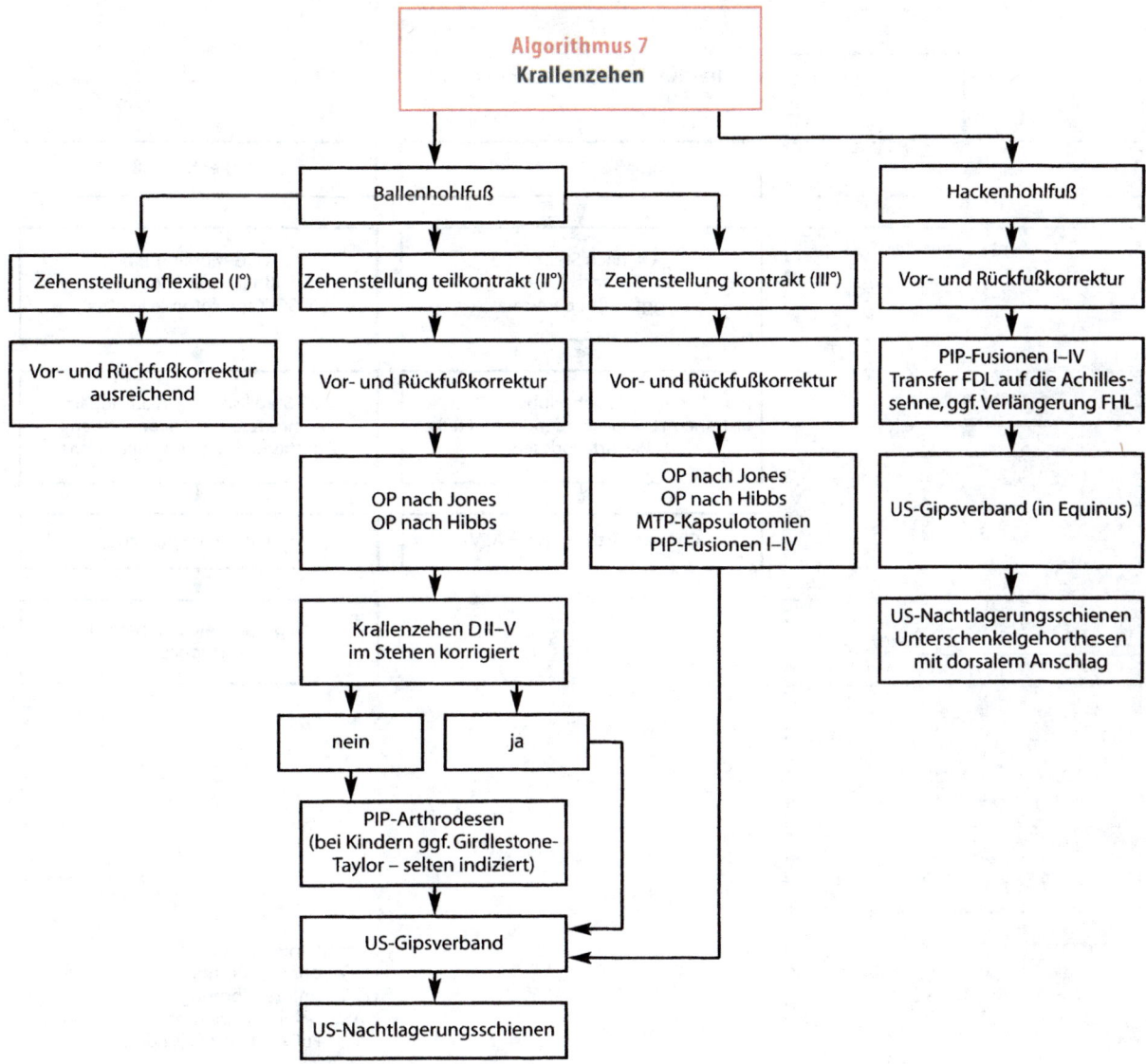

Algorithmus 7
Krallenzehen

Ballenhohlfuß

Hackenhohlfuß

Zehenstellung flexibel (I°)

Zehenstellung teilkontrakt (II°)

Zehenstellung kontrakt (III°)

Vor- und Rückfußkorrektur

Vor- und Rückfußkorrektur ausreichend

Vor- und Rückfußkorrektur

Vor- und Rückfußkorrektur

PIP-Fusionen I–IV
Transfer FDL auf die Achillessehne, ggf. Verlängerung FHL

OP nach Jones
OP nach Hibbs

OP nach Jones
OP nach Hibbs
MTP-Kapsulotomien
PIP-Fusionen I–IV

US-Gipsverband (in Equinus)

Krallenzehen D II–V
im Stehen korrigiert

US-Nachtlagerungsschienen
Unterschenkelgehorthesen
mit dorsalem Anschlag

nein

ja

PIP-Arthrodesen
(bei Kindern ggf. Girdlestone-
Taylor – selten indiziert)

US-Gipsverband

US-Nachtlagerungsschienen

Anmerkungen:
Therapieschuhe
US: Unterschenkel
PIP: proximales Interphalangealgelenk

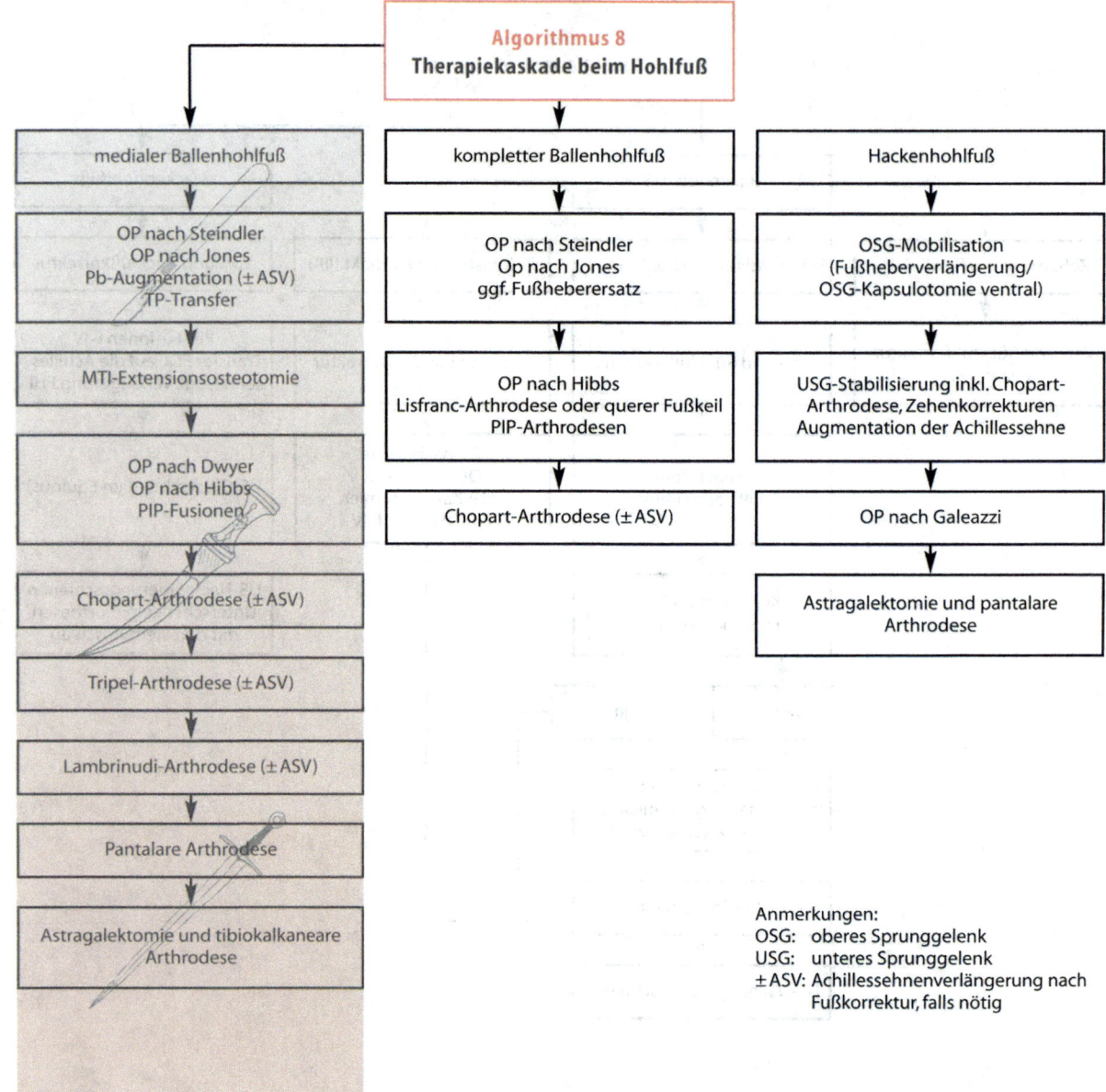

Algorithmus 8
Therapiekaskade beim Hohlfuß

medialer Ballenhohlfuß	kompletter Ballenhohlfuß	Hackenhohlfuß
OP nach Steindler OP nach Jones Pb-Augmentation (± ASV) TP-Transfer	OP nach Steindler Op nach Jones ggf. Fußheberersatz	OSG-Mobilisation (Fußheberverlängerung/ OSG-Kapsulotomie ventral)
MTI-Extensionsosteotomie	OP nach Hibbs Lisfranc-Arthrodese oder querer Fußkeil PIP-Arthrodesen	USG-Stabilisierung inkl. Chopart- Arthrodese, Zehenkorrekturen Augmentation der Achillessehne
OP nach Dwyer OP nach Hibbs PIP-Fusionen	Chopart-Arthrodese (± ASV)	OP nach Galeazzi
Chopart-Arthrodese (± ASV)		Astragalektomie und pantalare Arthrodese
Tripel-Arthrodese (± ASV)		
Lambrinudi-Arthrodese (± ASV)		
Pantalare Arthrodese		
Astragalektomie und tibiokalkaneare Arthrodese		

Anmerkungen:
OSG: oberes Sprunggelenk
USG: unteres Sprunggelenk
± ASV: Achillessehnenverlängerung nach
        Fußkorrektur, falls nötig

Abrams RC (1969) Relapsed club foot. The early results of an evaluation of Dillwyn Evans' operation. J Bone Joint Surg 51A: 270

Acton RK (1967) Surgical anatomy of the foot. J Bone Joint Surg 49A: 555

Adelaar RS, Danelly EA, Meunier PA, Stelling FH, Goldner JL, Colvard DF (1976) A long-term study of triple arthrodesis in children. Orthop Clin North Am 7: 895–908

Alajouanine T, Boudin G (1945) Sur un complexus clinique caracterisé par une atrophie musculaire myelopathique de type distal avec grosses déformations des pieds, arthropathies du coude et de la colonne vertebrale, nodosites calcaires sous-cutanees et artérite calcaire avec perturbation du métabolisme phospholcique. Rev Neurol 77: 193–195

Alcalay J, Lederman N, Konbrot B (1985) The diagnosis of pes planus and pes cavus in soldiers by the footground pressure pattern. Milit Med 150: 215–217

Alexander IJ, Johnson KA (1989) Assessment and management of pes cavus in Charcot-Marie-Tooth disease. Clin Orthop 246: 273–281

Allan W (1939) Relation of hereditary pattern to clinical severity as illustrated by peroneal atrophy. Arch Int Med 63: 1123–1131

Allard P, Sirois JP, Thiry PS, Geoffroy G, Duhaime M (1982) Roentgenographic study of cavus foot deformity in Friedreich ataxia patients: preliminary report. Can J Neurol Sci 9: 113–117

Altakoff P (1931) Zur Analyse des Hohlfusses. Zeitschr f Orthop Chir 55: 415

Alvik I (1953) Operative treatment of pes cavus. Acta Orthop Scand 23: 137–141

Amis JA (1994) Talus-Kalkaneus-Cuboid (Triple) Arthrodesis. In: Johnson KA (eds): The Foot and Ankle. Raven Press, New York, pp 369–399

Andreasi A (1984) Il varo di calcagno nel piede cavo anteriore (piede cavovaro). Arch Ort Reum 97: 175–180

Andry N (1741) Orthopaedia. A Millar, London.

Andry N (1744) In: Orthopädie oder die Kunst bei den Kindern die Ungestaltheit des Leibes zu verhüten und zu verbessern. Rüdiger JA, Berlin

Angus PD, Cowell HR (1984) Triple arthrodesis. A critical long-term review. J Bone Joint Surg 68B: 260–265

Arangio GA, Chen C, Kim W (1997) Effect of cutting the plantar fascia on mechanical properties of the foot. Clin Orthop Rel Res 339: 227–231

Arthuis M, Pinsard N, Ponsot G (1990) Neurologie pédiatrique. Flammarion, Paris, p 469–477

Ayres MJ, Bakst RH, Baskwill DF, Pupp G (1987) Dwyer Osteotomy: A Retrospective Study. J Foot Surg 26: 322–328

Bacardi BE, Alm WA (1986) Modification of the Gould Operation for Cavovarus Reconstruction of the Foot. J Foot Surg 25: 181–187

Baggot MG (1981) The universal, muscular chain reaction, muscle spasm, torsions, ruptures and extravasations. Chameleons of pathology and some manifestations of simple muscular disorders. Med Hypotheses 7: 161–170

Banks AS (1988) Idiopathic and neurologic cavus foot deformities: the role of tendon transfers. In: McGlamry ED (ed) Reconstructive surgery of the foot and leg – update 1988. Tucker GA: Podiatry Institute Publishing Co.

Banks AS (1992) Pes cavus Deformity, 506–515. In: Marcinko DE (eds): Medical and Surgical Therapeutics of The Foot and Ankle. Williams & Wilkins, Baltimore Hong Kong London.

Baquis GD, Kelly JJ, Lieberman A, Wolpert SM (1991) Adult metachromatic leukodystrophy and pes cavus foot deformity. Muscle Nerve 14: 784–785

Barbari SG, Brevig K (1984) Correction of clawtoes by the Girdlestone-Taylor flexor-extensor transfer procedure. Foot & Ankle 5: 67

Bardot A, Ward AB, Curvale G (1998) The Neuropathic Foot In: Bouysset M (ed) Bone and Joint Disorders of the Foot and Ankle. Springer, Berlin Heidelberg New York Tokyo

Barenfeld PA, Weseley MS, Shea JM (1971) The kongenital cavus foot. Clin Orthop 79: 119–126

Barwell R (1898) Pes planus and pes cavus: an anatomical and clinical study. Edinburgh Med J 3: 113

Basmajian JV, Stecko G (1963) The Role of Muscles in Arch Support of the Foot. J Bone Joint Surg 45A: 1184

Baumann JU (1970) Operative Behandlung der infantilen Zerebralparesen. Thieme, Stuttgart New York, S 10–34

Beck O (1922) Spina bifida occulta und ihre ätiologische Beziehungen zu den Deformitäten der unteren Extremitäten. Ergebn Chirurgie Orthopädie: 493–568

Beck O (1924) Zur operativen Behandlung der Hammer- und Klauenzehen. Zeitschr f Orthop Chir 45: 359

Benages A (1966) Chirurgie du pied creux. Revista española orthopedia et traumatologia. Rev Esp circ osteoart 1: 115–226

Bennett GL, Graham CE, Mauldin DM (1991) Triple arthrodesis in adults. Foot Ankle 12:138–143

Benninghoff A, Drenckhahn D, Zenker W (1994) Makroskopische Anatomie, Embryologie und Histologie des Menschen, Bd. 1, 15. Aufl. Urban & Schwarzenberg, München Wien Baltimore, S 371–404

Bensahel H, Guillaume A, Czukonyi Z, Desgrippes Y (1990) Results of physical therapy for idiopathic clubfoot: a long-term follow-up study. J Pediatr Orthop 10: 189–192

Bentzon PGK (1933) Pes cavus and muscuclus peroneus longus. Acta Orthop Scand 4: 50–52

Berman A (1977) Long-term results following Lambrinudi arthrodesis. J Bone Joint Surg 59A: 473

Bettens H (1971) Examination of pes cavus. Ther Umsch 28: 304–308

Beykirch (1925) Ätiologie und Therapie des Klauenhohlfußes. Verhandlungen der Dt Orthop Gesellschaft. XX Band, S 319–321

Bigos SJ, Coleman SS (1984) Foot deformities secondary to gluteal injection in infancy. J Pediatr Orthop 4: 560

Bird TD (1989) Hereditary motor-sensory neuropathies. Charcot-Marie-Tooth syndrome Neurol Clin 7: 9–23

Bird TD, Kraft GH (1978) Charcot-Marie-Tooth disease: data for genetic counselling relating age to risk. Clin Genet 14: 43–49

Bittel (1965) A propos de 50 interventions pour pieds creux dits essentiels. Thèse médecine, Lyon

Bleck EE (1987) Orthopaedic management in cerebral palsy. Clinics in Developmental Medicine 99/100: 262–266

Böhler L (1922) Die Stellung des Vorfußes beim Plattfuß, Klumpfuß und Hohlfuß. Orthop Kongress 1922, Zeitschr f Orthop Chir 44: 201

Bojsen-Moller F (1979) Anatomy of the fore-foot normal and pathologic. Clin Orthop 142: 10–18

Boppe M, Janvier (1938) A propos du pied creux essentiel de la seconde enfance. Rev Med Fr 19: 519–525

Bordelon RL (1988) Chapter 1. In: Gould J (ed) The foot book. Baltimore, Williams & Wilkins.

Borsair G, Jequier M (1986) Neurogenic arthropathies in neural muscular atrophy of Charcot-Marie-Tooth. Rev Med Suisse Romande 86: 2

Bösch J (1961) Die Osteotomie nach Dwyer bei Ballenhohlfuß. Z Orthop 94: 325–327

Bösch J (1972) Die Kalkaneusosteotomie beim Ballenhohlfuß. Arch Orthop Unfallchir 73: 149–156

Bost FC, Schottstaedt ER, Larsen LJ (1960) Plantar dissection. An operation to release the soft tissues in recurrent or recalcitrant talipes equinovarus. J Bone Joint Surg 42 A: 151–164

Bouche RT, Kuwada GT (1984) Equinus deformity in the athlete. Physician Sports Med 12: 81

Bradley GW, Coleman SS (1981) Treatment of the calcaneocavus foot deformity. J Bone Joint Surg 63A: 1159–1166

Bragard K (1926) Un procédé de mesure du pied plat et du pied creux. Z Orthop 47: 259–264

Brandes (1921) Über die operative Behandlung der Klauenhohlfüße. Arch Orthop Unfallchir 19: 436–454

Bresler F, Mole D, Blum A, Rio B, Schmitt D (1993) Arthrodesis of the ankle joint: effect of the position of the arthrodesis on the foot. Apropos of a series of 50 cases reviewed with an average follow-up of 9 years. Rev Chir Orthop Reparatrice Appar Mot 79: 643–649

Brewerton DA, Sandifer PH, Sweetman DR (1963) "Idiopathic" pes cavus: An investigation into its etiology. Br Med J 2: 659–661

Brewster SH, Larson CB (1940) Cavus feet. J Bone Joint Surg 22: 361–368

Brockway A (1940) Surgical correction of talipes cavus deformities. J Bone Joint Surg 22: 81–91

Brody IA, Wilkins RH (1967) Charcot-Marie-Tooth disease. Arch Neurol 17: 552

Brody PJ, Grumbine N (1984) Peroneus tertius reconstruction for flexible clawtoes associated with cavus deformity: A preliminary report. J Foot Surg 23: 357–361

Brooks AP (1980) Abnormal vascular reflexes in Charcot-Marie-Tooth disease. J Neurol Neurosurg Psychiatr 43: 348

Brown RE, Zamboni WA, Zook EG, Russell RC (1992) Evaluation and management of upper extremity neuropathies in Charcot-Marie-Tooth disease. J Hand Surg 17A: 523–530

Bruckner FE (1968) Double Charcot's disease. Br M J 2: 605

Bruckner FE, Kendall BE (1969) Neuroarthropathy in Charcot-Marie-Tooth disease. Ann Rheum Dis 28: 6

Bulke JA, Crolla D, Termote JL, Baert A, Palmars Y, Vanden Bergh R (1981) Computed tomography of muscle. Muscle Nerve 4(1): 67–72.

Burguet W, Hennen G, Chantraine A, Dodinval P (1967) Charcot-Marie-Tooth disease in a Belgian family. Relative frequency of pes cavus and of abnormalities of nerve conduction. J Neurol Sci 4: 559–570

Carney JA, Bianco AJ Jr, Sizemore GW, Hayles AB (1981) Multiple endocrine neoplasia with skeletal manifestations. J Bone Joint Surg 63A: 405–410

Carpintero P, Entrenas R, Gonzalez I, Garcia E, Mesa M (1994) The relationship between pes cavus and idiopathic scoliosis. Spine 19: 1260–1263

Carr JB, Hansen ST, Benirsehke SK (1988) Subtalar distraction bone block fusion for late complications of os calcis fractures. Foot Ankle 9: 81–86

Carrel JM, Sokoloff HM (1984) Complications in foot and ankle surgery, 3rd ed. Williams & Wilkins, Baltimore

Carroll KL, Shea KG, Stevens PM (1999) Posttraumatic cavovarus deformity of the foot. J Pediatr Orthop 19: 39–41

Cavuoto JW (1980) Foot surgery in Charcot-Marie-Tooth disease. J Foot Surg 19: 130

Charcot JM (1868) Sur quelques arthropathies qui paraissent dépendre d'une lesion du cerveau ou de la mœlle epiniere. Arch Physiol Norm Path 1: 161–178

Charcot JM, Marie P (1886) Sur une forme particuliere d'atrophie musculaire progressive souvant familiale débutant par les pieds et les jambes et atteignant plus tard les mains. Rev Med (Paris) 6: 97–138.

Chawap AR (1956) Rôle et chirurgie de l'aponévrose plantaire dans la déformation en pied creux. Thèse médecine, Paris.

Chiappara P, Verrina F, Dagnino G, Menconi FP (1986) Pes cavus: Treatment by naviculo-cuboid osteotomy. Ital J Orthop Traumatol 12: 353–358

Cholmeley JA (1953) Elmslie's operation for the calcaneus foot. J Bone Joint Surg 35B: 46

Chuinard EG, Baskin M (1973) Claw-foot deformity. Treatment by transferring the long extensors into the metatarsals and fusion of the interphalangeal joints. J Bone Joint Surg 55A: 351–362

Chuinard EG, Baskin MS (1969) Correction of claw toe deformity in children. In: Proceedings of the AAOS. J Bone Joint Surg 51A: 1043

Claes C, Jakobs K, Mechler F (1971) A comparative clinical and electrophysiological study of Charcot-Marie-Tooth disease and of Friedreich's ataxia. Electroencephalogr Clin Neurophysiol 30: 369

Cohen J, Cohen P (1983) Applied multiple regression/correlation analysis for the behavioral sciences, 2nd ed. Lawrence Erlbaum, London

Cole WH (1940) The treatment of claw-foot. J Bone Joint Surg 22: 895–908

Coleman SS (1983) Complex foot deformities in children. Lea & Febiger, Philadelphia

Coleman SS (1992) Pes cavus. Current Orthopedics 681–687

Coleman SS, Chesnut WJ (1977) A simple test for hind-foot flexibility in the cavovarus foot. Clin Orthop 123: 60–62

Colon MJ, Whitton KE, Schwartz N (1980) Treatment of pes cavus in a patient with Charcot-Marie-Tooth disease. J Foot Surg 19: 41–44

Coonrad RW, Irwin CE, Gucker T, Wroy JB (1956) The importance of plantar muscles in paralytic varus feet. J Bone Joint Surg 38A: 563

Cramer (1911) Beitrag zur Behandlung des Klauenhohlfußes. Archiv für Orthopädische und Unfallchirurgie 11: 48–59

Csizy M, Hintermann B (1996) Dwyer-Osteotomie mit oder ohne laterale Stabilisierung bei Kalkaneus varus mit lateraler Bandinsuffizienz im oberen Sprunggelenk. Sportverletz Sportschaden 10: 100–102

Daher YH, Lonstein JE (1986) Spinal deformities in patients with Charcot-Marie-Tooth disease. A review of 12 patients. Clin Orthop 202: 219–222

Daniels L, Worthingham C (1992) Muskelfunktionsprüfung, manuelle Untersuchungstechniken, 6. Aufl. Fischer, Stuttgart, S 9–10

Daubenspeck K (1943) Korrektur des Klauenhohlfußes durch Fixation der langen Zehenbeuger an den Grundphalangen. Z Orthop 74: 291–301

Davis GG (1913) The treatment of the hollow foot (pes cavus). Am J Orthop Surg 11: 231–242

Dawson CW, Roberts JB (1964) Charcot-Marie-Tooth disease. JAMA 188: 659

Debrunner AM (1994) Orthopädie, Orthopädische Chirurgie, 3. Aufl. Huber Bern Göttingen Toronto, S 892–896

Debrunner H (1923) Über die Wirkung einiger Fußmuskeln, insb. im Hinblick auf den Hohlfuß. Verh. Deutsche Orthopädische Gesellschaft, 18. Kongreß, Bd 45, S 111–114

Debrunner HU (1985) Biomechanik des Fußes. In: Otte P, Schlegel KF (Hrsg): Bücherei des Orthopäden, Bd. 49. Enke, Stuttgart, S 31–58

Debrunner HU, Hepp WR (1994) Orthopädisches Diagnostikum. 6. Aufl. Thieme, Stuttgart, New York: 58–60

Dejerine JJ, Sottas J (1983) Sur la névrite interstitielle et progressive de l'enfance. CR Soc Biol Paris 5: 63

Dekel S, Weissman SL (1973) Osteotomy of the calcaneus and concomitant plantar stripping in children with talipes cavo-varus. J Bone Joint Surg 55B: 802–808

DeLuca PA, Banta JV (1985) Pes Cavovarus as a Late Consequence of Peroneus Longus Tendon Laceration. J Pediatr Orthop 5: 582–583

Dennemann H (1961) Möglichkeiten der röntgenologischen Diagnostik von Fußformen und Fußdeformitäten. Verb Dtsch Orthop Ges 48: 291–298

DenOuter AJ, Meeuwis JD, Hermans J, Zwaveling A (1988) Conservative vs. operative treatment of displaced noncomminuted tibial shaft fractures. A retrospective comparative study. Clin Orthop: 231

DePalma L, Colonna E, Travasi M (1997) The modified Jones procedure for pes cavovarus with claw hallux. J Foot Ankle Surg 36: 279–283

DePalma L, Santucci A, Sabetta SP, Rizzello G (1995) Il piede cavo. Anatomia patologica. In: Progressi in Medicina e Chirurgia del Piede, Vol 4 Il Piede cavo. A. Gaggi, Bologna, S 23–32

DeValentine SJ (1992) Foot and ankle disorders in children. Churchill Livingstone, New York

Di Napoli DR, Ruch JA (1992) Triple Arthrodesis and Subtalar Joint Fusions: 1040–1075. In: McGlamry ED, Banks AS, Dowthey MS (eds) Comprehensive Textbook of Foot Surgery, Vol. 2. 2nd ed. Williams & Wilkins, Baltimore Hong Kong London

Dick IL (1953) Primary fusion of the posterior subtalar joint in the treatment of fractures of the calcaneum. J Bone Joint Surg 35 B: 375–380

Dickson F, Dively R (1945) Functional disorders of the foot. 2nd ed, JB Lippincott, Philadelphia

Diouf S, Vandaogo A, Pouye I (1988) Mauvais résultats de l'arthrodese de Lambrinudi dans les pieds équins et varus équins rigides poliomyélitiques. Chirugie 114: 83–88

Downey MS, Banks AS, Zirm RJ (1992) Charcot-Marie-Tooth Disease. In: McGlamry ED, Banks AS, Downey MS (eds) Comprehensive Textbook of Foot Surgery, Vol.1. 2nd Ed. Williams & Wilkins, Baltimore, Hong Kong, London, pp 973–988

Drennan JC (1983) Orthopaedic management of neuromuscular disorders. JB Lippincott, Philadelphia, p 99

Drennan JC (1992) The child's foot and ankle. Raven Press, New York, pp 343–353

Drvaric DM (1994) Cavus foot. In: Gould JS (eds) Operative foot surgery. Saunders, Philadelphia, London, Toronto, pp 776–796

Dubois P (1955) Contribution à l'étude du pied creux antérieur. Thèse médecine, Paris, n°10.

Duchenne GB (1867) Physiologie des mouvements. Bailliere, Paris, p 524

Duckworth T (1988) Pedobarography. In: Helal B, Wilson D (eds): The Foot, Vol.1. Churchill Livingstone, Edinburgh London Melbourne, pp 108–130

Ducroquet C (1910) Le pied creux équin. Presse Med 18: 566

Duncan GA (1937) Orthopaedic treatment of the muscular dystrophies and muscular atrophies. Virginia Med Monthly 64: 40–41

Duncan J, Lovell WW (1978) Hoke triple arthrodesis. J Bone Joint Surg 60A: 795–798

Duncker F (1913) Der Klauenhohlfuß und verwandte Deformitäten als Folgeerscheinung der Spina bifida occulta. Zeitschr f Orthop Chir 33: 131–181

Dunn N (1919) Calcaneocavus and its treatment. J Orthop Surg 1: 711

Dunn N (1930) Paralytic deformities of the leg. J Bone Joint Surg 12: 299–308

Dwyer FC (1955) A new approach to the treatment of pes cavus. Sixième Congrès de Chirurgie orthopedique, Berne Sept. 1954. Société Internationale de Chirurgie Orthopédique et de Traumatologie. Bruxelles, Imprimerie Lielens, p 551

Dwyer FC (1959) Osteotomy of the calcaneum for pes cavus. J Bone Joint Surg 41B: 80–86

Dwyer FC (1963) The treatment of relapsed club foot by the insertion of a wedge into the calcaneum. J Bone Joint Surg 45B: 67

Dwyer FC (1964) The relationship of variations in the size and inclination of the calcaneum to the shape and function of the whole foot. Ann Roy Col Surg Eng 34: 120

Dwyer FC (1975) The present status of the problem of pes cavus. Clin Orthop 106: 254–275

Dwyer FC (1975) The treatment of relapsed club foot by the insertion of a wedge into the calcaneum. Clin Orthop 106: 273–275

Dyck PJ (1984) Inherited neuronal degeneration and atrophy affecting peripheral motor, sensory, and autonomic neurons. In: Dyck PM, Thomas PK, Lambert EH, Bunge R (eds) Peripheral Neuropathy, Vol 2. Philadelphia, WB Saunders, pp 1609–1630

Dyck PJ, Lambert EH (1968) Lower motor and primary sensory neuron diseases with peroneal muscular atrophy: Part I: Neurologic, genetic and electrophysiologic findings in hereditary polyneuropathies. Arch Neurol 18: 603–619

Dyck PJ, Lambert EH (1968) Lower motor primary sensory neuron diseases with peroneal muscular atrophy Part II Neugenic, genetic and electrophysiological findings in various neuronal degenerations. Arch Neurol 18: 619–625

Eichenholtz SN (1966) Charcot joints. Charles C Thomas, Springfield, Illinois, pp 3–7

Eilert RE (1984) Cavus foot in cerebral palsy. Foot Ankle 4: 185–187

Ekbom K (1975) Hereditary ataxia, photomyoclonus, skeletal deformities and lipoma. Acta Neurol Scand 51: 393–404

Eloesser L (1917) On the nature of neuropathic affections of the joints. Ann Surg 66: 201

Erlacher P (1952) In: Verhandlungen der deutschen orthopädischen Gesellschaft, 40. Kongress, Enke, Stuttgart

Erlacher PJ (1928) Die Technik des orthopädischen Eingriffs. Springer, Heidelberg: 437–450

Erlacher W (1952) Traitement des pieds creux par ténoplastie. Z Orthop 82: 245–349

Estève P (1967) Symposium: Le Pied Creux Essentiel. Revue de Chirurgie Orthopedique 53, No. 5389–5467

Evans D (1961) Relapsed club foot. J Bone Joint Surg 43B: 722–733

Facey OE, Hannah ID, Rosen D (1993) Analysis of The Reproducibility and Individuality of Dynamic Pedobarograph Images. J Med Eng Technol 17: 9–15

Falez F, Manili M, Anzini M, Santori N (1994) Long-term follow-up of triple arthrodesis in patients with non neurological disorders. Orthop Inter Edit: 111–116

Faraj AA (1997) Modified Jones procedure for post-polio claw hallux deformity. J Foot Ankle Surg 36: 356–359

Farill J (1963) A tendon transfer for the treatment of certain cases of cavus deformity of the foot. J Bone Joint Surg 45A: 1779

Farill J (1970) Considérations sur les pieds creux. Rev Podol 1: 98–105

Farkas A (1935) Operative treatment of hollow feet. J Bone Joint Surg 17: 370

Farrell SA, Hughes HE (1985) Weaver syndrome with pes cavus. Am J Med Genet 21: 737–739

Faye CI (1961) A propos de 50 observations de pieds creux. Étude étiologique et thérapeutique (traitement chirurgical). Thèse médecine, Paris, n° 377

Fenton CF, McGlamry ED, Perrone M (1982) Severe pes cavus deformity secondary to Charcot-Marie-Tooth disease: a case report. J Am Podiatry Assoc 72: 171–175

Fenton CF, Schlefman BS, Mc Glamry ED (1984) Surgical Considerations in the presence of Charcot-Marie-Tooth disease. J Am Podiatr Ass 74: 490–498

Filipe G (1993) Les pieds creux de l'enfant. Ann Pediatr (Paris) 40: 217–222

Filipe G, Queneau P (1977) L'ostéotomie du calcanéum dans le traitement du pied creux de l'enfant. Rev Chir Orthop 63: 563–573

Fink JK, Sharp GB, Lange BM, Wu CB, Haley T, Otterud B, Peacock M, Leppert M (1995) Autosomal dominant, familial spastic paraplegia, type I: clinical and genetic analysis of a large North American family. Neurology 45: 325–331

Finochietto E, Llambias A (1934) La osteotomia del primer metatarsiano algunas formas de pie hueco. Prensa Med Argent 21: 1703

Fisher FR (1889) On paralytic deformity of the foot. Lancet 1: 142

Fisher RL, Shaffer SR (1970) An evaluation of calcaneal osteotomy in congenital club foot and other disorders. Clin Orthop 70: 141

Fitton J (1988) Pes cavus (claw foot; pes arcuatus; hollow foot). In: Helal B, Wilson D (eds): The Foot, Vol. 1. Churchill Livingstone, Edinburgh London Melbourne, pp 368–377

Forbes AM (1913) Claw foot and how to relieve it. Surg Gynecol Obstet 16: 81

Forrester-Brown MF (1938) Tendon transplantation for clawing of the great toe. J Bone Joint Surg 20: 57

Fowler AW (1959) A method of forefoot reconstruction. J Bone Joint Surg 41B: 507

Fowler SB, Brooks AL, Parrish TF (1959) The cavovarus foot. J Bone Joint Surg 51 A: 757

Franco AH (1987) Pes cavus and pes planus. Analyses and treatment. Phys Ther 67: 688–94

Frank GR, Johnson WM (1966) The extensor shift procedure in the correction of claw-toe deformities in children. South Med J 59: 889

Fränkel J (1905) Über den Fuß der Chinesin. Z Orthop Chir 14: 339–356

Fränkel J (1922) Zur Operation Ludloff's bei Hallux Valgus und Hohlklauenfuß. Zentralblatt für Chirurgie 47

Galindo MJ, Stiff SJ, Butler JE, Cain TE (1987) Triple arthrodesis in young children: a salvage procedure after failed releases in severely affected feet. Foot Ankle 7: 319–325

Galleazzi R (1911) Beitrag zur Therapie des paralytischen Hohlfußes. Z Orthop Chirurgie 28: 96–103

Garceau GJ (1940) Anterior tibial tendon transplantation in recurrent congenital club foot. J Bone Joint Surg 22: 932

Garceau GJ (1961) Pes cavus. In: Wilson FC (ed): AAOS Instructional course lectures, vol 18. St. Louis. C.V. Mosby, p 184

Garceau GJ, Brahms MA (1956) A preliminary study of selective plantar muscle denervation for pes cavus. J Bone Joint Surg 38A: 553–562

Gartland JJ (1964) Posterior tibial transplant in the surgical treatment of recurrent club foot. J Bone Joint Surg 46A: 1217–1225

Gaugele K (1924) Der Ballenfuß, eine nicht seltene Verbildung des Fußes. Zentralblatt für Chirurgie: 1786–1788

Gaugele K (1924) Der Hohlfuß und verwandte Fußverbildungen. Versuch einer Klassifikation dieser Verbildungen. Zentralblatt für Chirurgie: 1788–1790

Gaugele K (1924) Zur operativen Behandlung des Hohlfußes. Zentralblatt für Chirurgie: 1790–1793

Gaugele K (1932) Die abnorme Plantarflexion der Mittelfußknochen (Spreizfuß und Buckeleinlage). Zentralblatt für Chirurgie 42: 2526–2530

Geoffroy G, Barbeau A, Breton G, Lemieux B, Aube M, Leger C, Bouchard JP (1976) Clinical description and roentgenologic evaluation of patients with Friedreich's ataxia. Can J Neurol Sci 3: 279–286

Ghanem I, Zeller R, Seringe R (1996) Le pied dans les neuropathies périphériques héréditaires sensitivo-motrices chez l'enfant. Revue de Chirurgie Orthopedique 82: 152

Giannini S, Girolami M, Ceccarelli F, Maffei G (1985) L'intervento di Jones modificato nel trattamento del piede cavo antero-interno. Giorn Ital Orthop Traumatol 11: 171–176

Giannini S, Girolami M, Ceccarelli F, Maffei G (1985) Modified Jones operation in the treatment of pes cavus. Ital J Orthop Traumatol 11: 165–170

Gilroy E (1929) Pes cavus: A clinical study with special reference to its etiology. Edinburgh Med J 36: 749

Girdlestone GR (1947) Physiotherapy for hand and foot. J Chartered Soc Physiother, 32:167.

Giriat A, Taussig G, Masse P (1979) Plantar release in the treatment of pes cavus in childhood. Technique and indications. Rev Chir Orthop Reparatrice Appar Mot 65: 77–86

Goff CW (1933) The pes cavus of congenital syphilis. Am J Surg 22: 359

Golding-Bird CH (1883) Pes cavus. Guy's Hosp Rep 41: 439

Goldner JL, Irwin GE (1949) Paralytic equinovarus deformation of the foot. South Med J 42: 83–94

Gould JS (Hrsg.): Operative Foot Surgery. Saunders, Philadelphia, London, Toronto

Gould N (1973) Trephining your way. Orthop Clin North Am 4: 157

Gould N (1981) Graphing the adult foot and ankle. Foot Ankle 2: 213

Gould N (1981) Technique tips: footings. Osteotomies, closing wedges for cavus of the forepart of the foot. Foot Ankle 2: 58

Gould N (1984) Surgery in advanced Charcot-Marie-Tooth disease. Foot Ankle 4: 267–273

Graf PM (1993) The EMED System of Foot Pressure Analysis. Clin Podiatr Med Surg 10: 445–454

Green DR, Lepow GM, Smith TF (1987) Pes cavus. In: McGlamry ED (ed) Comprehensive textbook of foot surgery. Baltimore: Williams & Wilkins

Green WT, Grice DS (1956) The management of calcaneocavus deformity. In AAOS Instructional Course Lectures, Vol 13. St. Louis, CV Mosby pp 135–149

Grehl H, Rautenstrauß B (1997) Hereditäre motorisch sensible Neuropathien. Deutsches Ärzteblatt 94 Heft 19: 1012

Groulier P, Curvale G, Franceschi JP (1991) The rafter osteotomy of the first metatarsal with immediate weight bearing in the treatment of anterior and medial pes cavus in adults. Rev Chir Orthop Reparatrice Appar Mot 77: 205–207

Guardze G (1926) Operative Behandlung des Hohlfußes mit Extirpation des Os naviculare. Verh Dtsch Orthop Ges 15: 348

Gudas CJ (1977) Mechanism and reconstruction of pes cavus. J Foot Surg 16: 1–8

Gunn DR, Molesworth BD (1957) The use of tibialis posterior as a dorsiflexor. J Bone Joint Surg 39B: 674–678

Haase GR, Shy GM (1960) Pathological changes in muscle biopsies from patients with peroneal muscular atrophy. Brain 83: 631

Hackenbroch M (1924) Der Hohlfuß. Ergebn Chir Orthop 17: 457–515

Hackenbroch M (1926) Der Hohlfuss. Julius Springer, Berlin.

Hackenbroch M (1936) Die Knöchelplastik. Ein operatives Verfahren zur Beseitigung fehlerhafter Supinationsstellung des Rückfusses beim Hohl- und Klumpfuss. Arch f Orthop u Unfallchir 37: 138

Hackenbroch M (1938) Zur Klinik und Behandlung des idiopathischen Hohlfußes. Z Orthop 69 Beilage Heft: 336–350

Halgrimsson S (1939) Pes cavus. Seine Behandlung und einige Bemerkungen über seine Ätiologie. Acta Orthop Scand 10: 73–118.

Halgrimsson S (1943) Studies on reconstructive and stabilizing operations on the skeleton of the foot, with special reference to subastragalar arthrodesis in the treatment of foot deformities following infantile paralysis. Acta Chir Scand 78: 1

Hall JE, Calvert PT (1987) Lambrinudi triple arthrodesis: A review with particular reference to the technique of operation. J Pediatr Orthop 7: 19–24

Hammond, George (1943) Elevation of the first metatarsal bone with hallux equinus. Surgery 13: 240–256

Harrison AJ, Falland JP (1997) Investigation of gait protocols for plantar pressure measurement of non pathological subjects using a dynamic pedobarograph. Gait Posture 6: 50–55

Hass J (1934) Konservative und operative Orthopädie. Springer, Heidelberg, pp 302–304

Hawley RJ Jr, Schellinger D, O'Doherty DS (1984) Computed tomographic patterns of muscle in neuromuscular diseases. Arch Neurol 41: 383–387

Hefti F (1997) Kinderorthopädie in der Praxis. Springer, Heidelberg, New York, Tokio

Hehne HJ, Baumann JU (1979) Dwyer's calcaneal osteotomy for varus deformity of the foot. Z Orthop 117: 202–211

Helal B (1975) Metatarsal osteotomy for metatarsalgia. J Bone Joint Surg 57B: 187–192

Helal B, Greiss M (1984) Telescoping osteotomy for pressure metatarsalgia. J Bone Joint Surg 66B: 213–217

Helal B, Wilson D (eds): The foot, Vol. 1. Churchill Livingstone, Edinburgh London Melbourne

Hellinger J (1995) Meßmethoden in der Skelettradiologie: Linien, Distanzen, Winkel und ihre klinische Bedeutung. Thieme, Stuttgart New York, S 163–167

Helliwell TR, Tynan M, Hayward M, Klenerman L, Whitehouse G, Edwards RH (1995) The pathology of the lower leg muscles in pure forefoot pes cavus. Acta Neuropathol Berl 89: 552–559

Henning EM, Milani TL (1993) Die Dreipunktunterstützung des Fußes: Eine Druckverteilungsanalyse bei statischer und dynamischer Belastung. Z Orthop Grenzgeb 131: 279–284

Henning EM, Staats A, Rosenbaum D (1994) Plantar Pressure Distribution Patterns of Young School Children in Comparison to Adults. Foot Ankle 15: 35–40

Henry AK (1970) Extensile exposure. Churchill Livingstone, New York: 300–309

Herndon CH (1969) The challenge to orthopaedics. J Bone Joint Surg 51A: 399–406

Heron JR (1969) Neurological syndroms associated with pes cavus. Proc R Soc Med 62: 270–271

Hetherington VL, Levy LA (1990) Principles and Practice of Podiatric Medicine. Churchill Livingstone, Edinburgh

Heyman CH (1932) Operative treatment of clawfoot. J Bone Joint Surg 14: 355

Hibbs RA (1919) An Operation for"Claw Foot". J Am Med Ass 73: 1583–1585

Hicks JH (1954) The mechanics of the foot. The plantar aponeurosis and the arch. Anat Lond 88: 25–31

Hicks JH (1964) The function of the plantar aponeurosis. Arch Anat 88: 25

Hill NA, Wilson HJ, Chevres F, Sweterlitsch PR (1970) Triple arthrodesis in the young child. Clin Orthop 70: 187

Hoffa A (1893) Zur orthopädischen Behandlung des Pes calcaneus paralyticus. Z Orthop Chirurgie Band II. S 415–418

Hoffa A (1905) Lehrbuch der Orthopädischen Chirurgie. 5. Aufl. S 824–836

Hoffer MM, Brink J (1975) Orthopedic management of acquired cerebrospasticity in childhood. Clin Orthop 110: 244–248

Hoffer MM, Garrett A, Brink J, Perry J, Hale W, Nickel VL (1971) The orthopedic management of brain-injured children. J Bone Joint Surg 53 A: 567–577

Hoffer MM, Perry J, Melkonian GJ (1979) Dynamic electromyography and decision making for surgery in the upper extremity of patients with cerebral palsy. J Hand Surg 4: 424–431

Hoffman AA, Constine RM, McBride GG, Coleman SS (1984) Osteotomy of the first cuneiform as treatment of residual adduction of the fore-part of the foot in club foot. J Bone Joint Surg 62A: 985

Hoffmann-Kuhnt HJ (1950) Der Tibialis anticus beim Plattfuß und beim Hohlfuß. Z Orthop 79: 519

Hohmann D, Uhlig R (1990) Orthopädische Technik. 8. Aufl. Enke, Stuttgart.

Hohmann G (1933) Spiralschieneneinlage zur Stützung und Korrektur gewisser schwieriger Formen des Plattfusses und Hohlfusses. Z Orthop 58: 587

Hohmann G (1951) Fuss und Bein, 5. Aufl. S 192–201

Hoke M (1921) An operation for stabilizing paralytic feet. J Orthop Surg 3: 494

Holmes GB (1994) Surgical approaches to the foot and ankle. McGraw-Hill, New York St. Louis San Francisco

Holmes GB, Timmerman L, Willits NH (1991) Practical Considerations for The Use of The Pedobarograph. Foot Ankle 12: 105–108

Holmes JR, Hansen ST (1993) Foot and Ankle Manifestations of Charcot-Marie-Tooth Disease. Foot Ankle 14: 476–486

Hopf HC, Poeck K, Schliack H (1984) Neurologie in Praxis und Klinik, 2. Aufl. Thieme, Stuttgart New York

Horne G (1984) Pes cavovarus following ankle fracture. A case report. Clin Orthop 184: 249–250

Hosking G (1980) Peroneal muscular atrophy. Dev Med Child Neurol 22: 386

Hsu JD (1976) Management of foot deformity in Duchenne's pseudohypertrophic muscular dystrophy. Orthop Clin North Am 7: 979–984

Hsu JD (1978) Proceedings of AOFS

Hsu JD, Edwards P (1993) Neuromuscular procedures: tendon transfers. In: Myerson M (ed): Current Therapy in Foot and Ankle Surgery. Mosby, St. Louis Baltimore Berlin, pp 168–172.

Hsu JD, Hoffer MM (1978) Posterior tibial tendon transfer anteriorly through the interosseus membrane. Clin Orthop 131: 202–204

Hsu JD, Imbus CE (1982) Pes cavus. In Jahss MH (ed) Disorders of the foot, vol 1. WB Saunders, Philadelphia, pp 463–485

Hsu JD, Mann DC, Imbus CE (1991) Pes cavus. In: Jahss MH (ed): Disorders of the foot & ankle: medical and surgical management, Vol. l. 2nd ed. Saunders, Philadelphia London Toronto, pp 872–891

Hughes J (1993) The clinical use of pedobarography. Acta Orthop Belg 59: 10–16

Hughes J, Clark P, Klenerman L (1990) The importance of the toes in walking. J Bone Joint Surg 72B: 245–251

Hughes J, Clark P, Linge K (1993) A Comparison of Two Studies of The Pressure Distribution Under The Feet of Normal Subjects Using Different Equipment. Foot Ankle 14: 514–519

Hughes J, Klenerman L (1989) The dynamic pedobarograph. Seminars in orthopaedics 4: 99–110

Hughes J, Pratt L, Linge K, Clark P, Klenerman L (1991) Reliability of pressure measurements: The EMED F System. Clinical Biomechanics 6: 14–18

Hughes RJ, Brownell B (1972) Pathology of peroneal muscular atrophy. J Neurol Neurosurg Psychiatry 35: 648–657.

Hughes WK (1940) Talipes cavus. Br Med J 2: 902

Ibrahim A (1983) Pes cavus. In: Evarts CM (ed.) Surgery of the musculoskeletal system. Vol 4, section 9: The Foot. Churchill Livingstone, New York, pp 9–39

Imhäuser G (1969) Die operative Behandlung des starken Hohlfußes und des Ballenhohlfußes. Z Orthop 106: 488–494

Imhäuser G (1972) in: Podiumsgespräch Arbeitskreis Hohlfuß, Z Orthop 110: 833–838

Imhäuser G (1984) Die Behandlung des schweren Hohlklumpfußes bei der neuralen Muskelatrophie. Z Orthop 122: 827–834

Ingram AJ (1987) Paralytic disorders. In: Campbells Operative Orthopaedics, vol. 4, 7th ed. CV Mosby, St. Louis pp 2925–2974

Isner JM, Hawley RJ, Weintraub AM, Engel WK (1979) Cardiac findings in Charcot-Marie-Tooth disease. Arch Intern Med 139: 1161

Isu T, Iwasaki Y, Akino M, Abe H (1990) Hydrosyringomyelia associated with a Chiari malformation in children and adolescents. Neurosurgery 26: 591–596

Jackson BT, Kinmonth JB (1970) Pes cavus and lymphoedema. An unusual familial syndrome. J Bone Joint Surg 52B: 518–520

Jacobs JE, Carr CR (1950) Progressive muscular atrophy of the peroneal type (Charcot-Marie-Tooth disease). Orthopaedic management and an end-result study. J Bone Joint Surg 32A: 27–38

Jäger M, Wirth CJ (1992) Praxis der Orthopädie. 2. Aufl. Thieme, Stuttgart New York, pp 1014–1015

Jahss MH (1980) Tarsometatarsal truncated wedge arthrodesis for pes cavus and equinovarus deformity of the forepart of the foot. J Bone Joint Surg 62 A: 713–722

Jahss MH (1982) The plantigrade foot. In Frankel FH (ed): AAOS Instructional course lectures. Mosby, St. Louis Toronto London CV, pp 200–217

Jahss MH (1983) Evaluation of the cavus foot for orthopedic treatment. Clin Orthop 181: 52–63

Jahss MH (Hrsg.) (1982) Disorders of the foot & ankle: medical and surgical management, vol. 1, 2nd ed. Saunders, Philadelphia London Toronto.

Jahss MH, Lusskin R (1982) Miscellaneous peripheral neuropathies and neuropathy-like syndroms. In Jahss MH (ed) Disorders of the foot. Saunders, Philadelphia, pp 1231–1236

Jakobye W (1952) Expériences cliniques dans le traitement opératoire du pied creux d'après Erlacher. Z Orthop 82: 249–256

James CCM, Lassman LP (1962) Spinal dysraphism. The diagnosis and treatment of progressive lesions in spina bifida occulta. J Bone Joint Surg 44B: 821

James HE, McLaurin RL, Watkins WT (1979) Remission of pes cavus in surgically treated spinal dysraphism. Report of a case. J Bone Joint Surg 61A: 1096–1097

James JIP (1987) In: Poliomyelitis – Essentials of surgical management. Edward Arnold, London.

Jammes JL (1972) The autonomic nervous system in peroneal muscular atrophy. Arch Neurol 27: 213

Jansen M (1932) Klauenhand und Klauenfuss. Zeitschr f Orthop Chir 58: 193

Japas LM (1968) Surgical treatment of pes cavus by tarsal V-osteotomy. J Bone Joint Surg 50A: 927–944

Jimenez AL, McGlamry ED, Green DR (1987) Lesser ray deformities. In: McGlamry ED (ed) Comprehensive textbook of foot surgery. Williams & Wilkins, Baltimore

Joachimsthal G (1905–1907) Handbuch der Orthopädischen Chirurgie. Bd 1, S 390

Joachimsthal G (1905–1907) Handbuch der Orthopädischen Chirurgie. Bd 2, S 699–707

Johnson AK (1994) The foot and ankle. Raven Press, New York

Johnson WL, Lester EL (1989) Transposition of The Posterior Tibial Tendon. Clin Orthop 245: 223–227

Jolley W (1989) Modification of midtarsal osteotomy. J Foot Surg 28: 191–194

Jones R (1881) Notes on military orthopaedics. Hoeber, New York, pp 38–44

Jones R (1908) An operation for paralytic calcaneo-cavus. Am J Orthop Surg 5: 371–376

Jones R (1916) The soldier's foot and the treatment of common deformities of the foot. Part II. Claw foot. Br Med J 1: 749–752

Jones R, Lovett RW (1923) Orthopaedic Surgery. Hodder & Stoughton, London

Judet R, Judet J, Rigault O (1966) Possibilités de correction chirurgicale des malformations des os du pied. Presse méd 74: 4

Judet Th (1975) Anatomie et physiologie ostéo-articulaire de l'arrière-pied, leurs conséquences dans l'étude et le traitement des vices architecturaux du pied. Thèse médecine, Paris

Kaiser G (1960) Hohl- und Klauenhohlfuß. Arch Orthop Unfallchir 52: 356

Karlholm S, Nilsonne U (1968) Operative treatment of the foot deformity in Charcot-Marie-Tooth disease. Acta Orthop Scand 39: 101–106.

Karlstrom G, Lonnerholm T, Olerud S (1975) Cavus deformity of the foot after fracture of the tibial shaft. J Bone Joint Surg 57 A: 893–900

Kate A, Kessel L, Kay A (1967) Arthroplasty of the forefoot. J Bone Joint Surg 49B: 552

Keenan MAE, Kozin SH, Berlet AC (1993) Manual of Orthopaedic Surgery for Spasticity. Raven Press, New York

Kent J, Hugues W (1940) Le pied creux. Br Med J 4173: 902–904

Kernozek TW, La Mott EE (1995) Comparisons of plantar pressures between the elderly and young adults. Gait Posture 3: 143–148

Kewenter Y (1936) Die Sesambeine des I Metatarsophalangealgelenks des Menschen. Levin & Munksgaard, Kopenhagen

Khoubesserian P, Regemorter NV, Ohrn-Degueldre O, Toussaint D, Telerman-Toppet N, Coers C (1979) Charcot-Marie-Tooth disease associated with retinalpigment dystrophy and protanopia. J Neurol 222: 1

Kirmisson E (1906) Précis de Chirurgie Infantile. Masson, Paris, p 596

Kite JH (1964) The clubfoot. Grune & Stratton, New York

Klaue K, Pfändler J, Speck M, Back M (1998) Sehnentransfer. In: Wülker N, Stephens M, Cracchiolo A (Hrsg) Operationsatlas Fuß und Sprunggelenk. Enke, Stuttgart, S 199–215

Klenerman L (1991) The foot. 3rd ed. Blackwell Scientific Publications, London

Klenerman L, Tynan M, Edwards RHT, Helliwell T, Whitehouse G (1991) Investigation of muscle imbalance in the leg in forefoot cavus. Presented at the 7th annual meeting of the American Orthopaedic Foot Ankle Society, Boston

Knapp HP, Tavakoli M, Levitz SJ, Sobel E (1998) Tarsal coalition in an adult with cavovarus feet. J Am Podiatr Med Assoc 88: 295–300

Kniekamp W (1929)Zur Anatomie des angeborenen und des paralytischen Hackenfußes. Arch Orthop Unfallchir 27: 552–594

Koch TK (1992) Neuromuscular disorders. In: De Valentine SJ (ed) Foot and ankle disorders in children. Churchill Livingstone, Edinburgh London Melbourne, pp 461–474

Kochs J (1927) Spontanheilung einer Fußdeformität bei Spina bifida occulta nach Laminektomie. München Med Wochenschr 74: 1877

Krackow KA, Hales D, Jones L (1985) Preoperative Planning and Surgical Technique for Performing a Dwyer Calcaneal Osteotomy. J Pediatr Orthop 5: 214–218

Kraus WM (1922) The relation of the flexor-adductor foot deformity to diseases of the nervous system. NY State J Med 22: 25

Krik AA, Kunke HM, Waive HJ (1971) Ledge tenodesis of extensor hallucis longus. J Bone Joint Surg 53A: 774

Kumar PNH, Laing PW, Klenerman L (1993) Medial calcaneal osteotomy for relapsed equinovarus deformity: long-term study of the results of Frederick Dwyer. J Bone Joint Surg 75B: 967–971

Lacheretz M, Debeugny P (1967) L'ostéotomie du calcanéum dans le pied creux antérieur avec varus calcanéen. Rev Chir Orthop 53: 455–463

Lagae L, Verpoorten C, Casaer P, Vereecken R, Fabry G, Plets C (1990) Conservative versus neurosurgical treatment of tethered cord patients. Z Kinderchir 45: 16–17

Lambrinudi C (1927) New operation on drop-foot. Br J Surg 15: 193–200

Lambrinudi C (1938) Functional aspect: action of the foot muscles. Lancet 2: 1480

Lange F (1922) Lehrbuch der Orthopädie, 2. Aufl. S 531.

Lange M (1937) Die Operative Behandlung des Lähmungshackenfußes. Chirurg 9. Jahrgang, Heft 15: 569–573

Lange M (1951) Orthopädisch-chirurgische Operationslehre.

Lariviere JY, Miladi L, Dubousset JF, Seringe R (1985) Failure of Dwyer's procedure in internal pes cavus in children. Physiopathological considerations and therapeutic deductions. Rev Chir Orthop 71: 563–573

Larivière JY, Seringe R (1983) Les pied creux de l'enfant. Entretiens de Bichat. L'Expansion Scientifique Francaise, Paris, Chirurgie: 55–57

Leal LO, Bosta SD, Feller DP (1988) Anterior tarsal resection (Cole osteotomy). J Foot Surg 27: 259–263

Leal LO, Notari MA (1991) Cole osteotomy: navicular-cuneiform arthrodesis-transcuboidal osteotomy. Clin Podiatr Med Surg 8: 637–645

Leardini A, Benedetti MG, Catani F, Simoncini L, Giannini S (1999) An anatomically based protocol for the description of foot segment kinematics during gait. Clin Biomech 14: 528–536

Leiber B (1990) Die klinischen Syndrome, 7. Aufl. Urban & Schwarzenberg, Wien, Baltimore

Lelièvre J (1952) Pathologie du pied. Masson, Paris

Lelièvre J (1961) Pathologie du pied, physiologie clinique, traitement, medical, orthopedique et chirurgical. 2. ed. Masson, Paris

Lemperg R (1965) Subastragalar triatricular arthrodesis for congenital club foot in children aged 2 1/2–15 years. Acta Orthop Scand 36: 203–218

Levick GM (1921) Action of intrinsic muscles of foot. Brit Med J 1: 381

Levitt RL, Canale ST, Cooke AJ Jr, Gartland JJ (1973) The role of foot surgery in progressive neuromuscular disorders in children. J Bone Joint Surg 55A: 1396–1410

Levitt RL, Canale ST, Gartland JJ (1974) Surgical correction of foot deformity in the older patient with myelomeningocele. Orthop Clin North Am 5: 19

Levy LA, Hetherington VJ (1990) Principles and Practice of Podiatric Medicine. Churchill Livingstone, Edinburgh

Lewin P (1941) The foot and ankle. 2nd edition. Lea & Febiger, Philadelphia, pp 177–187

Lexer E (1921) Arthrodesenoperation und Regenerationsfragen. Dt Z für Chirurgie 162: 1–12

Liandres ZA, Koniukhov MP (1977) Surgical treatment of foot deformities in children with Charcot-Marie neural amyotrophy. Ortop Travmatol Protez 3: 60–64

Libotte M, Zygas P, Noel B (1992) Podometrie electronique: Deux années d'experience: Rapport preliminaire. Acta Orthop Belg 58: 448–452

Lichtblau, Sheldon (1973) A medial and lateral release operation for club foot. A preliminary report. J Bone Joint Surg 55A: 927–944

Lidge RT, Chandler FA (1953) Charcot-Marie-Tooth disease. J Pediatr 43: 152

Lipscomb PR (1969) Osteotomy of calcaneus, triple arthrodesis and tendon transfer for severe paralytic calcaneocavus deformity. Report of a case. J Bone Joint Surg 51A: 548

Lipscomb PR, Sanchez JJ (1951) Anterior transplantation of the posterior tibial tendon for persistent palsy of the common peroneal nerve. J Bone Joint Surg 43A: 60–66

Little NJ (1938) Claw foot. Med J Aust 2: 495

Little WJ (1853) On the nature and treatment of deformities of the human frame. Longmans Green & Co., London.

Liu Z, Zhou J, Zhao L (1991) Anterior tarsal tunnel syndrome. J Bone Joint Surg 73B: 470–473

Lorber J (1966) The Incidence and Epidemiology of Myelomeningozele. Clin Orthop 45:81

Lorenz A (1934) Zum Redressement des Hohlfusses. Zeitschr Orthop Chir 62: 149

Lovelace R (1990) Hereditary induced peripheral neuropathies. Clin Podiatr Med Surg 7: 37–50

Lovell WW, Price CT, Meehan PL (1986) The foot. In: Lovell WW, Winter RB (eds) Pediatric Orthopaedics. JB Lippincott, Philadelphia

Lovell WW, Winter RB (1978) Pediatric orthopaedics. JB Lippincott, Philadelphia, pp 958–966

Lovett RW, Jones R (1933) Orthopaedic surgery. Oxford University Press, Humphrey Milford, p 654

Lucas GJ, Forster FM (1962) Charcot-Marie-Tooth disease with associated myopathy. Neurology 12: 629

Ludeen S, Lundquist K, Cornwall MW, McPoil TG (1994) Plantar pressures during level walking compared with other ambulatory activities. Foot Ankle 15: 324–328

Lupski JR, Montes de Oca-Luna R, Slaugenhaupt S, Pentao L, Guzzetta V, Trask BJ, Saucedo-Cardenas O, Barker DF, Killian JM, Garcia CA, Chakravarti A, Patel PI (1991) DNA duplication associated with Charcot-MarieTooth disease type 1A. Cell 66: 219–232

Lusskin R (1982) Peripheral neuropathies affecting the foot: Traumatic, ischemic and compressive disorders. In: Jahss MH (ed) Disorders of the foot, vol 2. WB Saunders, Philadelphia, pp 1187–1197

Lutter LD (1981) Cavus foot in runners. Foot Ankle 1: 225–228

M'Bamali EI (1975) Results of modified Robert Jones operation for clawed hallux. Br J Surg 62: 647–650

MacKenzie IG (1959) Lambrinudi's arthrodesis. J Bone Joint Surg 41B: 738–748

MacWilliams BA, Nicholson DE, Miller ML, D'Astout JL, Armstrang PF (1999) Plantar Pressure Distribution in Charcot-Marie-Tooth Disease. 4th Annual Meeting of The NASGCMA (Abstract)

Makin M (1953) The surgical management of Friedreich's ataxia. J Bone Joint Surg 35A: 2

Mann DC, Hsu JD (1992) Triple arthrodesis in the treatment of fixed cavovarus deformity in adolescent patients with Charcot-Marie-Tooth Disease. Foot Ankle 13: 1–6

Mann RA (1978) Biomechanics of the foot and ankle. Orthop Rev 7: 43

Mann RA (1992) Pes cavus, 785–801. In: Mann RA, Coughlin MJ (eds): Surgery of the foot and ankle, Vol. 1. 6th ed. Mosby, St. Louis Baltimore Berlin

Mann RA (1994) Charcot-Marie-Tooth Disease. In: Gould JS (Hrsg.) Operative foot surgery. Saunders, Philadelphia London Toronto, pp 177–183

Mann RA, Coughlin MJ (eds) (1992): Surgery of the foot and ankle, vol.1. 6th ed. Mosby, St. Louis Baltimore Berlin

Mann RA, Inman VT (1964) Phasic activity of intrinsic muscles of the foot. J Bone Joint Surg 46A: 469

Mann RA, Magy JL (1979) The function of the toes in walking, jogging and running. Clin Orthop 142: 24–29

Mann RA, Missirian J (1983) Pathophysiology of Charcot-Marie-Tooth disease (abstract). Orthop Trans 7: 167

Mann RA, Missirian J (1988) Pathophysiology of Charcot-Marie-Tooth Disease. Clin Orthop 234: 221–228

Marcinko DE (1992) Medical and surgical therapeutics of the foot and ankle. Williams & Wilkins, Baltimore Hong Kong London.

Marcinko DE, Lazerson A, Dollard MD, Schwartz NH (1984) Flexor digitorum longus tendon transfer for correction of hammer digit syndrome. J Am Podiatr Med Assoc 74: 216

Marcinko DE, McGlamry ED (1985) The first cuneo-metatarsal joint exostosis. J Am Podiatr Med Assoc 75: 401

Marquardt W (1965) Die theoretischen Grundlagen der orthopädischen Schuhmacherei. Carl Maurer, Geislingen.

Mashigian GO, Rzonca EC, Giorgini RJ (1985) Cavus Foot Surgery: A New Approach by Electrodynographic Evaluation. J Foot Surg 24: 323–329

Masse P (1976) Le pied creux essentiel. Cours supérieur d'Orthopédie. Publication Hôpital Cochin

Masse P, Taussig G, Bazin G (1974) Ostéotomie cunéiforme externe du calcanéum dans le traitement du pied bot varus équin. Rev Chir Orthop 60: 135–149

Matsen FA, Clawson DK (1975) The deep posterior compartmental syndrome of the leg. J Bone Joint Surg 57A: 34

Mattei CR (1974) La tarsectomie antérieure dans la correction du pied creux. Thèse médecine, Paris

Mau C (1938) Beitrag zur Frage der Ätiologie der angeborenen Hackenknickfußbildung. Z Orthop 69: 191–218

Mayer L (1918) Beitrag zur Pathologie und Therapie des Hackenhohlfußes. Zeitschr f Orthop Chir 38: 80–92

Mayer PJ (1978) Pes cavus: A diagnostic and therapeutic challenge. Orthop Rev 7: 105

McCluskey WP, Lovell WW, Cummings RJ (1989) The cavovarus foot deformity: etiology and management. Clin Orthop 247: 27–37

McElvenny RT, Caldwell GD (1958) A new operation for correction of cavus foot: Fusion of first metatarsocuneiformnavicular joints. Clin Orthop 11: 85

McGlamry ED, Banks AS, Downey MS (eds): Comprehensive textbook of foot surgery, vol. 2. 2nd ed. Williams & Wilkins, Baltimore Hong Kong London

Meary R (1967) Symposium sur le pied creux essentiel. Rev Chir Orthop 53: 389–467

Meary R, Mattei CR, Tomeno B (1976) Tarsectomie antérieure pour pied creux. Rev Chir Orthop Reparatrice Appar Mot 62: 231–243

Meary R, Monat Y Tarsectomie antérieure pour pied creux. Encyclopédie médicochirurgicale (technique opératoire), Paris

Medhat MA, Krantz H (1988) Neuropathic ankle joint in Charcot-Marie-Tooth disease after triple arthrodesis of the foot. Orthop Rev 17: 873–880

Melkonian GJ, Cristofaro RL, Perry J, Hsu JD (1980) Dynamic gait electromyography study in Duchenne muscular dystrophy. Foot & Ankle 1: 78–83

Merkel F, Fischer O (1894) Mechanik der menschlichen Gehwerkzeuge In: Wilhelm Webers Werke 6. Band, Julius Springer, Berlin

Messner (1891) Über Knochenveränderungen bei Pes calcaneus congenitus. Zeitschr f Orthop Chir 2: 310–313

Mestdagh H, Maynou C, Butin E, Durieu I (1998) Pes cavus in the adult In: Bouysset M (ed) Bone and joint disorders of the foot and ankle. Springer, Berlin Heidelberg New York Tokyo

Meyer A (1924) Zur Hohlfussbehandlung. Arch f Orthop u Unfallchir 23: 116

Michaud T (1993) Foot orthosis. Williams & Wilkins, Baltimore

Miller A, Guille JT, Bowen JR (1993) Evaluation and treatment of diastematomyelia. J Bone Joint Surg 75A: 1308–1317

Miller GM, Hsu JD, Hoffer MM, Rentfro R (1982) Posterior tibial tendon transfer. A review of the literature and analysis of 74 procedures. J Pediatr Orthop 2: 363–370

Miller OL (1924) Reporting cases of an infrequent type of foot deformity. South Med Surg 86: 512–514.

Miller OL (1936) Surgical management of pes calcaneus. J Bone Joint Surg 18: 169–172

Miller SJ (1987) Principles of muscle-tendon surgery and tendon transfers. In: McGlamry ED (ed) Comprehensive textbook of foot surgery. Williams & Wilkins, Baltimore

Mills P (1924) Etiology and treatment of claw foot. J Bone Joint Surg 6: 142

Missirian J, Mann RA (1983) Pathophysiology of Charcot-Marie-Tooth disease. Paper presented at Foot Society, Anaheim, CA

Mitchell GP (1977) Posterior displacement osteotomy of the calcaneus. J Bone Joint Surg 59B: 233

Mittlmeier T (1995) Funktionsstörungen des Fußes nach Verletzung – diagnostische Möglichkeiten. Krankengymnastik 47: 410–424

Moen E (1934) Pes excavatus. Norsk Mag f Laegevidensk 95: 1441

Monson R, Gibson DA (1989) Long-term follow-up of triple arthrodesis. Can J Surg 21: 249–250

Moore TJ (1993) Acquired neurologic disorders of the adult foot. In: Mann RA, Coughlin I (eds) Surgery of the Foot and Ankle, 6. ed. Mosby, Philadelphia

Mortens J, Pilcher MF (1956) Tendon transplantation in the prevention of foot deformities after poliomyelitis in children. J Bone Joint Surg 38B: 633

Müller E (1894) Beitrag zur Operation gelähmter Füße. Zentralbl für Chirurgie 21: 812–814

Mulier T, Dereymaeker G, Fabry G (1994) Jones transfer to the lesser rays in metatarsalgia: technique and long-term follow-up. Foot Ankle 15: 523–530

Myers SR (1990) Comment on: A simple test for hindfoot flexibility in cavovarus foot. Clin Orthop 258: 310–311

Myerson M (1993) Cavovarus foot. In: Myerson M (ed) Current therapy in foot and ankle surgery. Mosby, St. Louis Baltimore Berlin, pp 203–209

Myrianthopoulos NC, Lane MH, Silberberg DH, Vincent BL (1964) Nerve conduction and other studies in families with Charcot-Marie-Tooth disease. Brain 87: 589

Neilsen VK, Pilgaard S (1972) On the pathogenesis of Charcot-Marie-Tooth disease. A study of the sensory motor conduction velocity in the median nerve. Acta Orthop Scand 43: 4–18.

Nguyen M, Wybier M, Braun S, Revel M (1987) Etude de la morphologie des muscles intrinseques du pied creux par tomodensidometrie. Phlebologie 40: 241–249

Nicoladoni C (1881) Über den Pes calcaneus. Arch Klin Chir 26: 468–488

Nicoladoni C (1882) Nachtrag zum pes calcaneus und zur Transplantation der Peronealsehne. Arch Klin Chir 27: 660

Niethard FU (1997) Kinderorthopädie. Thieme, Stuttgart New York.

Novel GmbH (o.J.) Handbuch: Erste Schritte mit novel-win. München

Novel GmbH (1992) EMED-SF/SL Software und Hardware Bedienungsanleitung. Version 2.2, München

Novel GmbH (1997) Handbuch: Erste Schritte mit novel-ortho. München

O'Connor BT (1959) Some fundamental concepts of pes cavus. Thesis for M. Ch. Orth. Degree, Liverpool, p 24

O'Donoghue DH, Stauffer R (1943) An improved method for obtaining body fusion of the great toe. Surg Gynecol Obstet 67: 498

Ober FR (1932) Tendon transplantation in the lower extremity. N Engl J Med 209: 52–59

Ollerenshaw R (1927) Claw foot. Proc Roy Soc Med 20: 1126

Osler W (1880) On heredity in progressive muscular atrophy as illustrated in the Farr family of Vermont. Arch Med NY 4: 316

Parrish TF (1973) Dynamic correction of clawtoes. Orthop Clin North Am 4: 97

Pascarella EM, Estrada RJ (1991) Pes cavo-valgus foot. J Foot Surg 30: 553–557

Pashiro K, Fukazawa T, Moriwaka F (1987) Syringomyelic syndrome: Clinical features in 31 cases confirmed by CT myelography or magnetic resonance imaging. J Neurol 235: 26

Patterson RL (JR.), Parrish FF, Hathaway EN (1950) Stabilizing operations on the foot. A study of the indications, techniques used and end results. J Bone Joint Surg 32A: 1

Paulos L, Coleman SS, Samuelson KM (1980) Pes cavovarus: review of a surgical approach using selective soft-tissue procedures. J Bone Joint Surg 62A: 942–953

Peabody CW (1938) Tendon transposition. J Bone Joint Surg 20: 193

Perry J (1974) Kinesiology of lower extremity bracing. Clin Orthop 102: 18–31

Perry J (1992) Gait Analysis, Normal and Pathological Function. Slack Inc, Thorofare

Perry J, Hoffer MM (1977) Preoperative and postoperative dynamic electromyography as an aid in planning tendon transfers in children with cerebral palsy. J Bone Joint Surg 59A: 531–537

Picciono L, Keenan MAE (1992) Surgical correction of varus and equinovarus deformity on the spastic patient. Op Tech Orthop 2: 146–150

Pisani G (1993) Piede cavo essenziale, ch. 30. In: Trattato di Chirurgia del piede. Minerva Medica, Torino: 319–341

Pisani G (1995) Trattamento chirurgico delle griffe delle dita. In: Progressi in Medicina e Chirurgia del Piede, vol 4. Gaggi A, Bologna, pp 147–153

Pisani G (1998) Hohlfuß, 207–225. In: Pisani G, Küster HH, Thomas W (Hrsg) Fußchirurgie. Thieme, Stuttgart, New York

Pisani G, Küster HH, Thomas W (Hrsg.) (1998): Fußchirurgie. Thieme, Stuttgart, New York.

Plowright O (1928) Familial clawfoot with absent tendon jerks and with cerebellar disease. Guy's Hospital Rep 78: 314

Porat S, Chaimsky G (1992) Operative Treatment of Neurogenic Foot Deformities, 475–496. In: De Valentine SJ (Hrsg.): Foot and Ankle Disorders in Children. Churchill Livingstone, Edinburgh, London, Melbourne.

Port M, Courniotes J, Podwal M (1978) Zosteriform lentiginous naevus with ipsilateral rigid cavus foot. Br J Dermatol 98: 693–698

Prasher VP, Robinson L, Krishnan VH, Chung MC (1995) Podiatric disorders among children with Down syndrome and learning disability. Dev Med Child Neurol 37: 131–134

Price A, Drennan JC (1988) Computed tomographic analysis of pes cavus in patients with peripheral neuropathies. J Pediatr Orthop 8: 233

Price AE, Maisel R, Drennan JC (1993) Computed tomographic analysis of pes cavus. J Pediatr Orthop 13: 646–653

Pugh G (1927) Discussion on the treatment of pes cavus. Proc R Soc Med 20: 1124

Pürkhauer R (1912) Zur Pathologie und Therapie des Hackenhohlfußes. Z Orthop Chir: 30: 347–374

Pyper JB (1958) The flexor-extensor transplant operation for clawtoes. J Bone Joint Surg 40B: 528

Quaney B, Meyer K, Cornwall MW, McPoil TO (1995) A comparison of the dynamic pedobarograph and EMED systems for measuring foot pressures. Foot Ankle 16: 562–566

Queneau GF (1977) L'ostéotomie du calcaneum dans le traîtement du pied creux de l'enfant. Rev Chir Orthop 66: 563

Rabbiosi W, Berroni G, Pinelli P, Cosi V (1980) Palmoplantar keratoderma and Charcot-Marie-Tooth disease. Arch Dermatol 116: 789

Ramcharitar SI, Koslow P, Simpson DM (1998) Lower extremity manifestations of neuromuscular diseases. Clin Podiatr Med Surg 15: 705–737

Rasmusson B (1980) Bone abnormalities in patients with medullary carcinoma of the thyroid. Acta Radiol (Oncol) 19: 461

Rey J (1931) Die operative Behandlung des Klauenhohlfusses durch Resektion des Plantarnerven. Zeitschr f Orthop Chir 53: 323

Rivera-Dominguez M, DiBenedetto M, Frisbie JH, Rossier AB (1979) Pes cavus and claw toes deformity in patients with spinal cord injury and multiple sclerosis. Paraplegia 16: 375–382

Robinson DS, Clark B Jr, Prigoff MM (1988) Dwyer osteotomy for treatment of calcaneal varus. J Foot Surg 27: 541–544

Rochelle J, Bowen JR, Ray S (1984) Pediatric foot deformities in progressive neuromuscular disease. Contemp Orthop 8: 41

Rocher HL, Dupin J (1953) Guérison par tarsectomie d'un double pied bot varus cavus (aplasie musculaire jambière presque totale). J Méd Bordeaux 130: 920–922

Roeren L (1920) Über progrediente Fußdeformitäten bei Spina bifida occulta. Arch f Orthop 19: 1–49

Root L (1970) Functional testing of posterior tibial muscle in spastic paralysis. Dev Med Child Neurol 12: 592–595

Roper BA, Tibrewal SB (1989) Soft tissue surgery in Charcot-Marie-Tooth disease. J Bone Joint Surg 71B: 17–20.

Rosen JA (1966) Pes cavus in the system degenerations. Trans Am Neurol Assn 91: 327

Rosenzweig A (1934) Die operative Behandlung des Hohlfusses. Zentralbl f Chir 61: 2037

Rothschild H, Shoji H, McCormick D (1981) Heel deformity in hereditary spastic paraplegia. Clin Orthop 160: 48–51

Roussy G, Lévy G (1926) Sept cas d'une maladie familiale particulière. Rev Neurol 1: 427

Rouvreau P, Pouliquen JC, Langlais J, Glorion C, de-Cerqueira-Daltro G (1994) Synostosis and tarsal coalitions in children. A study of 68 cases in 47 patients. Rev Chir Orthop Reparatrice Appar Mot 80: 252–260

Roy L, Gibson DA (1970) Pseudohypertrophic muscular dystrophy and its surgical management: Review of 30 patients. Can J Surg 13: 13–20

Royle ND (1927) J Bone Joint Surg 9: 465

Ruch JA, McGlamry ED, Vigorito TF (1975) Charcot-Marie-Tooth disease: a case report. J Am Podiatr Assoc 65: 374–378

Rugh JT (1924) An operation for the correction of plantar and adduction contraction of the foot arch. J Bone Joint Surg 6: 664

Rugh JT (1927) The plantar fascia: a study of its anatomy and of its pathology in talipes cavus, new operation for its correction. Am J Surg 11: 307

Russell WR, Garland HG (1930) Progressive hypertrophic polyneuritis, with case reports. Brain 53: 376

Ryerson EW (1923) Arthrodesing operations on the feet. J Bone Joint Surg 5: 453–471

Ryerson RD (1977) The classic. Arthrodesing operations on the feet. Clin Orthop 122: 4–9

Sabir M, Lyttle D (1983) Pathogenesis of pes cavus in Charcot-Marie-Tooth disease. Clin Orthop 175: 173–178

Sabir M, Lyttle D (1984) Pathogenesis of Charcot-Marie-Tooth disease: gait analysis and electrophysiologic, genetic, histopathologic and enzyme studies in a kinship. Clin Orthop 184: 223–235

Salisachs P (1981) Unusual presentation of Charcot-Marie-Tooth disease. Incoordination with absent or minimal wasting. J Neurol Sci 50: 175

Salisachs P (1982) Ataxia and other data reviewed in Charcot-Marie-Tooth and Refsum's disease. J Neurol Neurosurg Psychiatry 45: 12

Saltzman CL, Fehrle MJ, Cooper RR, Spencer EC, Ponseti IV (1999) Triple arthrodesis: twenty-five to forty-four year average follow-up of the same patients. J Bone Joint Surg 81A: 1391–1402

Saltzman CL, Herzensberg JE, Phillips WA, Hensinger RN (1988) Thick lips, bumpy tongue and slipped capital femoral epiphysis – a deadly combination. J Pediatr Orthop 8: 219

Samilson RL (1975) Orthopedic aspects of cerebral palsy. Lippincott, Philadelphia.

Samilson RL (1976) Crescentic osteotomy of the os calcis for calcaneocavus feet. In: Bateman JE (ed) Foot science. WB Saunders, Philadelphia, pp 18–25

Samilson RL (1981) Calcaneocavus feet. A plan of management in children. Orthop Rev 10: 121

Samilson RL, Dillon W (1983) Cavus, cavovarus and calcaneocavus. An update. Clin Orthop 177: 125–132.

Samuelson JM, Dunn HK (1976) Biomechanics of flat-top talus. In Bateman JE (ed) Foot science. WB Saunders Philadelphia London Toronto, pp 7–17

Santavirta S, Turunen V, Konttinen YT, Tallroth K (1993) Foot and Ankle Fusions in Charcot-Marie-Tooth Disease. Arch Orthop Trauma Surg 112: 175–179

Sarrafian SK, Topouzian LK (1969) Anatomy and physiology of the extensor apparatus of the toes. J Bone Joint Surg 51A: 669–679

Saunders JT (1935) Etiology and treatment of clawfoot, report of result in 102 feet treated by anterior tarsal resection. Arch Surg 30: 179

Saurer R (1990) Gangstörung in Folge hereditärer motorisch-sensorischer Neuropathie. Z Orthop Grenzgeb 128: 123–127

Saxl A (1935) Zur Entstehung des traumatischen Hohlfusses. Zeitschr f Orthop Chir 63: 338

Scalone K (1922) Sul trattamento operativo del piede cavo. Tarsectomia dorsale cuneiforme, reimpianto a base plantare del cuneo osseo. Chir Organi Mov 6: 83

Schafer MF, Dias LS (1983) Myeloomenigocele – orthopaedic treatment. Wiliams & Wilkins, Baltimore

Schanz A (1928) Praktische Orthopädie

Scheepers A (1977) The cavus foot. S Afr J Surg 15: 217–227

Scheer GE, Crego CH Jr. (1956) A two-stage stabilization procedure for correction for calcaneocavus. J Bone Joint Surg 38A: 1247

Scheffler E (1903) Beitrag zur Behandlung des Pes calcaneus paralyticus. Klin Therapeut Wochenschr 12

Scherb R (1924) Bemerkungen zur Ätiologie des Klauenhohlfußes. Z Orthop Chirurgie 44: 564–569

Scherb R (1924) Die transossäre Extensorenfixation bei Klauenhohlfuß. Klin Wochenschr 3 (18): 787

Scherb R (1926) Bemerkungen zur Therapie des Klauenhohlfußes. Zeitschr f Orthop Chir Bd XLVII

Scherb R (1952) Kinetisch-diagnostische Analyse von Gehstörungen. Enke, Stuttgart

Schlegel KF (1966) The treatment of pes cavus. Med Klin 61: 193–195

Schlenzka W (1958) Das Problem der Sehnentransplantation beim poliomyelitischen Ballenfuß. Z Orthop 89: 366–374

Schneider M, Balon K (1977) Deformity of the foot following anterior transfer of the posterior tibial tendon and lengthening of the Achilles tendon for spastic equinovarus. Clin Orthop 125: 112–117

Schnep P, Kenneth H (1937) Hammer-toe and claw-foot. Am J Surg 36: 351

Schnepp J (1979) Le pied creux essentiel. Rappel anatomoclinique. Méthodes et indications thérapeutiques. Cahiers d'enseignement de la SO.F.C.O.T. n°10. L'Expansion Scientifique Francaise, Paris

Schotte M (1934) Studie zur Behandlung des Hohlfusses. Deutsch Med Wochenschr 60: 820

Schouwenaars B, Fabry G (1979) Dwyer osteotomy of the calcaneus. Acta Orthop Belg 45: 446–458

Schüller J (1954) Leitfaden der Orthopädischen Krankheiten für Studierende und Ärzte 11. Aufl. S 28–29, 106–108

Schulthess W (1912) Ätiologie und Behandlung des Hohlfußes. Verh Dt Orthop Ges 11. Kongress

Schultze F (1920) Die Behandlung der traumatischen Varusdeformität, insbesondere der Kalkaneusdeformität. Zeitschr f Orthop Chir 39: 385

Schulze-Gocht (1927) Beitrag zur Hohlfußbehandlung. Arch Orth Unf Chir 24: 19

Schwankhaus JD, Currie J, Jaffe MJ (1989) Neurologic findings in men with isolated hypogonadotropic hypogonadism. Neurology 39: 223

Scranton PE, Jr. (1991) Results of arthrodesis of the tarsus: talocalcaneal, midtarsal and subtalar joints. Foot Ankle: 156

Sedgwick K (1972) Dwyer osteotomy of the calcaneum. J Bone Joint Surg 54B: 381

Seitz DG, Carpenter EB (1974) Triple arthrodesis in children: a ten-year review. South Med J 67: 1420–1424

Seringe R, Tomeno B (1992) Pied creux. Editions Techniques-Encycl Méd Chir (Paris-France), Appareil Locomoteur, 14112 A10

Shaeffer NM (1885) Non-deforming club foot. With remarks on its pathology. Med Rec 27: 561

Shanahan MDG, Douglas DL, Sharrad WJW, Duckworth T, Betts R (1985) The long-term results of the surgical management of paralytic pes cavus by soft tissue release and tendon transfer. Z Kinderchir 40: 37–41

Shapiro F, Bresnan MJ (1982) Orthopaedic management of childhood neuromuscular disease. Part II: peripheral neuropathies, Friedreich's ataxia and arthrogryposis multiplex congenita. J Bone Joint Surg 64A: 949–953.

Shapiro, Specht (1993) Current concepts review: the diagnosis and treatment of childhood spinal muscular atrophy, peripheral neuropathy, Friedreich ataxia and arthrogryposis. J Bone Joint Surg 75A (11): 1699–1714

Sharrard WJW (1979) Pediatric Orthopaedics and Fractures, 2nd ed. Blackwell Scientific Publications, Oxford.

Sharrard WJW, Grosfield I (1968) The management of deformity and paralysis of the foot in myelomeningocele. J Bone Joint Surg 50B: 456

Sharrard WJW, Smith (1976) Tenodesis of flexor hallucis longus for paralytic clawing of the hallux in childhood. J Bone Joint Surg 58B: 224

Sherman FC, Westin GW (1981) Plantar release in the correction of deformities of the foot in childhood. J Bone Joint Surg 63A: 1382–1389

Siegel IM (1992) In: Drennan JC (ed) The Child's Foot and Ankle. Raven Press, New York

Siffert RS, DelTorco U (1983) "Beak" triple arthrodesis for severe cavus deformity. Clin Orthop 181: 64

Siffert RS, Forster RI, Nachamie B (1966) "Beak" triple arthrodesis for correction of severe cavus deformity. Clin Orthop 45: 101

Silver CM, Simon SD, Litchman HM (1974) Long-term follow-up observations on calcaneal osteotomy. Clin Orthop 99: 181

Silver RL, de Ia Garza J, Rang M (1985) The myth of muscle balance. A study of relative strengths and excursions of normal muscles about the foot and ankle. J Bone Joint Surg 67B: 432–437

Sirois JP, Allard P, Duhaime M, Geoffroy G, Kofman J (1984) Evaluation of foot deformity using a three dimensional geometric model. Can J Neurol Sci 11: 578–581

Skyre H (1974) Genetic and clinical aspects ot Charcot-Marie-Tooth's disease. Clin Genet 6: 98–118

Smith AD, vonLackum HL (1925) End-results of operation for claw-foot. JAMA 84: 499

Smith TF, Pitts T, Green DR (1992) Pes cavus. In: McGlamry ED, Banks AS, Downey MS (eds): Comprehensive Textbook of Foot Surgery, vol. 1, 2nd ed. Williams & Wilkins, Baltimore Hong Kong London, pp 731–768

Smith TW, Bhawan J, Keller RB, DeGirolami U (1980) Charcot-Marie-Tooth disease associated with hypertrophicneuropathy. J Neuropathol Exp Neurol 39: 420

Sneyers CJ, Lysens R, Feys H, Andries R (1995) Influence of malalignment of feet on the plantar pressure pattern in running. Foot Ankle 16: 624–632

Soames RW (1985) Foot pressure patterns during gait. J Biomed Eng 7: 120–126

Sollito RJ, Werner MS, Hart T (1987) A modification of the Hibbs tenosuspension for flexible cavus deformity. J Foot Surg 26: 72–74

Solomon MA, Gilula LA, Oloff J, Compton T (1986) CT scanning of the foot and ankle: 1 normal anatomy. Am J Radiol 146: 1192–1203.

Southwell RB, Sherman FC (1981) Triple arthrodesis: A long-term study with force plate analysis. Foot Ankle 2: 15–24

Spencer AM, Person VA (1984) Casting and orthotics for children. Clin Podiatry 1: 621–629

Spencer GE Jr (1967) Orthopedic care of progressive muscular dystrophy. J Bone Joint Surg 49A: 1201–1204

Spencer GE (1973) Orthopedic considerations in the management of muscular dystrophy. Curr Pract Orthop Surg 5: 279–293

Spranger M, Rütt A (1987) Hohlfuß (Pes cavus). In: Witt AN, Rettig H, Schlegel KF (Hrsg) Orthopädie in Praxis und Klinik, Spezielle Orthopädie, Bd VII/2., 2. Aufl. Thieme, Stuttgart New York

Stauffer RN, Nelson GE, Bianco AJ Jr (1970) Calcaneal osteotomy in the treatment of the cavovarus foot. Mayo Clin Proc 45: 624–635

Steel MW, Johnson KA, DeWitz MA, Ilstrup DM (1980) Radiographic measurements of the normal adult foot. Foot Ankle 1: 151

Steindler A (1917) Operative treatment of Pes cavus. Surg Gynecol Obstet 24: 612–615

Steindler A (1920) Stripping of The Os Calcis. J Orthop Surg 2: 8–12

Steindler A (1921) The Treatment of Pes cavus (Hollow Claw Foot). Arch Surg 2: 325–337

Steindler A (1946) Orthopedic operations. Charles C Thomas, Springfield

Steinhäuser J (1978) Die Arthrodesen der Chopartschen Gelenklinie. Bücherei des Orthopäden, Band 20, Enke, Stuttgart

Steinhäuser J (1994) Die Korrekturosteotomien und -arthrodesen des Chopartschen Gelenks bei schweren Fußdeformitäten. In: Stuhler TH (Hrsg) Arthrodesen. Thieme, Stuttgart S 304–323

Steinwender G, Linhart WE (1991) High arched forefoot-pes cavus metatarsus congenitus. A case report. Z Orthop 129: 240–242

Steytler JCS, VanderWalt ID (1966) Correction of resistant adduction of the foot in congenital clubfoot and metatarsus varus by metatarsal osteotomy. Br J Surg 53: 558

Storck (1936) Wissenschaft und Therapie des Hackenfußes. Verh Dt Orthop Gesellschaft, S 156–175

Stracker W (1956) Le pied creux. Wien Klin Wochenschr 68: 38–39

Stuart W (1924) Claw foot – its treatment. J Bone Joint Surg 6: 360–367

Sutherland DH, Cooper L, Daniel D (1980) The role of the ankle plantar flexors in normal walking. J Bone Joint Surg 62A: 354

Swainman KF, Wright FS (1970) Neuromuscular diseases of infancy and childhood. Charles C Thomas, Springfield, Illinois, pp 128–130

Swanson AB, Browne HS, Coleman JD (1966) The cavus foot-concept of production and treatment by metatarsal osteotomy. In: Proceedings of the AAOS. J Bone Joint Surg 48A: 1019

Swash M, Schwartz MS (1981) Neuromuscular diseases: a practical approach to diagnosis and management. Springer, New York, pp 146–151

Tachdjian MO (1985) Neuromuscular diseases. In: Tachdjian MO (ed) The child's foot. WB Saunders, Philadelphia

Tachdjian MO (1990) Pediatric orthopaedics, 2nd ed. WB Saunders, Philadelphia, pp 1982–1992

Tachdjian MO (1990) Pes cavus and claw toes. In: Pediatric Orthopedics, 2nd ed. WB Saunders, Philadelphia, pp 2671–2715

Tashiro K, Fukazawa T, Moriwaka F, Hamada T, Isu T, Iwasaki Y, Abe H (1987) Syringomyelic syndrome: clinical features in 31 cases confirmed by CT myelography or magnetic resonance imaging. J Neurol 235: 26–30

Taylor RG (1951) The treatment of claw toes by multiple transfer of flexors into extensor tendons. J Bone Joint Surg 33: 539–542

Termote JL, Baen A, Crolla D, Palmars Y, Bulke JA (1980) Computed tomography of the normal and pathologic muscular system. Radiology 137: 439–444

Tillmanns H (1897) Lehrbuch der speciellen Chirurgie 5. Auflage, Veit, Leipzig

Thomas FB (1974) Levelling the tread. Elevation of the dropped metatarsal head by metatarsal osteotomy. J Bone Joint Surg 56B: 314

Thomas WH (1969) Metatarsal osteotomy. Surg Clin North Am 49: 879

Thometz JG, Gould JS (1992) Cavus Deformity. In: Drennan JC (ed) The Child's Foot and Ankle. Raven Press, New York, pp 343–353

Thompson TC (1939) Astragalectomy and the treatment of calcaneovalgus. J Bone Joint Surg 21

Thomsen W (1972) Analysis of a specimen of pes cavus, assembled by Hans V. Virchow. Z Orthop 110: 126–128

Thordarson DB, Kumar PJ, Hedman TP (1997) Effect of Partial versus complete plantar fasciotomy on the windlass mechanism. Foot Ankle 18: 16–19

Todd AH (1934) The treatment of pes cavus. Lancet 2: 758

Todd AH (1934) The treatment of pes cavus. Proc R Soc Med 28: 117

Tomeno B (1980) Pied creux essentiel. Indications chirurgicales chez l'adulte ou l'adolescent. Chir Piede 4: 73–76

Tooth HH (1886) The peroneal type of progressive muscular atrophy. HK Lewis, London

Truckenbrodt H, Hafner R, Altenbockum C (1994) Functional joint analysis of the foot in juvenile chronic arthritis. Clin Exp Rheumatol 12: 91–96

Tubby AH (1896) Deformities: A Treatise on Orthopaedic Surgery. MacMillan, London

Tubby AH (1912) Deformities including diseases of bones and joints, 2nd ed. MacMillan, London

Tubby AH, Jones R (1903) Modern methods in the surgery of the paralysis. MacMillan, London

Tudisco C, Farsetti P, Caterini R, Arrigo C (1992) Cooper's technique in the treatment of neuromuscular pes cavovarus. Ital J Orthop Traumatol 18: 453–458

Turco JV (1971) Surgical correction of the resistant club foot. One-stage posteromedial release with internal fixation. A preliminary report. J Bone Joint Surg 53A: 477–497

Turek SL (1984) Cavus foot. In: Turek SL (ed) Orthopaedics: Principles and Their Application, vol. 2. 4th ed. Lippincott, Philadelphia, Toronto, pp 1450–1462

Turek SL (Hrsg.) (1984): Orthopaedics: Principles and Their Application, vol. 2., 4th ed. Lippincott, Philadelphia, Toronto

Turner JW, Cooper RR (1972) Anterior transfer of the tibialis posterior through the interosseous membrane. Clin Orthop 83: 241–244

Tynan MC, Klenerman L (1994) The modified Robert Jones tendon transfer in cases of pes cavus and clawed hallux. Foot Ankle 15: 68–71

Tynan MC, Klenerman L, Helliwell TR, Edwards RH, Hayward M (1992) Investigation of muscle imbalance in the leg in symptomatic forefoot pes cavus: a multidisciplinary study. Foot Ankle 13: 489–501

Tyrer JH, Sutherland JPM (1961) The primary spinocerebellar atrophies and their associated defects, with a study of the foot deformity. Brain 84: 289

Vanderwilde R, Staheli LT, Chew DE, Malagon V (1988) Measurements on radiographs of the foot in normal infants and children. J Bone Joint Surg 70A: 407

Vernon L (1940) Lambrinudi Operation for drop-foot, J Bone Joint Surg 22

Victoria-Diaz A, Victoria-Diaz J (1984) Pathogenesis of idiopathic clubfoot. Clin Orthop 185: 14

Viladot Pericè A (1975) Patologia e clinica dell'avampiede. Verduci, Rom, pp 115–128

Virchow R (1856) Ein Fall von progressiver Musculoskelatrophie. Virchow Arch Path Anat 8: 537–540

Vogel K (1903) Einige neue Apparate zur gewaltsamen Redression von Fussdeformitäten. Zeitschr f Orthop Chir 11: 508–513

Von Assen (1925) Über eine neue Hohlfußoperation. Verhandlungen der Dt. Orthop. Gesellschaft. XX Band, S 319–321

Wachsmuth (1956) Allgemeine und spezielle chirurgische Operationslehre. Springer, Berlin

Wagner LC (1934) The operative correction of extreme flexion contraction of the great toe. J Bone Joint Surg 16: 914

Wang GJ, Shaffer LW (1977) Osteotomy of the metatarsals for pes cavus. South Med J 70: 77–79

Wapner KL (1998) Triple Arthrodesis. Journal of the American Academy of Orthopaedic Surgeons vol. 6, No. 3: 188–196

Ward WG, Clippinger FW (1987) Proximal medial longitudinal arch incision for plantar fascia release. Foot Ankle 8: 152

Watanabe R (1980) Surgery Charcot-Marie-Tooth disease. American Academy of Orthopaedic Surgeons exhibit, Annual Meeting. Atlanta, Georgia

Watanabe RS (1990) Metatarsal osteotomy for the cavus foot. Clin Orthop 252: 217–230

Watkins MB, Jones JB, Ryder GT, Browne TH (1954) Transplantation of the posterior tibial tendon. J Bone Joint Surg 36A: 1181–1189

Waxman SG, Oulette GM (1979) Ultrastructure cytochemical observations in a case of predominantly inherited hypertrophic (Charcot-Marie-Tooth) neuropathy. J Neuropathol Exp Neurol 38: 586–595

Wein BK, Cowell HR (1982) Genetic considerations of foot anomalies in office practice. Foot Ankle 2: 185

Weiner BK, Weiner DS, Weiner SD (1989) The Akron midtarsal dome osteotomy: An update review of the first 100 cases. Presented at Section on Orthopaedics. American Academy of Pediatrics, Chicago

Weseley MS, Barenfeld PA, Shea JM, Eisenstein AL (1982) The congenital cavus foot. A follow-up report. Bull Hosp Jt Dis Orthop Inst 42: 217–229

Westin W (1965) Tendon transfers about the foot, ankle and hip in the paralyzed lower extremity. J Bone Joint Surg 47A: 1430

Westin W, Dindman R, Gausewitz S (1988) The results of tenodesis of the tendoachillis to the fibula for paralytic pes calcaneus. J Bone Joint Surg 70A: 320

Wetmore RS, Drennan JC (1989) Long-term results of triple arthrodesis in Charcot-Marie-Tooth Disease. J Bone Joint Surg 71A: 417–422

Whitesides TE (1982) Compartment syndroms. In: Jahss MH (ed) Disorders of the foot. WB Saunders, Philadelphia, pp 1201–1203

Whitman R (1922) In: Wachsmuth (1956) Allgemeine und spezielle chirurgische Operationslehre. Springer, Berlin

Whitman R (1930) Orthopaedic surgery. Kimpson, London

Whitney AK, Green DR (1982) Pseudoequinus. J Am Podiatry Assoc 72: 365–371

Wickiewicz TL, Roy RR, Powell PC, Edgerton VR (1983) Muscle architecture of the human lower limb. Clin Orthop Rel Res 179: 275–283

Wilcox PG, Weiner DS (1985) The Akron midtarsal dome osteotomy in the treatment of rigid pes cavus: a preliminary review. J Pediatr Orthop 5: 333–338

Williams B (1979) Orthopaedic features in the presentation of syringomyelia. J Bone Joint Surg 61B: 314

Williams LL (1979) Pyruvate oxidation in Charcot-Marie-Tooth disease. Neurology 29: 1492

Williams LL (1980) HLA in Charcot-Marie-Tooth disease. Ann Neurol 8: 452

Williams PF (1976) Restoration of muscle balance of the foot by transfer of the tibialis posterior. J Bone Joint Surg 58B: 212–219

Wilson FC, Lamotte P, Williams JC (1965) Triple arthrodesis. A study of the factors affecting fusion after three hundred and one procedures. J Bone Joint Surg 47A: 340–48

Windhager R, Lack W, Kutschers H, Wimberger W, Mayr M (1989) Klinischer und radiologischer Vergleich von „idiopathischen" und „neurogenen" Hohlfüßen. Z Orthop Grenzgeb 127: 169–173

Winter RB, Haven JJ, Moe JH, Lagaard SM (1974) Diastematomyelia and congenital spine deformities. J Bone Joint Surg 56A: 27

Witt AN, Rettig H, Schlegel KF (Hrsg) (1987) Orthopädie in Praxis und Klinik, Spezielle Orthopädie, Bd. VII/2., 2. Aufl. Thieme, Stuttgart New York

Wolf J (1959) Der verkrüppelte Fuß der Chinesin. Z Orthop 91: 602

Wolff J (1892) Das Gesetz der Transformation. Transformation der Knochen. Hirschwald, Berlin

Wu KK (1986) Clawtoes and pes cavus (the clawtoe deformity). In: Wu KK (ed) Surgery of the foot. Lea & Febiger, Philadelphia, pp 98–112

Wukich DK, Usar MC, Bowen JR (1989) A long-term study of triple arthrodesis for correction of pes cavovarus in Charcot-Marie-Tooth disease. J Pediatr Orthop 9: 433–437

Wülker N, Stephens M, Cracchiolo A (Hrsg): Operationsatlas Fuß und Sprunggelenk. Enke, Stuttgart

Yale AC, Hugar DW (1981) Pes cavus: the deformity and its etiology. J Foot Surg 20: 159–162

Yudell A, Dyck PJ, Lambert EH (1965) A kinship with the Roussy-Lévy syndrome. Arch Neurol 13: 432

Zühlke C, Otto M, Wessel K, Schwinger E (1996) Klinik und Genetik der Friedreich Ataxie. Deutsches Ärzteblatt 93 (47): 2440

Zwipp H (1994) Pes cavus (Hohlfuß). In: Zwipp H (Hrsg) Chirurgie des Fußes. Springer, Wien New York, S 236–257

Sachverzeichnis

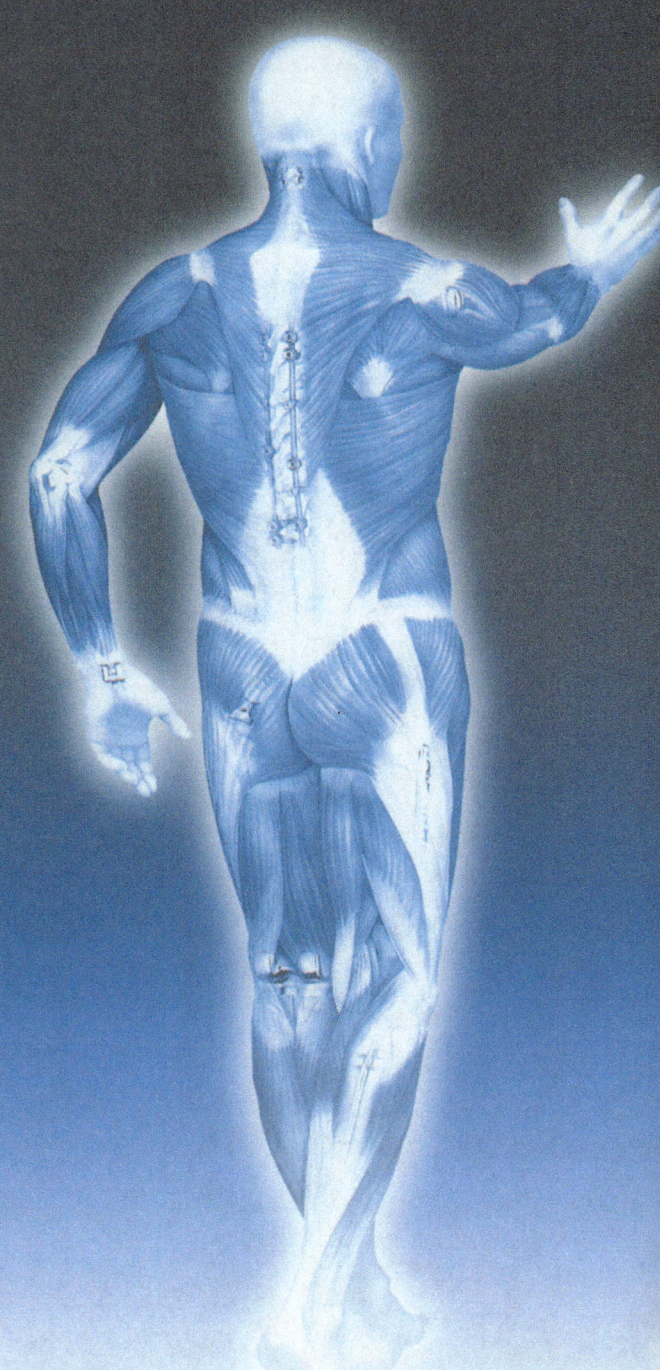

Der Mensch steht im Mittelpunkt

Stryker Howmedica GmbH
Gewerbeallee 18
45478 Mülheim an der Ruhr
Telefon (0208) 99906-0
Telefax (0208) 99906-66

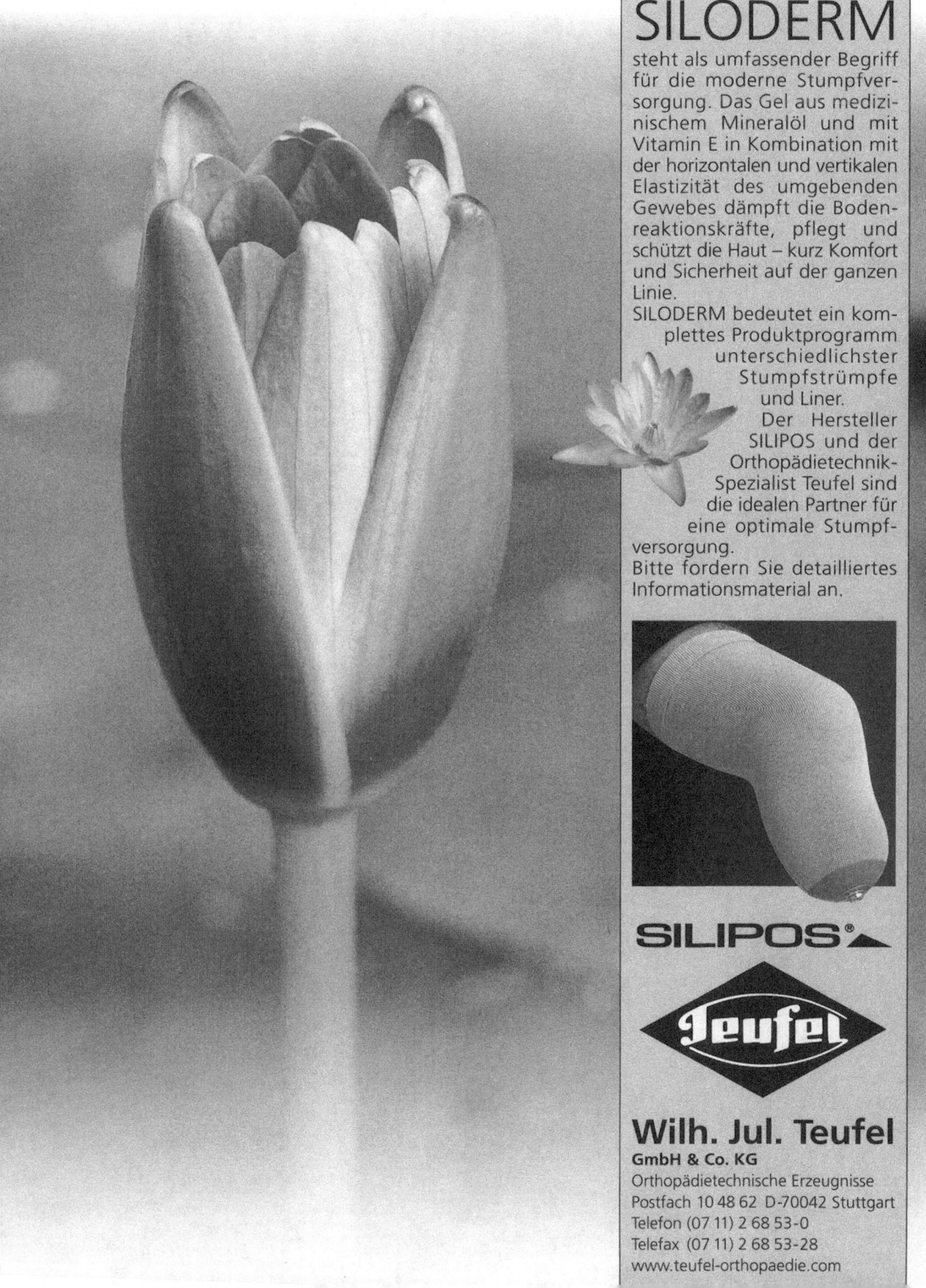

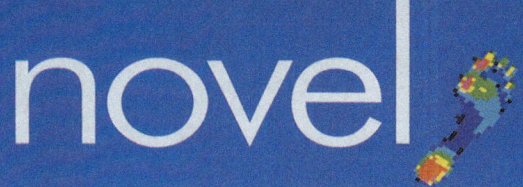
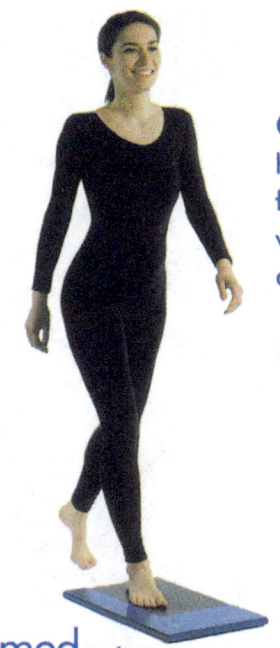
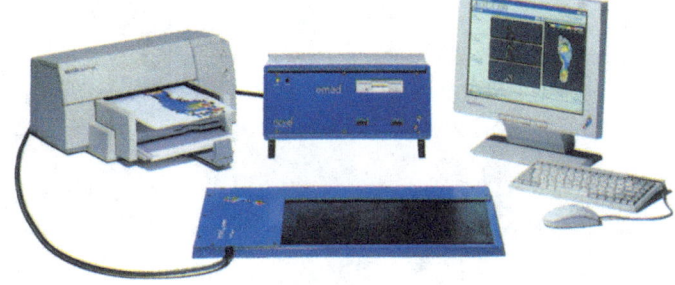
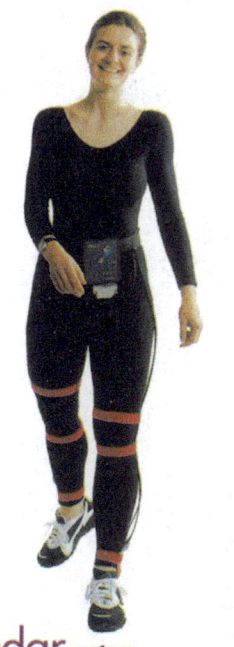
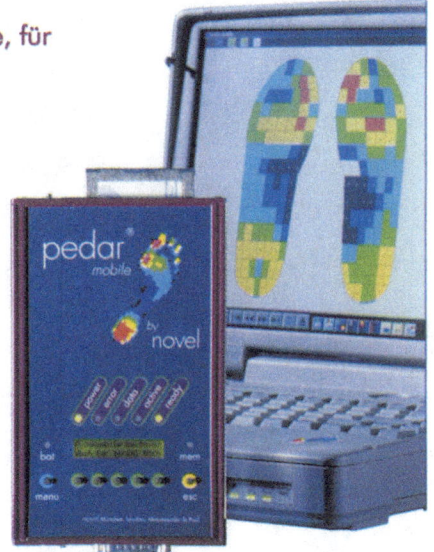